全国高等医学院校教材
中国高等教育学会医学教育专业委员会教材

# 护 理 学 基 础

**主　编**　尚少梅
**副主编**　仝春兰
**编　者**　（按姓氏笔画排序）

万巧琴（北京大学护理学院）
王志稳（北京大学护理学院）
王春丽（山东大学护理学院）
井坤娟（河北职工医学院护理系）
左慧敏（河北工程学院医学院）
仝春兰（山东大学护理学院）
邢凤梅（华北煤炭医学院护理系）
任志英（首都医科大学护理学院）
杨　琴（新疆石河子大学医学院护理系）
来小彬（北京大学护理学院）
吴　雪（北京大学护理学院）
张　岩（北京大学护理学院）
范晓君（北京大学护理学院）
尚少梅（北京大学护理学院）
金晓燕（北京大学护理学院）
耿笑微（北京大学护理学院）
郭爱梅（大理学院护理学院）
黄华兰（汕头大学医学院护理系）
曹佩珍（汕头大学医学院第一附属医院）
景钦华（青海医学院护理系）
潘　杰（佛山职工医学院护理系）

北京大学医学出版社

HULIXUE JICHU

**图书在版编目（CIP）数据**

护理学基础/尚少梅主编．—北京：北京大学医学出版社，2008.6（2019.1 重印）

ISBN 978-7-81116-518-0

Ⅰ．护… Ⅱ．尚… Ⅲ．护理学—高等学校—教材 Ⅳ．R47

中国版本图书馆 CIP 数据核字（2008）第 027982 号

**护理学基础**

**主　　编**：尚少梅
**出版发行**：北京大学医学出版社
**地　　址**：（100191）北京市海淀区学院路 38 号 北京大学医学部院内
**电　　话**：发行部 010－82802230；图书邮购 010－82802495
**网　　址**：http：//www. pumpress. com. cn
**E － mail**：booksale@bjmu. edu. cn
**印　　刷**：莱芜市圣龙印务有限责任公司
**经　　销**：新华书店
**责任编辑**：许　立　　**责任校对**：金彤文　　**责任印制**：罗德刚
**开　　本**：787mm×1092mm 1/16　**印张**：30.5　**插页**：1　　**字数**：768 千字
**版　　次**：2008 年 6 月第 1 版　2019 年 1 月第 7 次印刷
**书　　号**：ISBN 978-7-81116-518-0
**定　　价**：39.90 元

## 全国高等医学院校护理本科教材
## 编委会名单

# 序

护理学是医学的重要组成部分。随着社会的发展、医学科学的进步，人们对健康认识和需求日趋提高，为了满足日益增长的高层次护理人才的需求，高等医学院校内普遍设置了学士学位护理专业，部分院校还开设了护理专业硕士学位培养项目。在近二十多年的高等护理教育实践中，各院校积极开展教学改革，积累了经验，形成了特色。为了适应高等护理教育层次的提升、加强护理学专业教材建设的需要，也为体现各院校教改的成果，北京大学、山东大学、首都医科大学、华北煤炭医学院、内蒙古医学院、青海大学、河北大学、河北工程学院、石河子大学、新疆医科大学、汕头大学、大理学院、长沙医学院等院校共同协作编写了五年制本科护理学专业教材。

新编写的教材紧紧围绕教育部规定的护理学本科医学学士学位学生的培养目标、规格及护理专业教学大纲。力求贯彻“以整体人的健康为中心”的护理理念和作为护理实践框架结构的护理程序。涵盖相关的社会科学、人文科学、心理学和管理学的内容。随着医学科学的迅猛发展，护理专业知识领域也在随之拓宽，出现了不少新的理论和模式。在护理实践中，除了重视临床护理的进展，还要关注社区护理工作人员的需要，并广泛开展以循证医学为主导的探索。

本套教材中，每一本书的主编和编者均经过精心挑选，他们既有学术知名度，又有丰富的教学经验。新编写的教材不仅具有启发性、实用性，体现与时俱进的特点，还注重启发、培养学生的评判性思维及创新能力和国际交流能力。

本套教材可供高等护理专业本科学生、专升本学生使用，也可供各层次护理教学及临床护理工作者参考使用。

在教材编写和教材建设工作中，得到了各院校和北京大学医学出版社的鼎力支持，我们希望在读者们的关爱下这套教材能在市场竞争中脱颖而出，得到广大师生的认可和护理工作者的好评。

# 前　言

护理学是医学的重要组成部分。21世纪的护理学将医学科学、社会科学和人文科学等融为一体，其内容之广泛、理论之典型、技术之先进是其他任何学科所不能轻视的。因此，学习现代护理学理论与掌握护理基本技能具有极其重要意义。在护理学的专业领域中，《护理学基础》是一门十分重要的专业基础课程，其主要介绍护理专业及专科护理的基本理论与技能。本教材参照国家教委规定的大学本科培养目标、护理学专业教学大纲及护理专业规范编写而成，供护理专业本科、在职教育、成人教育及相应水平的学员使用。

本教材分为上下两篇，上篇护理学导论部分为第1～9章，主要介绍护理的发展史、护理专业的基本概念、护理专业角色与专业素质、护士在实践中的伦理和法律意识、护患关系与沟通、人文社会学理论在护理实践中的应用、护理程序、病人的心理社会反应及护理理论与模式，理论介绍简洁、清晰，同时结合实例对有关理论进行阐述，更增加了理论的实用性。下篇基础护理学部分为第10～24章，以护理技术操作为主线，以满足患者生理、心理方面的需要为框架，内容包括各项基础护理的基本理论和基本技能。为帮助学员理解和模仿运用这些理论和技术，在相应章节除了包含有基本操作技能步骤外，同时注意运用图解说明，全书的图解特聘请专业人员进行了精心的绘制，使其更加清晰明了，更有助于学员的理解和掌握。护理学是一门实践性很强的学科，为达到预期的学习目标，学员在全面学习教材理论知识的同时，需按目标要求参与一定比例的临床实践，确认掌握相关操作技能的程度。

《护理学基础》是引导护理专业学生明确护理学理念和学习掌握护理学基本理论、基本知识和基础技能的重要基础专业课程，设置该课程的目的是使护理专业学生系统地、全面地领悟护理专业特点、专业理念、护理相关理论和基本的解决问题的方法，掌握在护理实践中所需要的基本技能，为护理专业学生打下坚实的理论和技能基础。为了培养学生主动学习、创造性思维和解决实际问题的能力，本教材以教学目标为主线组织编写内容，明确教学重点和考核的要求。书后还附有中英文专业词汇索引，将有助于本科学生掌握基本的专业词汇。全书内容全面、简单明了，技术操作步骤清晰，具有可操作性，有助于学员掌握护理的基本知识、基本理论和基本技能，以便帮助其提高在临床中解决实际问题的能力。因此，本教材运用范围甚广，既可作为本科护理学专业教材，又可作为护理教育工作者从事教学的参考书及广大护理工作者学习、进修提高的辅导教材。

本教材是由全国10所学校的20位护理专业教师编写而成，融合了所有编者的智慧和多年的教学经验，教材编写中在体现护理的新理念的基础上，注重体现知识的时代性。但受水平所限，仍有不足和疏漏之处，恳请广大读者批评指正。

**尚少梅**

2008.3

于北京大学护理学院

# 目　录

## 上篇　护理学导论

## 下篇　基础护理学

# 护理学导论

# 第一章　护理学概论

**学习目标**

完成本章学习内容后，学生应能：

1. 列举护理专业发展历程。
2. 描述护理学四个基本概念。
3. 描述护理的任务。
4. 说明护理的范畴。
5. 举例说明护理学四个基本概念在护理实践中的意义。

## 第一节　护理学发展简史

医学的最根本目的是增进人类的健康，作为医学的一个分支的护理学也始终秉承这一宗旨——为人类的健康服务。护理最初包括有“养育”的意思，也被引喻为是为虚弱或疾病者提供照顾。由此可知，护理的意义含有抚育、扶助、保护、照顾患病、残疾及幼小的人等意思。我们共同回顾护理学发展的历程，有助于更加深刻地了解护理学专业发展的过去、现在和未来，有助于明确护理专业发展的方向，明确护理专业人员的责任。

### 一、世界护理发展历程

（一）古代护理

自有人类存在就有了最基本的照顾，远古时候人类为了保护自己、减轻病痛、繁衍后代开始尝试采用各种方法。古代医学的发展过程中几个典型的文明古国的经验医学对医学的发展起着至关重要的作用，其中包括古埃及、古巴比伦、古印度和古代中国，不论是哪一个古老的文明国家，在人类最初保护自身的医学活动中体现出的特点是医、药和护一体、并且密不可分。例如中国的早期医学就有“三分治，七分养”的说法，它便是对医疗与护理关系的精辟概括。

在巫术时期，古代人类认为人的健康、生命及死亡均操纵于自然界鬼神手中，通常会借法师、术士或祭司、巫师等神职人员采用念咒、画符、祈祷、许愿或鸣锣击鼓、捶打等方法，通过驱除鬼怪的意念达到治疗疾病、减轻痛苦的目的。随着人类文明的发展，人们逐渐意识到仅靠许愿、画符、鞭打等方法是无法去除病痛的，因此就有了针灸、砭石、草药等的发明和应用。远古时代，医生和司巫常由一人兼任，于是医巫结合运用，属于原始医学中“医巫不分”的时期。由于医学活动被蒙上一层迷信的外衣，巫术无形中阻碍了医学的发展。同时人类在与自然的抗争中发现和逐步开始应用一些原始的方法治病，如用火取暖、烧烤食物；热疗时采用热沙治疗关节痛；采集植物用于治疗伤口出血等，随着人们使用针灸、汤药、热敷等方法为患者治疗的开始，由此逐步开始进入“巫”、“医”分业阶段。

公元初期（公元1—500年），在基督教的传统观念中认为应将生病的人列为优先照顾的对象，在基督慈悲与怜悯为怀的理念指导下，一部分牧师、基督徒开始承担照顾患病者的工作，基督教会赞助建立医院、救济院、孤儿院、老人之家等慈善机构，当时的女执事去家庭中访视患者，希腊人菲比（Phoebe）被认为是最早的有文字记载的“公共卫生护士”。到了中世纪（公元500—1000年）护理仍以家庭护理为主，欧洲各国虽建立了数以百计的大小医院，但很多医院的条件极差，内、外科，甚至传染科的患者混杂住在一起，几个人挤在一张床上或睡在地上，因此，患者和医务人员的交叉感染率和死亡率极高。这些医院大多受宗教控制，担任护理工作的多为修女，但她们得不到任何护理训练的机会。中世纪后期西欧基督教和穆斯林教之间为争夺耶路撒冷发动了十字军东征，战争长达200年。在此期间成立了十字军救护骑士团，被视为军队护理的开始，对护理的发展起到了促进作用。文艺复兴时期（公元1400—1860年）出现了一批医学科学家，出现了第一部科学的人体解剖学，发现了血液循环的原理，在医学解剖、生理和药物化学等方面取得了很大成就。在法国、英国和美国等国家出现了一些具有较浓厚基督教特点的护士组织，为贫困患者服务。但是，由于当时妇女地位低下，没有机会接受良好教育，致使护理工作停滞不前，仍处于中世纪的状况。

（二）近代和现代护理

在19世纪期间，由于科学技术、社会文化和医学技术和理念的进步，护理实践也逐步发展，社会对优良的护士需求越来越迫切，在西方开始建立较系统化培养护士的制度，玛丽·艾肯贺（Mary Aikenhed）创立爱尔兰慈善姊妹会，德国牧师弗利德纳（Theodor Fliedner 1800—1864）在凯撒斯威斯城（Kaiserswerth）成立医院和女执事训练所，招收18岁健康、品德优良的妇女，进行3年课程培训，弗利德纳牧师著有《护士教育记录》一书是最早的护士教科书，他共建立了32所女执事训练所培训护士，这应该是最早的有组织的护理培训所。

1. 南丁格尔开创现代护理　弗洛伦斯·南丁格尔（Florence Nightingale，1820—1910年）被誉为近代护理学的创始人。南丁格尔出生于英国名门富有之家，从小受到严格的教育，并立志从事救死扶伤的护理工作。在随家人观光旅游世界各国期间，她专注于参观考察各地的孤儿院、医院和慈善机构。1850年她到德国在弗利德纳夫妇创办的女执事训练所见习两周，详细考察了这所慈善机构的运作情况，写下了长达32页的“莱茵河畔的凯撒斯威斯学校”一文，1851年，她又重返德国弗利德纳夫那里参加了为期3个月的护理训练班，从此，实现了自己从事护理的愿望，并用自己的行动为护理奠定了科学的理论基础，开辟了护理事业的新篇章。1853年，南丁格尔在慈善委员会的赞助下，在伦敦哈雷街1号开设了第一所护士看护所，同年10月克里米亚战争爆发，1854年3月英法联军为援助土耳其，对俄宣战，英军伤亡惨重。南丁格尔闻讯申请参加战地救护工作。她通过改善医院的环境、供水条件、伤员的伙食及个人清洁卫生习惯等环节使伤病员的死亡率由50%降至2.2%，这期间她除了繁重的行政工作、写信、作报告之外，还亲自照顾患者，入夜后她常手持油灯巡视伤员，故被誉为“提灯女郎”。战争结束后，南丁格尔完成了题为“影响英军健康、效率和医院管理的问题摘要”的战地报告。这篇报告被认为是当时医院管理最有价值的文献，它使预防医学的观点逐渐被人们接受和重视。在她这篇和以后的几篇研究报告中充分应用了科学的统计方法，并用图表列举数字以期达到影响力，此可视为护理研究的开端。1858年和1859年，她又写出了《医院札记》（Notes on Hospital）和《护理札记》（Notes on Nursing），后者被认为是护士必读的经典著作，曾被译成多种文字。她在书中精辟地指出了护理工作的生物性、社会性和精神对身体的影响等。后人将她的护理观点总结为“环境理论”，该理论主要论述了物理环境、心理环境和社会环境是相互联系的；环境因素影响机体的生活、发展，影响对疾病和死亡的预防、抑制或促成；良好的环境应包括清洁的空气和水、噪声的控制、污水的排放、适合的温度和多种多样的活动等；南丁格尔认为护理是将患者安置于有利于机体生长发展的最佳条件中的过程，其目的是保持机体的生命力和保证患病机体修复过程。南丁格尔的环境理论奠定了现代护理理论的基础，对我们当今的护理实践仍有现实指导意义。

1855 年剑桥公爵成立了“南丁格尔基金”，作为资助培养护士，南丁格尔再度确认护士必须接受有组织的教育训练，1860 年她运用这笔基金在伦敦的圣汤姆斯医院（St. Thomas' Hospital）成立了南丁格尔护士训练学校（Nightingale Training School of Nurses），该校的宗旨是培养优良的医院和家庭护士以及护理师资人才，引导护士去照顾那些贫困者。课程涉及一些新的理念，如心理卫生、家庭与社区卫生、营养学、卫生学等。之后学员不断增加，来自澳洲、新西兰、南非洲、加拿大、日本、美国等地的学员到了 1890 年增至 1005 名，这些学员将“南丁格尔制护理”普及到世界各地。南丁格尔逝世于 1910 年 8 月 13 日，为了纪念她对护理的伟大贡献，1912 年国际护士会（ICN）倡议每一年的 5 月 12 日南丁格尔诞辰日举行纪念活动，并将 5 月 12 日改为护士节，以此缅怀和纪念这位“护理鼻祖”。每一位从事护理的人员谨守南丁格尔的誓言：“余谨以至诚，于上帝及公众前宣誓：终身纯洁，忠贞职守，尽力提高护理职业标准，勿为有损之事，勿取服或故用有害之药，慎守患者及家庭之秘密，竭诚协助医师之诊治，勿谋病者之福利。”

自从南丁格尔开创了现代护理学，护理界的先驱们为了使护理从一个职业发展成为一门独立的专业性学科进行了不懈的努力。作为一个专业，护理承担着在不同场所、不同的健康水平和成长、发展阶段为服务对象提供健康服务的重任。随着社会的进步和科学的发展，护理教育水平不断提高，除了应用一些来自其他学科，如社会学、心理学和医学科学的理论外，逐步形成和发展了护理学独特的理论和模式，并将之运用于护理实践、护理教育和护理管理中。

2. 护理教育的发展　自南丁格尔 1860 年开办第一所护士学校起，护理教育飞速发展。虽然各国的护理教育体制各不相同，但大体可总结为以下几个教育层次或教育项目：证书项目（diploma program）、准学士学位项目（associate degree program）、学士项目（baccalaureate program）、硕士项目（master program）和博士项目（doctoral program）等。美国是当今护理教育最先进的国家之一，下面主要介绍以美国为代表的一些国家的护理教育状况。

以医院为基础的证书教育项目（医院办护校）是护理教育最早的一种形式。在美国，它开始于 1873 年，1920～1930 年是其发展的鼎盛时期，当时全国大约有 2000 个这类项目。20 世纪 40 年代，美国护理教育开始逐步由医院办学转向由专科学院或综合性大学建立护理系，证书项目急剧缩减。证书教育项目招收的学生为高中毕业生，最初的学制是 3 年，现在为 1 年。19 世纪末至 20 世纪初，证书教育项目为妇女提供了获得正式教育和就业的机会，它培养了许多优秀的护士。

准学士学位项目（相当于我国的大专教育）在美国开始于 20 世纪 50 年代。1991 年，全美有 812 个准学士学位项目，招收高中毕业生，学制为 2 年，毕业后获得准学士学位。课程设置的特点是：学生以学习护理操作技术为重点，第一年学习一般医学基础课，第二年学习护理专业课。准学士学位毕业生通过继续学习，完成学士学位所要求的学分，便可获得学士学位。在加拿大、英国和日本等国家也有类似的护理教育项目，学制一般为3年，但毕业生不授予学位。

美国的第一个学士学位项目开始于1919年，在明尼苏达大学创办。到1991年，学士学位项目已发展至643个。学士学位教育项目一般为4年或5年。学生入学时要符合大学其他专业学生的入学要求，以及护理专业所规定的附加要求。护理专业课程的重点在于护理科学、人际沟通、决策过程、领导艺术以及在各种场所为各年龄阶段人群提供的护理。

1932年美国的天主教大学首先开始进行护理硕士研究生教育，1959年加拿大的西安大略大学建立了培养硕士学位护士的研修班，同年，印度也开始了护理硕士教育。目前，已有几十个国家开设有护理硕士教育或相当于硕士教育的项目，学制一般为2～2.5年，基本的课程设置包括护理理论、科研方法、护理专业及卫生保健工作中的问题，论文或选修的科研课程，以及各专科的理论和实习课程。美国的护理硕士教育十分强调为临床各专科培养护理专家。

1933年，美国哥伦比亚大学教师学院开设了第一个培养护理教师的博士项目。80年代中期是博士项目扩大发展的时期，到1991年，美国已有54个博士项目。博士教育项目主要是培养大学护理教师、管理者以及护理研究者和理论家。目前开设有护理博士项目的国家有：美国、加拿大、澳大利亚、新西兰、韩国、泰国以及我国的香港等。

3. 护理实践的发展　19世纪，传统的护理实践方式是在医院中为患者提供照顾，如给患者洗澡、喂饭、发药、保证患者安全和保持病房清洁等。20世纪，科学技术的进步使护理实践活动发生了巨大变革，护士开始参与管理电气化、现代化的医院，应用复杂的先进仪器抢救和护理急、危、重症患者，护理的专业分科也越来越细。60年代，护理程序的形成和应用使护理实践更具有系统性和目标性，护理患者的活动不再只是按照护理操作规程完成任务，而是根据个人、家庭、群体的特殊需要提供不同的护理措施，使护理质量和患者的满意度提高。近年来，为适应医疗制定的改革和满足不同人群的健康需要，护理范围和场所不断拓宽，护士的专业角色不断扩展。护士从医院走向社区、家庭、学校、工作场所等，护士不只是床边护理的提供者，还是教育者、管理者、咨询者、研究者、合作者等。

4. 护理理论的发展　南丁格尔被视为最早的护理理论家，虽然她在论著中没有用到“概念”或“理论”等词汇，但是她对人、环境、健康和护理等概念及其相互间关系进行了阐述。20世纪50年代开始，护理一些理论家开始高度重视学科发展的结晶，美国的一些护理理论家开始确定和检验护理学中的有关概念，并逐步形成独特的护理理论或模式，到了70年代，护理理论家陆续发表了护理概念框架/模式，如Levine（1967）的护理实践守恒模式、Rogers（1970）的生命过程模式、Roy（1970）的适应模式、Orem（1971）的自理模式、King（1971）的互动结构和达标理论、Neuman（1972）的健康照顾系统模式和Johnson（1980）的行为系统模式等。80年代，这些早期的护理理论家对她们的概念框架进行不断的修改和扩充，使之更完善。护理理论家从不同的侧面描述了护理的独特性，提出了“护理学科是一门关于人的科学”的概念，以示与自然学科的区别。1980～1990年期间是美国护理理论蓬勃发展的时期，由于护理理论和科研的发展，促使了护理学科的迅猛发展。

5. 护理研究的发展　南丁格尔是早期的护理研究者，她依据调查研究结果来改变医院环境和卫生状况。20世纪早期就有关于护理教育方面的研究报告。50年代，由于护理教育的发展，具有科研能力的护理工作者增加，有关护理实践和其他专业人员对护理学看法方面的题目受到研究者的重视。1955年，美国护士基金会成立，主要目的是支持护理研究的开展。60年代，随着护理理论的形成，护理研究着重于对护理措施结果和护理质量的评价。80年代，研究范围更为广泛，与其他学科研究者的合作更加紧密。护理研究的方法开始转变，从单纯的量性研究（quantitative research）到量性与质性研究（qualitative research）相结合的方法，以更好地发展和完善护理知识体系。1985年，美国的全国健康研究院设立了全国护理研究院，以指导、支持和传播护理研究项目。

6. 护理团体的发展　芬威克（Fenwick）毕业于英国皇家医院护士学校，一生致力于护理事业，1887年，在她的倡议下，成立了世界上第一个护士团体——英国皇家护士协会。1899年7月，芬威克向国际妇女会倡议成立一国际护士团体，在国际妇女会及与会代表的热情支持下，国际护士会于1899年7月1日正式成立（当时称“万国护士会”，1900年正式定名“国际护士会”），芬威克当选为第一任会长，并连任至1912年。1912年，芬威克与美国护士纳丁（Nutting）在德国召开的国际护士代表大会上首先提议设立南丁格尔女士纪念基金一事，由于第一次世界大战未能实现。经不断呼吁，最终于1939年7月正式成立“南丁格尔国际纪念基金会”。芬威克建议并通过由国际红十字会和国际护士会联合把已捐助的资金投入南丁格尔基金会，将筹集的大量捐款作为推广护士进修教育之用。芬威克与同事合著的《万国护士会史》，为后人留下了一份珍贵的史料。1896年，美加护士会成立，1911年，改为美国护士会（American Nurses’ Association，简称ANA）。世界大多数国家也都有专业护理组织。较发达国家还有许多专科护理组织，如助产士会、手术室护士会、护理大学学会、护理学生会等。这些团体的成立有助于制定和实施护理实践和伦理等专业标准，并监督新、老会员遵循这些标准。

## 二、我国护理发展历程

### （一）中国近代护理的发展

1. 西方护理传入中国　中国近代护理学的形成与发展，在很大程度上受西方护理的影响，当时的护理概念、医院管理模式、护理操作规程、教材内容等均带有浓厚的西方色彩。

鸦片战争前后，由于清政府与西方国家签订了许多不平等条约，外国人可以自由出入中国。从此，美、英、法和加拿大等国的传教士、医生接踵来到中国，除建教堂外，还开办医院和学校。西方近代护理作为西方医学的组成部分进入中国的最初形式是通过传教士开办医院。随着中国教会医院的增加，外国护士也随之而来，据记载1915年外国教会在中国开设的基督教会医院及诊所共有330所，外国医生383名，外国护士112名。最早来华的西方护士是美国教会医院护士麦克奇尼（Mekechnie），其后有约翰逊（Johnson）、信宝珠（Simpson）、盖仪贞（Nina D Gage）和贝孟雅（Hope Bell）等。1835年，美国传教士在广州开设了中国第一所西医院（即现在广州孙逸仙医院），两年后开始举办护士短训班。1888年，美国人约翰逊在福州成立了我国第一所护士学校。自1907年以后，在中国一些城市相继开设护士培训班，培训中国护士。据载，1900～1915年间，英美教会所办的护士学校有36所，但学生人数甚少，而在民国时期139所非正式护士学校中，由教会医院主办者达119所。1921年，在美国人开办的私立协和医学院中成立了协和高等护士专科学校，毕业生被授予理学士学位，此为我国高等护理教育的开端。

2. 中国近代护理教育的发展　从1921年成立协和高等护士专科学校之后，燕京大学、金陵女子文理学院、东吴大学、岭南大学和齐鲁大学5所大学相继开设预科，学生毕业发护士文凭。1931年，日本侵略中国，全国人民积极参加抗日救亡运动，革命根据地急需医药卫生人员。在毛泽东主席和朱德总司令的授意下，傅连璋医生于当年主持开办了一所红色护士学校。1932年我国创立了第一所国立中央高级护士学校。1934年，教育部成立护士教育专门委员会，将护士教育改为高级护士职业教育，学制为3～4年，护士教育逐渐被纳入国家正式教育系统。据1936年统计，护士学校已达178个。1937年，抗日战争爆发后，包括护士在内的许多爱国青年奔赴延安和抗日战场。延安地区开办了中央医院、和平医院和边区医院等，广大护理人员为当地人民和战士的健康保健作出了重要贡献，护理工作也备受国家领导的重视。1941年，成立了“中华护理学会延安分会”。毛泽东同志曾于1941年和1942年的护士节先后为护士题词：“护士工作有很大的政治重要性”和“尊重护士、爱护护士”。护理教育被纳入国家正式教育系统以及延安分会的成立推动了护理学术和护理质量的提高，促进了当代护理学的发展。

3. 中国护理学会的发展

（1）1909年，九名外籍护士、医生在江西牯岭成立“中国护士会”。这是我国成立最早的学术团体之一。该会制定、统一、编译护士学校课程，组织全国护士会考，办理护士学校注册，颁发护士毕业证书等工作。

（2）1912年，中国护士会成立教育委员会。

（3）1914年6月，中国护士会在上海召开第一届会员代表大会。出席会议的24名代表中仅有一名中国护士代表。

（4）1920年，第五届中国护士会52名会员代表中，外籍护士仍多达40名。可以认为，中外护士携手共进，促进了中国近代护理学的起始、形成和发展。同年，《中国护士四季报》出版创刊号，其是中国第一本综合性的护理刊物，主要报道各地医院的护理工作，护理教育情况，介绍各科护理技术。

（5）1922年，中国护士会参加国际护士会，在国际上取得了应有的地位。

（6）1923年，长沙、北京、汉口、上海、贵阳、福州、广东等城市相继成立护理分会，会长皆为外籍护士。

（7）1928年，汉口第九届会员代表大会结束了近20年外籍护士任会长的历史。由中国护士伍哲英开始了护理管理与领导工作。当时注册护士学校126所，会员1409人。标志着中国护理队伍与护理事业的发展初具规模。

回顾1909～1949年以来中国护理的发展是从无到有的艰难、曲折、缓慢的道路，为中国创建护理专业打下了初步基础，编译了护理教科书籍，创办护士季报，注册180所护校，培养3万余名护士，提高了护士在国内外的社会地位，为学会建立了会所，努力完成了它在医疗卫生工作中赋予的使命。

### （二）中国近代护理的发展

新中国成立后，中国的护理事业伴随医学科学发展和护理教育体系的完善取得了长足的进步。1951年在第一届全国卫生工作会议上，护理教育被列为中等专业教育项目之一，原来一些高级护士职业学校及协和医学院护理系相继关闭。此后，无论医院、学校均有大量高级护理人才任校长、教师或从事医院临床护理教学工作，护校保持较高的教学质量，培养出的护士为我国20世纪50～80年代医院护理工作的骨干人才。

1966～1976年十年动乱期间，所有护校停办，护理工作走向低潮。1979年，中断的护校才陆续恢复招生。

1983年，天津医学院成立护理系，并开始正式招生培养学士学位的护理专业本科生。

1984 年 1 月，国家教委与卫生部在天津召开了“全国护理专业教育座谈会”，并决定在国家高等医学院校内设置学士学位护理专业，停办 30 多年后的高等护理教育得以恢复，护理教育开始了新的兴旺期。1990 年 12 月，经国务院学位委员会批准，北京医科大学护理系首次开设护理专业硕士学位培养项目，1992 年正式招生。

随着护理教育体系的完善，相配套的护士晋升制度和注册制度相继出台，1993 年 3 月卫生部出台了《中华人民共和国护士管理办法》，从 1994 年 1 月开始正式实施。1995 年 6 月 25 日，首次正式护士执业考试在全国举行，从此护士执业管理正式走上法制轨道。截止到 2005 年我国已有的注册护士 134.9 万人。

中国护士也在护理实践中注意有效地应用护理理论，护理学者积极参与并加入检验和发展护理理论的研究行列。21 世纪是护理学全面发展的时期，护理活动将更体现科学与艺术的完美结合，整体护理的观念被广泛接受，护理场所多元化，各领域的护理专业人员为服务对象提供高水平的护理服务，有影响的护理组织将发挥更大的作用，护理高等教育、护理研究及理论不断发展、完善，护理学日渐成为更为独立和成熟的学科。

## 第二节　护理学的基本概念

### 一、护理概念的转变

远古时期的护理观源于“母亲对婴儿的照顾”之意，护理的英文字“nursing”来源于拉丁文“nutricius”，其含义是“养育”，“nutrix”是指那些喂养别人孩子的妇女，可以是指保姆或奶妈，其后，“nutrix”被引喻为是那些为虚弱、疾病者提供照顾的人，因此最早的护理的含义是抚育、扶助、保护、照顾患者、残疾人和幼儿。

根据不同时期社会需求的变化人们赋予护理学不同的内涵，不同的护理专业理论家和护理组织团体对护理学所下的定义也不尽相同。回顾护理发展的历程，护理学概念的变化经历了以下三个阶段：

1. 以疾病为中心的阶段（19 世纪—20 世纪 40 年代末）　这一时期自然科学领域内有了许多重大突破。1859 年英国科学家达尔文发表的《物种起源》揭示了有机界的内在联系和生物进化的普遍规律。“有机细胞构造的发现”、“能量守恒和转化规律”和“生物进化论”被认为是 19 世纪中叶自然科学的三大发现。与此同时，医学科学也从经验医学向实验医学飞跃发展，临床医学技术的进步为挽救患者生命作出了巨大的贡献。此期人们普遍认为疾病是由于细菌或外伤所致的损害和功能异常，健康的观念是认为“没有疾病就是健康”，医学的核心主要是围绕“疾病”。受以疾病为中心思想的影响，护理实践的范畴主要是围绕应用技术的实际操作。当时对护理的认识就是协助诊疗，消除身体疾患，恢复正常功能，所以护士被看做是医生的助手，护理服务的方式局限于执行医嘱、完成护理常规和技术操作程序。

2. 以患者为中心的阶段（20 世纪 40 年代末—70 年代）　随着科技飞速发展，健康概念发生了变化，人们开始重视心理、社会因素对健康的影响。在新的医学模式和健康观的影响下，护理观也发生了极其深刻的变化，从以疾病为中心的护理观向以患者为中心转变。在此发展阶段世界卫生组织（WHO）提出的“健康不仅仅是没有身体上的疾病和缺陷，还要有完整的心理和社会适应状态”的观点被广泛接受。同时护理学者提出了系统论为基础的护理程序，为护理实践提供了科学的方法。60—70 年代在借鉴人文社会学科相关理论的基础上，护理学家相继提出和发展了一些护理的概念框架、模式和理论，人们在重视认识健康的同时，强化了人是统一整体的思想。医学模式从生物医学模式向生物-心理-社会医学模式转变，在这种思想指导下护理工作的方式和内容也相应转变，护士应用护理程序全面评估患者生理、心理、社会等方面的状况，针对个体需要制定护理计划，提供科学的护理服务。护士的角色不再仅仅是照顾者，同时也还是教育者、研究者、管理者等等。护士不再是被动地、单纯地执行医嘱和各项护理技术操作，他们不单是医生的助手，而是和医生共同承担帮助患者恢复健康的任务，医生与护士是合作伙伴的关系，有分工也有合作，护士开始成为健康保健队伍中的专业人员。在以患者为中心的指导思想下，许多护理制度、措施均要从患者的需要出发，重视个体的差异，突出针对性和有效性，衡量护士工作质量的标准，不再单纯是技术操作的熟练程度，而更加重视对患者身心健康的作用。

但是本阶段的护理工作重点也没有完全摆脱疾病和患者的护理，护士的主要工作仍然是照顾患者，工作的主要场所仍在医院，护理的主要研究内容也局限于协助康复方面。

3. 以人的健康为中心的阶段（20 世纪 70 年代—现在） 随着护理学科的发展，特别是对生物-心理-社会医学模式的深入理解，卫生服务的核心逐步转移到以人的健康为中心。1978 年 WHO 正式提出“2000 年人人享有卫生保健”的目标，这一目标的提出，也促使护理向以整体人的健康为中心的方向转移，护理的服务领域不断扩展，服务范围涉及健康和疾病的全过程，服务对象从个体到群体，服务场所包括了所有有人的场所；护理的任务是促进康复、预防疾病、维持健康，与其他卫生服务领域共同承担起维持人类生命、减轻痛苦、促进健康的任务。任务和范围的改变，促使护士的角色功能不断扩大。因此，护理服务对象不单纯是疾病本身，也不仅是患病的人，而是整体的人。护理是针对“现存和潜在健康问题的人”，说明护理的对象应包括已存在健康问题的人和可能出现健康问题的人，同时认识到所有生活在社会中的人或群体都存在有威胁其健康的因素。因此，护理的服务对象从个体、家庭延伸至社会，从护理生病的人到帮助健康者预防疾病乃至促使健康人维持健康状态。

现代护理学是为人类健康服务的一门科学，它是由自然科学与人文社会科学相结合的一门综合性应用学科，也是科学、艺术和人道主义的和谐融合。其基本任务是维护健康、预防疾病、恢复健康和减轻痛苦。1981 年 5 月 6 日卫生部、中国科协、中华护理学会在人民大会堂联合召开首都护理界座谈会。会上，当时的中国科协主席周培源先生在讲话中对护理学的社会属性作出精辟论述：“护理学是医学科学中分出来的一个独立学科，它不仅有自己完整的理论体系，而且在应用新技术方面有了许多新的发展，在医学领域中越来越占有重要地位。护理学是社会科学、自然科学理论指导下的一门综合性应用学科”。护理学是医学科学的一个重要组成部分，医学、伦理学、社会学、管理学、经济学等的发展促进了护理学、护理实践活动理论基础的发展。随着社会进步和发展，护理学已成为一门独立的学科。护理学独立性的含义要从相对意义上去理解，独立不等于孤立，一个与其他学科不发生联系，不充分利用其他学科的资源、科研成果去充实自己专业的绝对独立的学科不存在，也根本谈不上发展。由于护理工作涉及人类社会活动的各个领域，有必要也有条件充分利用各学科领域的人才和成果，不断完善学科体系，促进学科的发展。

## 二、护理学的基本概念

人、健康、环境和护理被大多数学者认为是护理学的基本概念，也是护理学发展的根基。对上述 4 个概念的研究和描述构成了护理学的基本要素和总体概念框架。

（一）人

人（human）是护理专业关注的主体，是护理服务的对象，对人的认识是护理理论和护理实践的核心和基础。在现代护理观主要从以下几个方面对人进行理解和分析。

1. 人是一个整体　作为护理服务对象的人不仅只是生物的人，而应是由生理的（physiological）、心理的（psychological）/精神（spiritual）、社会文化（sociocultural）等多方面构成的整体，其各组成部分并非割裂独立存在，而是通过相互间的联系、相互依赖和相互作用而形成完整的、独特的体系。其中任何一个组成部分的不适或失调都会影响到其他部分乃至整体。例如躯体疾病可影响人的情绪和社会活动，同样，心理压力和反应也会造成身体的不适或失调。

2. 人是一个开放系统　人作为自然系统中的一个次系统，是一个开放系统。人的基本目标是通过与周围环境交换物质、能量和信息，保持各次系统间以及机体与环境间的平衡。人只有处在内环境稳定的状态中，才能不断适应外环境的持续变化。人由许多次系统组成，每个次系统的变化都会影响其他次系统和整个系统的运作。

3. 人都有共同的基本需要，但是每个人的需要又因人而异　基本需要的满足使人类得以生存和繁衍发展基础。一方面人类的基本需要具有共性，即在不同时代、不同地区或不同人群，不论其生活方式有多大差别，每个人基本需要的是一致的，例如人饥饿就有进食的需要，寒冷时就有寻找避寒取暖的地方需要。但基本需要的具体内容又随着人的特异性而存在一定的差异，例如不同年龄组的人有各自不同的发展特点和任务，也就具有不同层次的基本需要，为此，每个人都是与众不同的独特个体，每个人基本需要的内容和满足基本需要的方式也各不相同。

4. 人具有自理能力，并对自己的健康负责　人具有不同程度的自理能力，并努力追求恢复、维持和促进自身良好的健康状态。人具有能够反映自己及其环境、总结并解释经验以及使用象征性的语言和文字，能够创造性地为自己和他人谋幸福的能力。因此，人不会被动地等待治疗和护理，而是会主动地寻求信息，积极参与维护健康的过程。

护士在护理实践中必须充分认识上述特点，时刻意识到人具有独特的情绪和情感，有特殊的家庭和社会文化背景，有不同的习惯、信仰和观点，努力调动个体的主观能动性，为其提供个体化的护理活动，以满足个体的需求，实现预期的护理目标。

（二）环境

环境（environment）人所处的环境包括内环境和外环境。外环境则由自然环境和社会文化环境组成。自然环境包括生物、化学、物理等组成部分；社会环境包括经济、劳动条件、生活方式、人际关系、文化、宗教、社会安全等方面。内环境指人的生理、心理以及思维、思想和社会等方面。

人与环境是密切相关的，人的内环境与外环境相互作用并持续进行着物质和能量的交换，呈动态、持续变化的特点。人通过不断调整内环境，以使其适应不断变化的外环境。不良的环境会影响人的健康；人的疾病和健康状态也会对环境产生一定的影响。

（三）健康

人与环境的相互作用直接影响到人的健康状态。1947 年，世界卫生组织（WHO）对健康（health）的定义是“健康不但是没有疾病或缺陷，而且是生理、心理和社会的完好适应状态”，该定义将健康的领域拓展到生理、心理和社会三个层面，表示出理想的健康状态不仅仅是免于疾病的困扰，而且还应该是具有良好的心理状态以及维持良好的社会互动状态。

许多学者对健康的概念的特点也进行阐述：

1. 健康是一个动态、连续变化的过程　1961年，邓恩（Dunn）对健康下的定义：“个体高层次的健康是指个人潜能的完全发挥，这需要个体在他的环境中保持平衡与确定发展的方向。”其认为个体能够以各种方式使自己的健康状况达到可能达到的最佳健康状态（high level wellness）。许多学者认为如果以一条横坐标表示健康和疾病的动态变化过程，一端代表最佳健康状态，另一端则代表病情危重或死亡，其间还有健康良好、略感不适、病情危重等阶段（图1-1）。在现实中，我们每个人的健康状态都会处于这一“横坐标”动态过程的某一点位置，而个体所处的这点位置又是随时不断变化的。护理可以涉及健康的全过程，即从维护最佳的健康状态到帮助濒临死亡的人平静、安宁、有尊严的死去。

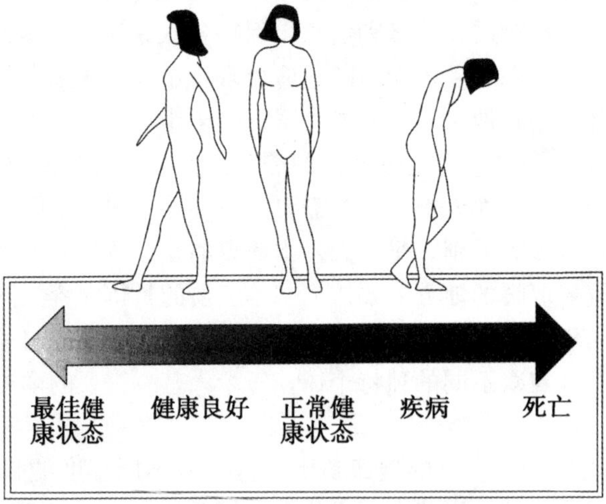


**图1-1　健康-疾病动态变化示意图**

2. 健康是一个多层面的整体概念　人们对健康的理解是多层次、多元化的，从WHO的健康定义可以看出健康包括了生理、心理和社会等各个方面；另一方面健康是机体内部各系统间的稳定、协调，以及机体与外部环境之间平衡、和谐、适应的良好状态。人的任何一方面出现不正常均会影响到整体的健康状态。

3. 个体的健康受多种因素影响　个人的信念、社会背景、经济水平、文化观念和生活方式等方面都会直接影响人们对健康的理解和认识，并可进一步影响其在维持和促进健康方面所采取的行为。护士有责任帮助人们逐步转变不正确或不完整的健康观念，督促其采取健康的生活方式以及有益于健康的行为。

（四）护理

护理（nursing）活动是科学、艺术、人道主义的结合，其科学性表现为护理实践是以护理学、基础医学、社会人文学等知识和理论为指导；艺术性表现为护士面对的是不同人和不同情况，需要创造性地应用所学的知识和能力，以保证提供高质量的有效护理服务；人道主义是指护士需有爱心、同情心、耐心，有无私奉献的精神。在生物-心理-社会医学模式中，护理的服务对象是整体的人，护理是为人的健康提供服务的过程，护理工作的目标是使不同年龄、处于不同状态的人都能恢复、维持或促进达到其最佳的健康状态。因此，护理不再只是一种技术或简单的谋生职业，而逐渐成为一门独立的学科和专业。护理是有目的、有组织、具有不断创造性的活动，护理程序是护理工作的基本方法。

## 第三节　护理的任务、功能和范畴

护理学是生命科学中综合了自然、社会及人文科学的一门应用科学，也是一门独立的学科，与医学、药学、营养学等共同组成整个医学领域。学习和理解现代护理的任务、功能和工作范围是十分必要的。

### 一、护理的任务

护理是由专业护理人员在护理职责分工范围内，协助医技人员预防、诊断和治疗疾病，并应用护理手段为服务对象提供协助，以满足其生理、心理需要，提高其社会适应能力，维持或增强健康水平（或安详地死去）的一种社会活动。护理学作为医学领域中一门独立的学科，护理学以服务对象为中心，针对服务对象生理、心理、社会、精神及文化等各层面的健康问题，采取科学、有效的护理对策，解决其健康问题，满足其需要，使其尽可能恢复到健康的最佳状态。因此，护理学的基本任务是促进健康、预防疾病、协助康复、减轻痛苦。

1. 促进健康　是帮助服务对象维持最佳的健康水平或健康状态。是护理人员运用所学的护理专业知识和技能，帮助服务对象获取有关维持或增进健康所需的知识及资源。如适当的运动、合理平衡的膳食、适当的睡眠等将有益于增进健康。

2. 预防疾病　是帮助服务对象减少或消除影响健康的各种因素，包括生物学因素、环境因素、心理社会因素及生活方式因素以维持健康状态，预防疾病的发生。如改变不良嗜好，戒烟戒酒；预防接种，提高机体免疫力等。

3. 恢复健康　是运用护理学的知识和技能帮助已经出现健康问题的服务对象解决健康问题，改善其健康状况。如协助术后患者实施有计划的功能锻炼使其尽早恢复；协助脑卒中患者进行一系列的康复护理，促使其尽可能恢复自信和最大限度地恢复肢体功能。

4. 减轻痛苦　在护理实践中，运用所学的护理理论知识和技能，帮助个体或群体减轻疾病带来的痛苦；对临终患者采取适当的护理措施减轻其身心痛苦，使其在生命的最后阶段能获得舒适，从而平静、安详、有尊严地离去。

### 二、护理的功能

护理的功能是按护理人员独立决策和行使护理措施的程度，可将种类繁多的护理活动归为以下三种功能。

1. 独立性功能　指护理人员应用专业知识和技能，来决定的护理措施及护理服务，即在一定的情景下护士独立作判断、决策，无需医嘱而为护理对象安排的护理活动。如：观察病情、协助维持体位、心理支持、日常照顾、护理技能指导及咨询等。

2. 依赖性功能　指护理人员需要按照医嘱或处方执行的措施，或其他健康专业人员指导或监督的职责。如：遵医嘱给药，协助患者恢复健康或维持生命。在这些措施中，医师或其他卫生服务人员（康复师）角色功能占据较多分量，护理人员完全处于执行医嘱，给予相应的治疗措施，责任由医师承担，如：按医嘱发药给患者，使用呼吸机，协助完成各种检查等。

事实上，在治疗疾病、恢复健康的过程中，独立性和依赖性两种功能必须相辅相成，才能达到最好的效果。在执行依赖性护理功能的过程中，往往会给护理对象带来一些不舒适或受压迫的感受。因此，护理对象需要被关心、了解及支持，此时便需要独立性护理功能的发挥。治疗是必须的，如何去营造一个有利于治疗的情境至关重要；为此，一个护理人员除了能正确执行依赖性护理功能外，更需充分发挥独立性护理功能作用。

3. 相互依赖性功能　是在以患者的利益为中心的基础上，与其他保健人员进行沟通、共同协作。因为护理人员执行的活动可能是由健康小组中两个或更多的人共同来决定；即由护理人员与其他健康小组的成员共同合作，来处理患者的有关问题或临床情况。

## 三、护理工作范畴

护理工作作为医疗卫生事业的重要组成部分，是与人民群众的健康利益和生命安全密切相关的工作。现代医学模式和新的健康观念对护理理念产生了深刻影响，丰富了护理工作内涵，树立以服务对象的健康为中心的整体护理理念，以保障实现护理基本目标。随着医学科学的进步和高新技术在诊疗工作中的运用，临床护理专业技术水平显著提高，护理在急危重症、疑难症患者的救治方面发挥着重要作用。为满足人民群众的健康服务需求，护理服务不断向家庭、社区延伸，家庭护理、临终关怀、老年护理、日间病房等多样化的社区护理服务有所发展。

1. 护理学基础知识和技能　护理学的基本概念和理论是护理学的基础，进一步研究相关理论在护理学中的应用，探讨护理概念和护理理论的发展，以及护理程序在护理活动中的应用是护理工作者的任务。

基础医学知识、基础护理措施的原理和方法，以及基本和特殊护理技术操作技能是护理实践的基础。护理技术包括无菌技术和消毒隔离技术、观察和测量生命体征的方法、各种给药法、保持舒适的环境、满足营养和排泄需要的方法等基本技术，以及锁骨下静脉穿刺、气管插管、心肺脑复苏等特殊技术等。基础护理操作技术的研究和发展对护理实践具有重要意义。

2. 临床专科护理　临床各专科已形成了自己较为完善的护理常规，如新生儿护理常规、糖尿病患者护理常规、血液病患者护理常规等，在观察病情、完成治疗和护理计划等方面形成了一整套规章，这仍将是护理学研究的重要范围。随着科学技术和医学的发展，各专科护理也日趋复杂，如重症监护、器官移植、显微外科、烧伤、多脏器衰竭等患者的护理需要由具有较深专业知识和技能的临床护理专家来完成。

3. 不同人群的护理　社会对护理的需求不仅仅局限于在医院为个人提供护理服务，护理还要在不同场所，面对不同人群发挥作用。例如，社区护理：包括老年护理、婴幼儿护理、妇女健康指导、高血压高危人群的预防保健、吸烟者的戒烟活动等；职业护理：包括各种不同职业场所的护理，如航天、深井、特殊化学、物理状态下的护理；学校、托幼机构的护理；预防疾病、护理教养、促进儿童的生长发展、为有特殊心理行为问题的儿童和家庭提供帮助等，这些领域也是护理研究的重要方面。

4. 心理和社会支持　由于人是一个整体，其生理、心理和社会各部分密不可分，研究躯体疾病对其心理、社会方面的影响，以及心理、社会因素对健康的影响是护理的研究范围。护理工作者需深入研究如何更好地评估患者的心理社会反应，给患者及其家庭提供心理支持，满足他们的心理需要，并且提供有关的健康服务信息，介绍其参加患者互助组织，如癌症患者协会等，充分利用和发挥家庭和社会支持系统的作用，促进康复。

5. 健康指导、咨询和教育　健康教育是护理学不可缺少的一个重要部分。护士把教与学的知识运用于实践中，识别不同服务对象的认知水平、知识背景、获取知识的愿望和心理状况等对健康教育的影响因素，创造良好的教育环境，使人们主动参与到教与学的过程中。针对不同人群宣传有关预防疾病、促进健康、有效康复以及自我保健和护理知识，指导人们改变不健康的生活方式是护士的责任。

6. 护理伦理　护理工作中，护士时刻面对患者的生命和利益，不可避免地会遇到需要作出决定的情境，如是否放弃抢救或治疗，是否尊重患者选择治疗方案的权利，治疗或护理方案是否损害了患者的经济利益等，护士如何作出决策，所作出的决定是正确的还是错误的，即护理的伦理问题是护理学值得深入探讨的题目。随着高科技在医学、护理学中应用，护理工作者正面临越来越多的新的伦理问题，例如，试管婴儿、器官移植、机械维持呼吸和循环功能等，护理伦理的准则也需要适应社会的发展。

7. 护理教育　护理教育是护理专业的基础，涉及培养合格的实践者，保证护理专业适应未来的需要。护理教育活动包括制定教育培养方向、制定各种层次教育项目的培养目标、设置和实施教学计划、教学评价。同时研究教与学的方法、学生能力的培养、教师队伍的建设、教育项目的内部和外部评价等。正规的学校教育、护士的继续教育和专科培训等都是教育的途径。

8. 护理管理　护理管理近年来发展迅速，护理学与现代管理学不断交叉、融合，是护理学重要的研究领域之一。不论是全国性护理团体的领导、护理学院的院长、医院的护理部主任、还是临床护士，都需要有现代管理的知识和能力，从而有效地管理各种组织，以至患者。医疗管理体制、专业政策和法规的制定、各种组织结构的设置、人力资源的管理、资金的管理、工作质量的控制和保证等都是护理管理的研究范围。

9. 护理研究　护理研究对护理学知识体系的发展有深远影响。研究方向的设定，研究方法的改进，研究结果的交流和在实践中推广都是护理研究的范围。护理人员都有责任通过科学研究的方法改进护理工作方法，推动护理学的发展。

（尚少梅）

# 第二章　我国卫生服务体系的概况

**学习目标**

完成本章学习后，学生应能：

1. 描述卫生服务体系的构架和主要功能。
2. 解释医院、社区、社区卫生服务的概念。
3. 列举医院的种类和任务。
4. 复述初级卫生保健的概念及意义。

卫生服务体系（health service system）是整个国民经济体系中的一个子系统，为贯彻实施国家卫生工作方针、实现卫生工作的总目标，承担着组织保障的作用。按照世界卫生组织（WHO，2000）的定义，卫生系统指的是所有以促进、恢复和维护健康为基本目标的组织。其主要任务是防病治病，保障人类健康和提高人口素质。

## 第一节　我国卫生组织结构与功能

我国卫生组织系统可分为卫生行政组织、卫生事业组织和群众卫生组织。

### 一、卫生行政组织

卫生行政组织是各级政府或部门执行卫生管理职能的机构。我国现阶段卫生行政组织的体制为：国家设卫生部，省、自治区设卫生厅，各地区、市（包括直辖市）和县设卫生局。根据医疗卫生工作的性质和功能，又分设医疗预防、卫生防疫、计划生育、妇幼保健、药品检验、医学科学研究及医学教育等机构。各级卫生行政组织根据国家对国民经济和社会发展的要求，制定卫生事业发展的总体规划、方针、政策、法规、技术标准和重大疾病防治规划等，按行政区域分级管理并组织实施、监控、总结、推广、提高。

### 二、卫生事业组织

卫生事业组织是具体开展业务工作的专业机构。按其性质和功能可分为：

（一）医疗机构

医疗机构是指经卫生行政部门批准，获得《医疗机构执业许可证》，从事以疾病治疗为主，结合预防、康复、健康指导，为保障人民健康进行医学服务的医疗组织。包括各级各类医院、基层卫生组织和乡镇、街道卫生院及各种诊所。按地域可把各类医疗机构分为城乡两类。在2000年城镇医药卫生体制改革之后，城市原有三级医疗服务机构正在逐步转变为两级，即城市医疗中心（原有的市级大型综合性医院和专科医院）和城市社区卫生服务中心（由原有的区和街道一级或二级医院转变而成）。农村依然保留原有的县、乡、村三级医疗服务机构。城市医疗中心主要任务是承担诊疗和预防疾病，是目前我国分布最广、任务繁重、卫生人员最集中的机构。

（二）卫生防疫机构

包括各级卫生防疫站、国家卫生检疫机构、疾病预防控制中心、卫生防疫中心、预防保健中心、职业病及地方病的防治机构，如职业病防治所、地方病、寄生虫病防治所等。主要承担流行病学、劳动卫生、环境卫生、食品卫生及学校卫生等监测和监督工作，并根据国家卫生法律、法规对辖区内企业、事业单位、医疗机构、餐饮业等进行经常性卫生监督。

（三）妇幼保健机构

妇幼保健机构是从事妇幼卫生工作的专业组织。按行政区域设有妇幼保健院（所、站）、妇产科医院、儿童医院及计划生育独立机构，如计划生育门诊部、生殖医学中心、孕妇学校等。妇女、儿童占我国总人口的2/3，党和政府十分重视保护妇女儿童的健康。妇幼保健机构主要承担的任务是开展妇幼保健工作、计划生育技术指导、临床医疗、培训技术人员、科学研究及普及妇幼卫生科学知识等工作。

（四）药品管理检测机构

在国家药品监督管理局隶属下，分设各级药品检验所、生物制品研究所等，以承担发展我国现代医药学和传统医药学的任务。确保药品和生物制品安全用药，能够达到防病治病的预期效果。

（五）医学教育机构

医学教育机构指各高、中等医药院校，隶属于国家教育部或地方教育厅管理，是培养各级各类医疗卫生人员及对在职人员进行业务培训的专业机构。医学教育已基本形成了符合我国国情的高、中、初等教育体制。不同的教育层次中，又包括普通教育与职业教育两类机构以及医疗、护理、药学、中医药、预防、口腔、检验、卫生管理等不同的专业。承担着发展我国医学教育，培养医药卫生人才，培训在职专业人员等任务。

（六）医学研究机构

我国医学研究机构按隶属关系可分为独立设置和附设机构，按规模大小可分为研究院、研究所（中心）和研究室三类。如医学科学院、中医研究院、预防医学科学院及其他各种研究院、所等。主要承担医药卫生科学研究的任务，推动医学科学和人民卫生事业的发展，为我国医学科学的发展奠定基础。

## 三、群众性卫生组织

群众性卫生组织是由专业或非专业人员组成的机构，受政府行政部门的领导，包括学会、研究会、协会、基金会等。按任务不同大体可分为三类：

（一）爱国卫生委员会

由国家政府机关和人民团体的代表组成的群众卫生组织，属非常设机构。如爱国卫生运动委员会、地方病防治委员会等，负责组织贯彻国家和地方爱国卫生防治疾病的方针、政策和措施。

（二）学术性团体

由卫生专业人员组成的群众性学术团体，如中华医学会、中华预防医学会、中国药学会、中华护理学会、中国中医药学会等。全国各地也都成立了分会及地方性的学会。主要任务是开展学术交流、编辑出版学术刊物及普及医学知识等。

（三）基层群众卫生组织

由群众卫生工作积极分子所组成，如中国红十字会、中国卫生工作者学会和中国农村卫生协会等团体。

## 第二节　医　　院

### 一、医院的概念

医院是以诊治疾病、护理患者为主要目的的医疗机构，对个体或特定人群提供医疗、预防和康复等服务，具备一定数量的病床设施、相应的医务人员和医疗设备，运用医学科学理论和技术，通过医务人员集体协作，对住院或门诊患者实施诊治与护理的医疗事业机构。

### 二、医院的性质

在国务院颁布的《全国医院工作条例》中指出，医院是治病防病、保障人民健康的社会主义卫生事业单位，必须贯彻党和国家的卫生工作方针政策，遵守政府法令，为社会主义现代化建设服务。

### 三、医院的功能

在《全国医疗卫生条例》中指出医院的功能是："以医疗工作为中心，在提高医疗质量的基础上，保证教学和科研任务的完成，并不断提高教学质量和科研水平，同时，做好扩大预防、指导基层和计划生育的技术工作。"

1. 医疗　医疗是医院的主要功能，其是以诊疗、护理两大业务为其主体，与医技部门密切配合，形成一个医疗整体，为患者服务。医疗一般分为门诊、住院、急诊和康复医疗四大部分。

2. 教育培训　教学是医院的又一功能。各大、中专院校培养的医学生在校学习只是医学教育的一部分，还必须经过临床实践和实习阶段。在职人员也需接受继续医学教育，更新知识、提高技能，以适应医学发展的需要。各医院所承担的教学任务，可根据自身的性质、等级而定。

3. 开展科学研究　医院是开展医疗实践的场所，在临床中出现的各类问题及难点即成为医学科研的课题，将取得的成果再应用于临床从而促进学科的发展，提高了医疗质量。

4. 预防和社会医疗服务　医院除治疗和护理患者，还要承担预防保健、社区医疗及家庭服务工作。开展健康教育、疾病普查、指导妇幼保健、提倡健康的生活方式，以提高全民的生活质量和健康水平。

5. 康复功能　康复范围不只是康复的各种治疗，还应使患者摆脱创伤，早日回归社会，充分发挥角色功能等。

## 四、医院的种类

（一）医院的分类与名称　见表 2－1。

表 2－1　医院的分类与名称

| 划分方法 | 医院名称 |
|---|---|
| 按收治范围 | 综合医院、专科医院、康复医院、职业病医院 |
| 按地区 | 城市医院（市、区、社区卫生服务中心）、农村医院（县、乡、镇） |
| 按特定任务 | 军队医院、企业医院、医学院校附属医院 |
| 按所有制 | 全民所有制医院、集体所有制医院、个体医院、中外合资医院 |
| 按分级管理 | 一级医院（甲、乙、丙等）、二级医院（甲、乙、丙等）、三级医院（特、甲、乙、丙等） |
| 经营目的 | 非营利性医院、营利性医院 |

注：表中有的医院兼有几种类型

（二）医院的分级

1989 年起，医院实行分级管理制度。按照医院的功能和规模、技术水平、管理质量及综合服务能力，将医院分为三级（一、二、三级）、加等（每级分甲、乙、丙等，三级医院增设特等）。

一级医院：是直接为本社区提供医疗、护理、预防、康复、保健综合服务的基层医院。如农村的乡镇卫生院、城市的街道社区医院，是社区初级卫生保健的主要机构。

二级医院：是向多个社区提供卫生服务的医疗机构，如区、县级医院。接收一级医院的转诊，参与指导对高危人群的监测，担当一定的教学和科研工作。

三级医院：是跨地区、省、市及向全国范围提供医疗服务的卫生机构，是具有全面医疗、护理、教学和科研能力的技术中心。指导、培训下级医院，承担教学、科研任务。

## 五、医院的组织机构

现阶段，我国医院的组成构架一般可分为行政管理部门（图 2－1）和业务组织部门（图 2－2）。

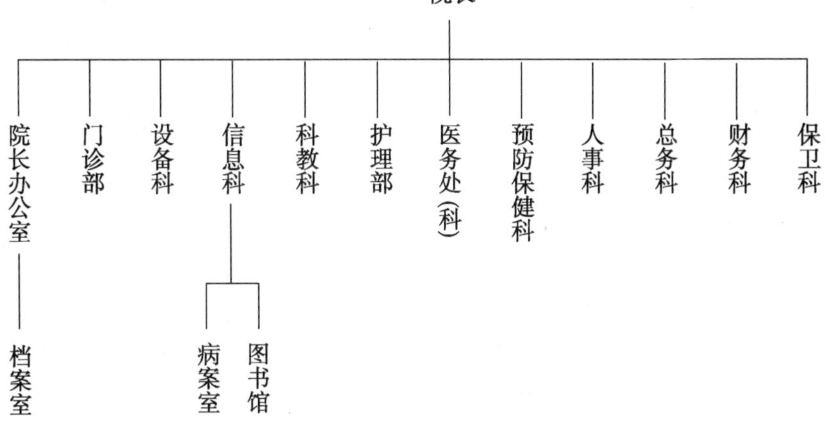


图 2－1　综合医院行政管理组织机构示意图

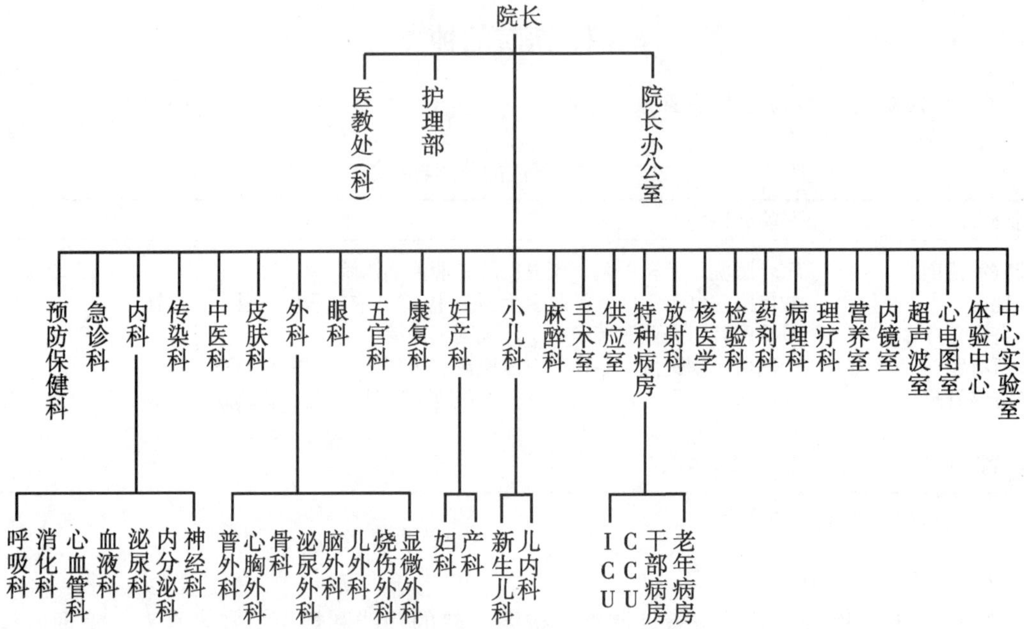


**图 2-2　综合医院业务组织机构示意图**

## 第三节　社区卫生服务系统

### 一、社区卫生服务

社区卫生服务（community health service，CHS）是国际卫生服务比较成熟的卫生服务模式。大力开展“研究居民健康状况，强调家庭医学，推进健康教育促进”的服务方式，不仅提高了卫生服务的公平性和效率，而且，在控制医疗费用不合理增长和提高居民健康水平方面起到了卓有成效的作用。世界卫生组织于 1978 年要求世界各国将大力发展社区卫生服务作为推进初级卫生保健的重要方法和途径，以达到人人享有卫生保健的健康目标。1996 年 12 月中共中央、国务院召开了新中国成立以来的第一次全国卫生工作会议，1997 年 1 月印发的《中共中央、国务院关于卫生改革与发展的决定》作出了“改革城市卫生服务体系，积极发展社区卫生服务，逐步形成功能合理、方便群众的卫生服务网络”的重要决策。1999 年 7 月，卫生部、国家计委、教育部、民政部、财政部、人事部、劳动保障部、建设部、国家计生委、国家中医药管理局 10 部委联合向各省、自治区、直辖市人民政府印发了《关于发展城市社区卫生服务的若干意见》，这是我国第一个社区卫生服务的全国政策指导性文件，对社区卫生服务的概念及功能定位、基本原则、发展目标、健全社区卫生服务体系、加强政府领导、完善配套政策等方面都作出了明确规定，我国近阶段社区卫生服务的发展目标是：① 到2000 年，基本完成社区卫生服务的试点和扩大试点工作，部分城市基本建成社区卫生服务体系的框架；② 到 2005 年，各地基本建成社区卫生服务的框架，部分城市建成较为完善的社区卫生服务体系；③ 到 2010 年，在全国范围内，建成较为完善的社区卫生服务体系，使其成为卫生服务体系的重要组成部分，即以街道为单位，社区卫生服务中心覆盖面应达 95%以上；90%以上居民步行 10～15 分钟可到达社区卫生服务中心或社区卫生服务站。

我国的社区卫生服务是在政府领导下、社区参与以及上级卫生机构指导下进行的，工作方式以基层卫生机构为主体，以全科医师为骨干，合理使用社区资源和适宜技术，集预防、医疗、保健、康复、健康教育、计划生育技术等为一体的，以人为中心、家庭为单位、社区为范围，以妇女、儿童、老人、残疾人、慢性患者为重点，以解决社区主要卫生问题、促进居民健康水平为目的，有效的经济、方便、综合、连续的基层卫生服务。

1. 社区卫生服务的特点　社区卫生服务与医院服务相比较，不同点包括：以群众为中心，考虑集体和特定人群的健康。服务的对象包括个人、家庭、群体、社区，服务重点倾向于群体。以促进健康和预防疾病为主要任务，同时要组织社区的力量，共同参与，来促进社区的健康，具有社会公益性质，属于非营利性的医疗机构。

（1）基层卫生保健性服务：社区卫生服务主要内容是基层卫生保健，三级预防是社区卫生工作人员遵循的主要原则，为社区居民提供基本医疗、预防、保健、康复服务。

（2）提供可及性服务：可及性或方便性是社区卫生服务的特点。包括时间上的方便性、经济上的可接受性、地理位置上的接近性及心理上的亲密程度。

（3）持续性服务：社区卫生工作人员对所辖社区居民的人生各个时期、疾病的各个阶段、各种健康问题提供全程卫生服务。

（4）综合性服务：社区卫生服务体现一个“全”字，包括个人、家庭、社区，不分年龄、性别、疾病类型；对其生理、心理、社会文化各方面实施医疗、预防、康复和健康促进等综合性服务。

（5）协调性服务：社区卫生服务不可能代替专科医疗服务。因此社区卫生工作人员需掌握各种医疗信息和资源，为社区居民提供会诊、转诊等协调性服务。

2. 社区卫生服务机构　社区卫生服务的组织包括行政管理组织、业务指导组织和服务机构三个部分。社区卫生服务协调组织由各级卫生、计划、财政、物价、劳动和社会保障、民政、人事、教育、建设、计划生育、中医药等有关行政部门按照各自的职责组成的综合性的组织，负责领导、组织、协调社区卫生服务中的事务，其中街道办事处对所在社区居民的健康水平负有重要责任。

（1）社区卫生服务行政管理组织：社区卫生服务行政管理组织是社区卫生服务的行业主管部门，负责妇幼保健、计划免疫、健康教育、医疗、护理等专家参与社区卫生服务的管理和组织；负责社区机构方案和规划的制定；负责建立社区卫生服务的基本标准和考核办法。社区卫生服务专项技术指导组织负责对社区内的服务机构进行检查、指导和考核。社区卫生的培训基地依据社区卫生服务的从业人员的培训，包括培训大纲、培训计划、培训课程的制定、实施和考核。

（2）社区卫生服务业务指导组织：社区卫生服务业务指导组织包括卫生行政部门、专项技术指导组织和服务指导中心（社区卫生培训基地）。各级卫生行政部门是社区卫生服务的行业主管部门，可以成立由行政部门负责，妇幼保健、计划免疫、健康教育、医疗、护理等专家参与的社区卫生服务管理组织，负责建立社区卫生服务的基本标准和考核办法等，来加强社区卫生服务的标准化、规范化、科学化管理。社区卫生服务专项技术指导组织，负责各项业务技术的指导、人员培训和考核工作。社区卫生服务指导中心依据规范化培训大纲的要求，建立培训计划、授课和考核工作，应承担起对相应从业人员的培训和专业指导。

## 二、初级卫生保健

初级卫生保健（primary health care，PHC）是卫生工作人员为社区居民提供的最基本、最必需的卫生保健服务。1978年9月世界卫生组织和联合国儿童基金会（UNICEF）在哈萨克斯坦的阿拉木图召开了有134个国家参加的国际初级卫生保健会议，发表了著名的《阿拉木图宣言》。会议明确指出：推广初级卫生保健是“2000年人人享有卫生保健”战略目标的基本策略和根本途径。初级卫生保健在维护人类健康中起着重要作用。

（一）初级卫生保健的定义

我国根据《阿拉木图宣言》所阐述的精神实质，对其定义为：“初级卫生保健是指最基本的、人人都得到的、体现社会平等权利的、人民群众和政府都能负担得起的卫生保健服务。”

（二）初级卫生保健的基本政策及特点

1. 基本政策

（1）健康是一项基本人权，人人都有权享有最高且能获得的健康；

（2）政府应对人民的健康负责，人民有权，同时也有义务参加卫生保健计划的制订与实施；

（3）卫生是经济发展和社会进步的重要组成部分。实现资源共享，保证人口健康；

（4）各国卫生事业的发展，需要国际间的支持与合作。

2. 初级卫生保健的特点　初级卫生保健的基本任务——促进健康、预防保健、合理治疗及社区康复决定了初级卫生保健的特点具有社会性、群众性及长期性。

（1）社会性：卫生保健必须广泛动员全社会参与，通力合作方可实施。

（2）群众性：社区人群享有卫生保健的权利，又有参与、实施卫生保健计划活动的义务。

（3）长期性：通过国家卫生制度的改革及健康教育，改变人群不良卫生及生活习惯，提高自我保健能力。

（三）初级卫生保健的基本原则

1. 资源的合理分配　将有限的资源应用到预防保健工作中，使每个公民都能得到最基本的卫生保健服务，实现卫生保健制度的公平性。

2. 预防为主　预防疾病是初级卫生保健的显著特征。采取综合性措施促进健康和社区康复。

3. 社区参与　初级卫生保健是在人们能负担的基础上提供最基本的卫生保健服务，依靠和动员社区居民参与改善卫生状况，满足个人最基本的生活需要。如环境、营养、饮水、垃圾处理、住房等问题，提高他们的自我保健能力。

4. 健全的转诊体制　安全的转诊体制能够确保每一位社区居民都能得到及时安全的卫生保健服务。

（四）初级卫生保健的内容

初级卫生保健是一种综合性卫生服务，包括四项基本任务和八项要素。

1. 基本任务

（1）健康促进：通过健康教育、改善环境、合理营养，加强自我保健能力，增强身体素质和心理健康，保持良好生活方式。

（2）预防保健：初级卫生保健的特点是预防保健，各级政府及个人采取有效措施，预防各种疾病的发生、发展和流行。

（3）基本治疗：以基层医院为中心，通过社区各服务站，开设家庭病床等，为社区居民提供急、慢性疾病的治疗和护理、合理的会诊和双向转诊及临终关怀服务等。

（4）社区康复：对丧失了正常功能或功能上有缺陷的残疾者，通过家庭病床或社区康复中心，采取医学和社会的综合措施，促进康复。

2. 八项要素　提供安全饮用水，增进食物和合理营养；改善卫生环境；妇幼保健和计划生育；主要传染病的预防接种；地方病的预防和控制；常见病和外伤的恰当处理；基本药物的供应；健康教育的有效实施。

以上八项要素是最基本和最低要求，各国可根据本国国情进行调整。1981 年第 34 届世界卫生大会对八项要素给予充实，“使用一切可能的方法，通过影响生活方式和控制自然、社会心理环境来预防和控制非传染病和促进精神卫生”。

（曹佩珍）

# 第三章　护理专业角色与专业素质

**学习目标**

完成本章学习后，学生应能：

1. 陈述护理的专业特征。
2. 举例说明护士的专业角色和职业角色。
3. 列举护士的专业素质。

护理是以人的健康为主要价值观，护理学的目标是促进和保持健康、预防疾病、协助康复、减轻痛苦。随着医学模式向社会-心理-生物医学模式的转变，现代护理学历经了以疾病为中心、以患者为中心和以人的健康为中心三个阶段。目前正在以人的健康为中心的阶段，这使得现代护士的工作范畴和角色发生了巨大的变化，同时也对护士的专业素质提出了更高的要求。

## 第一节　护理的专业角色

“以人的健康”为中心的护理目标的提出，是新的健康理念和医学模式转变的具体体现。它将护理的服务对象从患者延伸到了健康人群，工作范畴从医院延伸到了社区，这为护理专业的发展提供了更多的机遇，同时也提出新的挑战。因此，现代护士所承担的专业角色也正发生着重要变化。

### 一、护理的专业特征

护理只单纯是一项技术性的职业（occupation），还是一门具有独特理论体系的专业（profession），曾经是人们争论的问题，同时，也是护理工作者应该明确的问题。许多学者指出了专业的定义和作为一门专业的标准。关于专业的特点，Kelly（1981）将其归纳为：① 专业服务对人类是重要的，且应造福于社会；② 专业拥有专门的知识体系，且通过科学研究可不断扩展；③ 专业服务的重要特点是涉及知识和智能的活动，专业人员应承担相应的责任；④ 专业人员需要在大学内培养或接受更高层次的教育；⑤ 专业人员工作有相当的独立性，有约束自己的政策法规；⑥ 专业人员愿为他人服务，并把工作作为自己的终生事业；⑦ 有职业伦理法典，以指导其成员的抉择和行为；⑧ 有自己的学术团体，鼓励和支持高标准的工作实践。作为一门专业，护理应具有以下特征：

1. 为人类和社会提供至关重要的有关健康的服务　护理是利他的活动，其目标是促进和保持健康、预防疾病、协助康复、减轻痛苦，从而最终达到协助个人、家庭、团体及社会充分发挥健康潜力，使服务对象得到更好的照顾，获得更高的生活质量。护理的目的不完全着眼于报酬。

2. 具有独特的知识体系并通过科学研究不断进步　从20世纪70年代开始，护理专业开始形成、发展和完善自己独特的理论。这些护理专业独特理论为护理实践提供了理论框架，例如：Orem的自理理论、Roy的适应模式等。任何理论的发展都需要以科学研究为基础，越来越多的护理学者应用科研的方法阐明和检验护理专业理论在不同国家、不同地区、不同文化背景下的适用性和实用性，并对之不断补充和完善，使理论对护理实践具有更强的预测性和控制性。护理研究的广泛开展，推动着护理学知识体系不断发展。

3. 实践者具有高等教育水平　作为护理专业的从业人员，护士需要具备较深厚的教育基础，需经过高等教育学校的正规护理教育。高等护理教育起源于西方，如今已经在全世界范围内广泛开展，它使护士能够在就业前具备从事护理实践所需的知识和技能，并达到一定的专业标准，为从事具体护理实践工作打下坚实的基础。在护理实践过程中，护士还需不断接受继续教育，以获得新知识、新技术，跟上社会、科学变革的步伐。

4. 有自己的学术团体，实践者具有自主性和独立性　随着护理学科的不断发展，出现了护理专业组织和护士团体，它们在支持和保证实施高标准的实践活动和促进专业发展中起到越来越重要的作用。例如，在美国有美国护士协会（American Nurses' Association，ANA）和全美护理联盟（National League for Nursing，NLN），在我国护士的学术团体有中华护理学会。这些学术团体参与制定有关政策、法规和专业标准，以监控护理专业活动；积极开展国际护理学术交流，大力推广护理科技知识、先进成果与科研成果；对护士进行管理和规范化培训，同时为其成员谋福利、创造和提供受教育的机会、争取应有的权利和地位。

5. 有伦理准则和道德规范指导实践者在专业活动中作决策　随着现代护理学的发展，人们对于健康需求向更深层次、更广范围的扩展，护士将面对更复杂的伦理问题。护理伦理准则和道德规范是护士工作中的指南之一。1973年国际护士协会（International Council of Nurses，ICN）提出的护理伦理法典指出："护士的职责是促进健康、预防疾病、恢复健康和缓解疼痛。护理需求是广泛的，护理中蕴含着尊重人的生命、尊严和权利，而且不论国籍、种族、血统、肤色、年龄、性别、政治或社会地位均获得同等的尊重。护士是为个人、家庭和社区提供健康服务，而且与其他有关专业人员共同合作完成其服务。"我国的中华护理学会也于2000年发布了《新世纪中国护士伦理准则》，用以指导护士的专业活动。

6. 实践者把本专业作为终生的事业　大部分护士具有不断追求、真诚奉献的精神，她们都热爱护理事业，将其作为一生追求、奉献的目标。同时，为了护理事业更好更快地发展，护士还通过各种教育机会，提高学历，不断增加和更新专业知识，把促进护理学发展作为自己终身的目标。

由此可见，护理学已成为一门独立的新兴专业，具有广阔的发展前景。由于我国的护理专业起步较晚，恢复高等护理教育的时间较短，对照以上标准还有相当的差距，整个体系的发展尚不成熟和完善。现阶段护理专业还面临许多挑战，如护士在临床工作中对护理专业理论或护理科研成果的应用意识缺乏、护士的法律和伦理知识欠缺等等。为了使我国的护理事业真正达到一门专业的标准，需要我国广大护士和其他护理工作者的不断努力，使护理学这门独立的新生专业不断发展，更好地适应社会，满足人们的健康需求。

## 二、护士在实践中的专业角色

"角色（role）"一词是用来描述人的社会行为，即指社会中某一特定地位人群的行为，而且这些行为具有一定的可预测模式。人在社会中的角色往往是按照社会或特定组织的期望，以及个人对自己的期望所表现出的行为。因此，角色还反映出这一特定人群的目标、价值观和情感等。每个人在社会中都担当着多种角色，例如，一位女护士，她在工作中要表现出专业护士所应具有的角色，在家庭中她是孩子的母亲，是父母的女儿，是丈夫的妻子，因而她要在不同情境下表现出护士、母亲、女儿、妻子的角色行为。在护理发展的历史过程中，护士的角色曾被视为类似于母亲、修女、侍女和医生的助手，这些观点至今仍影响着人们对护士的认识和理解。随着社会文明的进步，科学技术、医学与护理学的发展，护理工作的职责与功能远远超过传统领域，由单一的床边护士角色转向多种角色。充分发挥护士的智慧和能力向多元化角色发展，将是今后护理发展的方向。

（一）护士角色的历史回顾

护理工作自古就有，但长期以来都是医护合二为一。传统上，一般人认为护士是没有知识，照顾老、弱、病、残者的女人。护理（nursing）一词原意是哺育小儿，后来扩展为养育、保育、避免伤害，看护老人、患者或虚弱者。护士（nurse）即指喂养、支持和保护患者、受伤者和老人的人。独立的护士角色出现的较晚，其发展也是经过了漫长的历史过程。

19世纪以前，人们由于无知，认为生病是社会对一个人的惩罚，是魔鬼附身，而照顾患者是与魔鬼打交道，所以照顾患者的工作只能由一些生活在社会底层的穷人或患者家属来完成。所以，此时的护士是一种仆人或母亲（家人）形象。在欧洲，早期的医院是教会慈善事业的一部分，照顾患者被认为是对灵魂的拯救，是基督徒的责任，此时护士的形象为修女形象，其职责是照顾患者生活，并服从于医生的指挥。19世纪以前对于护士角色的要求为：① 在品行上应是勇于献身，清洁，守职；② 在技术上应是完成对患者的生活照顾；③ 在行动上应是无条件地服从医生。人们头脑中护士的角色类似于仆人、母亲（家人）或修女。现在，虽然护士角色本身已经发生了根本的变化，但这些角色在社会上，甚至护士自身的心中仍留有痕迹，从而阻碍着护理专业的发展和护士地位的提高。

然而，19世纪中期克里米亚战场的实践使人们认识到护士在改善环境、控制感染、降低死亡率方面所作出的杰出贡献。南丁格尔创立了第一所护士学校，从科学的角度看待护理工作。南丁格尔对护理的突出贡献使越来越多的人们认识到护理的重要性，人们心目中的护士角色得到了很大发展。但是南丁格尔时代的护士依然没有摆脱被医生控制和支配的地位。

自20世纪60年代以来，美国的护理理论家就不断提出和形成护理学独特模式和理论。我国自80年代以来，引进了西方先进的护理概念、理论和框架，同时随着医学模式的转变，护理逐步确立了以人的健康为中心的整体护理模式。护士的角色也发生了相当大的变化。虽然执行医嘱、照顾患者仍然是护士的重要功能与任务，但是，患者的心理、精神护理，患者及其家庭的卫生宣教与健康指导等等都成为现代护士角色功能的一部分。

（二）现代护士在实践中的专业角色

从历史的演变分析，护士的角色经历了“母亲角色”、“宗教角色（修女）”、“南丁格尔角色”、“现代（专业）角色”。随着社会对护士角色的期望值增高，21世纪的护士所具有的专业职能除了为患者提供基本的护理照顾外，还要为不同层次，不同需求的人提供健康保健知识，担负起健康教育的责任；除了具有专业基础理论外，还应该具有较渊博的人文学科知识；除了有熟练出色的护理操作技术外，还能致力于开展本专业的理论与实际研究，能独立地解决本学科发展的重要课题；护士应是医生默契的医疗合作伙伴，而不单纯只是助手；护士应是各种人际关系的协调者等。现代护士所具有的专业角色包括：

1. 健康照顾者（care giver） 健康照顾者是护士最基本的角色功能和首要职责，护士要运用护理程序为患者提供照顾。在向“以人的健康为中心”的医学模式的探索中，护士在各种健康保健机构和场所，帮助患者减轻病痛、恢复健康，除了为患者提供直接的护理服务外，如满足患者日常生活的基本需求，还需要重视患者及其家庭成员心理、社会各层次的需要的满足。来自护士的安慰和情感上的支持经常可以给予患者在康复中战胜疾病的力量。护士作为照顾者，还包括保持良好的环境、预防交叉感染、减少应激、促进患者舒适、给予合理饮食、执行诊疗和护理计划等。要做好照顾者的角色，护士除了应具有扎实的护理专业知识和操作技能外，还要具有心理学、社会学方面的知识，以满足不同教育背景、不同社会背景、不同人格特征的服务对象的需求，以更好的从整体上提供健康照顾服务。

2. 教育者（educator） 护士作为教育者的角色是护士专业角色的重要组成部分。护士有承担预防保健工作、宣传防病治病知识、进行康复指导、开展健康教育的义务。受过高等教育的护士将成为护理健康教育的主要承担者，在包括护士学校、医院、家庭和社区等各种场所行使其教育者的职能。例如，在医院，教育患者和家庭了解有关疾病用药、治疗和自我护理方法以及康复的知识，帮助患者适应患病对其今后生活的影响等；在社区，传递健康保健知识，教授人们预防疾病、避免意外伤害、促进健康的相关知识和方法；在工作中，将所需的各种护理专业知识和技能传授给各种实习学生及低年资护士；护士还有教育其他健康服务者的责任，以及向有关政府机构提供健康报告和建议的责任。护士还可在医疗预防、公共卫生、妇幼保健、老年医学、康复医学等方面全方位地面对人类生理、心理、社会上的健康问题。社会对护理教育者角色的需求将会越来越大。要做好教育者的角色，护士除了掌握丰富的护理专业知识外，还应具备教育理论和技巧的知识，针对患者的具体情况，如年龄、教育水平等采取有针对性的、有效的健康教育方法。

3. 咨询者和顾问（adviser and counselor） 作为咨询者，护士应运用治疗性的沟通技巧，鼓励人们讨论其患病或受到伤害后的感受，以及其在处理有关健康和疾病问题时所遇到的困难，判断服务对象现存的和潜在的健康问题，帮助其发现最佳的解决方法，如为糖尿病、高血压等慢性病患者及其家庭提供用药、饮食、活动咨询。护士还承担顾问的角色，如为产褥期母亲及其家庭提供育儿相关信息及健康知识的来源、患者出院时为社区健康服务者提供有关患者的全面情况等。

4. 管理者和决策者（manager and decision-maker） 每个护士都在执行着管理和决策的职责。护士行使管理者的职能包括对患者的管理，对病房内其他人员、病房物质、药品等的管理。如：管理患者及其相关人员，管理毒麻药品等。护士在具体护理实践中要经常做出决策，如为患者制定护理计划、组织诊疗和护理措施的实施、安排出院事宜等。

5. 合作者和协调者（team member and coordinator） 现代护理学要求护士与服务对象、家庭以及其他健康专业人员紧密合作，以更好地满足人们的需要。在临床工作中或社区医疗卫生保健中，护士都要加入到包括护士、医师、营养师、康复师、社会工作者、心理学家等人员组成的多学科小组中，在一些方面达成共识，如患者的需求、治疗和康复方案以及所采取的具体方法等，并且相互配合和支持，完成患者的治疗、康复和健康促进的工作。患者所获得的照顾来自于各种不同的健康专业人员和非专业人员，护士作为协调者应指导、计划和组织好各类人员为患者提供服务。护士还要让患者及其家庭参与到诊治和护理过程中，成为治疗和护理决策制定的参与者。

6. 患者的代言人（client advocator） 作为患者的代言人，护士有责任保护患者的人权和合法的权利，在这些权利受到干扰和破坏时，应该为患者提供帮助；帮助患者保持一个安全的医疗环境，制定必要的措施以防止由于诊断带来的伤害或治疗的不良作用。同时，患者在入院前、入院时和出院后的各个阶段会接触到很多健康服务人员，护士有责任帮助患者理解从其他健康服务人员那里获得的信息，并补充需要的信息，协助患者作出有关决定。

7. 研究者（researcher） 在临床实践中，只有发展护理科研，才能使护理临床和教学适应学科的发展和满足社会需要求。用科学研究的方法解决护理实践、护理教育、护理管理、护理伦理等领域的问题是每个护士的责任。护士应运用经过研究所得的结果来核查所执行的护理活动是否正确适宜、来解决患者健康问题以及发现新的护理措施等。除临床研究外，还应以整体、综合的观点研究疾病与社会心理、地位、文化、行为方式之间的关系，研究家庭病房、社区护理等对社会人群健康的作用，研究护理工作范围与人群健康需求的关系等。通过研究，评判出人们健康的潜在有害因素，制定对策，从而提高人们的健康水平。同时，护士还要有变革的思想，在实践中通过应用和检验护理研究成果等方法，不断改革护理服务方式，以推动护理事业的不断发展。

以上所述的这些专业角色适用于任何护理实践场所，而且它们是相互关联的。虽然我们对其分别进行了描述，以澄清各种角色的意义，但在实际工作中护士的多种角色常常是相互重叠、不易区分的。例如，护士在护理一位高血压患者时，一边为其测量血压，一边给患者讲解出院后应如何为自己正确测量血压的方法，此时，护士既是健康照顾者又扮演着教育者的角色。护士的专业角色还在不断扩展，尤其以护理发展较快的国家为代表，护士的社会地位和形象随之改变。中国护士也正在加紧促进专业发展的步伐，21世纪是护士大有作为的时代。

虽然护士的某些专业角色与其他健康服务人员的角色有相似之处，如医师、康复师也都承担着照顾者的角色，但护士的理念及其实践活动是以护理学独特理论和护理科研为基础的，而医师为患者提供照顾是基于医学理论和研究，康复师是基于康复学理论和研究。

（三）专业护士的工作职责

根据护理工作的专业性质可以分为半专业性工作和专业性工作。半专业性工作指一些简单性、常规性护理工作。需要护士经过一段时间的培训，掌握了一定的理论及知识来实施护理。半专业性工作内容包括护士所执行的常规、习惯、有章可循的护理活动，对护士的随机应变的能力要求不高。如以患者生活护理活动为主要的工作，为患者穿衣、洗脸、修剪指甲等。相对而言，专业性的护理活动具有范围广、难度大、复杂、灵活多变等特点，如对患者进行健康教育、病情观察、处理伦理问题、进行较复杂的技术操作等。专业性护理活动要求护士掌握丰富的专业知识和具有较强处理问题的能力，能够敏锐地观察、分析及解决服务对象的健康问题；要求护理人员要接受正规的专业教育并在以后的工作生涯中不断地接受继续教育。根据工作场所不同来划分，可以有医院专业护士、社区专业护士以及受雇于各个健康相关机构的专业护士，如教育和研究部门。下面介绍医院专业护士和社区专业护士的工作职责。

1. 医院专业护士的工作职责 结合以上护士的专业特征、专业角色以及我国的具体情况，在医院工作的专业护士职责范围可概括为，在救死扶伤精神的指导下进行以下工作：

（1）以整体护理思想为指导，以理论为框架，通过执行护理程序，做到：① 准确执行医嘱；② 制定护理计划并实施，如保持舒适、预防和控制感染等；③ 进行健康教育，使患者及其家属学会与日常自理功能有关的预防、治疗和康复性措施，如高血压患者的用药及饮食、运动控制；④ 解决问题和咨询，帮助患者及其家属有效地应对应激；⑤ 进行有效沟通，获得健康评估资料，传播健康知识，给予患者及其家属心理支持，并把患者的需要和期望传达给其他保健人员和家庭成员；⑥ 制定出院计划、出院健康指导，帮助患者顺利回归社区。

（2）与其他健康保健人员协作。

（3）开展护理科研、交流及应用研究成果。

（4）进行病房的组织和管理工作。

2. 社区专业护士的工作职责　社区护理工作与传统的医院护理工作有着较大的差别。近年来，美国已有超过35％的护士从事社区、家庭、学校、老人院、工厂、公司等场所的护理工作，而我国，约95％的护士是在医院从事临床护理，社区医疗和护理刚刚起步。参考美国等护理发展较快国家的社区护理工作，社区护士的工作职责可包括如下：

（1）进行社区评估、参与社区诊断、预防和减少意外伤害：通过对社区居民及家庭持续的护理评估，如体格检查、饮食结构、文化、经济、性别和角色等，来了解服务对象目前身体状况、心理社会情况、家庭系统等情况，确定护理诊断，制定护理计划。评估确定社区中可利用的资源，如教室、健身器材、老年之家、各种俱乐部等。评估社区的物理环境、安全措施、犯罪情况，及时发现安全隐患，积极解决或寻求其他组织的帮助以消除危险因素，尽量避免潜在伤害的发生。

（2）参与对社区人群的健康教育与咨询、行为干预和筛查、建立健康档案、高危人群监测和规范管理工作：促进健康，预防疾病是社区护士最主要的工作职能，除上述护士的专业角色外，社区护士还伴有流行病学专家这一专业角色，要将护理学与公共卫生学相结合，从预防疾病的角度出发，开展建立健康档案、增加普查力度、监测高危人群等措施，增进社区人群的健康。

（3）参与社区康复：对于遗留功能障碍或部分丧失自理能力的患者，给予康复训练，如训练患者保持或恢复正常的排便习惯，帮助患者移动和进行主、被动运动，使用康复器械等。

（4）承担诊断明确的居家患者的访视、护理工作：患者在医院度过急性期后，部分人要在社区中度过恢复期，护士与患者和家庭共同制定可行的短期和长期的护理目标，尊重他们的文化习俗，与患者和家庭共同完成护理计划。同时提供适用于家庭和社区使用的教育资料，运用多种教育工具和方法促进学习，并评价教育效果。除此以外，与社区内各种健康服务人员沟通，保持联系，参加多学科人员的小组讨论会，从健康的多个方面共同为患者制定适合的护理计划。

（5）为社区人群提供护理专业技术：保证用药安全，根据患者的需要和减低花费的原则调整用药，评估患者是否按治疗方案用药，控制疼痛；管理和使用医疗器械；针对专科进行护理，如护理骨折患者、护理各种伤口；为孕产妇和新生儿提供护理；在家庭护理中注意控制感染；进行定期的健康检查和筛查。提供专业技术的同时保持患者的尊严，提供心理社会支持、临终护理。

（6）参与精神卫生、老年慢性病防治与管理、健康指导工作：精神疾病患者在医院治疗一段时间后要回归社区，社区应该拥有一套完善的精神疾病患者的管理体系，社区护士应定期家访、定期安排患者到社区医院进行访谈，了解患者心理状况、对家属进行辅导等。另外，社区中老年人居多，对老年人患有慢性病的防治与指导是社区护士一个重要的职责。对健康的老年人给予健康生活方式的指导，预防慢性病的发生，保持健康；对已患病的老年人提供相应的指导，如合理膳食、适度运动、保持乐观、积极情绪等。

(7) 参与社区传染病预防与控制工作，参与完成社区儿童计划免疫任务。

(8) 为临终患者提供临终关怀护理服务。

(9) 参与计划生育技术服务的宣传教育与咨询。

(10) 按照市场经济体制提供服务：了解收费标准，向患者解释医疗保险的好处，填写收费表格，保持与保险公司的联系。参与和支持社区健康活动，建立社区服务网络，争取得到有关组织的资助。

## 三、护士的职业生涯

职业是个人所从事的作为主要生活来源的工作。随着护理服务领域的扩展，服务场所的增加，越来越多的专业护士在不同的护理岗位上默默地奉献着。

### （一）常见的护理职业

1. 临床护士　主要包括工作在医院、社区及各类健康保健机构的护士，他们具备护士的专业素质，在临床实践中行使护士的专业角色。

2. 教师（teacher）　指工作在护理专科学校或高等学校的护理学院专门从事护理教育的教师，多数具有硕士或博士学位。他们在各层次的护理教育项目中传授知识，同时，还参与临床的护理实践，并与临床护理教师一起承担护理学生的临床教学工作。

3. 护理顾问（nurse consultant）　指专门为护理的各个领域提供意见或建议的人员。他们在不同场所为需要信息者提供帮助，如学校中的护理顾问为课程设置提建议，医院中的护理顾问为如何提高护理质量提供解决办法，政府部门中的护理顾问为制定国家的健康政策出谋划策。

4. 研究者　指专门从事护理科研的人员，他们大多具有博士学位，具有较高的科学研究能力。他们能够使用所得的科研成果，识别具有科研意义的临床问题，作为跨学科的合作者参与科研项目、交流科研成果，他们致力于检验新的护理方法以及发展和检验新的护理独特理论。在我国，20 世纪 90 年代初才开始进行护理硕士的培养，而护理博士教育仅近几年来才刚刚起步，专门从事护理科研的人员还很少，随着护理教育的进一步发展，会有越来越多的高学历护理人员投入到护理研究的领域中。

5. 管理者　指专业的护理管理人员，他们一般都具有相关的护理学位，同时有管理硕士学位，在学校、各种护理服务场所以及与健康有关的机构行使管理的职能。他们不仅应具备护理学知识，更要有丰富的管理学知识，以及计划、决策、解决问题、与他人合作和经营等能力，同时，具有诚实、乐观、敏锐、勇于变革等性格特点。护理部主任是医院中最高层的护理管理者，是整个医院护理工作的决策者，要管理物质资源、人力资源和计划资金的使用，制定本单位的发展方向，并应与医务管理者处于同等的地位。科护士长和病房护士长是中层和基层管理者，他们都承担着提高护理质量，增加患者和工作人员满意度的责任。

6. 创业者和改革者　创业者是较新的，具有挑战性的角色，需要具有开创性、冒险性、有独立决策能力和领导才能，能够识别和判断不同人群的特殊需要，开创自己的事业，同时满足社会的需求。他们通常经营与健康保健有关的公司，提供护理服务、咨询和教育服务等。改革者是指在健康服务机构内促进变革和不断创新的人，他们同样需要机敏的思维、充沛的精力和人际间沟通技巧，在工作中他们会像创业者一样有首创精神和承担风险。改革者应有能力提出有效的措施，将理想变为对护理发展有益的现实。

（二）护理职业生涯的扩展

随着护理教育水平的提高，在护理学发展较快的一些国家中，专业护士的职业生涯在广度和深度上得到了扩展，如出现高级实践护士（advanced practice nurses，APNs）、高危管理者等。高级实践护士包括开业护士、临床护理专家、注册助产士、注册麻醉护士，她们多数具有硕士或硕士以上学位。下面对于国外发展较快的护理职业给予介绍。

1. 临床护理专家（clinical nurse specialist，CNS） 是指在某一特殊的护理领域具有专门知识的专家型临床护士，如成人护理、老年护理、精神心理护理、妇儿护理、急救护理等临床专家（expert clinician and client advocate in a particular speciality or subspeciality of nursing practice）（ANA，1996）。他们大多数接受过研究生教育，为患者进行健康评估、做出护理诊断，对治疗中护理的参与以及参与的效果负责。他们利用自己丰富的专业知识和技能，通过与患者的直接接触发现患者存在或潜在的健康问题，预测护理效果，从而决定最有效的护理措施，为患者提供高水平的护理。同时，临床护理专家还承担了多种职能，如教育职能、护理顾问职能、研究职能、管理职能等，与其他专业人员合作，从事临床研究，解决复杂的临床问题等。

2. 开业护士（nurse practitioner，NP） 具有高等理论和实践经验，可以快速全面地评估和处理常见急、慢性病，并参与疾病诊断，行使药物和非药物处方（a skilled health care provider who utilizes critical judgment in the performance of comprehensive health assessments，differential diagnosis，and the prescribing of pharmacology and non-pharmacologic treatments in the direct management of acute and chronic illness and diseases） （ANA，1996）。他们多数具有硕士学位，可以从事家庭护理、儿科护理、成人护理、急症护理、老年护理等领域。开业护士的职责是帮助各年龄组的个人及其家庭，为他们提供有关信息，协助作出重要的健康决定和选择正确的生活方式。开业护士能够独立诊断和治疗常见疾病，并与其他健康服务者通力合作，促进患者康复。在美国，多数州允许开业护士享有处方权。有相关研究表明，他们所提供的护理质量高、患者满意度高、花费低。

3. 注册助产士（certified nurse midwife，CNM） 毕业于专门的护士、助产士专业，多数具有硕士学历，能够在社区独立为家庭提供孕龄妇女的初级保健、产前检查、接生及产后护理。

4. 注册麻醉护士（certified registered nurse anesthetist，CRNA） 获得学士学位后接受麻醉专科培训，获得麻醉专科证书。在美国，注册麻醉护士已有100多年的历史，据统计65%的麻醉是由注册麻醉护士完成的。

5. 个案管理者（case manager） 20世纪末期，西方一些国家为控制患者的医疗护理费用，采取了缩短住院时间，将康复期患者及早转向社区等健康服务机构的措施，个案管理的护理方式应运而生。个案管理强调为患者提供从患病到恢复健康全过程的照顾，以及帮助患者顺利地从一个健康机构转到其他场所。在个案管理系统中，充当个案管理者的人通常是护士。个案管理者参与患者及其家庭每一阶段的护理活动，包括：入院介绍、提供健康教育资料、与患者共同制定和实施护理计划、安排出院或转院事宜、向社区健康服务人员介绍患者的情况、出院后随访以确认康复状况、评价护理结果等。这种服务方式的目的是降低医疗费用，促进与所有健康保健服务者的合作，有效、合理地利用社区服务资源，增加对患者患病整个过程的持续护理，并最终促进患者和家庭独立地应对生活。作为个案管理者需要有某一特殊领域的专业证书或学位，以及较强的沟通能力、合作能力。

6. 高危管理者（risk manager） 指关注和患者的安全问题密切相关的危险因素的人员。他们主要的工作场所是在医院中，为医院提供能够促进患者安全的方案和措施。部分高危管理者是由工作在临床的护士充当。他们需要随时评估患者目前的安全状况以及可能的危险因素并进行记录，根据具体情况给予正确的干预并评价干预的效果；他们非常了解医院在保障患者及工作人员安全方面的投入以及面临的困难，从而为医院提供解决方案。

7. 健康促进护士（health pronotion nurse） 在患者或家属就诊过程中提供服务，以满足其消除疾病、恢复健康的需求，同时满足其获取相关疾病知识、预防复发、提高自我保健能力的需求。在我国，部分医院已经开始尝试培养健康促进护士，主要负责协调院内患者健康教育工作的开展、评估患者健康教育的需要，实施新的教育项目等工作。

## 第二节　护士的专业素质

素质是指个体完成工作活动与任务所具备的基本条件与潜在能力，是人与生俱来的自然特点与后天获得的一系列稳定的社会特点的有机结合，是人所特有的一种实力。随着护理学的发展以及护士专业角色的扩展，作为一个专业护士应具备以下素质：

1. 有高度的责任心和良好的专业道德　护理工作的特殊性要求护士热爱护理事业，有为人类健康服务的奉献精神，做事认真细致，有始有终，敢于承担责任，遵守护理的职业道德规范和伦理原则。

2. 具有易被服务对象接受的仪表和形象　护士应仪表文雅大方，举止端庄稳重、仪态适宜、和蔼可亲、自然亲切，使患者感到容易并愿意与其接近和交流。同时，护士自身应有健康的生活方式，为他人起表率作用。

3. 具有丰富的专业知识和熟练的护理技能　护士不但应具备基础医学知识、护理学专业知识，还应掌握广泛的社会、人文知识。同时将理论与护理操作紧密联系起来，为患者提供高质量的服务。

4. 能做到共情（empathy）和保持敏感　护士应从服务对象的角度考虑和理解所发生的情况，对患者体贴、关爱，对患者的各种需求应保持敏感的态度，及时发现和解决问题。

5. 有解决问题的能力　识别和处理人的健康问题是护士的基本素质。当遇到问题和特殊情况时，护士应能判断问题所在，果断作出决策，采取有效的解决措施。护理研究是解决问题的基本方法。

6. 有人际沟通和教育的知识和能力　护士要能运用良好的沟通技能提供高质量的护理服务，并与其他健康保健人员有效合作。同时，应用教与学的知识和原理进行健康教育，使人们转变健康观念，采取促进、维持和恢复健康的有效行为。

7. 有继续学习的能力和主动性　在护理实践中，护士应有主动性和进取心，不断更新专业知识和技术，并在本领域中开拓和创新。

8. 有自我评价的能力　专业护士要能对自己有正确的评价，了解自身的长处和潜力，以及弱项和缺点。在工作中扬长避短，不断发展。

9. 有稳定的心理素质　情绪稳定而成熟，能面对现实，行动充满魄力，能以沉着的态度应付现实中的各种问题；严肃、审慎、冷静、现实、合乎成规，力求妥善合理，不鲁莽从事；安详、沉着、有自信心；不易动摇，有安全感，相信自己有应付问题的能力；能较好地适应护理实践中经常面对的各种突发事件以及多变的职业环境等。

（耿笑微）

# 第四章　护士在实践中应注意的伦理和法律问题

**学习目标**

完成本章的学习后，学生应能：

1. 叙述患者权利和义务的内容。
2. 叙述护士权利和义务的内容。
3. 复述伦理学基本原则。
4. 列举护理实践中常见的法律责任问题 。
5. 举例说明护理实践中导致过失的常见原因。

护士作为一个专业健康服务人员，肩负着增进健康、预防疾病、恢复健康和减轻痛苦的使命。护士应树立良好的职业道德和行为规范，明确护理工作中所面临的伦理问题，在护理实践中恪守伦理规则，这是实施一切护理工作的基础。同时，由于护士角色的扩大及承担的责任增加，护士需要对实践中可能存在的法律问题加以了解，更好地维护护患双方的合法权益。

## 第一节　护患双方的权利和义务

从一般意义上说，权利是指法律上认可或伦理学上可得到辩护的权力和利益。义务是指特定的角色要求，即主体必须或应当承担的职责。权利是一个人（权利人）从他人（义务人）那里得到某种东西的资格。义务是为满足权利人的要求应该或必须的作为或不作为。通常来讲，患者的权利是护士的义务。正确认识护患双方的权利和义务，有助于处理护患关系中的伦理和法律问题。权利和义务有法律和道德两个层面，下面分别分析患者及护士的权利和义务。

### 一、患者的权利和义务

（一）患者的权利

目前，我国尚无患者权利法案，但根据现行的《中华人民共和国宪法》、《中华人民共和国民法通则》、《中华人民共和国执业医师法》、《中华人民共和国护士管理办法》、《医疗事故处理条例》等法律、法规及行政管理条例的有关规定，患者的权利可概括为：

1. 生命权　指患者在患病期间所享有的生存权。

2. 健康权　指患者恢复健康和增进健康的权利。

3. 身体所有权　指患者对自身正常和非正常的整体及其肢体、器官、组织、基因等都拥有所有权及支配权。生前如此，死后也不容侵犯。

4. 平等的医疗权　指患者有权享受平等医疗、护理、保健、健康教育服务和基本的、合理的医疗卫生资源。

5. 疾病认知权　指患者对自己所患疾病的有关信息拥有了解和认知的权利。

6. 知情同意权　指患者对医务人员给予自己的诊治、护理方法，包括诊治护理方案、实施诊治护理的有效率、成功率、并发症、所承担的风险和某些可能发生的不可预测的后果等信息有获悉的权利，以及在此基础上有自主决定接受或者拒绝该项诊治、护理方法的权利。

7. 隐私保护权　指患者享有的私人信息和私人生活依法受到保护，不被他人非法侵犯、知悉、搜集、利用和公开。

8. 因病免除一定社会责任和义务的权利　患者有权根据疾病的性质、病情的严重程度，要求免除或部分免除正常的社会角色所应承担的责任。

9. 诉讼索偿权。

10. 自由选择的权利　患者有权选择医生和护士。

11. 获得有关病情资料、医疗护理服务资料的权利　患者有复印或者复制所在医院的医疗和护理记录的权利。我国的《医疗事故处理条例》提到：患者有权复印或者复制其门诊病历、住院志、体温单、医嘱单、化验单（检验报告）、医学影像检查资料、特殊检查同意书、手术同意书、手术及麻醉记录单、病理资料、护理记录以及国务院卫生行政部门规定的其他病历资料。

（二）患者的义务

1. 如实提供病情信息的义务　尽可能准确、全面地回答医护人员的问诊，真实、负责地叙述主、客观症状及既往病史和家庭病史，即使涉及个人隐私，如果与疾病的诊治有关也有义务如实提供。

2. 积极配合医护活动的义务　患者必须认真遵从科学的合理的医嘱、护嘱，积极配合医护人员的诊疗护理活动。

3. 按时按数支付医疗费用的义务　医疗卫生事业不是福利性事业，医疗护理服务是有偿的，患者有义务按照国家规定支付相应的诊疗护理费用。

4. 尊重医疗保健人员的人格、劳动以及专业权利的义务　患者要尊重医护人员的权利，这是受法律保护的。

5. 遵守医院规章制度和提出改进意见的义务　患者有义务遵守医院的规章制度，维护医院良好的环境和秩序。

6. 维护健康的义务　维护自我健康与他人健康是每个患者应尽的义务。如积极、主动地参与医疗护理活动，学习和提高自我照顾能力；避免将疾病传播给他人等。

7. 促进医学科学、护理科学发展的义务　患者有义务在自己不受伤害，或者受益与伤害（风险）成比例的情况下，经自愿知情同意，配合医护人员开展教学、科研、公益等活动。如为实习医学生做示教，在自愿的前提下参与人体临床实验等。

## 二、护士的权利和义务

由于护士是医疗卫生服务人员，其权利和义务具有特殊性。由于患者的特殊角色，护士要以患者的利益为核心，而不是像一般的社会关系中强调双方利益的公正与平等，因此表现为更加注重护士的义务而非权利。然而，护士权利是受法律保护的，护士要在不侵犯他人权利的前提下，合理合法地维护自身的合法权利。

（一）护士的权利

护士的法律权利在《中华人民共和国护士管理办法》第四条中有明确规定：“护士的执业权利受法律保护，护士的劳动受全社会的尊重”。第二十六条：“护士依法履行职责的权利受法律保护，任何单位和个人不得侵犯”。在即将实行的《护士条例》（2008 年 5 月 12 日起实施）第三条中也明确规定：“护士人格尊严、人身安全不受侵犯。护士依法履行职责，受法律保护。全社会应当尊重护士。”《劳动法》中劳动者的权利同样是护士的法律权利，即有：① 获得劳动安全卫生保护；② 接受职业技能培训；③ 享受社会保险和福利；④ 提请劳动争议处理。结合各种法规内容，护士的权利概括为：

1. 有人格尊严、人身安全不受侵犯的权利。

2. 在注册的执业范围内，具有自主提出和实施护理计划的权利。

3. 为了诊疗和护理的需要，有获得疾病诊疗、护理相关信息的权利，如护士有自由询问病情的权利，有充分检查患者的权利等。

4. 在某些特定情况下，护士有特殊干预权，有限制患者自主权以维护患者、他人或社会根本利益的权利，如限制急性心衰的患者下床活动、糖尿病患者食用高糖食品等。

5. 有接受继续教育、从事护理研究、参加专业培训、从事学术研究和交流、参加行业协会和专业学术团体的权利。

6. 有参与护理相关制度及政策制定的权利，可以对医疗卫生机构和卫生主管部门的工作提出意见和建议。

7. 有要求一个低风险性、利于健康的工作环境的权利。

8. 需严格执行医嘱，但若发现医嘱有错误，有权拒绝医师的处方。

（二）护士的义务

作为劳动者，护士需遵守《劳动法》中有关劳动者的义务：① 完成劳动任务；② 提高职业技能；③ 执行劳动安全规程；④ 遵守劳动纪律和职业道德。《中华人民共和国护士管理办法》第四章的“执业”部分比较详细地规定了护士的法律义务。由于护士具备多种角色，从其对患者及家属、对其他医务工作者、对社会以及对护理专业四个方面将护士的义务概括为：

1. 护士对患者及家属的义务

（1）熟练掌握专业知识和各项护理操作技术，不断学习，以保持和提高个人的专业能力。

（2）具有慎独的精神，严格地按照规范进行护理技术操作。

（3）尊重、关心、爱护患者，维护患者的利益，如尊重患者的生命、尊严；尊重患者家属。

（4）有对患者进行健康教育的义务，并根据患者的情况，对其家属进行专业性的指导如对患者解释说明其接受治疗和护理措施，指导家属如何正确为患者翻身等。

（5）与患者建立良好的护患关系，相互信任，以诚相待。

（6）为患者提供良好的环境，确保其舒适和安全。

（7）在对临终患者的护理中应以减轻患者痛苦为原则，予以尊重，使其安详、有尊严地离开人世。做好逝者的善后工作，并将遗嘱及遗物及时转告或转交给家属或相关人员妥善保管。

(8) 有义务为患者节约医疗护理上的费用。

(9) 主动征求患者及家属的意见，及时改进工作中的不足。

2. 护士在与其他医务工作者合作过程中的义务

(1) 与其他医务人员维护良好的合作关系，彼此尊重，密切配合。

(2) 了解其他医务人员的工作特点和规律，遇到问题时及时与他们联系，确保工作顺利进行。

(3) 维护其他医务工作者的威信和职业荣誉，如在患者面前维护医生的威信。

(4) 协助护理同仁发展其专业能力，相互支持，相互学习。

3. 护士在社会服务中的义务

(1) 为社会群体提供预防保健等健康服务，参与公共卫生和疾病预防控制工作。

(2) 积极开展健康教育，指导人们建立正确的卫生观念和健康行为。

(3) 面对重大灾害性事件，护士应全力以赴地投入到救护工作中。

(4) 通过积极有效的行为，唤起民众对健康的重视，促进地区或国家健康保障机制的建立和完善。

4. 护士在护理专业中的义务

(1) 保证护理记录真实、完整。

(2) 实事求是地对待和处理差错事故。

(3) 努力发展自身的护理专业知识与技能，积极参与对护理发展有贡献的活动。

(4) 作为护生的角色模范，培养优秀护理人才。

(5) 委婉拒绝患者或家属的馈赠，以维护专业形象。

(6) 主动探索、解决护理实践中的问题，具有严谨、求实、团结、创新的科学态度。

## 第二节　护理实践中的伦理问题

护士在健康照顾体系中已成为不可缺少的一员，随着社会、经济的发展，整体护理的开展，人们对自身健康关注的不断提高，护士面临了一些前所未有的新的伦理问题。如何处理好这些伦理问题，争取患者的最大利益？这需要护士对护理伦理知识有较深的了解，才能在每日执行的护理服务中，面对不同患者个体时，做伦理的思考和判断。

### 一、护理伦理的起源与发展

伦理学“ethics”是从希腊字“ethos”而来，原意为风俗、习惯、行为及品性。所以伦理学是研究道德的学科。而护理学本身的关怀、爱、照顾等就是属于伦理学基本概念、范畴，是护理道德本身。护理伦理学是研究护理道德的学科，它用伦理学的原则、理论和规范等来指导护理实践，协调护理领域中的人际关系，对护理实践中的伦理问题进行分析、讨论并提出解决方案。

护理伦理始于南丁格尔时代，南丁格尔誓词可称为护理史上第一个国际性的护士伦理准则：“余谨于上帝及公众前宣誓，愿吾一生纯洁忠诚服务，勿为有损无益之事，勿取服或故用有害之药，当尽予力以增高吾职业之程度，凡服务时所知所闻之个人私事及一切家务均当谨守秘密，予将以忠诚协助医生行事，并专心致志以主意授予护理者之幸福”。国际护理协会1899年在美国的波士顿成立，1933年起开始涉及伦理问题，1953～1965

年制定了伦理学规则（法典），1973 年重修。从 1933 年始，世界各国的护理专业团体和相关部门都在致力于制定出护理人员伦理法典，以规范护士的道德标准，指导护士的护理活动（表 4－1）。

**表 4－1　护理伦理规范的发展**

| 年份 | 组织 | 伦理文件的名称 |
|---|---|---|
| 1933 | 国际护士协会 | 伦理问题 |
| 1950 | 美国护理学会 | 护士伦理法典（ANA Code） |
| 1953 | 国际护士协会 | 护士护理法典 |
| 1973 | 国际护士协会 | 护士伦理法典（二修）（ICN Code） |
| 1976 | 美国护理学会 | 护士法典（二修） |
| 1980 | 加拿大护理学会 | 伦理学法典（CNA Code） |
| 1985 | 美国护理学会 | 护士法典（三修） |
| 1985 | 加拿大护理学会 | 护理伦理法典 |
| 1988 | 中国卫生部 | 医务人员医德规范及实施办法 |
| 1991 | 加拿大护理学会 | 护理伦理法典（二修） |
| 1992 | 英国注册护士、助产士、访视护士中心委员会 | 职业行为法典（UKCC Code） |
| 1997 | 加拿大护理学会 | 注册护士伦理法典 |
| 2000 | 中华护理学会 | 新世纪中国护士伦理准则 |
| 2001 | 美国护理学会 | 护士伦理法典 |
| 2002 | 加拿大护理学会 | 注册护士伦理法典 |

## 二、护理实践中应遵循的伦理原则

护士在临床实践中要承担多种角色，要同患者、医生、家庭、社区甚至法院等发生关系，可能在某一个时刻，某方面的角色要优先。但究竟哪个应优先，优先顺序的确定涉及不同人的利益，而涉及利益必然要引出伦理学问题。护士经常经历的伦理问题有：如何建立融洽的护患关系、在患者的关怀照顾中如何权衡利害得失、如何保护患者的自主权、如何与其他医护人员打交道、如何公正分配护理保健资源等。比彻姆和查尔瑞斯（Beauchamp & Childress）在他们的 20 世纪 80 年代初的《生物医学伦理学原则》一书中提出在护理实践中，应遵循下列伦理学基本原则，即尊重原则（the principle of respect for autonomy）、不伤害原则（the principle of nonmaleficence）、有利原则（the principle of beneficence）与公正原则（the principle of justice）。这四个基本原子规则被国际上广泛接受，并应用到医学伦理学和护理伦理学领域。

### （一）尊重原则

指尊重患者的自主权（autonomy）、知情同意权（informed consent）、保密权（confidentiality）和隐私权（privacy）。

1. 尊重患者的自主权　自主指自我选择、自由行动或依照个人的意愿做自我管理与决策。自主应该以理性为基础，对涉及个人的问题，例如健康、生命以至生育、避孕方法的选择等由个人作出决定，对自己的行动负责。护士要尊重具有自主能力的患者决定自己意愿的权利，尊重其选择或执行的行动计划，要尊重其价值观、信仰及风俗习惯。为了做到充分尊重患者的自主权，使患者能够自主作出最佳选择，护士应给患者提供正确、通俗明了、适量、适度的信息。

2. 尊重患者的知情同意权　知情同意是与手术、人体实验、弱势人群的保护等密切相关的伦理学概念，指患者或其法定代理人在获得医护人员提供足够的信息及完全了解的情况下，自愿地同意或应允被给予某些检查、治疗、手术或参加实验。知情同意的主要功能是尊重了患者的自主权，即医护人员有义务在患者面临手术、有创检查、特殊治疗或人体研究等情况时取得他们的知情同意，提供相关信息，协助患者做自我决定。当患者不能行使知情同意权（如放弃自主决定权）或“弱势人群”（如婴幼儿患者、智残患者、精神病患者、休克患者等）时，要正确对待代理人知情同意权。在我国，知情同意权代理人的先后顺序应为：配偶——子女——家庭其他成员——患者委托的其他成员。知情同意的方式有口头和书面两种，书面知情同意，如手术麻醉、人体实验，通常由医师向患者解释并负责签署，但是护士应监督和参与知情同意的过程。护士应在参与知情同意时，根据患者或其法定代理人的文化背景，选择恰当的时机，提供正确、适量、适度、通俗、明了的信息，让其能真正理解要传达的内容，避免使用诱导、欺骗、强迫等手段获得患者的知情同意。护士应确定患者是否了解所获得的信息及确认患者同意接受的检查或治疗项目是什么，同时应协助澄清知情同意过程中的误解，及时、准确地将患者的疑虑、问题、意愿等转告医师。但是，为了不延误抢救时机，对某些需要急诊救护又无法实行或代理实行知情同意的患者，可以不受知情同意的限制。

3. 尊重患者的保密权和隐私权　患者的隐私包括两部分内容：一是与患者疾病的诊疗和护理直接相关的信息，包括病因、合并症、检查结果、诊断、治疗、护理、预后等情况；二是与患者疾病诊疗没有直接关系的个人信息，如家庭、婚姻、性、心理和行为等，对上述信息，护士应给予保密。此外，在护理过程中，需要暴露患者身体的某些部位时必须得到患者的同意，并注意给予遮挡，如为患者行导尿术时，应注意为患者提供隐蔽的环境，保护患者的隐私权。

（二）不伤害原则

指不对患者的身体、心灵或精神施加伤害，不将患者置于可能受伤害的危险情况中。即不做伤害患者的事，如杀害患者、造成患者疼痛或能力的丧失、歧视患者、限制约束患者的自由等事宜。

不伤害原则中有一个概念叫做双重效应（double effect，又名复式影响原则），指某一个行动的有害效应并不是直接的、有意的效应，而是间接的、可预见的。长久以来，罗马天主教会反对堕胎，但对患子宫颈癌妇女怀孕及子宫宫外孕妇女施行外科手术以挽救母亲而牺牲胎儿的做法却表示支持。理由是这种挽救母亲的生命是直接的、有意的效应，而胎儿死亡是间接的、可预见的效应。行使双重效应时需符合以下四种情况：① 行动本身必须是善意的，或无所谓道德不道德；② 行动者必须仅希望好的结果而非坏的结果，坏的结果也许可事先预知且被许可，但不是故意的；③ 坏的结果并非是达成好的结果之手段，且好的与坏的结果系出自同一行动所产生的；④ 在一行动的好与坏的结果间，应有一适当的平衡点，即好的结果应多于坏的结果。

由此可见，不伤害原则不是绝对的。很多检查、治疗和护理措施等，即使符合适应证，也可能会给患者带来生理上或心理上的伤害。如乳腺癌患者接受乳房切除手术，虽然延长了患者的生命却给患者的心理带来了很大的伤害，但其目的是使患者获得较多的益处或预防较大的伤害，做到“两害相权取其轻”。不伤害原则经常与有利原则一起进行权衡。

（三）有利原则

又名行善原则、施益原则，指医护人员对患者试行仁慈、善良和有利的行为。护士应通过提供高质量的护理，帮助患者恢复健康，解除或缓解症状，解除或减轻疼痛，避免过早死亡。当患者利益与护理措施发生冲突时，护理人员要仔细权衡利害，采取行动使患者得到最大可能的益处而将危害降到最低。在实施有利原则时常与不伤害原则一起进行权衡，如患有骨肿瘤的患者为了保住生命而需行截肢术，从表面上看，这样做会对患者今后的生活造成很大的伤害，但是却保住了生命，是更大的“善”，也是符合不伤害原则的。但是如果患者接受治疗后，所承受的负担超过延长其生命所获之益处时，应慎重评估并重视患者的自主权，如无法治愈的晚期癌症患者。

（四）公正原则

指基于正义与公道，以公平合理的处理态度来对待患者与有关的第三者（如患者的家属、其他的患者以及直接或间接受影响的社会大众）。公正原则主要可应用于三大方面，即报偿性的公正（retributive justice）、程序性的公正（procedural justice）以及分配性的公正（distributive justice）。报偿性的公正通常应用于犯罪行为之惩罚。程序性的公正强调处理事情的程序应公平，但不保证应有公平的结果。分配性的公正在这里主要是卫生资源分配上的公正，即对不同国籍、种族、年龄、性别、社会地位及经济状况的患者应一视同仁，合理使用和分配卫生资源，在护理过程中遵守先来先救助、急重症患者适当优先的原则。

在护理实践中应用伦理基本原则时，我们会发现往往要在几个原则之间互相权衡，如一个晚期癌症患者，因为无法忍受剧烈的癌痛，清醒时曾表示若有危重情况出现则放弃抢救。一日，患者病情恶化昏迷，家属本着尽孝或其他原因，表示不惜一切代价继续治疗，此时护士应该在患者的自主权、有利原则和不伤害原则之间权衡。

## 第三节　护理实践中的法律问题

随着社会的进步，人们医学知识和法律观念逐渐普及，患者的自我保护意识、法律意识和经济意识不断加强，求医的期望值不断提高，患者的合法权益一旦受到损害，就要追究法律责任和经济赔偿。因此，护士应准确了解自己在护理工作中的法律责任、义务和范围，熟悉专业的规范要求，自觉地遵纪守法，用法律武器保护自己和服务对象的合法权益，维护法律的尊严。

### 一、护士管理立法的发展

为了促进护理事业的发展，提高护理质量，保证护理向专业化的方向发展，世界各国和有关护士国际组织十分重视护士的道德规范建设和护理管理立法，都致力于适合本国政治、经济、文化及护理特点的护理法规，以法律的形式对护理人员的资格标准、职责范围、教育培训、实践服务等问题予以规定。

护理立法源于 20 世纪初。1903 年美国北卡罗来纳、新泽西等州首先颁布了《护士执业法》，作为护士执业的法律规范。英国和荷兰分别于1919年、1921年相继颁布了“护理法”，随后，芬兰、意大利、波兰等许多国家也相继颁布了护理法律、法规。1953年世界卫生组织发表了第一份有关护理立法的研究报告。1968年国际护士学会制定了《系统制定护理法规的参考指导大纲》，为各国护理法必须涉及的内容提供了权威性的指导。

我国从建国以来不断摸索，在1982年由卫生部颁布的《医院工作制度》和《医院工作人员职责》中，规定了护理工作制度和各级各类护士的职责。1986年卫生部颁布《关于加强护理工作领导理顺管理体制的意见》，之后卫生部又制定了《我国护理管理标准及评审办法》(试行)。1988年卫生部首次颁布了《中华人民共和国卫生部医务人员医德规范及实施办法》。为了加强护士管理，提高护理质量，保障医疗和护理安全，保护护士的合法权益，卫生部于1993年3月26日颁布了《中华人民共和国护士管理办法》，并自1994年1月1日起施行。2008年1月23日，国务院通过了《护士条例》，自2008年5月12日起施行。我国香港特区制定有《香港护士注册条例》；我国台湾省在1991年5月颁布了《护理人员法》。

## 二、护理工作中潜在的法律问题

由于护理工作的特殊性，护士在对患者实施护理的过程中，有许多潜在的法律问题，处理不好，轻则会引发护患纠纷，重则给患者带来不可弥补的损害。因此，必须强化护理队伍的法律意识，掌握工作实践中可能存在的法律问题，共同维护护患双方的合法权益。

### （一）侵权

侵权是指侵犯国家、集体或他人的财产、人身的合法权益。护理侵权是护理人员在提供护理服务过程中因故意或过失而侵犯被护理者的权利，依照法律规定需承担民事责任的违法行为，它必须同时具备五个条件：① 侵权发生在医疗过程中；② 医务人员是故意或过失；③ 行为具有违法性；④ 由损害的结果发生；⑤ 损害结果与侵权行为有直接的因果关系。侵权的内容包括：

1. 侵犯自由权　因治疗或病情的需要对患者的行为予以适当的限制是应该的，但护士不得借治疗护理进行非法拘禁、剥夺或限制患者的人身自由，侵犯宗教信仰自由、强制患者接受自己的思想观点及变更原来的生活方式等。

2. 侵犯隐私权和保密权　如窥视、泄漏、宣扬患者隐私；进行暴露患者隐私部位的检查或治疗时，没有采取有效的遮拦掩蔽措施；不顾及患者的自尊或意愿而公开患者的病情等，这些都侵犯了患者的隐私权和保密权。

3. 侵犯知情同意权　患者有权知道自己所患疾病的诊治及预后的情况，有权要求和拒绝诊治，有权知道使用的药物及药物的作用和不良反应。因此，护理工作中，护士应当如实将病情、医疗措施、医疗风险、费用开销等告知患者，并及时解答其咨询，不得欺瞒患者。在进行护理科研中，也要告知患者研究的目的、过程、可能的风险等，取得患者的许可后方可进行，否则就侵犯了知情同意权。

### （二）犯罪

犯罪是指危害社会、触犯国家刑法，应受到法律惩处的行为。犯罪可根据行为人主观方面的内容不同而分为故意犯罪和过失犯罪。故意犯罪是明知自己的行为会发生危害社会的结果，仍然希望或者放任这种结果的发生。故意犯罪在临床护理工作中基本是没有的。过失犯罪是指应对预见自己的行为可能发生不良结果，因疏忽大意而没有预见或已经预见而轻信能够避免，以至发生不良后果而构成的犯罪。如使用青霉素前必须做过敏试验，药品批号改变或停药 3 天以上的患者，如需再次使用，必须重新做过敏试验。某护士在为患者注射青霉素时，明知患者停药超过 3 天，却没有给患者做过敏试验而直接注射，造成患者过敏性休克死亡，该护士构成了过失犯罪。

（三）渎职

护理渎职是指护士在执业时严重不负责任，违反各项规章制度和护理常规，造成患者死亡或严重伤害的违法行为。护理工作中存在的渎职行为有：护理人员在执业时未严格执行规章制度，擅离职守；观察病情不仔细，流于形式致延误患者的救治时机或造成病情加重甚至死亡；未严格遵守护理技术操作常规，致患者受到伤害；手术结束前，器械护士未认真清点手术器械，造成止血钳、纱布等遗留在患者体内，给患者造成伤害；在精神病院，由于护士失职造成的精神患者自缢、坠楼、伤人致残等意外事件等。另外，因患者无钱或其他原因护士拒绝抢救或不积极参与、工作拖沓致患者伤残或死亡则以渎职罪论处。

（四）危害公共卫生罪

护士在执业时不严格执行消毒灭菌常规，对一次性使用的医疗卫生用品未及时收回、彻底毁形；对器械、空气、物品表面未严格消毒、灭菌；对有传染性的患者隔离不当；对有传染性的患者污染的水、污物或排泄物未按规定消毒处理，对公共卫生造成危害的，构成危害公共卫生罪，将承担不可推卸的法律责任和经济损失。

（五）受贿

救死扶伤是护理人员的神圣职责，不应借工作之便谋取额外报酬。当患者在康复出院之后，处于对护士精心护理的感激之情而自愿馈赠的少量纪念性礼品，属于一般性交往，原则上不属于贿赂范畴。但若护士向患者主动索取并接受其作为酬谢，则触犯法律，犯了索贿、受贿罪。

## 三、护理实践中常见的法律责任问题

法律责任是指人们对自己的违法行为所应承担的带有强制性的否定性法律后果。随着护理承担的健康职能的扩大，护士在临床工作中承担更多更重要的角色职能，为护理事业带来了更大的发展空间，也给护士带来了更大的挑战。为了解决医患、护患在医疗责任或损失赔偿方面的分歧而引起的医疗纠纷，维护医患、护患双方的权益，我国国务院 1987 年颁布了我国第一个处理医疗事故的专门法规《医疗事故处理办法》，目前沿用的是 2002 年修订后的《医疗事故处理条例》。目前，由护理而产生的医疗纠纷已在整个医疗纠纷中占有不小的比例。导致医疗护理过失的原因有主、客观因素两方面。主观方面指护理人员缺乏高度的责任心和良好的职业道德，工作中粗心大意、鲁莽、不按规章制度行事；客观方面指由于专业知识不牢固，基本护理技能不熟练而导致差错事故的发生。护理工作实践中常见导致医疗护理过失的法律责任问题有以下几方面：

1. 缺乏责任心　护理工作的对象、性质和目标要求护士具有高度的责任心和良好的职业道德，在护理工作中有严谨求实的工作作风，避免疏忽和过失的出现。护士常见的缺乏责任心的表现有：

（1）擅离职守：如不坚守特护岗位、在岗时间不忠于职守、在值班时间擅自离岗，导致患者出现紧急情况时，抢救不及时，造成患者死亡或其他严重不良后果。如一烧伤患者进行加压输液期间，护士由于私人原因擅自离开岗位，造成液体未及时更换，患者发生空气栓塞而死亡。

（2）不仔细观察病情：认真观察病情，及时准确地向医生反映患者的病情变化是护士的一项重要职责。有些护士将观察病情走马观花，流于形式，无法了解患者真实的病情，一旦患者病情出现变化，会造成治疗的延误、患者病情的恶化，重则危及患者的生命。

（3）忽视患者安全因素：医院环境中有许多潜在的安全因素，对于身患疾病的患者来说，更需要保证住院期间的安全。护士若对这些安全隐患视而不见，会造成对患者的伤害，如摔倒、滑倒、坠床等。

（4）刻意隐瞒过失：意识到自己处置错误，却不去报告上级领导或医师，也不采取任何补救措施，造成患者死亡或其他严重不良后果。如一护士将同房间 8 床的青霉素误给 6 床患者肌肉注射，推药大约 0.1 毫升时，发现用药错误，立即停止注射，继续为其他患者治疗。即未向值班医师汇报，又没采取任何补救措施。5 分钟后，6 床患者出现严重过敏反应，经多方抢救无效因过敏性休克死亡。

2. 未正确处理及执行医嘱　医嘱是医生根据病情制定的治疗计划，是护理人员对患者实施治疗和护理措施的重要依据，具有法律效力。护士常见的问题有：① 盲目执行错误医嘱；② 执行医嘱失误；③ 擅自改变医嘱。护士在执行医嘱的时候应注意以下几点：

（1）医嘱正确无误时，及时准确执行医嘱。

（2）当护士对医嘱提出质疑，或发现医嘱可能错误时，与医生核实并保证正确无误后，方可执行。若发现医嘱有明显错误，护士有权拒绝执行，并向医师提出质疑；若明知医嘱错误不提出质疑而仍旧执行，护士将与医师共同承担所引起的法律责任。

（3）慎对口头医嘱。一般不执行口头医嘱或电话医嘱。在急诊等特殊情况下，为了争取抢救患者的时间而必须执行口头医嘱时，护士应向医生重复一遍医嘱，确认无误后方可执行。执行医嘱后，应及时记录口头医嘱下达的时间、内容、患者当时的情况等，并让医生及时补上书面医嘱。

（4）不得擅自修改或停止医嘱。即使在患者寻求安乐死的情况，在没有法律保障的情况下，医生无权中止治疗，护士更无权中止执行医嘱或实施护理。

3. 违反规章制度和护理常规　护士常见的问题有：

（1）不认真执行查对制度：如药名、药物剂量查对失误；患者姓名、床号查对失误。

（2）不认真执行技术操作规程：常见的有：① 不严格按照无菌原则进行操作，导致操作过程中用物或部位的污染；② 未按照护理规范和常规进行操作而导致的不良后果，如输血中因操作不当而致患者发生溶血反应、加压静脉输液致空气栓塞等并发症、行留置导尿术时造成患者尿道黏膜的损伤、全麻患者术后因护理不当发生误吸等；③ 违反药物配伍禁忌；④ 未按分级护理常规对患者实施护理。

4. 意外事件报告　意外事件报告（incident report）是重要的护理文书之一，具有法律效力。如患者情况突然变化，护士需及时报告医师并做好记录，包括病房、患者床号、姓名、诊断、主治医师姓名、意外事件发生的时间、记录时间、向谁报告、医师是否已经知道、意外发生后随即处理的方法、意外发生对患者的影响、负责或发现此意外事件的护士的签名等内容。

5. 护理记录不规范　护理记录不仅记载着医疗机构及其医务人员医疗活动的实践，而且也是综合评价患者从入院到出院的全过程护理工作质量的一个重要方面，同时发生医疗事故争议时具有重要的举证作用。因此，护理记录要做到：

（1）真实——不得涂改、随意编写病史、重抄等。

(2) 准确——不得错记，如引流不畅记成“通畅”。客观指标应注明具体数据，如“呼吸、血压好”应记为“呼吸 16 次/分钟，血压 120/70mmHg”。

(3) 完整——不得漏记。如留置导尿患者尿液的观察，记录为“尿管通畅，尿量 500ml”，仅仅观察了尿量，对尿液的性状没有进行观察和记录，正确的记录应为“留置导尿管通畅，尿色清，呈淡黄色，尿量 500ml”。

6. 麻醉药品与物品的管理不当　麻醉药品主要指吗啡、哌替啶类药物。临床上限用于术后、晚期癌症镇痛用途。此类药品由专人专管。护士不得利用工作之便窃取、倒卖甚至自己使用，否则犯了贩毒、吸毒罪。

7. 无证执业者的法律身份不明确　国家明文规定，“未经护士执业注册者不得从事护士工作”[见《护士管理办法》第四章第十九条]；“护士执业，应当经执业注册取得护士执业证书”[见《护士条例》第二章第七条]。在临床工作中，由于护理人员严重缺编，在某些地区，无证执业者仍在上岗，一旦发生医疗纠纷患者诉诸法律，则医疗用人单位将承担相应的法律责任外，护士本人可能承担巨额的经济赔偿和刑事责任。护生是正在学习的学生，尚未取得执业资格，从法律角度讲，他必须在执业护士的严密监督与指导下，才能为患者实施护理，否则他的工作将被认为是侵权行为。如果护生在执业护士的督导下，发生差错或事故，除本人要负责外，督导其的执业护士要负法律责任。如果护生脱离执业护士的督导，擅自为患者实施护理活动造成患者伤害的，就要承担法律责任。因此，护生在进入临床实习前，要明确自己的法定职责范围，在执业护士的督导下严格按照操作规程为患者实施护理。

（耿笑微）

# 第五章　护患关系与沟通

**学习目标**

完成本章学习后，学生应能：

1. 解释护患关系的概念和特征。
2. 复述护患关系的模式与分期。
3. 叙述护患冲突的表现形式与调控。
4. 解释沟通的概念和过程。
5. 列举影响沟通的因素。
6. 列举临床常用的沟通技巧。
7. 叙述治疗性沟通的过程。

护理工作中的人际关系是在护理情境中产生及发展的，包括护士与其在工作中接触的一切人员的关系，如护患关系、医护关系、护护关系等。其中，护患关系是护理人员所面临的诸多复杂人际关系中最重要的一部分。护患双方不同的文化背景、人格特征和社会地位等均影响双方对角色的期望和相互的感觉，进而影响护患关系的质量。因此，护理人员必须明确护患关系的概念、特征、基本模式等，熟练掌握护理工作中的沟通技巧，才能建立和发展护理工作中良好的人际关系，促进患者康复。

## 第一节　护 患 关 系

护理工作是护患之间为了医疗护理的共同目标而发生的互动过程，在护理实践中，护患关系与护理效果密切相关。护患关系只有建立在相互信任、相互理解的基础上，才能更好地满足患者的各种需求，为服务对象提供高质量的服务。

### 一、护患关系的概念与特征

（一）护患关系的概念

护患关系（nurse-patient relationship）是指在护理过程中，护士与患者之间产生和发展的一种工作性、专业性和帮助性的人际关系。

护患关系有狭义与广义之分。狭义的护患关系是指住院的患者及其家属与护士之间在医院特定的环境下形成的一种人际关系。这种关系的本质是服务与被服务的关系，在角色上有鲜明的界限划分：护士与患者。只要在医院的门诊就诊或住院治疗，这种关系就确定了，这就是我们通常所谈到的护患关系。广义的护患关系所指的范畴除了在医院环境中形成的人际关系外，还包括护士（专业角色）向周围人群传播健康知识或进行社区护理时与服务对象形成的一种人际关系，它的职能和社会属性有了进一步的扩充。

（二）护患关系的特征

1. 护患关系是专业性的治疗关系　护患之间要达成健康的共识，就是一个专业性和帮助性的互动关系（亦称治疗性人际关系）。这种关系是以解决患者在患病期间所遇到的生理、社会、心理、精神等方面的问题，满足患者需要为主要目的的一种专业性的人际关系。

2. 护患关系是帮助性的工作关系　护患之间的人际交往是一种职业行为，具有一定的强制性，不管护士是否愿意，或患者的身份、性别、年龄、职业、素质如何，以及是否存在相互人际吸引基础等，出于护理工作的需要，护士与患者建立及保持良好的护患关系是职业的基本责任和义务。

3. 护患关系是多元化、多方位的人际关系　护患关系受双方的思想、情绪感受、价值观、行为模式、健康和疾病方面经验的影响。同时，护患关系涉及医疗护理过程中多方面的人际关系，如护理管理者、医生、护士、护工，以及患者、家属、朋友等也是护患关系中的重要组成部分。因此，护患关系可以是护患之间群体与群体的关系、或护士与患者群体之间的关系，这些关系会从不同的角度，以多元化、多方位的互动方式影响护患关系。

4. 护患关系是相对短暂性的人际关系　护患关系是帮助者或帮助系统与被帮助者或被帮助系统之间的关系。而同时，护患关系只有在患者寻求健康帮助时才会产生，一旦患者病情缓解出院，一般这种人际关系就会结束。但随着护理服务的范畴不断拓宽，社区护理、居家护理等延续服务的开展，护患关系将有进一步的扩展及延伸。

## 二、护患关系的分期

护患关系的建立与发展是为了创造一个有利于患者康复的和谐、安全、支持性的治疗环境，使患者在接受治疗护理服务的过程中尽快恢复和保持良好的心态，尽可能地发挥自身潜能，最大限度地参与治疗护理和康复活动。按照其发展过程一般分为三期。

1. 初始期（观察熟悉期）　指患者入院初期，当患者寻求专业帮助与护士接触时护患关系开始建立。此期主要任务是与患者之间建立相互了解及信任关系，并确认患者的需要。护士应建立一个有助于增进患者自尊的环境，并鼓励患者积极参与互动。在此阶段，护士与患者接触时所展现的仪表、言行及态度，在工作中体现出的爱心、责任心、同情心等，都有利于护患之间这种信任关系的建立。

2. 工作期（合作信任期）　指开始执行护理计划直至患者出院之前，此期的主要任务是在彼此信任的基础上，帮助患者解决已确认的健康问题，满足其健康需要。护士通过评估患者情况、制定护理计划、实施护理措施来达到既定的护理目标。在护理过程应尊重患者的人格，维护患者的权力，尽可能地与患者及其家属商讨其健康问题，鼓励他们积极参与，减少对护理的依赖，逐渐达到自理及康复。在此阶段，护士的知识、能力及态度是保证良好护患关系的基础。

3. 结束期（终止评价期）　指患者出院，此期的主要任务是圆满、愉快地结束护患关系。护患之间通过密切合作，达到了预期的护理目标，患者康复出院时，护患关系将进入终止阶段。护士应该在此阶段到来之前为患者做好准备，了解患者对结束彼此关系的感受，回顾双方所做的努力和达到的预期目标。并根据患者的康复情况，进行健康教育及指导，与患者共同制订出院计划或康复计划，以保证护理的连续性。

## 三、护患关系的模式

1976年，美国学者Szasy和Hollander提出了医患关系的三种模式，此模式同样适用于护患关系。

1. 主动-被动型（activity-passivity model） 这是一种最常见的单向性的、以生物医学模式及疾病为中心的护患关系模式。这种模式历史悠久，也有“家长-子女型”之称，在对患者的护理中，护士的权威性不会受到怀疑，患者不会对护士提出异议，所有对患者的护理活动，只要护士认为有必要，不必经患者同意；而患者处于完全被动的、接受的从属地位。对于患者来说，此模式的特征为“护士为我做什么就是什么”。

这种模式主要适用于婴儿、危重、昏迷、休克、全麻、有严重创伤及精神疾病患者。此时，患者无法参与表达意见，需护理人员发挥积极能动作用，使患者在这种单向的护患关系中，能够很快战胜疾病，早日康复。

2. 指导-合作型（guidance-cooperation model） 这是一种微弱单向，以生物医学-社会心理模式及疾病为中心的护患关系模式。这种模式在现代护理活动中常见，也有“主人-保姆型”之称，护患双方都具有主动性，护士决定护理方案和措施，也指导患者有关缓解症状、促进康复的方法；而患者则尊重护士的决定，并主动配合，向护士提供与自己疾病有关的信息，对护理方案和措施提出建议与意见。对于患者来说，此模式的特征为“护士教会我做什么”。

这种模式主要适用于患者病情较重，但神志清醒的情况下，或急性病患者。因为此类患者神志清楚，但病情重，病程短，对疾病的治疗及护理信息了解少，需要依靠护士的指导，以便更好地配合治疗及护理。

3. 共同参与型（mutual-participation model） 这是一种双向性的、以生物医学-社会心理模式及健康为中心的护患关系模式。这种模式也有“朋友-朋友型”之称，以平等合作为基础，护患双方具有大致同等的权利，双方相互尊重，相互协商，共同参与护理措施的决策和实施，护患双方是平等的。对于患者来说，此模式的特征为“接受护士帮助的自我恢复”。

这种模式适用于慢性病患者或受过良好教育的患者，他们对自身健康状况有比较充分的了解，有强烈的参与意识。此类疾病的护理常会涉及患者以往的生活习惯、生活方式、人际关系的改变和调整等，这些都有赖于患者自己去完成。护士不仅要了解疾病的护理，而且要了解疾病对患者的生理、心理、社会、精神等方面的影响，设身处地为患者着想，以患者的整体健康为中心，尊重患者的自主权，给予患者充分的选择权，以恢复患者在长期病痛过程中丧失的信心及自理能力，使患者在功能受限的情况下有良好的生活质量。

三种护患关系模式各有特点，指导-合作型模式与共同参与型模式更能发挥患者的主动性，有利于提高护理效率。因此，只要患者能表达自己的意见，护理人员就应该尊重患者的权利，鼓励他们共同参与护理活动。

## 四、建立良好护患关系对护士的要求

护患关系的质量可以影响患者的治疗效果和疾病的转归。建立良好的护患关系包括创造一个有利于患者康复的和谐、安全、支持性的治疗环境，使患者在接受治疗和护理服务的过程中尽快恢复或保持良好的心态，尽可能地发挥自身潜能，最大限度地参与治疗、护理和康复活动。建立良好护患关系要求护士注意以下几点：

1. 培养良好的个性品质　护士的个性品质是影响护患关系的根本因素。良好的个性品质应包括敬业、严谨、慎独、真诚、人道主义、关爱他人等职业素质。

2. 保持健康的生活方式　护士应保持健康的生活方式，努力提高自己的情商修养，自觉控制和调节自己的情绪，维持健康的生理、心理状态，为患者树立积极向上的角色榜样。

3. 适当表达移情　移情是指从患者的角度去感受和理解他们的情感，从对方的角度来观察世界。在与患者产生专业互动时，护士应以真诚的态度对待患者，了解患者与疾病有关的事，体会患者的感觉，并鼓励患者将感受表达出来，这样可使患者感到温暖和得到支持，因而愿意接受帮助。

4. 掌握有效的沟通技巧　有效的沟通是护理工作顺利进行的基础，也是建立良好护患关系的前提。护士要学会运用良好的沟通技巧，以准确获得患者的信息，全面了解患者的身心需求，最终帮助患者满足需要。

5. 不断充实和提升自我　在从事护理工作的过程中，护士必须不断汲取新理论、新知识、新技能，以及社会和人文关怀等护理相关学科知识，保持对护理专业的兴趣和拥有充分的能力。

6. 尊重患者权利和人格　建立良好的护患关系有赖于互动双方的相互理解和尊重。护士在护理过程中应遵循对“生命的尊重”及对“人的关爱”原则，关怀、尊重患者的权利和人格。

## 五、良好护患关系在医疗服务体系中的作用和意义

护患关系是医疗服务体系中最基本、最特殊，而又具有公共属性的一种人际关系。随着医学模式的转变，在强调以患者为中心，以解决患者的问题为目的，按照护理程序为患者进行个体化整体护理的同时，护患关系的优劣代表着患者对医院的整体评价，影响着医院的整体形象和声誉，甚至会影响和制约医院的稳定与发展。因此，建立良好护患关系在医疗服务体系中具有积极而重要的作用和意义，主要表现在以下几个方面：

1. 促进医疗护理质量的提高　首先，患者对医护人员的印象好坏和信任程度直接影响护患关系及诊疗与护理质量。护士的良好形象、和蔼可亲的态度、端庄文雅的举止可消除患者对医院的陌生感，保持良好心境，从而树立战胜疾病的信心，促进身体和心理的康复。其次，患者的理解和配合是提高医疗护理质量，保证医疗护理安全的重要条件。此外，良好的护患关系能保证有效的护患沟通，增加患者对医疗技术局限性和高风险性的了解，增加对医护人员的信任，有利于积极参与和配合治疗与护理活动。

2. 促进护士综合素质的提高　现代社会的发展赋予护理工作更多的内容，如何更新观念，在护理服务中护患双方相互尊重，逐步建立起理解、信任、支持、平等、合作的护患关系，这对护士的知识结构、操作技能和综合素质提出了更高的要求。因此，良好的护患关系对护士综合素质的提高具有积极的促进作用。

3. 有利于医院文化的建设　医院文化是医院可持续发展的保障，护患关系是医院文化的重要组成部分。

4. 可奠定解决护患矛盾的良好基础　随着社会的进步，人们的法制意识、维权意识增强，而如果长期处于“以医为尊”的医护人员的思想理念未能完全转变，则会导致护患观念发生碰撞。如求医观念与追求受尊重平等之间的矛盾；医学科学发展中的物化现象与以患者为中心的矛盾；患者“义务本位”向“权益本位”转化与护士对此转变认识不足的矛盾等。

良好护患关系能产生积极的心理效应，促进护患有效沟通与相互理解，缩短护患距离，及时化解护患矛盾和冲突。

## 六、护患冲突的调控

护理工作中的人际关系是在护理过程中所形成的，是建立在个人情感基础上的人与人之间相互吸引及排斥的关系，反映人与人之间在心理上的亲疏远近。这种关系具有一定的感情色彩，对双方均产生一定影响，并可以喜欢、信赖、接近、厌恶、回避或仇恨等方式表达出来。在护患交往过程中，有时双方由于目标、期望不一致，或对事实的解释有分歧等，导致护患冲突发生。因此，护士应明确护患冲突的概念、表现形式、调控技巧等，正确认识和处理护患冲突，促进护患关系的融洽。

### （一）护患冲突的概念

护患冲突是指护士与患者之间在目标、观念、行为期望、感知觉不一致时所存在的互不相容或互相排斥的紧张状态。护患冲突是一种过程，这一过程起始于一方感觉到另一方对自己关心的事情产生消极影响或将要产生消极影响时。

### （二）护患冲突的表现形式

美国专家 Adler 和 Rodman 教授认为，不同的人在应对冲突时有不同的反应，他们总结出四种常见的表达方式，同样适合于护患冲突的表现形式。

1. 不应对　虽然意识到冲突的存在，但没有能力或不愿意表达自己的思想或感觉，这是人们处理冲突时普遍使用的方法。不应对可以表现为回避，如在冲突时不发言或在争论发生时改变话题；另一种表现形式是妥协，采取的态度是放弃，妥协可以避免双方矛盾激化。

2. 直接攻击　其表现形式是直接面对冲突，如冲突一方使用攻击性语言回应对方，这种方式常常导致冲突升级；另一种直接攻击的形式更多来自于非语言信息，如使用负性的表情、姿态、动作等进行回应。

3. 间接沟通　间接沟通由于能够比较婉转地传递信息，所以能够在保护自己的同时又避免激怒对方的情绪，通常比直接坦率的沟通更能收到好的效果。因此，间接沟通是人际冲突时应用最多的方式。

4. 直截了当　指在处理冲突时采用清楚和直接的方式。冲突双方抱着积极的态度来应对矛盾，虽然不能保证总能达到预期的效果，但至少在冲突发生时提供了行动机会。

### （三）护患冲突的调控

许多事实表明，“冲突”导致的不良影响或危害并不是来自冲突本身，而是人们处理冲突的态度和方式。美国教育心理学家戴维·约翰介绍的两维方式解决冲突具有实际操作意义，同样适用于护患冲突的调控。戴维认为，冲突的原因往往是双方的需求或期望值存在互相排斥的情况。因此，当人们面对冲突时，一般从个人利益和双方关系两方面的因素来考虑对冲突的处理方式：一是满足需要和实现目标；二是维持与对方的人际关系。按照两维方式处理冲突有五种基本途径：回避、竞争、迁就、折中、协作。

1. 回避（avoiding）　指冲突的一方意识到了冲突的存在，但希望逃避或抑制冲突。处理的方式是对自己的目标和人际关系采取放弃的态度，避免与对方本人及其观点进行直接冲突。回避的行为特点是躲避、不合作。有时冲突一方采取回避方式的目的是希望通过回避使双方都冷静，并能控制自己的情绪，以便更好地处理矛盾。

2. 竞争（competing）　冲突的一方寻求自我利益的满足，而不考虑对他人的影响。其行为特点是武断、不合作，如试图向别人证实自己的结论正确而对方是错误的；出现问题时试图要求对方承担责任等。当个人目标对自己非常重要，而人际关系不那么重要时，可采用这种方式解决冲突。但这种方式应慎用于还要与之继续保持人际关系的人，比如服务对象或工作关系密切的同事。

3. 迁就（accommodating） 为了保持双方的良好关系而放弃自己的目标，一方愿意作出牺牲，称为迁就。当目标对自己的重要程度不高，而人际关系对自己来说很重要，如与服务对象、知心朋友等人际关系，在解决冲突时可以选择迁就的方式。另外，迁就顺应冲突的一方，还可降低双方的对抗程度，如为患者静脉输液时，无法做到一针见血，护士向患者说一声“对不起”，这并不表示你做错了事，而是对双方所处的情境表示抱歉。

4. 折中（compromising） 冲突双方均采取放弃部分个人目标、满足部分人际关系，以求双方达成一致的方法。当目标和关系都相对重要，双方不能满足自己的全部需要时，可采取折中的方法解决冲突，比如在争论中均承认对某些事物的看法是共同的。

5. 协作（collaborating） 冲突双方都愿意尽最大可能满足自己的目标和维持双方关系，并寻求相互受益的结果。制定协议的目的是满足双方需要，并减少双方的负面情绪或感觉，当目标和关系对个人来讲都很重要时，可通过协作途径解决问题。

虽然冲突不能随人们的意志而消除，但有效地协调人际间的冲突是可以做到的。当出现护患冲突时，说明患者在接受治疗、护理、服务过程中有不满意的地方，向医院提出了意见和建议，这是患者应有的权利，也是对医院工作的一种客观评价和有效的监督。护士应采取积极的态度防范和处理护患冲突，与患者建立有效的沟通渠道，以尊重、理解、同情的心态与之沟通，仔细解释，增进相互理解和信任，促进护患关系的正常化发展。

总而言之，护患关系是一种复杂的人际关系，其具有公共关系属性。在处理护患关系时，不应仅停留在处理好护患双方个人关系上，而应从医院与公众、医院与社会、医院与舆论的角度来认识和处理。护患关系的调控不仅与护士个体有关，还与医院的管理、社会经济、文化水平、法制的健全以及医疗保险制度有关，需要社会各阶层的共同努力，才能促进护患关系的良性调控。

## 第二节 沟 通

护理学科的定位要求护士具备一定的人际交往与沟通能力，同时能帮助患者改善和发展人际关系。因此，护理工作面临着一个新的挑战——护患沟通。在护理过程中，患者由于种族、宗教信仰、思维与行为方式、人文背景等不同，形成了不同的心理、生理特点，影响着每个患者的行为、价值观、习惯、健康理念和求医的态度，从而影响护患沟通的效果。所以，护士应了解沟通的相关理论，并掌握一定的沟通技巧，从而达到有效沟通。

### 一、沟通的概念

沟通（communication）指信息的传递、交流等。护患沟通是指护士与患者之间的信息交流及相互作用的过程，所交流的内容是与患者的护理及康复直接或间接相关的信息，同时也包括双方的思想、感情、愿望及要求等方面的沟通。

沟通是一个遵循一系列共同的规则互通信息的过程，包括六个要素。

1. 沟通背景（reference） 沟通背景是指引发沟通的因素。沟通的产生受发出信息者的社会文化背景、知识水平、情绪、沟通技巧以及对目前环境的感受和预期结果等因素的影响，这些均称为背景因素。沟通是信息的传递，护理人员应注意到护患沟通时的背景因素，包括沟通的时间、地点、场合、沟通对象的个人特征，以及其所牵涉到的社会规范和传统习俗文化等问题。

2. 信息发出者与信息接收者（sender and receiver） 沟通是一个双向、互动的信息传递和回应过程。信息发出者指沟通的主动方，也称信息的来源，而信息传递的对象，即沟通的被动方，称为信息接收者。信息发送过程必须进行整理，使之由模糊的、抽象的概念变为具体的、易理解的信息，这就需要借助语言、文字、表情、动作等将信息进行编码后发送出去，而信息接收者在接到这些信息后，必须将其进行翻译和理解，才能完成接收信息的工作。因此，信息发出者亦即编码者，信息接收者亦即解码者。

3. 信息（message） 信息是沟通活动得以进行的最基本的要素，指信息发出者希望传达并能被接收者充分理解的思想、感情、意见和观点等，包括语言和非语言的行为以及这些行为所传递的所有影响。

4. 信息传递途径（channel） 指信息发出者所选择的传递方式，它必须是信息接收者所能接收到的，通常与感官通路如视觉、味觉、嗅觉、听觉和触觉等相关。在护患沟通中，护士在传递信息时应根据实际情况将这些途径综合运用，以帮助患者理解信息。

5. 反馈（feedback） 指沟通双方彼此间的回应，最有效的沟通应该是信息发出者所发出的信息和信息接收者所接收到的信息相同。护理人员应注意患者所提供的反馈，它有助于护士进一步理解患者的需求，澄清语意，确认护士所发出的信息是否被患者正确理解。一次沟通的完成，实际上要经过双方多次的反馈才能达到期望的效果。

## 二、沟通的方式

沟通分为语言性沟通（verbal communication）和非语言性沟通（non-verbal communication）两种方式。

（一）语言性沟通

使用语言、文字或符号进行的沟通称为语言性沟通。使用语言性沟通时，要力求表达准确，选择准确的词汇、语气、标点符号，注意逻辑性和条理性，必要时加上强调性的说明，以突出重点。语言性沟通可分为书面沟通和口头沟通两种。

1. 书面沟通 指以文字和符号为信息传递工具的交流方式。一般比较正式，同时具有备查功能，如报告、信件、文件、书本、报纸、电视等，都是书面沟通方式。

用于护患沟通过程的书面语言常见于一些健康宣传资料和指导性文字，此类文字应力求准确、通俗、精练，以帮助患者迅速掌握内容要点。用于医护人员内部沟通过程的书面语言主要是在文件记录等方面，由于文件具有法律性和历史性因素，而且是在专业人员内部交流，此类文件除要求内容准确外，还要求用词和格式规范。

2. 口头沟通 指以言语为信息传递的工具，它是人们最常用的沟通方式。口头沟通一般具有亲切、反馈快、弹性大、双向性和不可备查性等特点，包括交谈、演讲、汇报、电话、讨论，以及对患者的健康教育等形式。

护患沟通中，患者（或家属）是心理相对弱势的特殊群体，他们对医护人员的语言特别敏感，因此护理用词应注意清晰、明了、通俗、易懂，选择对方能正确理解的词语，富有情感性、道德性、亲切性、规范性。

（二）非语言性沟通

非语言性沟通是一种不使用言语，而通过身体运动、面部表情，运用空间、声音和触觉等来传达思想、感情、兴趣、观点、目标及意图的沟通方式。美国心理学家艾伯特·梅拉比安曾经提出以下公式：信息的全部表达＝7％语调＋38％声音＋55％表情。有关资料显示，一个人很难控制自己的非语言反应，非语言信息较能表达真实的感受。非语言性沟通有体语、空间效应、反应时间、类语言、环境因素等表现形式。

1. 体语　指人体运动所表达的信息，包括人的躯体外观、仪表、步态、面部表情、目光接触、眼睛运动、手势、触摸等，它体现了一个人沟通时特定的态度及当时所包含的特定意义。

（1）仪表：包括一个人的修饰及着装等，它会向沟通的对方显示一个人的社会地位、身体健康状况、婚姻状况、职业、文化、自我概念、宗教信仰等信息。所以护士应重视职业礼仪修养，护士的仪表会影响沟通对方的感知、第一印象及接受程度。

（2）面部表情：面部表情是极具特征的非语言沟通信息。一个人可以通过面部表情来表达他的“喜、怒、哀、乐、悲、惊、恐”。不同种族、不同文化背景的人的面部表情所表达的信息是相似的。如微笑，可以表现出温馨亲切的感情。护士面带微笑接待患者是进行沟通的首要条件；护士欣然、坦诚的微笑，在护患沟通中能使患者消除陌生感，缩短护患间的距离；护士从容、沉着、和蔼的表情容易被患者所接受，并得到他们的信任和好评。

（3）眼神：目光语是人际间最传神的非语言表现。有人认为，人际交往中80％的信息是通过视觉传输的。在沟通过程中，眼神主要用于表达感情，控制及建立沟通者之间的关系。

（4）身体姿势：指手势及其他的身体姿势，它体现了一个人沟通时特定的态度及当时所包含的特定意义。例如：患者高热时，护士在询问病情的同时，用手触摸患者前额，更能体现关注亲切的情感；当患者在病室大声喧哗时，护士做示指压唇的手势并凝视对方，要比用口语批评更为奏效。

2. 空间效应　包括空间和距离两个概念。个人空间为一个人提供了自我感、安全感和控制感。在病房环境中，患者所住的病床和床旁桌等区域即为其个人空间，当护士进行晨间护理为患者整理床单位和床旁桌上的物品时，应向患者做好解释工作，以避免患者产生空间被侵犯感。

3. 反应时间　沟通时间的选择、间隔长短，以及沟通次数、反应时间的快慢等，常可反映出对沟通的关注程度及认真态度。及时的反应可鼓励沟通的进行。

距离是空间效应的另一概念，它不仅是人际关系密切程度的一个标志，也是用来进行人际沟通传达信息的载体。美国心理学家罗伯特·索默认为，每个人都有一个心理上的个体空间，这种空间像一个无形的“气泡”，是个人为自己所划分出的心理领地，一旦领地被他人触犯或占领，会产生非常不舒服的感觉。而在人际交往过程中，人们总是根据自己的情感、沟通的内容、双方关系的性质、沟通时的背景因素，保持一定的空间距离。美国人类学家爱德华·霍尔认为，人际沟通中的距离大致可分为4种：

（1）亲密距离（intimate distance）：指沟通双方相距小于50cm，在这种距离下，人们可以进行保护、安慰和爱抚等活动。这种距离一般在社交场合较为少见，主要在极亲密的人之间或护士进行某些技术操作时应用。如果不是用于治疗或非常亲密关系的人在沟通中进入这种空间，会引起反感及冲突。

(2) 个人距离 (personal distance)：一般为 50～100cm，人们常用此距离与朋友交谈，也是护患沟通时使用的理想距离。个人距离有明显的文化差异，一般以沟通双方均感到自然舒适为宜。

(3) 社交距离 (social distance)：一般距离为 1.3～4m，在工作单位或社会活动时常用，是一种社交性的或礼节性的较为正式的关系。

(4) 公众距离 (public distance)：一般距离为 4m 以上，是一种大众性、群体性的沟通距离，如演讲或讲课，声音要超出正常范围，或使用扩音设备。

4. 类语言　指伴随沟通所产生的声音，包括音质、音域及音调，嘴形的控制，发音的清浊、节奏、共鸣、语速、语调、语气等。类语言可以影响沟通过程的兴趣和注意力，以及表达不同的情感和态度。

5. 环境因素　指能影响人们相互关系的因素，包括光线、噪声、颜色、室温、家具安排和建筑结构等。这些因素能影响信息的传递形式及人们互动过程中的舒适程度。

## 三、影响沟通的因素

沟通过程并不都是顺利的。在人际交往过程中影响有效沟通的因素很多，包括沟通技巧、沟通方式、沟通工具、沟通渠道等，同时也受沟通的环境、情境的影响。

### (一) 沟通双方个人因素

1. 生理因素　任何一方有身体不适，如疲劳、疼痛，或有聋哑、失语等语言障碍时，都会影响沟通效果，年龄因素有时也会对沟通产生影响。

2. 情绪因素　沟通双方或一方处于情绪不佳时，会影响信息的传递。如愤怒时易出口伤人；抑郁时不愿意讲话、反应迟钝；兴奋、激动时可能出现词不达意等现象等，从而影响沟通过程及结果。

3. 知识因素　沟通双方的文化程度、方言差异、对同一事物的理解不一致等，都会影响沟通过程及结果。

4. 社会因素　沟通双方的社会文化背景存在差异，如种族、民族、职业、社会阶层等不同，礼节习俗、宗教信仰、对事物的观点、价值观、生活习惯等出现差异而导致沟通不能顺利进行。

5. 其他因素　沟通双方各异的个性特征、自我形象、主观能动性等也是影响沟通的重要因素。

### (二) 信息因素

信息通过沟通传递。信息传递过程语义是否清楚、用语习惯是否引起误会、语言和非语言信息是否互相矛盾、能否被接受者所了解和接受均会影响沟通的有效性。

### (三) 环境因素

1. 物理环境　主要指环境的舒适、安全、安静、整洁程度，包括光线、温度、噪声、整洁度、隐蔽性等。有利于保护患者隐私的环境适合护患之间的沟通。

2. 社会环境　主要指沟通环境的氛围、人际关系、空间距离等。良好的人际关系、融洽的氛围、适当的交往距离等会促进沟通的顺利进行。

### (四) 不当沟通方式

在沟通过程中，不当的沟通方式会导致信息传递受阻，甚至信息被曲解等沟通无效的现象。护士在工作中，有时会不知不觉地使用某些不当的沟通方式而阻断正常沟通的进行。

1. 突然改变话题 在与患者沟通过程中，若护士对于谈话内容没有意义的部分缺乏耐心，而很快改变话题或转移交谈重点，可能会阻止患者谈出一些有意义的信息。

2. 主观判断或说教 当沟通的一方不顾及对方的感受，而作出主观判断或者在交谈中使用一种说教式的语言，并且过早地表达个人的判断，常常会使沟通中断。

3. 虚假的或不适当的保证 为了使患者高兴，讲一些肤浅的、宽心的安慰，或者对患者的疑问给予不适当、针对性不强的解释，会给患者一种敷衍了事、不负责任的感觉。

4. 急于陈述自己的观点或结论 在沟通过程中应了解对方的心态和观念，如果对方只听不说，沟通渠道早晚会关闭。一般人很少在谈话之初就说出他们的真正重点，通常需要时间去“想一想”他们要说的话，以表达出真正困扰他们的问题。护士要善于引导患者表达他们的情感和信息，不宜急于陈述自己的观点或结论，以免阻断对方的思路，或者让患者感到不被理解。

## 四、有效的沟通技巧

有效的沟通是指接受者所接收到的信息与发出者所表达的信息相吻合。沟通的结果不但能使双方相互影响，还能建立起一定的关系。为此，护理人员必须掌握常用的沟通技巧并合理应用。

### （一）倾听

倾听是指人们通过视觉、听觉和媒介接受、吸收和理解对方信息的过程。倾听并不是单纯地听别人说话而已，更应注意伴随说话者的非语言性信息，如说话的声调、频率、语言的选择、面部的表情、身体的姿势和移动等。倾听是将“整个人”都参与进去，并试着去理解在沟通中所传达的“所有信息”。在护患沟通中，要成为一个好的倾听者，护士必须做到：

1. 安排适宜的时间和环境与患者交流。

2. 全神贯注 倾听最重要的是关注对方。沟通过程注意力要集中，不要因为对方的语音、语速等分心；通过体位和目光的接触表示关心和真诚；保持舒适体位以表示耐心；不要有四处张望、看表、打哈欠等分散注意力或让对方认为心不在焉的小动作。

3. 把患者的谈话听完整，不急于做判断，更不要随便打断别人的谈话。

4. 进行适时、适度的提问，仔细体会患者的“弦外之音”，了解患者真正要表达的意思。

5. 注意患者的非语言性信息 因为非语言性信息往往比语言表达的信息更接近事实。但要注意，有时非语言性信息并不十分清晰，如果可能，应适时鼓励患者将非语言性信息用语言表达出来。另一方面，护士也应采用适当的面部表情和身体姿势等非语言信息给予响应，表明自己在认真倾听。

### （二）反应

反应是回应对方所说的内容（包括语言性的和非语言性的），使信息发出者能对自己的讲话和表现进行评估，从而保证有效的沟通。反应是帮助患者控制自己情感的技巧，如应用引导性的谈话，鼓励患者表露自己的情绪、情感，可以用“您的意思是……”，“您看起来好像……”

### （三）提问

在护患沟通过程中，护士恰当的提问往往能促进和鼓励患者提供更多的信息，有助于双方和谐关系的建立。提问可以引导谈话的进行，提问可以有两种方式：

1. 开放式问题　开放式问题范围广，允许对方作出广泛的、不受限制的回答，常作为鼓励人们表露自己思想和情感的主要方法。开放式问题的运用给患者以较多的自主权，但需要的时间较长。

2. 闭合式问题　闭合式问题范围窄，是将对方的反应限制在特别的信息范围之内，反应者仅能给予特定的或限制性的回答。常见的闭合式问题只要求对方回答“是”或“否”。其特点是省时、效率高，但不利于对方表露自己的情感或提供额外的信息。

在护患沟通过程中，护士应掌握提问的技巧，特别要注意提问的时机、内容，以及提问的语气、语调、句式等。在实际运用中，如果过多地使用闭合式问题会抑制沟通，减低患者的自主感。例如询问患者手术后伤口疼痛时用“伤口痛吗?”，回答是“痛”或“不痛”。这是一个闭合式问题，信息量很少。如果换一种方式问“您最近伤口疼痛的情况如何?”，这是一个开放式问题，患者可以回答很多方面的内容，比如最近伤口疼痛的次数、疼痛的程度，以及伤口疼痛对饮食、睡眠的影响等。

### （四）重复

包括对患者语言的复述与意述。复述是将患者的话重复一遍，尤其对关键内容，但不作评价；意述是将患者的话用自己的语言复述，但保持原意。在护患沟通中，护士全神贯注，并恰当地运用重复，能增强沟通的效果。

### （五）澄清

澄清是将患者一些模棱两可、含糊不清、不够完整的陈述弄清楚，有时还可获得意外的收获。澄清有助于找出问题的症结所在，保证沟通的准确性。如“您刚才说……是吗?”，或用“我还不能完全理解您的意思，您能否再说清楚一点?”等形式来澄清问题。

### （六）沉默

沉默给人以思考及适调的机会，尤其在患者悲伤、焦虑时，患者会感受到护士是在认真地听、在体会他的心情。有些护士不善于运用沉默，当沉默出现时感到不舒适，而且会把这种不舒适的感觉传递给患者，或急于打破这种沉默，这将阻碍有效沟通。

### （七）触摸

触摸是一种常用的非语言性沟通技巧，可以表达关心、体贴、理解、安慰和支持。在护理过程中，审慎地、有选择地使用触摸对沟通有很大的促进作用。如在患者悲哀伤心时，护士用手轻轻拍打患者的肩膀，此时的触摸会让患者感到被关心和理解；当护士轻轻地把手放在发热患者的前额上时，会使患者感到被关爱。在护患沟通中，触摸是一种无声的语言，护士使用适当的触摸可以起到治疗作用，能使情绪不稳定的患者平静下来，这也是与视觉、听觉有障碍的患者进行有效沟通的重要方法。但运用时应注意年龄、性别、种族、社会文化背景、触摸的形式和部位，以及触摸时的情景和双方的关系等。触摸的应用具有积极和消极两方面的影响，所以表达应该非常个体化。

### （八）特殊情况下的沟通技巧

在护患沟通过程中，患者并非都是处在一个非常平和的情绪中。护士经常要面对的是生气、发怒、哭泣、抑郁，甚至有心理和生理缺陷的患者。因此，掌握特殊情况下的沟通技巧相当重要。

1. 与愤怒的患者进行沟通　在临床护理工作中，难免会遇到一些愤怒的患者，他们大声喊叫，愤怒地指责别人；有时会无端地仇视周围的人，甚至会出现一些过激行为，如拒绝治疗护理，拔掉管道或绷带；他们要求苛刻，稍有不满就会发脾气，或不断地指使护士立刻为他提供各种检查及护理。面对这种患者，很多情况下护士也会失去信心，或被患者的过激言行激怒，或者尽量回避，但这些做法只会使问题更加恶化。当患者愤怒的时候，护士需要注意的沟通要点是：① 认真倾听患者的诉说；② 了解和分析患者愤怒的原因，因为多数情况下患者是以愤怒来发泄自己的害怕、悲哀、焦虑或不安全感；③ 安抚患者，使他们的身心恢复平衡；④ 尽量满足患者的合理要求，对他们所遇到的困难及问题及时做出理解性的反应。

2. 与要求过高的患者进行沟通　长期住院的慢性病或晚期癌症患者情绪郁闷，可能会因为各种原因发泄不满，表现为连续不断地抱怨，对周围的事物看不顺眼。护士应注意的沟通要点是：① 理解患者，这类患者可能认为自己患病后没有得到别人足够的重视及同情，从而以苛求的方法来唤起别人的重视；② 认真倾听患者的诉说，仔细观察他们的需求；③ 对患者的合理要求及时做出回应。有时应用幽默或一个微笑会让患者感受到护士的关心及重视；④ 必要时，护士在对患者表示关心和理解的同时，可适当对患者的不合理要求作些限制。

3. 与不合作的患者进行沟通　此类患者表现为不遵守医院的各项规章制度，不愿与医务人员配合，不服从治疗等。由于患者不合作，护患之间可能会产生矛盾，有时会使护士感到沮丧，此时护士千万不可让患者的情绪感染自己，以怒制怒。沟通要点是：① 主动与患者沟通；② 了解患者不合作的原因；③ 尽量使患者面对现实，积极地配合治疗与护理。

4. 与悲哀的患者沟通　多种原因可引起患者的悲哀，如疗效不佳、病情加重、丧失亲人等，沟通时护士应允许他们表达自己的感受。沟通要点是：① 如果患者想哭，应让其发泄，哭泣有时候是一种有效的、有益健康的反应，静静地陪伴患者，或轻轻地触摸患者的肩部、握住患者的手，送上一杯饮料或毛巾都是较好的方法；② 鼓励患者倾诉悲哀的理由；③ 如果患者希望独自安静一会儿，可以为其提供一个安静的空间；④ 应用鼓励、倾听、移情、沉默等沟通技巧对其表示理解、关心及支持，使患者心理恢复平衡。

5. 与抑郁的患者进行沟通　抑郁的患者具有反应慢、说话慢、动作慢、注意力不集中的特点。患者一般是在承受了诊断为绝症或其他打击后出现抑郁反应，往往有悲观情绪，或者显得很疲乏，甚至有自杀念头，所以不容易交谈。沟通要点是：① 尽量表示体贴与关怀；② 以亲切、和蔼的态度简短地向患者提问，必要时可多重复几次；③ 及时对患者的需求作出回应，使患者感受到护士的关心及重视。

6. 与病情严重的患者进行沟通　在患者病情严重或处于危重状态时，沟通要点是：① 话语简短，避免一些不必要的交谈内容，以防加重病情；② 对意识障碍患者，护士可以重复一句话，以同样的语调反复与患者交谈，以观察患者病情变化；③ 对昏迷患者，触摸是一种较好的沟通方法，无论患者是否感受到，是否有反应，都应该反复地、不断地试图与其沟通。

7. 与感知觉有障碍的患者进行沟通　对感知觉有障碍的患者，沟通时可能会出现一些困难或障碍。如与听力障碍患者的沟通应注意：① 面对患者，让他看到护士的面部和口型时再开口说话；② 选择安静的环境；③ 交谈时适当大声，但避免吼叫，造成患者误解；④ 应用非语言性沟通技巧，如面部表情、手势，或应用书面语言、图片等与其沟通。与视力障碍患者的沟通应注意：① 及时告知患者，让他知道你的存在；② 给予患者足够的时间反应，切忌催促患者；③ 鼓励患者表达自己的感受；④ 可用触摸的方式让其感受到护士的关心，尽量避免或减少使用患者不能感知的非语言沟通信息，对因看不见而遗漏的信息应尽量给予补偿。

## 五、治疗性沟通

治疗性沟通（therapeutic communication）是指围绕患者的健康问题并能对健康起积极作用而进行的信息传递和理解。治疗性沟通是有目的的护患沟通，沟通中的信息发出者和接收者分别是护士和患者，沟通的内容是属于护理范畴内与健康有关的专业性内容，沟通的重点在于帮助患者进行心身调适，由疾病状态向健康的方向发展。

### （一）治疗性沟通的特点

治疗性沟通是一般性沟通在护理实践中的具体应用，具有下列特征。

1. 以患者为中心　促进患者健康是治疗性沟通的目的，因此，在整个沟通过程中始终应以患者为中心、以双方平等为基础、以满足患者的健康需求为目的。

2. 以目标为导向　治疗性沟通是有目的的、有特定内容的专业性沟通，应围绕护患关系的进程，并针对相应的工作重点和目标而开展。

3. 沟通信息涉及范围广　治疗性沟通涉及患者健康和疾病的信息，有时也会涉及患者的隐私。

4. 沟通的发生不以人的意志为转移　治疗性沟通是护理工作的需要，沟通交流的对象不能进行主观上的选择，只要是护理的服务对象，治疗性沟通就要发生，它不以人的意志为转移。

### （二）治疗性沟通的意义

1. 有助于建立相互信任的、开放的护患关系，为提供优质护理奠定良好的基础。

2. 收集有关患者健康的资料，全面了解患者情况，为护理提供必要的依据。

3. 与患者共同商讨其健康问题、护理措施、护理目标，以取得患者的合作，鼓励患者参与，双方共同努力以达到预期目标。

4. 为患者提供相关的健康知识和康复信息，促进患者提高自我照顾的能力。

5. 给予必要的心理社会支持，促进患者身心康复，早日回归家庭和社会。

### （三）治疗性沟通的过程

治疗性沟通的特点是护患双方围绕与健康有关的内容进行有目的的交流。在沟通过程中应强调以患者为中心，体现真诚、关怀、理解、移情。要求护士对沟通的目的、内容、形式、时间和环境进行认真的组织安排。

1. 计划与准备阶段　任何有目的的交谈都应做好准备和计划工作。包括：① 交流的方式，明确访谈的目标和特定的专业内容；② 全面了解患者的有关情况；③ 列出提纲，以便访谈时能紧扣主题；④ 准备好访谈环境，提前通知患者访谈时间，并使患者在良好的身心状况下访谈，满足患者舒适和隐私的需要。

2. 访谈开始阶段　与患者开始访谈时，护士需要：① 有礼貌地称呼患者，使患者有相互平等、相互尊重的感觉。许多患者对医护人员用床号称呼他们很反感，因为那使人有不被尊重的感觉；② 主动介绍自己，告诉患者自己的姓名及职责范围，使患者产生信任感；③ 向患者说明此次交谈的目的和所需要的大概时间，使患者在思想上有所准备，减轻紧张和焦虑情绪；④ 创造一个无拘束的访谈气氛；⑤ 帮助患者采取适当的卧位，避免不良因素的影响。

3. 访谈进行阶段　交谈过程中应遵循以患者为中心的原则，引导和鼓励患者交谈。除采用一般性沟通技巧，如倾听、重复、反应和提问等外，护士还必须：① 根据访谈的目标及内容，进行适当的提问。提问时应注意：一次只提一个问题，如果一次提的问题太多，患者不便集中思考；提问时语句应尽量简单、明确；尽量使用对方熟悉的语言；② 以特定的访谈方法向患者提供帮助，并注意为患者保密；③ 观察患者的各种非语言表现，如面部表情、眼神、手势、语音、语调等；④ 适当应用沉默、集中注意力、引导访谈方向、重复等沟通技巧以加强访谈的效果。

4. 访谈结束阶段　访谈结束时应注意：① 结束交谈应让患者有心理准备；② 尽量不要再提出新问题；③ 简要总结访谈的重点内容，核实记录的准确性；④ 对患者的合作表示感谢，并安排患者休息；⑤ 必要时预约下次访谈的时间和内容。

（四）治疗性沟通的注意事项

护患的治疗性沟通是双向的，护患之间由于年龄、性别、背景、受教育程度、生活环境等因素的差异，可能影响沟通的效果。因此，护士在访谈时需要注意以下几方面：

1. 评估患者的沟通能力　这是进行治疗性沟通的基础条件。患者沟通能力评估主要包括听力、视力、语言表达能力、语言的理解能力、病情，以及情绪、价值观、态度等。

2. 学会引导患者交谈　① 关心、同情患者，对患者有责任感，这是患者愿意与护士沟通的基础和关键。② 使用开放式谈话方式，尊重、体谅患者，称呼得当，语言措辞得体。③ 学会询问，并采用鼓励的语言让患者把自己的真实感受表达出来。

3. 合理分配时间，掌握谈话节奏　① 在时间安排上注意与主要的治疗和其他护理的时间错开；② 根据患者的具体情况，掌握沟通的节奏，尽量与患者保持一致。

4. 应用人际沟通技巧　① 积极的倾听态度；② 巧用非语言沟通；③ 注意患者的非语言表现；④ 访谈时注意紧扣主题；⑤ 尽量少用专业词汇；⑥ 注意访谈内容的保密。

5. 理解患者的感受，对患者的需要及时作出反应。

6. 及时、如实地向患者提供健康有关的信息。

（黄华兰）

# 第六章　人文社会学理论在护理中的应用

**学习目标**

完成本章学习后，学生应能：

1. 描述系统、次系统、超系统、开放系统、闭合系统的定义。
2. 陈述一般系统论对人的认识。
3. 举例说明一般系统论在护理实践中的应用。
4. 描述马斯洛人类基本需要论的主要内容。
5. 举例说明人类基本需要层次论在护理中的应用。
6. 叙述成长、发展的概念。
7. 列举成长与发展的基本内容。
8. 描述成长与发展的规律。
9. 描述成长与发展的影响因素。
10. 列举弗洛伊德、艾瑞克森、皮亚杰、科尔伯格的发展阶段。
11. 举例说明艾瑞克森的心理社会发展理论在护理中的应用。
12. 复述应激、应激原、应激反应、适应、应对的概念。
13. 识别应激原、应激反应的类型。
14. 描述应激反应的一般规律。
15. 列举适应的层次。
16. 举例说明常用的几种心理防卫机制。
17. 描述 Selye 应激学说的主要内容。
18. 描述应激与适应理论在护理中的应用。

护理学在逐步成为一门独立学科的过程中，借鉴了人文社会学科的一些理论作为实践的指导，包括一般系统论、人类基本需要层次论、成长与发展理论、应激与适应的理论等。

## 第一节　一般系统论

### 一、概　述

系统作为一种思想由来已久，自从人类有了生产实践活动以后，就不断地与自然打交道，客观世界的系统性逐渐反映到人的认识中来，从而产生了朴素的系统思想。古希腊的哲学家德谟克利特（Demokritos）最早使用系统一词，提出“宇宙大系统”的概念。我国传统医学很早就已经有系统思想的萌芽。西汉时期的医学论著《黄帝内经》中曾提出“天人相应”的医疗原则，它将人看作自然界的一个组成部分，主张将生理现象与自然现象结合起来治疗疾病。另外，中医学的阴阳学说、五行学说、经络学说、脏腑学说等都是从人是一个系统的角度来研究和治疗人体疾病，其间蕴藏了系统论和系统方法。

系统作为一个科学术语，最早是由美籍奥地利生物学家路·贝塔朗菲（Ludwig von Bertalanffy）提出的。路·贝塔朗菲在20世纪20年代初提出机体是一个组织、整体和系统的概念；于1937年提出一般系统论原理；1955年出版专著《一般系统论》。以一般系统论为代表的系统科学的出现，使人类的思维方式发生了彻底的改变，其理论框架和思想已被广泛应用于生物、物理、工程、管理及医学等许多科学领域。

## 二、一般系统论的主要内容

### （一）系统的基本概念和特点

系统（system）是由相互联系、相互依赖、相互制约、相互作用的事物和过程组成的，是具有整体功能和综合行为的统一体。系统广泛存在于自然界、人类社会、人类思维及各科学领域中。例如，人作为一个系统，是由生理、心理、社会文化等部分组成的有机整体。护理学科也可视为一个由护理教育、护理实践、护理科研等部分组成的系统。作为系统应具有以下特点。

1. 每个系统均具有边界　边界使系统能够与其他系统及周围环境分开。如细胞有细胞膜，国家有国界，地球、月球也有其各自的边界。

2. 系统的活动具有目标性　一个系统的基本目标是维持其内环境的稳定和平衡。为了达到目标，系统持续不断地与其所处环境进行相互作用，以适应环境或改变环境得以维持其内部平衡。如人体不断吸入氧气以补充体内消耗的氧，同时释放出二氧化碳，供植物利用，以维持人体和整个生态系统的平衡。

3. 系统具有整体性　系统并不是各组成部分的简单罗列和相加，而是各部分间相互联系、相互依赖、相互制约，具有整体功能和综合行为的有机整体。系统整体的功能大于各组成部分的总和。同时系统的各组成部分不具有或不能代表系统总体的特性。如一块手表并不是由一些齿轮、螺母及其他配件简单地堆积在一起，而是将所有配件按一定方法组装在一起才构成一块手表，具有指示时间的功能，其配件本身并不具有指示时间的功能。

4. 每个系统都有其次系统　系统按其复杂程度和层次分为次系统和超系统。其中较简单、低层次的系统为次系统；较复杂、高层次的系统为超系统。一个系统可由许多次系统构成。如一个医院由各科室构成，科室是其次系统；同时各科室又由医生、护士、患者、管理人员等构成，每个医生、护士都是科室的次系统。因此，各科室是医院的次系统，同时又是其所属医生、护士、患者的超系统。同理，医院是各科室的超系统，而医院又是整个卫生系统的次系统；人是家庭的次系统，很多家庭在一起又共同构成一个超系统——社区（图6-1）。由此可见，一个系统在作为其各组成部分的超系统的同时，又作为其上一层系统的次系统。

5. 系统内部各次系统间及次系统与超系统间相互联系、相互作用　某一个次系统的变化会影响到其他次系统及其整个系统的稳定和平衡；同时，超系统又对其内部各组成部分起着支配和主导作用。如整个国家的政策方针、卫生管理体制、卫生保健水平、社会需求对护理学这一次系统的发展方向起着主导作用，决定了护理教育、护理实践、护理科研等的发展方向和发展水平。而护理教育、护理实践、护理科研之间又相互影响、相互作用，影响护理学科的发展。首先，护理教育为护理实践提供护理人员，护理实践对护理人员的需求决定护理教育的方向和目标。其次，通过护理教育可培养优秀的护理研究人员，以进行护理研究，护理研究的结果可促进护理教育内容和方法的改进。最后，护理实践的内容是护理研究的素

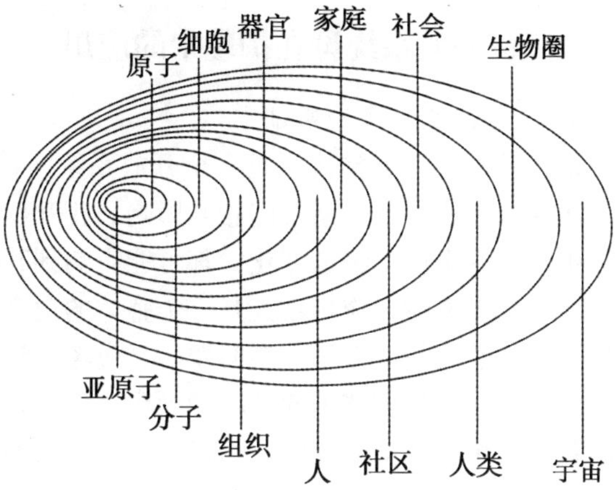


**图 6-1　一般系统理论示意图**

材，护理研究的结果又进一步应用于临床，以检验研究的可行性，促进护理实践的发展。因此，护理教育、护理实践、护理科研三者之间相互促进、相互制约，其中任何一个环节出现问题，都会影响其他次系统和护理学科整体的发展，破坏整个护理系统的平衡和稳定性。

（二）系统的分类

按系统与环境的关系不同，系统可分为开放系统（open system）和闭合系统（close system）。开放系统是与周围环境不断进行物质、信息和能量交换的系统，通过系统与环境间相互作用，以适应环境，达到维持系统内部平衡和稳定的目标。系统与环境间的作用通过输入、输出、反馈过程完成（图 6-2）。输入是指物质、信息和能量由环境进入系统的过程，输出是指物质、信息和能量由系统进入环境的过程。物质、信息和能量进入系统后，系统会对其进行加工、处理，其中部分内容会被系统吸收、转化，使系统自身发生改变，进而从系统输出改变后的物质、信息和能量。反馈则是系统对系统与环境间的相互作用进行控制的过程，即系统将输出结果反馈给输入过程，对输入过程进行调控，从而影响和改变以后的输出结果。如人吃进蔬菜、谷类、肉类、水果等各种食物即是输入过程；食物进入人体后，经过消化系统的加工、处理，部分被吸收，促进个体的生长和发育，消化和代谢后的产物以粪便、尿液、汗液、热量等形式排出体外，个体发育上的变化及排出体外的粪便等就是系统输出的物质、信息和能量。如果个体出现过度肥胖、消瘦，或者大便干燥、尿少等异常情况，这些输出信息可通过系统反馈给输入过程，如肥胖者注意控制饮食，减少高热量食物的摄入；大便干燥者多饮水、多吃富含粗纤维的食物等，以使个体的体重、排便等恢复正常。由此可见，开放系统是通过输入、输出和反馈过程，使系统与环境间保持协调和平衡，从而维持系统自身的稳定。开放系统是一个能与环境相互作用，具有自我调控能力的系统。与开放系统相反，闭合系统是指不与环境进行物质、信息和能量交换的系统。实际上，绝对闭合的系统是不存在的。

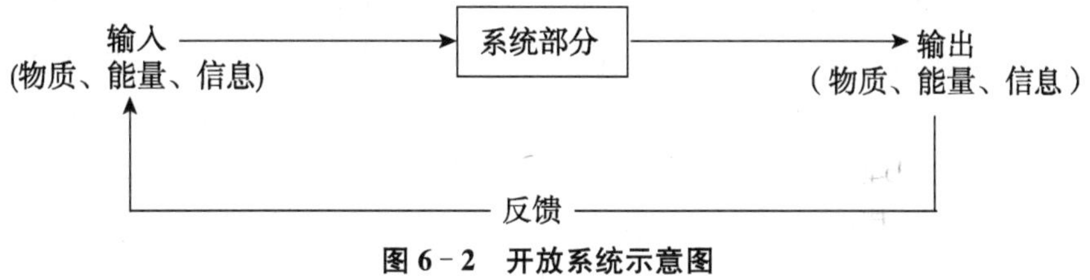


**图 6-2　开放系统示意图**

## 三、一般系统论在护理中的应用

（一）一般系统论是整体护理思想形成的基础

整体护理的观点就是把人看作是一个整体，是一个开放系统。首先，人作为一个整体，由生理、心理、社会等各次系统组成，各次系统间相互影响、相互作用、协调一致，构成一个完整的、独特的人，其中任何一个次系统的变化，都可能影响到其他次系统以及人整体的平衡与稳定。因此，护士在护理患者时，应形成人是一个整体的观念，护理的服务对象是一个整体，而不是某个疾病。当人的某一次系统出现问题时，应考虑到其可能对其他次系统造成的影响，如从患者的生理疾患联想到可能引起的心理问题。例如，很多癌症患者在漫长的治疗过程中，会出现不同程度的焦虑和抑郁症状，而患者的焦虑与抑郁反过来也会影响患者治疗的效果和坚持治疗的积极性。因此，在护理癌症患者时，应注意加强患者心理方面的护理，提供必要的心理支持，以减轻焦虑和抑郁的程度。其次，人是自然界的一个次系统，是其所属家庭、社区的一个次系统。人活动的基本目标是通过与周围环境之间的物质、信息和能量的交换，以保持人体各次系统间的平衡与稳定。护理的主要功能是帮助人维持生理和心理的平衡，以及在失去平衡时恢复平衡状态，即促进、维持和恢复健康。因此，在护理过程中，不能将一个人从其所属的超系统中孤立出来，应注意其外环境包括自然环境和社会环境对患者的影响，在住院过程中，注意创造舒适安全的医疗环境，营造良好的社会文化氛围，以促进患者的康复。

（二）一般系统论对护理实践具有指导作用

首先，目前被广泛应用于临床实践的护理程序就是以系统论为指导的一种科学工作方法。护理程序是护士在为护理服务对象提供护理照顾时所应用的工作程序，包括评估、诊断、计划、实施和评价五个步骤，它是一个系统地解决问题的护理工作方法，是在系统论的基础上进一步形成的。如将评估所得的患者健康状况作为输入信息，护士根据其输入信息确定患者目前存在的护理问题、制定个体化的护理计划、根据计划实施护理措施，输出信息则是护理后患者的健康状况。根据输出信息评价整个护理计划和实施过程的合理性，根据新的信息，调整、修改计划和实施过程，即是反馈的过程。可见，护理程序是一个开放的、系统的工作方法，包括输入、输出和反馈三部分。

其次，系统论被广泛应用于临床很多具体的护理工作中。如护士在给患者进行健康教育的过程中，可将整个健康教育过程视为一个整体的、开放的系统，患者的知识水平及其基本情况作为输入信息，护士根据患者现有的知识水平及其能力制定健康教育的目标，通过不同的教学方式，如讲解、演示、发放宣教材料等进行教育，教育后患者掌握的知识作为输出信息，护士根据输出信息对整个健康教育的效果进行评价即反馈的过程，若患者的知识水平未达到健康教育目标，则需修改或补充教学计划。

（三）一般系统论是护理理论的基本理论框架

许多护理理论家以一般系统论作为其理论或模式的基本框架，如 Roy 提出的适应模式就是以一般系统论作为其基本框架，将人视为一个整体的适应系统，阐述人与环境间的持续互动过程（具体内容详见第九章）。另外，Neuman 的健康照顾系统模式、King 的互动系统结构和达标理论等均是以一般系统论作为其基本的理论框架。

（万巧琴）

# 第二节　人类基本需要层次论

## 一、概　述

需要是人们缺乏某种东西或条件时形成的状态，是人们采取某种行为的驱动力。基本需要是指不同时代、不同地区、不同民族的每个人所共有的需要，如饥饿时对食物的需要，寒冷时对保暖的需要，战争时对安全的需要。基本需要的满足是人们生存、成长和发展的前提。近代有很多哲学家、心理学家致力于对人类基本需要的研究，其中以美国心理学家亚伯拉罕·马斯洛（Abraham Maslow，1908～1970）在《人格与动机》一书中提出的人类基本需要层次论（hierarchy of basic human needs theory）最为著名，影响最为广泛。马斯洛认为人有很多基本需要，这些需要具有不同的层次之分，当需要处于不满足状态时，机体就会处于焦虑状态，这种焦虑会激发其产生行为动机，导致某种行为的形成，而某种需要的持续不满足则将直接影响健康。马斯洛的人类基本需要论在社会心理学中有很大影响，现已被广泛应用于心理学、管理学、行为科学和护理学等各个学科领域。

## 二、马斯洛人类基本需要层次论的主要内容

### （一）人的基本需要层次

马斯洛将人类的基本需要分为五个层次，按照由低向高的顺序依次为生理的需要、安全的需要、爱与归属的需要、尊重的需要、自我实现的需要（图 6-3）。

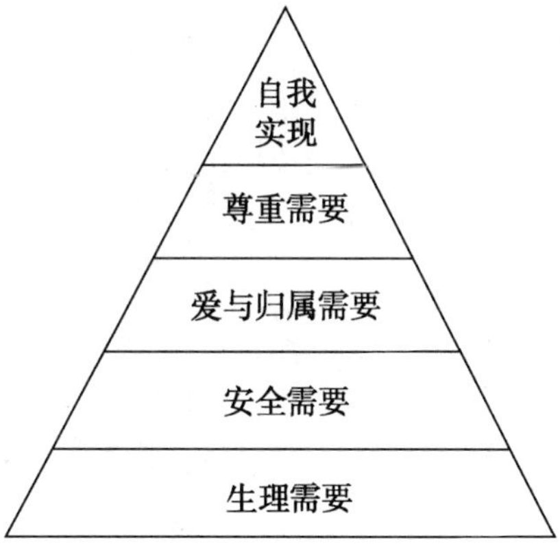


**图 6-3　马斯洛人的基本需要层次**

1. 生理的需要（physiological needs）　指维持个体生存所必需的最基本的需要，包括对氧气、营养、水、体温、排泄、休息、避免疼痛等需求。生理需要是人类最低层次的、最基本的需要。生理需要在人类所有需要中占绝对优势。具体说，一个同时缺乏食物、安全、爱和尊重需要的人，对于食物的需要可能最为强烈，成为个体采取行动的主要动机，而其他的需要可能会暂时消失或处于隐蔽的位置。

2. 安全的需要（safety and security needs）　当人们的生理需要得到相对满足之后，就会产生安全的需要，包括：有安全、有保障、被保护、避免受到伤害等需要。马斯洛认为人们喜欢生活在一个安全、有秩序、可以预测的世界里，一切陌生的、未知的、奇特的事物或

环境都会引起人们的焦虑和不安。

3. 爱与归属的需要（love and belonging needs） 在生理和安全需要相对满足的基础上，个体会产生爱、感情和归属的需要，包括爱、被爱和有所归属等需要。马斯洛认为人们通常希望归属于某一群体，渴望在家庭、团体、社会中有位置，并希望与他人建立一种充满深情的关系。如果爱与归属的需要没有得到满足，人们会感到孤独、被抛弃、被拒绝、举目无亲等。

4. 尊重的需要（esteem needs） 马斯洛将尊重分为内外两大类，内部尊重是指个体希望自己有实力、能胜任工作、能独立自主和有自尊心；外部尊重则是个体希望自己能受到别人的尊重，有社会地位、有威望、有荣誉，获得他人较高的评价和赞赏。尊重需要的满足使人们觉得自己在这个世界上有价值、有力量、有能力，产生自信心。这些需要一旦遭挫，会使人丧失基本的信心，产生自卑、弱小、无能的感觉。

5. 自我实现的需要（self-actualization needs） 指个体的能力和潜能得到充分发挥，实现自己的理想与抱负的需要。自我实现是人类最高层次的需要，其满足的方式和需求的程度个体间差异很大。如有的人可能想成为一位理想的母亲，有的人可能想成为一名优秀的护士，还有的人可能想在音乐、绘画方面有所成就。

除了上述提到的五个层次的人类基本需要外，马斯洛在 1970 年出版的《动机与人格》一书的修订本中，又增加了两个需要，即求知的需要（needs to know）和审美的需要（aesthetic needs）。求知的需要是指人们存在的一种试图认识、理解、分析事物的欲望，即探索世界的好奇心。审美的需要是指对美的物质、现象的追求，对行为完美的需要。

1977 年，在马斯洛基本需要论的基础上，理查德·凯利希（Richard Kalish）对其进行了修改和补充，增加了一层刺激的需要，列在生理和安全的需要两层次之间，包括性、活动、探索、新奇和操作（图 6－4）。

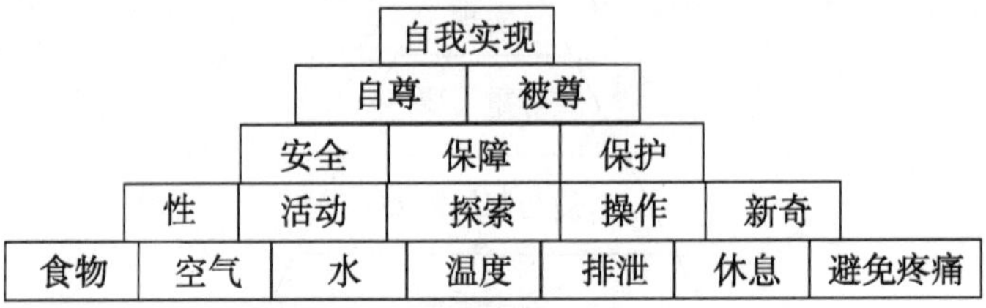


**图 6－4 理查德·凯利希人的基本需要层次**

（二）人类基本需要的一般规律

1. 人类的基本需要按层次顺序逐级上升 通常一个层次的需要被满足后，更高一层的需要才会出现，并逐渐明显和强烈。如人的生理需要得到满足后，才会提出安全的需要，在生理和安全需要满足的基础上，会产生爱与归属、尊重等更高层次的需要。马斯洛认为当一个人长期处于饥饿状态的时候，他会对食物产生强烈的需求，会把爱、归属感、尊重等需要看得不重要和不切实际；而当基本的生理需要和安全需要得到满足后，人们会希望进一步拥有他人的爱和尊重等。

2. 高层次需要并不一定在低层次需要完全满足之后才出现 马斯洛强调高层次的需要并不是在低层次需要得到百分之百的满足后才产生的。一个高层次的需要并不是突然地、跳跃式地出现，而是在前一层次需要相对满足的基础上逐渐产生并增强。如当 A 需要得到

10%的满足时，可能根本未产生B需要；而当A需要得到25%的满足时，B需要开始出现，可能开始仅表现5%的B需要；当A需要得到75%的满足时，B需要可能表现出50%。

3. 一般首先满足较低层次的需要，然后再考虑较高层次的需要　生理需要是最低层次的，也是人类最重要的基本需要。人们在生理需要得到满足后，才能得以维持生命。因此，通常维持生存所必需的低层次需要必须立即并持续地给予满足，越高层次的需要对维持生存越不迫切，越可被推迟满足。如氧气、食物、睡眠等生理需要必须首先给予满足，否则会直接威胁人们的健康；而在生理需要相对满足的基础上，人们才会产生并采取措施以满足爱和归属、尊重、自我实现等更高层次的需要。

4. 人类不同层次的基本需要会出现重叠、甚至颠倒的现象　一方面，低层次需要不会因为高层次需要的出现而停止。因此，在同一时期内，可以存在多种基本需要，各需要层次之间会出现相互重叠的现象。马斯洛认为，对社会中大多数正常人来说，人们的全部基本需要都部分地得到了满足，同时又都在某种程度上未得到满足。一般人大概满足了85%的生理需要，70%的安全需要，50%的爱的需要，40%的尊重的需要，10%的自我实现的需要。另一方面，人们在满足各层次需要的时候，并不是严格地按照由低到高的顺序逐级上升，有可能出现颠倒的现象。

5. 随着需要层次的上升，满足需要的方式差异越大　通常人们满足较低层次需要的活动基本相同或相似。如人们通过呼吸运动来满足对氧的需要，通过睡觉来满足休息的需要，通过进食满足食物的需要。越是高层次的需要越具有个体特征，其需求的程度和满足方式的个体差异性越大。如每个人对自我实现的需要不同，他们采用的满足自我实现需要的方式存在很大差异，如护士从事护理工作、科学家致力于研究、作家通过写出优秀的作品以实现自我。

6. 人类基本需要被满足的程度与健康状况密切相关　生理需要是维持人们生存所必需的，必须首先得到满足，否则会导致疾病。有些高层次的需要虽然不是维持人类生存所必需的，但其满足可以促进人们的心理健康和生理需要的进一步满足。例如，如果爱的基本需要长期没有得到满足，会使人产生孤独、抑郁等情绪，这些不良情绪会直接影响食欲、睡眠，导致身心疾病的出现。总的来说，人类基本需要被满足的程度与健康状况成正比，当所有的需要被满足后，可达到最佳的健康状态。

## 三、人类基本需要层次论在护理中的应用

马斯洛的人类基本需要层次论作为护理学的基本理论框架之一，现已被广泛应用于护理实践、护理管理、护理科研等领域。一些护理院校以人类基本需要层次论作为办学宗旨，按照人的需要层次设置课程；韩德森（Henderson）、奥瑞姆（Orem）、罗伊（Roy）等护理理论家在基本需要论的基础上提出了自己的护理理论或模式；同时，很多护理工作者开始研究不同人群的基本需要，以更好地指导临床实践工作。下面我们就人类基本需要论在临床护理实践中的应用进行讨论。

人是护理服务的对象，护理的目的是为了恢复、维持和增进人类的健康，而健康状况与基本需要满足的程度成正比。因此，可以说，护士是要帮助人们满足其基本需要以维持机体的健康状态。运用马斯洛的人类基本需要论有助于护理人员更为系统、全面地满足人们不同层次的需要。

### （一）帮助护士识别患者尚未满足的需要

人类基本需要层次论为护士识别患者及其他护理服务对象的需要提供了一个框架，有助于护士在评估的过程中及时发现患者有哪些尚未满足的需要，预测患者可能出现的需要，更好地理解患者的言行。患病时可能出现的未满足的需要包括：

1. 生理的需要

（1）氧气：呼吸困难、呼吸道阻塞等导致缺氧；

（2）水：脱水、水肿、电解质或酸碱平衡失调等；

（3）营养：消瘦、肥胖、各种营养缺乏，不同疾病、治疗、检查时的特殊饮食需要；

（4）体温：过高、过低等；

（5）排泄：尿失禁、尿潴留、便秘、腹泻等；

（6）休息和睡眠：疲劳、各种睡眠型态紊乱等；

（7）避免疼痛：各种急、慢性疼痛。

2. 刺激的需要　在疾病的急性期，患者迫切地需要控制病情，满足基本的生理需要，以维持生存，对刺激的需要往往还不是很明显。随着疾病的恢复，病情逐渐稳定，刺激的需要会日趋增强。例如卧床患者需要定时翻身以避免发生压疮，需要主动或被动的肢体活动以防止肌肉失用性萎缩等。对于长期住院的患者更应注意满足刺激方面的需要，包括美化住院环境，安排适当的文娱活动等。因为长期单调的生活会使患者的情绪低落、体力衰退、反应变慢等。

3. 安全的需要　一般来说，人们患病时的安全感会降低，包括担心自己的健康状况；担心得不到良好的治疗和护理；担心医护人员的技术；担心各种治疗和检查可能带来的危害；担心被家人和朋友遗忘，感到寂寞和无助等等。满足患者安全的需要，应注意以下两个方面：

（1）避免身体方面的伤害：应注意防止发生意外，如由于地板过滑、光线不足而跌倒，没有床档而发生坠床；严格无菌操作以防止感染等等。

（2）避免心理方面的威胁：通过入院介绍和健康教育使患者尽快熟悉环境，了解疾病、治疗、检查、护理相关的知识，使患者信任医护人员的技术，对治疗充满信心。

4. 爱与归属的需要　患病时，人们对爱与归属的需要显得更为强烈，他们希望得到家人、朋友和周围人亲切的关心、理解和帮助。因此，在不影响疾病治疗的前提下，应允许家属和朋友来探视，协助患者建立良好的医患、护患关系，增进患者之间的情感交流。

5. 尊重的需要　人们由于生病需要他人的照顾，不能参加工作、学习，往往会对自身的价值产生怀疑，觉得自己是家庭、单位、社会的负担，影响患者自尊需要的满足。为了增加患者的自尊和被尊重感，护士应注意：① 礼貌地称呼患者的名字；② 重视患者提出的意见；③ 让患者完成力所能及的事；④ 尊重患者的隐私，如保密和遮盖身体的隐私部位；⑤ 理解和尊重患者的个人习惯、价值观及宗教信仰等。

6. 自我实现的需要　由于疾病常常影响人们各种能力的发挥，尤其是失明、耳聋、瘫痪、截肢等情况会给自我实现带来更大的困难，给患者的身心带来很大的应激。护士应根据患者的情况，鼓励患者重新建立合适的人生目标，坚持治疗和加强学习，为自我实现创造条件。

### （二）帮助护士按需要层次的高低排列护理问题的优先顺序

通过评估了解患者当前存在或可能出现的尚未满足的需要后，护士应根据人类基本需要层次论的一般规律，确定护理问题的优先次序。一般首先满足危及患者生命的需要，如生理的需要和安全的需要，再进一步满足患者爱与归属、尊重、自我实现等更高层次的需要。如对于一个急性心肌梗死的患者，护士首要的措施是建立静脉通道，配合医生积极溶栓、维持有效的循环和呼吸功能，以维持生命。待病情基本稳定后，护士会满足患者爱与归属的需要、尊重的需要，介绍医院环境、允许家属探视、介绍疾病知识、增进与同室病友的交流和沟通、建立良好的护患关系等等。一般来说，越是排在前面的低层次需要，越需及早给予满足。但由于个体不同的文化背景、个性特征，各层次需要的优先次序可能会有所不同。同时，在满足高层次需要时，护士更应注意不同个体之间的差异。

（三）指导护士帮助患者满足其基本需要

明确患者存在的尚未满足的基本需要，并按需要层次的高低排好护理问题的优先次序后，下一步护士需要考虑的就是如何根据患者的具体情况满足其基本需要。首先护士应评估影响患者基本需要满足的因素和患者自身满足基本需要的能力，然后选择合适的途径帮助患者满足其基本需要。

1. 可能影响基本需要满足的因素

（1）生理方面：由于各种原因引起的疾病、疼痛、疲倦、躯体活动障碍等。如由于疼痛而影响休息，由于口腔疾患而影响进食。

（2）心理方面：焦虑、恐惧、抑郁、愤怒等情绪会导致人们食欲下降、注意力不能集中、睡眠不好、与他人沟通能力下降，从而影响人们生理、安全等各种需要的满足。

（3）知识方面：营养、安全、保健等各方面知识的缺乏会影响人们能否有效地满足自身的基本需要。如由于术后活动知识的缺乏，部分患者下床活动不当，可能导致伤口裂开。

（4）环境方面：环境中的某些物理、化学、生物因素会影响人们基本需要的满足。如环境中的噪音会影响休息；陌生的环境会降低人们的安全感和归属感。

（5）个人方面：个人的生活习惯、文化背景、信仰、价值观和生活经历会不同程度地影响人们满足基本需要的途径和方法。如有的人为了生存而愿意抛弃自尊，以行乞为生；有的人为了尊严而不惜牺牲生命。

（6）社会文化方面：紧张的人际关系、与亲人的分离等会降低个体的归属感。社会的道德观、文化风俗、宗教等也会影响人们基本需要的满足。如男性患者因为怕招致他人嘲笑而强忍疼痛，女性患者因为害羞而对性方面的疾患羞于诊治。

2. 满足患者基本需要的途径

（1）对完全无法满足自身基本需要的人：护士应通过护理全面满足他们各个层次的基本需要。如帮助昏迷的患者翻身、清洁身体、通过鼻饲维持营养、通过呼吸机维持供氧等。

（2）对只能部分满足自身基本需要的人：护士应鼓励患者完成自己力所能及的活动，补充患者不足的部分。如鼓励术后患者自行进食，协助患者进行肢体功能锻炼，帮助患者逐渐恢复基本的自理能力。

（3）对基本能够满足自身需要的人：护士应通过宣传、教育、咨询、指导等方法，增进患者的知识，使患者能够更好地满足自身的基本需要，防止出现健康问题。如对孕产妇进行保健和育儿指导，指导糖尿病患者进行饮食控制等。

（万巧琴）

## 第三节　成长与发展的理论

成长与发展贯穿于人的生命全过程，人在每一个成长发展阶段都有不同的特点和特殊的问题需要解决。护理的对象包括各个年龄阶段的人，他们处于不同的成长发展水平，表现出不同的身心特征。因此，护理人员必须了解生命过程中成长发展的规律及各个阶段的特征，根据不同阶段的发展特点提供护理。

### 一、成长与发展概述

成长与发展是人在整个生命历程中的一个自然而不断变化的过程。了解成长发展的基本概念、一般规律及其影响因素，有利于护士正确评估患者的成长发展水平，通过创造有利条件和预防不利因素，促进患者正常的成长发展。

（一）成长与发展的基本概念

1. 成长（growth）　又称生长，指由于细胞增殖而产生的生理方面的改变，表现为机体整体和各组织器官的长大或改变，是量的变化，可用量化的指标来测量，如身高、体重、骨密度、牙齿结构的变化等。一般生长的形态可包括四种基本类型：① 增量性生长：指除去排泄或消耗的部分后生理上得到的增长；② 增生：即细胞数量的增多；③ 肥大：即细胞体积的增大；④ 更新：是机体维持正常的生理功能而进行的新陈代谢。

2. 发展（development）　又称发育，指生命过程中有顺序、可预测的功能改变，包括身、心两个方面。表现为细胞、组织、器官功能的成熟和机体能力的演进，如行为改变、技能增强等，是质的变化，一般不容易通过量化的指标来测量。发展是学习的结果和成熟的象征，贯穿于人的整个生命过程中。

3. 成熟（maturation）　狭义的成熟指生理上的生长发育，广义的成熟包括心理社会的发展。成熟是成长和发展的综合结果，受遗传基因及环境因素的影响。人的成熟可表现为：从依赖到自治；被动到主动；主观到客观；无知到有见识；能力弱到能力强；承担责任少到多；兴趣狭窄到广泛；自私到利他；自我否定到自我接受；模仿到独创；注重细节到注重原则；思维肤浅到深入；冲动到理智等。一个人社会心理成熟的重要标志之一是不断调整自己，以适应不断变化的客观环境，并从中吸取自己所需要的知识和能力，不断地完善自己。

成长、发展及成熟三者之间相互影响、相互依存、相互关联，不能截然分开。成熟是成长与发展的综合结果，成长是发展的物质基础，而发展的成熟状况在某种程度上又反映在量的变化上。

（二）成长与发展的组成部分

成长与发展是一个整体的概念，一般从以下六个方面进行分析。

1. 生理方面（physiological）　指体格的生长和改变，以及机体各组织器官的发育和功能的完善。

2. 认知方面（cognitive）　认知包括感觉、知觉、注意、记忆、思维、语言等过程。认知方面的发展可表现为记忆力、观察力、判断力、理解力、推理能力、想象力、对知识的运用、解决问题等能力的不断发展和改变。

3. 情感方面（emotional）　情感是人对客观事物的一种主观的态度体验，包括喜、怒、哀、乐、悲、恐、惊等。情感发展是人在对客观事物认识过程中判断其能否满足需要而产生的。

4. 精神方面（spiritual） 指人在成长发展过程中所产生的对生命意义及生存价值的认识。

5. 社会方面（social） 指人在社会交往过程中与他人、群体、社会互动能力的不断发展。

6. 道德方面（moral） 指人的是非观念和信仰的形成。道德观念的发展受社会文化背景的影响。

以上内容除生理方面以外，都属于心理社会的领域。各部分之间相互联系、相互作用，从而构成人的整体。

（三）成长与发展的规律

人的成长发展过程非常复杂，受许多因素的影响，虽然有一定的个体差异，但同时具有一定的规律和共性。

1. 可预测性 成长与发展的过程是可预测的，虽然每个人的成长发展速度各不相同，但都要经历相同的发展阶段。例如，每个孩子开始学会行走的时间可能不同，但会走之前，都先学会翻身、爬行和站立。

2. 顺序性 生长发育通常遵循由上到下、由近到远、由粗到细、由简单到复杂、由低级到高级的顺序或规律。

（1）由上到下或由头至尾：例如，胎儿的头部发育较早，外形也较大，而肢体发育较晚；婴儿先会抬头，后抬胸，再会坐、立和行走。

（2）由近到远：即由身体中心部向身体远端方向发展。例如，婴儿先学会控制肩和臂，再控制手的活动。

（3）由粗到细：即大的动作发展在先，精细动作发展在后。例如，婴儿先会用全手掌握持物品，再发展到能以手指捏取等精细动作。

（4）由简单到复杂：例如，幼儿先咿呀学语，而后学会说单字和句子；儿童的游戏方式由简单的玩耍发展为有复杂游戏规则的团体活动。

（5）由低级到高级：例如，儿童先会看、听和感觉事物、认识事物，再发展到记忆、思维、分析和判断；儿童的情绪较简单、短暂、外显，而成人的情感较复杂、稳定、不易外露。

3. 连续性和阶段性 成长和发展是一个连续的过程，但并非等速进行，具有阶段性。例如，一般年龄越小，体格增长越快，出生后 6 个月生长最快，之后速度逐渐减慢。至青春期又迅速加快，成年后处于相对稳定阶段。心理社会的发展同样具有连续性和阶段性。

4. 不平衡性 各系统的发育各有先后，速度快慢不同。例如，神经系统从出生到一岁发育最快；生殖系统在青春期发展最快；淋巴系统的发育则先快而后回缩；肌肉组织的发育到学龄期才开始加速。心理社会发展同样存在不平衡性，例如，语言发展以 3～5 岁最快。

5. 个体差异性 成长发展虽按一般规律进行，但受各种因素的影响，成长发展的速度和水平存在一定的个体差异。例如，在正常标准范围内，体格成长的个体差异随年龄增长而逐渐加大，到青春期更明显。心理社会方面的发展也因社会文化背景、家庭教养等不同而存在较大差异，并随年龄增长个体差异越大。

6. 成长发展有关键期 关键期（critical period）指个体在成长发展过程中，对环境刺激最敏感、且是发展某些技能和能力的最佳时期。例如，胚胎的前 3 个月是胎儿生长发育的关键期，最容易受到病毒、药物或化学因素的影响；婴幼儿期是形成人的基本人格因素，如情感、生活态度、健康行为、价值观、信仰的关键期；青春期体格生长和生殖系统发育加速，青少年开始认同自己的社会角色，是成长发展的另一个关键期。

（四）成长与发展的影响因素

遗传和环境是影响成长发展的两个最基本因素。遗传决定生长发育的潜力，这种潜力又受到环境因素的调节，二者相互作用，决定了成长发展的水平。

1. 遗传因素　成长与发展受父母双方遗传因素的影响，表现在身高、体形、肤色、面部特征等生理方面，同时也表现在性格、气质、智力等心理社会方面。

2. 环境因素

（1）孕母状况：胎儿在宫内的发育受孕母生活环境、营养、情绪、健康状况等各种因素的影响。如妊娠早期感染风疹、带状疱疹、巨细胞病毒，可导致胎儿先天畸形；孕期严重营养不良，可引起流产、早产和胎儿体格生长及脑的发育迟缓；孕母接受药物、放射线辐射、环境毒物污染和精神创伤等，均会使胎儿发育受阻。宫内发育不良也会对出生后的生长发育造成不良影响。

（2）营养：充足和合理的营养是生长发育的物质基础。年龄越小受营养的影响越大。长期营养不良会导致体格发育的迟滞，如体重下降、身高增长缓慢、各器官功能低下等，并影响智力、心理和社会能力的发展。而营养过剩所致的肥胖也会对人的成长发展造成一定影响。

（3）疾病：疾病对成长发展影响很大，尤其是在发展的关键期。先天性疾病对体格和神经心理发育均会造成不利影响；急性疾病可造成体重下降；长期慢性疾病不仅会影响体格的生长和发育，还会影响心理社会方面的发展。

（4）家庭：家庭环境对成长发展起着显著作用。家庭提供的居住环境、卫生条件、教养方式、家庭气氛、父母的角色示范、接受教育的机会、有效的健康保健措施以及家庭成员的生活方式等，都会对儿童的体格及心理社会发展产生深远影响。

（5）社会文化：不同的社会文化环境对人在各个发展阶段所需完成的任务有不同的要求，因此，不同文化背景下的教养方式、生活习俗、宗教信仰等，都对人的成长发展有一定程度的影响。

## 二、有关成长与发展的理论

几个世纪以来，生物学家、社会学家、心理学家从不同的角度对人的成长发展进行深入研究，并提出了许多理论。在护理领域中被广泛应用的有弗洛伊德的性心理发展学说、艾瑞克森的心理社会发展理论、皮亚杰的认知发展理论、科尔伯格的道德发展理论等。

（一）弗洛伊德的性心理发展学说

弗洛伊德（Sigmund Freud，1856～1939）是奥地利著名的精神病学家，被誉为“现代心理学之父”，是精神分析学派的创始人。弗洛伊德用精神分析的方法观察人的行为，并提出了性心理发展学说（theory of psychosexual development）。他认为人的本能是追求生存、自卫及享乐，而刺激人活动的原动力是原欲（libido），或称为性本能。原欲是人的精神力量，也是性心理发展的基础。

弗洛伊德把人的心理活动分为意识、潜意识和前意识三个层次。潜意识指个体无法直接感知到的心理活动部分，通常是不被外部现实、道德理智所接受的各种本能冲动、需求和欲望，或明显导致精神痛苦的过去事件。人的各种心理和行为并非完全由意识决定，还由潜意识的欲望和冲动等决定，潜意识使个体的心理活动具有潜在的指向性。

弗洛伊德认为，人格结构由本我（id）、自我（ego）和超我（superego）三部分组成。本我是人格中最原始的部分，由先天的本能与原始的欲望组成，受快乐原则（pleasure principle）支配；自我是人格中理性的、符合现实的部分，受现实原则（reality principle）支配，使本我的愿望能根据现实的要求得到满足；超我是人格中最具理性的部分，包括良心和自我理想，由社会规范、道德观念等内化而成，遵循完美原则（principle of ideal），对个体的动机进行监督和管制。

弗洛伊德提出，人格的发展经历五个可重叠的阶段，其中前三个阶段是人格发展的最关键时期。每个阶段的“原欲”会出现在身体的不同部位，如果需求不能得到满足，则会出现固结（fixation），即人格发展出现停滞，可能产生人格障碍或心理问题，并影响下一阶段的发展。

1. 口欲期（oral stage） 0～1 岁。原欲集中在口腔，通过吸吮、吞咽、咀嚼等口唇刺激获得快乐和安全感。如果口部的欲望得到满足，会带来舒适和安全感，利于正常情绪及人格的发展；如果欲望不能得到满足或过于满足，则会产生固结，形成自我为中心、过度依赖、悲观、不信任他人等人格特征，并出现以后的吮手指、咬指甲、饮食过度、吸烟、酗酒、吸毒等行为。

2. 肛欲期（anal stage） 1～3 岁。原欲集中在肛门区，愉快感主要来自排泄所带来的快感及自己对排泄的控制。如果父母对儿童的大小便训练得当，则会使儿童养成清洁、有秩序的习惯，学会控制自己，并形成以后人际关系的基础；如果训练过早或过严，则会形成洁癖、吝啬、固执、冷酷等人格特征；如果训练过松，会形成自以为是、暴躁等人格特征。

3. 性蕾期（phallic stage） 3～6 岁。原欲集中在生殖器，开始察觉到性别差异，恋慕与自己性别相异的父母，而排斥与自己性别相同的父母，出现恋母（父）情结。如果此期能与同性别的父（母）亲建立性别认同感，则利于儿童形成正确的性别行为和道德观念；此期固结会造成性别认同困难或由此产生其他的道德问题，恋母（父）情结会固着在潜意识中，成为以后心理问题的根源。

4. 潜伏期（latent stage） 6～12 岁。原欲从自己的身体和对父母的感情转移到外界环境，将精力投入到学习、游戏等各种智力和体育活动中，更多地与同伴相处。如果此期顺利发展，可获得许多人际交往经验，促进自我发展；此期固结会形成强迫性人格特征。

5. 生殖期（genital stage） 12 岁以后。原欲重新回到生殖器，注意力转向年龄接近的异性伴侣，逐渐培养独立性和自我决策的能力，性心理的发展趋向成熟。此期固结会导致性功能不良或病态人格，难以建立融洽的两性关系。

#### （二）艾瑞克森的心理社会发展理论

艾瑞克森（Erik Erikson，1902～1994 年）是美国哈佛大学的一位心理分析学家，师承于弗洛伊德的女儿安娜·弗洛伊德。他根据自己多年从事心理治疗的经验，在弗洛伊德性心理发展学说的基础上，于 1950 年提出了心理社会发展理论（Theory of Psychosocial Development）。

艾瑞克森的理论是最早涉及整个人生发展过程的理论之一。他强调文化及社会环境在人格发展中的重要作用，认为人的发展包括生物、心理及社会三个方面的变化过程。他把人的一生分为八个心理社会发展阶段，所有人都要经过这些阶段，顺序固定，不能颠倒。每个阶段都有一个发展危机（developmental crisis）或中心任务必须解决。成功地解决每一阶段的危机，人格则会顺利发展；反之，危机将持续存在，影响下一阶段的人格发展，并可能出现人格缺陷或行为异常。

1. 婴儿期（infancy） 0～18 个月，发展的危机是信任对不信任（trust vs mistrust）。发展任务是与照顾者建立信任感，而信任感是发展健全人格最初且最重要的因素。婴儿来到一个陌生的环境，无助感最强，必须依赖他人满足自己的需要，如果婴儿的各种需要能得到持续和有规律的满足，并得到爱抚和良好的照顾，则会产生基本的信任感，成为以后对外界和他人产生信任感的基础；反之，则会产生不信任感、不安全感和焦虑感，并将其带入以后的发展阶段。

对婴儿期的发展有重要影响的人是母亲。母婴之间具有一种身体移情作用（physical empathy），婴儿能敏感地感受到母亲的情绪状态，如果母亲焦虑不安，则婴儿会产生相应的情绪体验。母婴之间的这种早期互动会影响基本信任感的产生，并影响基本人格的形成及完善。同时，艾瑞克森认为信任和不信任是相对的，应该让婴儿体验这两种经历，因为当婴儿有不信任体验时，才能识别信任的体验，重要的是二者的比例，信任应当多于不信任。

婴儿期顺利发展的结果是建立信任感，表现为信赖他人、乐观、有安全感、愿意与他人交往、对环境和将来有信心；如果发展障碍，将出现对他人的不信任感、焦虑不安、退缩等人格特征。

2. 幼儿期（early childhood） 18 个月～3 岁，发展的危机是自主对羞愧或疑虑（autonomy vs shame or doubt）。发展任务是适时地学到最低限度的自我照顾及自我控制能力，获得自主感。此期儿童开始学习独立吃饭、穿衣、大小便等基本的自理活动，通过爬、走、跳等动作来探索外部世界，并开始察觉到自己的行为会影响到周围环境及他人，从而形成独立自主感。同时，由于缺乏社会规范，儿童喜欢以“我”，“我的”表示自我中心的感觉，爱用“不”表示自主性。如果儿童的自主行为受到过分限制或否定，则会产生羞愧和疑虑，怀疑自己的能力，并停止各种尝试和努力。

对幼儿期的发展有重要影响的人是父母。父母对儿童自主行为的态度和行为影响自主感的建立。如果父母能在保证安全的情况下，让儿童主动完成自己的事情，如吃饭、穿衣等，并给予适时的支持和鼓励，可促使儿童自主感的建立。此外，在儿童以自我为中心的意愿开始的同时，父母应注意用温和、适当的方式训练儿童，促使其按社会规范约束自己的行动；反之，如果父母过分溺爱或过度保护，为孩子包办一切，或训练过严，对其自主行为进行否定、嘲笑、斥责、限制等，则会使儿童产生羞愧和疑虑的感觉。

幼儿期顺利发展的结果是产生自我控制感，有自信和自主性；如果发展障碍，会出现缺乏自信、怀疑自己的能力、过度自我限制或顺从、任性、反抗等人格特征。

3. 学龄前期（late childhood） 3～6 岁，发展的危机是主动对内疚（initiative vs guilt）。发展任务是获得主动感，体验目标的实现。此期儿童的活动和语言能力增强，对周围世界充满好奇和探索的欲望，喜欢各种智力和体力活动，喜欢问问题，爱表现自己。此期游戏成为儿童生活的中心，通过游戏，儿童积极地探索世界，学习一定的社会规范，发明或尝试一些新活动和新语言，为自己设定目标和制订计划，并努力去实现目标。当儿童发现自己的某些愿望难以实现或违背了社会禁忌时，会由此产生内疚感或罪恶感。

对学龄前期的发展有重要影响的人是家庭成员，儿童的心理社会发展取决于父母对孩子这些自创性活动的反应。如果父母对儿童的好奇和探索性活动给予理解、鼓励和正确引导，儿童的主动感就会得到增强。艾瑞克森还认为，此期的家庭或幼儿园教育应以游戏为主，在游戏中发展儿童的感官，激发智力，培养各种社会适应能力。反之，如果父母总是对儿童的行为进行指责，禁止儿童有一些离奇的想法或游戏，或刻意设计教育活动，要求儿童完成其力所不能及的任务，会将儿童置于失败的压力之下，产生内疚感。

学龄前期顺利发展的结果是有自己生活的目的和方向，能主动进取，有创造力。艾瑞克森认为，个人在社会中所能取得的成就，都与儿童在本阶段主动性发展的程度有关；如果发展障碍，会表现为缺乏自信、悲观、退缩、害怕做错、无自我价值感等人格特征。

4. 学龄期（school age） 6～12岁，发展的危机是勤奋对自卑（industry vs inferiority）。发展任务是获得勤奋感。此期儿童的活动场所包括家庭、学校和社区等，开始接受正规的学校教育，主要精力集中于学习文化知识和各种技能，学习与同伴合作、竞争、遵守规则。学龄期是养成有规律的社会行为的最佳时期。此期儿童在学业上的成功体验会促进勤奋感的建立；反之，如果经历失败的体验多于成功，则会产生自卑感。

对学龄期的发展有重要影响的人是父母、老师、同学等。如果儿童在学业上的成功得到家长、老师、同学的鼓励和赞赏，会强化勤奋感，形成勤奋进取的性格，敢于面对困难及挑战，并为以后继续追求成功打下基础；但如果儿童的努力和成绩得不到赞赏，或无法胜任父母及老师指定的任务，遭受嘲笑和指责，会导致自卑感的产生。

学龄期顺利发展的结果是学会与他人竞争、合作、守规则，获得基本的学习和社会交往能力。艾瑞克森认为，人对学习、工作的态度和习惯都可追溯到本阶段勤奋感的发展；如果发展障碍，儿童则会出现自卑、缺乏自信、充满失败感等人格特征。

5. 青春期（adolescence） 12～18岁，发展的危机是自我认同对角色混乱（identity vs role confusion）。发展任务是建立自我认同感，克服角色混乱。自我认同（ego identity）是人格上自我一致的感觉，青少年需要从周围世界中明确自己的社会角色，选择人生目标。青少年经常在思考“我是谁?”、“我将来向哪个方向发展”的问题。他们极为关注别人对自己的看法，并与自我概念相比较，一方面要适应自己必须承担的社会角色，如实现父母的期望，考上理想的大学，同时又想扮演自己喜欢的新潮形象。因此，青少年在为追求个人价值观与社会观念的统一而困惑和奋斗，从而获得自我认同感。

艾瑞克森认为自我认同是自我发展的理想境界，由于年龄、能力、经验及家庭背景等因素的不同，每个人所处的自我认同状态不同：① 达到认同（identity achievement）：指矛盾冲突解决，能够正确认识自己，明确自己的需要，能朝着既定目标而努力；② 认同延期（identity moratorium）：指矛盾冲突尚未解决，仍在苦苦探寻；③ 认同迷失（identity diffusion）：指矛盾冲突无法解决，陷入迷失和困境，对未来的一切尚未找到答案；④ 认同早闭（identity foreclosure）：指自己对未来毫无主见，一切听从父母的安排。

对青春期的发展有重要影响是人是同龄伙伴及崇拜的偶像。顺利发展的结果是能接受自我，有明确的生活目标，并为设定的目标而努力；如果发展障碍，会产生认同危机（identity crisis），即个人在自我认同过程中，心理上产生的危机感，导致角色混乱，迷失生活目标，彷徨，可能出现堕落或反社会的行为。

6. 青年期（young adulthood） 18～35岁，发展的危机是亲密对孤独（intimacy vs isolation）。青年期已经建立了自我认同感，形成了独立的自我意识、价值观念及人生目标，发展任务是发展与他人的亲密关系，承担对他人的责任和义务，建立友谊、爱情和婚姻关系，从而建立亲密感。艾瑞克森认为真正的亲密感是指两个人都愿意共同分享和相互调节他们生活中一切重要的方面，只有在确立自己的认同感之后，也就是解决了上一期自我认同和角色混乱的矛盾冲突后，才能在与别人的共享中忘却自我，否则很难达到真正的感情共鸣，会产生与同龄人、社会及周围环境格格不入的孤独感。

对青年期的发展有重要影响的人是朋友和同龄的异性。顺利发展的结果是有美满的感情生活，有亲密的人际关系，具有良好的协作精神，并为一生的事业奠定稳固的基础；如果发展障碍，人就不能体验亲密感，从而产生孤独、自我专注、缺乏密友、性格孤僻等。

7. 成人期（adulthood） 35～65岁，发展的危机是创造对停滞（generativity vs stagnation）。发展任务是养育下一代，获得成就感。在前几期顺利发展的基础上，成年人建立了与他人的亲密关系，关注的重点扩展为整个家庭、工作、社会以及养育下一代，为社会创造物质和精神财富。同时，中年人知识积累日益增多，对问题的认识有一定的深度和广度，不再为表面现象所迷惑，遇事沉着冷静，脚踏实地。

对成人期的发展有重要影响的人是同事和配偶。顺利发展的结果是用心培养下一代，热爱家庭，有创造性地努力工作；如果发展障碍，则可能出现停滞不前的感觉，表现为过多关心自己、自我放纵、缺乏责任感。

8. 老年期（old age） 65岁以上，发展的危机是完善对失望（integrity vs despair）。发展任务是建立完善感。此期机体各个器官逐渐老化，功能下降，许多老年人丧失了体力和健康，丧失了工作、配偶和朋友，容易出现抑郁、悲观、失落等情绪。此期，老年人开始回顾一生，评价自己的人生是否有价值，他们会对自己没能实现的理想感到缺憾，对自己所犯的错误感到失望。与此同时，尽管存在不可避免的错误或遗憾，老年人也在努力去发现一种完善感和满足感，进一步发挥潜能，以弥补自己的缺憾，使生命更有意义，使晚年生活更丰富多彩。

老年期发展顺利的结果是对自己的人生产生完美无憾的感觉，表现为乐观、满足、心平气和地安享晚年；如果发展障碍，则会出现挫折感、失落感和绝望感，处于整日追悔往事的消极情感中。

（三）皮亚杰的认知发展理论

皮亚杰（Jean Piaget，1896—1980）是瑞士杰出的心理学家和哲学家，基于对儿童数十年来的观察和研究，提出了认知发展理论（Theory of Cognitive Development）。

皮亚杰认为发展的内在动力是失衡，儿童是环境的积极探究者，智力的发展是个体不断与环境相互作用，经同化（assimilation）和顺应（accommodation）两个基本认知过程而形成的。每个个体都有一个原有的认知结构，称为图式（schema）。最早的图式是一些遗传性反射动作，如吸吮、抓握等。当面临一个刺激或困难情境时，个体使用已有的图式对新的环境信息进行组织和加工，使之更适合自己的认知结构，从而解决新问题，这个过程称为同化；当原有的图式不能成功地适应新环境时，就会出现失衡，个体必须改变或扩大已有的图式，以适应新的情境，这个过程称为顺应。随着儿童对环境的不断探究和适应，图式不断得到扩大和改变，从而促进个体智力的发展。

认知发展是一个有序的、连续的过程，分为四个阶段，每个阶段都是对前一个阶段的完善，并为后一个阶段打下基础。各个阶段的发展与年龄有一定关系，顺序固定不变，但每个人通过各个阶段的速度有所不同。

1. 感觉运动阶段（sensorimotor stage） 0～2岁。通过感觉和运动，如吸吮、观看、抓握、推等，来认识周围的世界。主要特征是能区分自我及周围环境，以正误尝试的方法解决问题，能将事物具体化，对空间有一定概念，具有简单的思考能力，知道动作与结果之间的联系，并开始协调感觉与动作间的活动，形成物体恒常（object permanence）的概念。此期分为6个亚阶段：

（1）反射练习阶段（use of reflexes）：0～1个月。以基本的反射动作为基础，反复练习，并调节自己的反应。例如吸吮动作由不协调到逐步熟练，刚出生时无论将什么物体放入婴儿的嘴里时，婴儿都会出现相同的吸吮反应，但在第一个月后期，婴儿会根据放入嘴里的不同物体而改变吸吮方式。此阶段最显著的认知发展过程是同化。

（2）初级循环反应阶段（primary circular reaction）：1～4个月。不自觉地反复尝试新的体验，当偶然从某些反射性活动中获得乐趣时，会不断重复这一动作，并扩大范围，将不同的动作或图式整合在一起。例如，婴儿从吸吮奶头，到发现吸吮手指也可以带来快乐时，会反复尝试这个动作，发展到吸吮其他东西，并将嘴和手的动作整合在一起，用手去抓握物体，然后放在嘴里吸吮。

（3）二级循环反应阶段（secondary circular reaction）：4～8个月。开始关注和探索周围环境，并为再现某一有趣的结果而重复相同的动作。例如，当婴儿的手偶然碰到一个玩具，并使它摇动，发出声响时，婴儿开始对此结果感兴趣，会反复重复这个动作，以再现上述结果。因此，婴儿的动作和结果相互影响，形成了循环反应，对自身的动作及其结果之间的因果关系有了初步了解。

（4）二级图式协调阶段（coordination of secondary schemata）：8～12个月。能协调两个或更多的图式去达到目标，形成了物体恒常的概念，会采取行动寻找在自己视野范围消失了的物体。例如，当父母将婴儿想要的玩具挡住时，婴儿会先推开父母的手，然后去抓取玩具。此阶段是感知运动期智力发展的一个质的飞跃阶段。

（5）三级循环反应阶段（tertiary circular reaction）：12～18个月。会根据情景，有意调节和改变自己的行为，并观察这些改变带来的结果，通过主动尝试和探索新的方法，以解决问题和了解事物。例如玩水时，儿童会通过改变接水龙头出口的手的位置，观察不同的喷水方向。

（6）表象思维开始阶段（inventions of new means）：18～24个月。具有心理表征的能力，能将外在的事物内化，有一定思维能力，在解决问题时，一般先通过思考和简单的计划再开始行动。此阶段是感觉运动性行为向智能性活动过渡的时期。

2. 前运思阶段（preoperational stage）　2～7岁。开始使用象征（symbol）和表象（image）进行思维，游戏是儿童使用象征和表象思维的一种非语言方式。思维的特点是自我为中心（egocentrism），总是从自己的角度出发去考虑问题和认识外部世界，如在游戏时，儿童会打断他人来实现自己的目标；认为动植物、玩具及其他物体都与自己一样，能活动、吃饭、睡觉，具有人的属性，即泛灵论；对成人硬性制定的规则采取完全服从的态度，即道德他律；认为梦是从外部来的，其他人也能看到；缺乏守恒能力，认为当物体的形状、序列改变后，其数量也会随着改变。

此期又可分为以下2个阶段：

（1）概念形成前期（preconceptual phase）：2～4岁。能运用思维形成概念及形象，开始给环境中的刺激物赋予新的含义。例如，把玩偶当作小朋友，把木棍当作步枪，但无法表达物体或人物间的逻辑关系。

（2）直觉思维期（intuitive thought phase）：4～7岁。逐渐形成时间、地点、人物的概念，开始进行简单的数学运算；能了解事物的因果关系，具有一定的原始推理能力，但对因果关系的推理往往不现实或错误。例如，儿童会把自己生病住院与不听家长的话联系在一起。

3. 具体运思阶段（concrete operational stage） 7～11岁。能进行心理运算，开始获取逻辑思维的能力，但逻辑思维建立在所观察或接触到的具体事物上，仍不具备抽象思维的能力；脱离了自我为中心的思维方式，开始同时考虑问题的多个方面，在处理人际关系时，能考虑到他人的需要；具备更复杂的时间和空间概念，能够理解现在、过去和将来；发展了守恒的概念，能理解虽然物体的外表改变了，但体积、数量等物理性质不会改变；能按物体的特性进行分类。

4. 形式运思阶段（formal operational stage） 11岁起。思维能力开始接近成人的水平，能进行抽象思维和假设推理，开始思考真理、公正、道德等抽象问题；在解决问题时预先制订计划，运用科学的论据思考不同的解决方法，并推断预期结果。但此期青少年是另一种新的自我为中心的阶段，且富于想象，迷恋科学幻想。

皮亚杰认为感觉运动阶段是思维的萌芽，前运思阶段出现象征及表象思维，具体运思阶段出现初步的逻辑思维，形式运思阶段出现抽象的逻辑思维，经过上述几个阶段的发展过程后，个体的智力水平基本趋于成熟。

### （四）科尔伯格的道德发展理论

科尔伯格（Lawrence Kohlberg，1927～1987）是美国哈佛大学著名的社会学教授，他通过访谈的方式，采用纵向研究，用10年的时间研究了10～16岁男孩的道德发展，在皮亚杰认知发展理论的基础上，提出了三级六段的道德发展理论（Theory of Moral Development）。

道德发展理论是有关是非观念、信念和价值观发展的理论。科尔伯格认为，道德有两种含义，一种是“知”的道德，即对事物的是非判断标准；另一种是“行”的道德，即对道德理念的具体实践。道德发展指个体在社会化过程中随年龄的增长而逐渐学到的是非判断标准，以及按照该标准去表现的道德行为。不同的社会文化有不同的道德判断标准，因此，不同文化环境中儿童道德发展的内容有所不同，但总的规则一致。科尔伯格道德发展理论中三个级别的划分，是以习俗（convention）为标准的，强调在面对道德两难情境时道德行为的理由。

1. 一级水平 前习俗道德期（preconventional stage） 2～9岁，又称道德他律期。道德判断标准是基于行为的后果，即赏或罚，为避免惩罚或得到奖励而遵守规则。面对道德的两难情境时，根据外界对其的控制和成人的权威来判断，而不是社会习俗或道德规范。此级按照道德发展的心理取向不同分为以下两个阶段。

（1）第一阶段——惩罚与顺从取向（punishment and obedience orientation）：2～6岁。道德行为的理由是避免惩罚，之所以服从，不是因其明确社会规范，而是害怕惩罚。其道德判断的标准是行为的后果，为了避免惩罚而服从规则，服从家长、老师等人的权威。此阶段是人类道德发展的最低水平。

（2）第二阶段——相对功利取向（instrumental relativist orientation）：6～9岁，道德行为的理由是取得奖赏，满足自我的某种需要，而非社会规范，表现为自我为中心和实用主义，行为的目的是想得到回报。

2. 二级水平 习俗道德期（conventional stage） 9～12岁，又称道德循规期。道德观念开始形成，道德判断基于对社会规范和他人期望的内化之上。行为的动机是为了符合父母、家庭及社会的期望。面对道德两难情境时，一般以社会习俗或规范为标准进行判断。此级分为以下两个阶段。

（1）第三阶段——好孩子取向（good-boy，nice-girl orientation）：9～10 岁，又称寻求认可阶段。道德行为的理由是获取赞同和认可。道德发展从自我为中心转移到关心他人上，希望得到他人的认可，实现他人对自我的期望，将“好孩子”作为行为的标准，从而遵守社会规范。

（2）第四阶段——法律和规则取向（law and order orientation）：10～12 岁。道德行为的理由是维护社会秩序，从而遵守法律和规则。道德发展从关心他人发展到关心社会秩序上，具备一定的法律观念和责任感。

3. 三级水平　后习俗道德期（postconventional stage）　12 岁以上，又称道德自律期。将社会道德规范内化，形成个人的道德标准和价值观，以指导其行为。面对道德两难的情境时，凭自己的良心及个人的价值观进行判断，而不受权威或社会规范的限制。此级按照道德发展水平的不同分为以下两个阶段。

（1）第五阶段——社会契约取向（social contract legalistic orientation）：道德行为的理由是维护社会利益，而遵循社会法规。认为人生的目标是对社会负责，保证大多数人的利益，相信法律为多数人的利益而制定，能自觉遵守法规。

（2）第六阶段——普遍的道德原则取向（universal ethical principle）：道德行为的理由是达到公正，避免自责。个体将普遍的道德原则内化，根据自己的人生观念及价值观，对某些抽象的、超越法律的普遍原则有了较明确的概念，如公平、正义、尊严等。

科尔伯格指出，道德的发展是依照这六个阶段依次进展，虽然人的道德发展水平与年龄有一定关系，但由于个人的遗传、社会环境及道德观念的不同，人的道德观念形成的时间并不完全相同，也并不是所有人都能达到最高水平。根据科尔伯格的观察及研究，只有少数人能达到第六阶段，大多数人的道德发展只能达到二级水平的第三、四阶段。

## 三、成长与发展的理论在护理中的应用

成长发展的理论从不同角度探讨了发展的阶段及特点，可以指导护理人员根据人在各个成长发展阶段的不同特点提供护理，从而促进患者人格、认知及道德等方面的健康发展。

### （一）弗洛伊德的性心理发展学说在护理中的应用

弗洛伊德的理论提出儿童早期经验对人格发展的决定性影响，重视潜意识及其在人类行为中所起的作用。该理论有助于护士了解患者潜在的心理需要，正确理解和评估不同发展阶段的特点和需求，注意潜意识对情绪和行为的支配作用，从而通过指导父母和在护理中及时采取措施，恰当地满足儿童的心理需求，以预防不健康人格的形成。

1. 口欲期　注意满足婴幼儿口部的欲望，通过恰当的喂养和爱抚给婴幼儿带来舒适和安全感，以利于正常情绪及人格的发展。

2. 肛欲期　对幼儿进行恰当地大小便训练，但也要避免训练过严或过早，注意适当地鼓励和表扬，以带给幼儿愉快的体验，培养控制自己的能力。

3. 性蕾期　鼓励和引导儿童对性别的认同，帮助其解决恋母（父）情结的矛盾冲突。儿童对异性父母的认同有助于其日后两性关系的建立。

4. 潜伏期　提供适当的机会，鼓励患病或住院儿童积极参与各种活动，包括游戏、身

体活动、学习文化知识等。

5. 生殖期　允许青少年为自己作出决定，鼓励其独立性和自我决策的能力，并通过温和的方式对其与异性的交往给予恰当引导。

（二）艾瑞克森的心理社会发展理论在护理中的应用

艾瑞克森的心理社会发展理论有助于护士了解人生命全过程的心理社会发展规律，识别不同阶段所面临的发展危机及其发展的结果，更好地理解不同年龄阶段的人格和行为特点，从而采取不同的护理方式，帮助患者顺利解决各发展阶段的发展危机，促进人格的健康发展。

1. 婴儿期　及时满足各种生理需求，提供抚爱和安全感及各种感官刺激，促进信任感的形成。在可能导致痛苦的治疗过程中，尽量减轻疼痛，并给予抚慰；评估并减轻父母的焦虑，鼓励和指导家长参与护理婴儿的活动，促进母婴的情感联结。

2. 幼儿期　为儿童提供自己做决定的机会，鼓励儿童进行力所能及的自理活动，如吃饭、穿衣、大小便等，并对其能力表示赞赏。如果治疗过程需要约束患儿，应向其作出适当的解释，并给予抚慰，同时尽量缩短约束时间。

3. 学龄前期　对儿童有益的主动行为给予适时的鼓励和表扬，重视游戏的重要性。对住院患儿，应耐心回答他们提出的各种问题，提供创造新活动的机会，包括允许儿童使用无伤害性的玩具或医疗用品做游戏，如用听诊器、叩诊锤等给布娃娃检查身体，通过画画表达心情。

4. 学龄期　帮助患儿在住院期间继续完成学习任务，鼓励其将业余爱好带到医院，并尽快适应医院的限制性环境。在治疗或护理过程前后可允许儿童帮助准备或整理用物，使患儿体验到成就感。

5. 青春期　多创造机会让其参与讨论所关心的问题，谈论自己的感受，并在其做某些决定时给予支持和赞赏。注意帮助青少年保持良好的自身形象，并尊重其隐私，尽可能安排青少年与同年龄组的患者在一起交流。

6. 青年期　帮助他们保持与亲友的联系，为处于恋爱时期的人提供尽可能多的相处机会，以避免由于疾病和住院造成的孤独感。同时，对其浪漫行为不要嘲笑、讽刺。护士还应作为咨询者，帮助患者设定较为现实的生活目标。

7. 成人期　成年人生活负担较重，在家庭和工作中承担多种角色，其健康状况的好坏对家庭的影响较大，因此在护理中要注意给予更多的情感支持，帮其尽快适应患病后的角色，并对其个人成就给予适当赞扬。

8. 老年期　耐心倾听老人对往事的叙说，对其既往的成就给予肯定，帮助老人发掘潜能，参加所喜爱的活动，与他人多交往；及时发现其抑郁、悲观情绪，理解老人的感受，采取相应的预防措施，避免发生意外。

（三）皮亚杰的认知发展理论在护理中的应用

皮亚杰的认知发展理论有助于护士认识不同年龄阶段儿童认知的特点，从而采用不同的沟通和护理方式，向其解释治疗或护理的过程；通过适当的预防措施和健康教育，避免儿童受到伤害；提供相应智力发展阶段的有益刺激，充分调动儿童的主观能动性，促进智力的发展，预防由于各种不良环境而错过教育时机，导致智力发展障碍。

1. 感觉运动期　提供各种感觉和运动性刺激，如通过变换病房的色调增加视觉刺激，用轻柔悦耳的语言增加听觉刺激，通过轻柔的抚摸增加触觉刺激，提供易于操纵的玩具和简单的游戏等。应注意不要让儿童触及危险的物品，如药品、过小的玩具等，以防误入口中。

2. 前运思期　应意识到儿童自我为中心的思维特点，尽量从儿童的角度和需求出发进行解释，并充分利用此期儿童的象征和表象思维，通过游戏、玩具等方式进行沟通，如通过画画让儿童表达自己的感受等。同时可通过制定适当的规则要求儿童服从病房的规定及配合治疗与护理。

3. 具体运思期　不要应用抽象的词语与其沟通，可用图片、模型及配上简短的文字说明等方式，解释有关的治疗和护理过程及其必要性，并提供适当的机会让儿童进行选择，如输液时让其选择输哪一侧肢体。

4. 形式运思期　可对治疗和护理过程做更详尽的解释，列出接纳和不接纳的可能后果，鼓励青少年自己作出合理的选择。并尊重其隐私，不要嘲笑或否定其天真的想法。

#### （四）科尔伯格的道德发展理论在护理中的应用

科尔伯格认为人的道德判断标准是由后天养育逐步形成的。该理论有助于护士针对不同时期儿童道德发展的水平，在护理过程中适时地教育儿童和指导家长，帮助儿童形成良好的道德观念，遵守社会规范。

1. 前习俗道德期　此期儿童处于道德他律期，护士可适当利用权威，并通过适时的精神和物质奖励，对其提出的合理要求给予适当的承诺等方式，让患儿配合治疗和护理过程，遵守医院的规则。

2. 习俗道德期　此期儿童处于道德循规期，护士有必要向儿童说明必要的规章制度，对其好的行为多给予鼓励和赞赏，促使儿童按照规章制度指导自己的行为，这样不仅有利于其道德观念的形成和发展，而且有利于儿童服从治疗方案和医院的规章制度。

3. 后习俗道德期　此期个体处于道德自律期，已经形成了自己的是非标准和价值观念，护士应对其给予充分的信任和选择的机会。

（王志稳）

## 第四节　应激与适应的理论

应激是一种普遍的人类体验，尽管不一定每个人都理解应激这个概念，但这种体验贯穿于人的整个生活中。20世纪初期，科学家们开始试图用科学的词汇对这种模糊的概念加以阐明，以加拿大生物学家塞尔耶最具影响，他将应激与某些疾病联系起来，促使了有关应激学说的不断发展，并逐渐应用于实践。护理领域也借鉴了该理论，因此，护士应了解有关应激的概念和理论，并用以指导护理实践。

### 一、应　激

#### （一）应激

应激（stress）又称压力，是机体的一种反应模式，指内、外环境中的刺激物威胁或破坏机体平衡时产生的一种身心紧张状态。塞尔耶认为，“应激，从生理上看，是个体对任何需求作出非特异性反应的过程”。人在生活中随时会受到各种刺激物的影响，因此应激贯穿于人的一生，应激的完全解脱意味着死亡。

（二）应激原

应激原（stressor）又称压力原，指对个体内环境的平衡造成威胁的各种刺激物，既可来自个体内部，也可来自外部环境。常见的应激原可分为下列三类：

1. 一般性的应激原

（1）物理性的：如温度、声、光、电、放射线、外力等。

（2）化学性的：如酸、碱、化学药品等。

（3）生物性的：如细菌、病毒、寄生虫等各种病原体。

2. 生理、病理性的应激原

（1）正常的生理功能变化：如月经期、妊娠期、更年期的改变，或基本的生理需要未得到满足，如饥渴、缺少新鲜空气等。

（2）病理性变化：包括病理状态引起的缺氧、脱水、电解质紊乱、内分泌改变、疼痛等反应，以及外伤、手术等。

3. 心理和社会性的应激原

（1）一般性社会因素：如搬迁、异地求学、人际纠葛、结婚、生育、离婚、丧亲、失业、生病、考试、竞赛等。

（2）灾难性事件：如地震、水灾、空难、战争、强奸、抢劫、交通事故等。

（3）心理因素：如期望与现实的冲突、孤独、自卑等。

并非所有的应激原对人体均产生同样程度的反应，根据应激原的数量、程度、持续时间、个人感知、以往经历的不同，有些应激原对人体是有益的，可促进个体问题解决的能力和成长发展；而如果个体在某一时期内，面临多个应激、应激的持续时间长、应激的程度强烈等情况，超出个体的应对能力时，则可能对身心健康造成威胁和损害。

（三）应激反应

应激反应（stress response）指应激原作用于个体时，个体对应激的反应，包括以下四个方面：

1. 生理的反应　如心率加快、血压升高、汗腺分泌增多、免疫力降低、血管收缩、食欲改变、血糖升高、尿频、失眠等。

2. 心理的反应　如否认、紧张、易怒、焦虑、恐惧、自卑、抑郁等。

3. 认知的反应　轻度应激可使人注意力更加集中，学习能力和问题解决能力增加。但随着应激的加重或持续时间的延长，通常会出现记忆力减低、思维狭窄、问题解决能力下降等。

4. 行为的反应　如坐立不安、频繁出错、语速增快、做一些无目的的动作、逃避、退化、敌对、物质滥用等。

应激反应具有以下规律：① 一个应激原可引起多种应激反应的出现。② 多种应激原可引起同一种应激反应。③ 人们对同一应激原的反应可以是各种各样的。④ 几乎所有人对极端的应激原（如灾难性事件）的反应方式是相同的。

## 二、应对与适应

（一）应对

应对（coping）是个体对抗应激原的过程。应对方式包括两个方面，一是问题为中心的应对（problem-focused coping），即通过改变个体的行为或环境条件来对抗应激原；二是情感为中心的应对（emotion-focused coping），即通过调节自身的情绪和认知过程，以减轻压力带来的不适。面对应激原，个体所使用的应对方式和策略是多种多样的，下面介绍一些常用的应对方式。

1. 运用心理防卫机制（psychological defense mechanism） 心理防卫机制是用以保护和促进个体自尊和自我概念的一些心理过程和行为。个体常在潜意识状态下运用一些心理防卫机制，来减轻或消除应激原造成的焦虑。适当地使用心理防卫机制有益于缓解负性情绪，但如果使用不当或过度使用，也会导致不良的后果。下面介绍一些常用的心理防卫机制。

（1）否认（denial）：指潜意识地否定对自身造成威胁的事实，是个体面临突如其来的事件时的常见反应。例如，当患者被告知诊断为癌症时，通常会马上反应“不对，一定是弄错了，这不可能!”。

（2）退化（regression）：指个体的行为潜意识地回到以前的发展水平。这种情况在儿童多见，如一个已学会自己大小便的幼儿，在患病或住院后又经常尿床。有些成年人在患病后也会表现为依赖性很强，超出病情需要和年龄特征。

（3）合理化（rationalization）：指从许多理由中选出合乎自己需要的理由加以强调，以维持自尊和避免内疚。例如民间所说的“吃不到葡萄便说葡萄是酸的”，再如考试成绩不理想时，认为是题目出得太难了。

（4）转移（displacement）：指将情感或行为由一个对象转移到另一个较能接受的替代对象身上。如癌症患者因对家人造成的拖累感到内疚，将其负性情绪指向医护人员；或产生负性情绪时，做一些其他事情来转移注意力。

（5）代偿（compensation）：指用其他方面的成功或出众来弥补某些方面的缺陷。如用优秀的学习成绩弥补相貌的平淡，用一技之长弥补身体上的残疾。

（6）隔离（isolation）：指将不愿接受的事物或情感从意识境界中移开加以隔离。如失恋时会避开所有与对方有关的物品或情境；家属有时也会采用有意回避的方式，避免目睹导致患者痛苦的情景。

（7）潜抑（repression）：指潜意识地将不愿接受的想法、情感或冲突置于脑后，借以忘却不愉快的体验或情境，以后也不再想起。如对因患者不合理的情感发泄导致的不愉快，护理人员不知不觉便忘掉了。

（8）压抑（suppression）：类似于潜抑，不同之处在于压抑是有意识地将不愿接受的想法、情感或冲突置于脑后，但还会想起。如同样因患者不合理的情感发泄，护理人员为了避免护患冲突的发生，暂时将不愉快压抑到脑后，但随时还会想起，长此以往，容易导致对工作的不满。

（9）升华（sublimation）：指将不易接受的想法、冲动和欲望导向较为崇高的方向，使社会易于接受。如婚姻失败后将精力转向不懈的努力工作中，以忘却生活中的痛苦。

（10）反向形成（reaction formation）：指对一些不敢正视的动机或行为加以否认，从相反的方向去思考和表现。如有些患者心里非常害怕手术，但当护士试图通过讲解手术的有关信息安慰患者时，患者却装作无所谓，说：“这有什么可怕的?”。

（11）仿同化（identification）：指个体出于对他人的崇拜或喜爱而不自觉地模仿其人格和行为特征。如某位带教老师受到护生的崇拜，会对学生起到潜移默化的引导作用。

2. 去除、削弱或避免应激原 这种应对策略适用于应对可控的应激原，个体可通过对环境中的应激原加以控制，或改变自身的行为，避免或去除机体与应激原的接触。如远离过冷、过热、过吵或有不良气味的地方，避免食用可引起过敏反应的食物，通过加强营养、运动、免疫接种等预防疾病的发生，使用抗生素对抗细菌感染等。但一般来说，物理性的应激原较易去除或躲避，而心理社会性的应激原则较难，如考试、角色的改变等，在人的一生中是难以避免的，必须去面对。因此，为了更好地应对这些应激原，个体可通过在心理上事先作好充分准备，有意识地总结以往对付应激时成功的应对方法等，以增强未来应对应激的力量。

3. 寻求支持系统的帮助　支持系统是由那些能为个体在物质、情感和信息上提供帮助的人组成的，常包括家人、朋友、同事、邻居、其他应对成功的人等，此外，也包括一些专业人员，如医生、护士、心理咨询师、社会工作者等。支持系统在对应激的抵抗中起强有力的缓冲剂作用，可通过提供实际的帮助和资源，使个体更为有效地应对应激，并可通过提供情感的支持，缓解应激对个体带来的心理压力。

4. 采用缓解紧张的方法　包括：① 身体运动，通过转移注意力来而减轻焦虑；② 放松技术：如深呼吸、冥想、生物反馈技术等；③ 按摩；④ 幽默；⑤ 倾诉或发牢骚等。

（二）适应

适应（adaptation）指机体为保持内环境的平衡而做出改变的过程，是应对的最终目的。适应是生物体区别于非生物体的特征之一，而人类的适应又比其他生物更为复杂。适应性是任何生物得以在环境中生存和发展的最基本特性，被塞尔耶称为生命最卓越的特性，是维持内环境平衡和对抗应激的基础。

1. 适应的层次

（1）生理层次（physiological level）：指发生在体内的代偿性生理变化。如初到高原的人会感到缺氧，但一段时间之后，这种感觉会逐渐减弱，即达到了对环境的生理适应。

（2）心理层次（psychological level）：指对经受心理应激时所采取的态度进行调整，以更好地应对应激。如癌症患者在刚刚得知诊断时，可能出现否认等一系列心理反应，逐渐达到平静地接受，并积极配合治疗。

（3）社会文化层次（sociocultural level）：指调整个人的行为，使之与各种不同的群体或其他文化习俗相协调。包括：① 与所处的家庭、工作单位、社交集体的信念、习俗、规范相适应，如遵守家规、校规、院规。② 与其他民族、宗教或地域的思想、传统、习俗相适应。所谓入乡随俗就是指社会文化适应。

（4）知识技术层次（technologic level）：指对生活或工作中涉及的知识及使用的设备、技术的适应。例如随着医学知识的不断更新，以及医学和护理技术的不断发展，护理人员应能通过不断学习，掌握相关的知识和先进的监护设备、护理技术等。

2. 适应的特征

（1）适应的目的是为了维持个体最佳的身心状态，即内环境的平衡和稳定，是一种动态的过程。

（2）机体可同时作出多个层次的适应。如从南方来到北方的医学生，不但要在饮食、气候等方面达到生理的适应，还应在心理上做好学习任务繁重的准备，遵守校规，适应学校、班级、宿舍等不同层次团体的规则和文化氛围，并有效地学习和掌握医学专业知识和技能。

（3）适应是有一定限度的。一般来说，生理适应的范围较窄，如人对温度的适应范围较局限，且个体间差异不大；而心理适应范围较广，但同样也有一定限度，尤其是对强烈或持久的应激。

(4) 时间与适应密切相关。应激原来得越突然，个体越难以适应；相反，时间越充分，个体越有可能调动更多的资源抵抗应激原，适应得就越好。例如，同样是丧亲的家属，亲人突然死亡比久病而亡更难达到心理上的适应。

(5) 适应能力有个体差异。这与个人的遗传素质、性格、经历、应对方式、支持系统、防卫机制等的使用有关。例如，同样是异地求学，有的人很快就能适应，而有的人需要很长一段时间，有些可能始终不能达到适应。

(6) 适应本身也具有应激性。如使用药物对抗原有疾病时，药物产生的不良反应又成为新的应激原给个体带来危害。

## 三、有关应激与适应的理论

### (一) 塞尔耶的应激学说

塞尔耶 (Hans Selye) 是加拿大的生理学家和内分泌学家，也是最早研究应激的学者之一，被誉为“应激之父”。1950 年，塞尔耶在《应激》一书中阐述了应激一般理论 (Selye's general theory of stress)。

塞尔耶认为应激是基本的生理现象，是身体对任何作用于它的需求的非特异性反应过程。他通过观察发现，许多处于不同疾病状态下的个体，都会出现一些共同的症状和体征，如体重下降、疲乏、疼痛、失眠、胃肠道症状等全身不适的表现。他还通过动物实验发现，处于失血、感染、中毒、冷热等有害刺激作用下的个体，都可出现肾上腺增大和颜色变深，胸腺、脾及淋巴结缩小，胃肠道溃疡、出血等现象。因而塞尔耶认为，个体面对任何性质的刺激时，体内都会产生相同的反应群，称为全身适应综合征 (general adaptation syndrome, GAS)，这些反应群与刺激的类型无关，一般通过神经-内分泌途径产生 (图 6-5)。全身适应综合征解释了为什么不同的应激原可以产生相同的应激反应，尤其是生理反应。

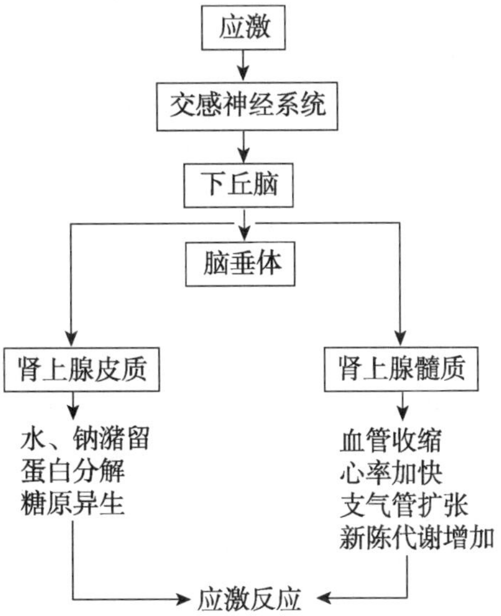


**图 6-5 应激反应的神经内分泌途径示意图**

此外，塞尔耶还提出机体对应激原也会产生局部的反应，称为局部适应综合征（local adaptation syndrome，LAS），LAS常发生在某一器官或区域，如局部的炎症等。

塞尔耶将GAS和LAS分为三个期（图6-6）：① 警报反应期（stage of alarm reaction）：在应激原的作用下，机体的抵抗力开始下降，直至警报反应的生理变化将其带回正常水平，机体开始防御。此期疾病易感性增强。② 抵抗期（stage of resistance）：如果应激原继续存在，机体处在高于正常抵抗水平上，与应激原抗衡。这种适应性抵抗使机体恢复其正常功能。③ 耗竭期（stage of exhaustion）：当应激原过于强烈或持续存在时，机体的适应性资源被耗尽，进入耗竭期，警报反应再次出现，应激原的影响不可逆转，将导致疾病或死亡。

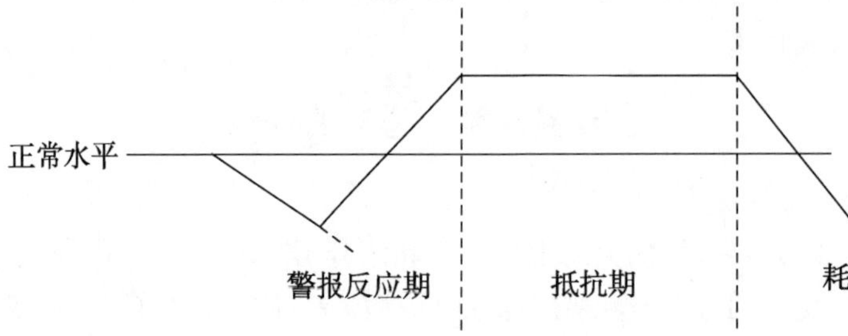


**图6-6 应激反应分期示意图**

（二）霍姆斯和拉赫的生活变化与疾病关系模式

生活环境的改变是许多人产生压力的来源。霍姆斯（Thomas Holmes）和拉赫（Richard Rahe）在研究生活变化与疾病的关系中，发现生活中的变化是一种需要生理和心理两方面都进行适应的应激。个体在对生活变化进行适应时，需要消耗较多的能量以维持稳定状态，如果个体在短期内经受较多剧烈变化，就会因过度消耗而导致疾病的发生。他们用问卷法对各类人群进行了调查，要求被调查者列出生活中的重大事件，并按每个事件的重要性排列顺序，在此基础上，总结出一套社会再适应评分表（social readjustment rating scale，SRRS，表6-1），结婚被赋予50，然后将其他事件同结婚进行比较，给出每个变化所需的再适应的数值，计算出生活变化单位（life-change unit，LCU），影响越大的事件，LCU越高。一个人的生活变化积分越高，发生疾病的可能性越大。

**表6-1 社会再适应评分表**

| 生活事件 | LCU | 生活事件 | LCU |
|---|---|---|---|
| 丧偶 | 100 | 工作职务改变 | 29 |
| 离婚 | 73 | 儿女离家 | 29 |
| 亲人死亡 | 63 | 个人有卓越成就 | 28 |
| 个人受伤或患病 | 53 | 居住环境改变 | 25 |
| 结婚 | 50 | 与上级纠纷 | 23 |
| 退休 | 45 | 转学 | 20 |
| 怀孕 | 40 | 睡眠习惯改变 | 16 |
| 家庭增加新成员 | 39 | 饮食习惯改变 | 15 |
| 调动工作 | 36 | 度假 | 13 |
| 与配偶吵架 | 35 | 过节 | 12 |

（三）拉扎勒斯的应激与应对模式

拉扎勒斯的应激与应对模式（Lazarus's model of stress and coping）认为，应激是指来自内部和外部的需求消耗或透支了个人、组织、社会的适应资源时所发生的情况。应对与应激都是一种调整过程，二者还可因相互作用而发生变化。在应对过程中，个体不但对应激或需求作出反应，而且塑造需求或应激。应对也可改变个体对应激性体验的评价，对今后产生影响。该模式强调认知评价（cognitive appraisal）在确认什么是应激性事件及决定如何应对应激时的重要性，其基本要素见图 6－7。

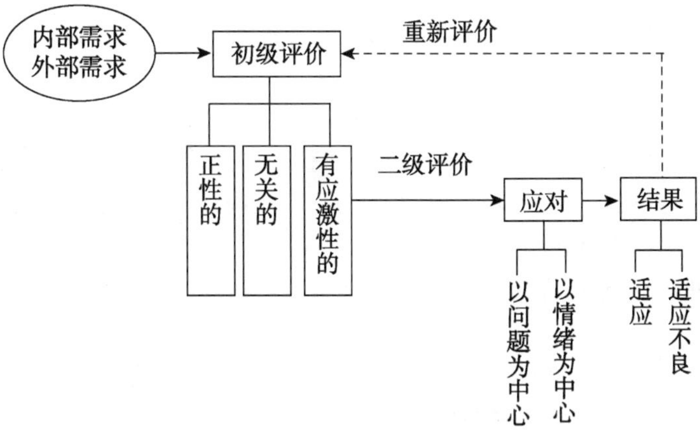


**图 6－7　拉扎勒斯的应激与应对模式示意图**

1. 需求（needs）　包括：① 内部需求：如青春期、妊娠期、更年期等机体内部变化产生的需求；② 外部需求：主要来自环境中的各种变化，如过热或过冷。

2. 初级评价（primary appraisal）　是个体对各种需求的认知评价过程，主要评价这些需求对生活的重要性。可自问：此需求是否与我有关？对我是不是正性的？对我有无应激性？

3. 二级评价（secondary appraisal）　如果初级评价认为这些需求有应激性，接下来会评价自己有哪些资源可用于应对，斟酌可选择的应对方法。二级评价会引起情绪的反应，如愉快、愤怒、恐惧等。

4. 应激（stress）　当一个人的适应性反应不足以满足内部和外部的需求时，就出现了应激。

5. 应对（coping）　是为了对付内部和外部的需求，以及需求之间的冲突所进行的努力，也是对付需求及其引发的情绪反应的方法，这些方法是以初级评价和二级评价为基础的。个体可选择各种应对方法，包括以问题为中心的应对和以情绪为中心的应对。以应对一些具有伤害性、威胁性和挑战性的情况。

6. 情绪（emotion）　指在二级评价和应对过程中出现的情感反应，包括积极的和消极的。情绪是个体对客观事物的一种反应形式，一般与是否能满足人的需要有关。当能满足需要时，就会产生积极情绪，如满意、愉快、欢乐、喜爱等；反之，则会引起消极情绪，如愤怒、痛苦、懊悔等。当有威胁时，个体的情绪和行为取决于所感受到的威胁程度与可采用的应对方法之间的差距。例如，若威胁来势凶猛，而个体感到困惑和无助，则会出现“应战或逃跑（fight-or-flight）”反应，表现为愤怒、恐惧或攻击性行为。

7. 重新评价（reappraisal） 指个体在进行应对的尝试中所得到反馈的基础上，重新对需求进行评价。当个体获得更多的信息和使用了一些应对方法之后，进行重新评价时，可能会发现原来的威胁减少了，或最初的感受是不正确的，因而原来感到的恐惧和愤怒也就减轻或消失了。

上述模式是循环式的，对需求或应激原进行评价和应对是一个持续的过程。拉扎勒斯强调生活的常变性，主要体现在：① 对需求或应激原的感受和认识随信息而改变；② 应对过程开始后，由于情境会随应对活动的反应而发生变化，个体必须持续对情境进行重新评价；③ 二级评价后产生的情绪反应，常会影响重新评价以及今后对其他情境的初级评价。

## 四、应激与适应理论在护理中的应用

应激原作用于个体，使其处于应激状态时，个体会采取一系列的应对方法对应激进行适应。若适应成功，则机体达到内环境的平衡，并获得自身的成长发展；若适应失败，则会导致疾病的发生。护士可通过对上述过程中的任一环节进行干预，促进个体对应激的成功适应，减轻应激对健康的负性影响。

1. 应激原方面 评价威胁患者的应激原有哪些？对患者的影响程度如何？医院中常见的应激原包括：

（1）与疾病本身有关的应激原：如病理状态带来的各种不适；对病情、治疗、预后等不了解；检查、治疗或手术可能带来的痛苦；担心医护人员的技术水平等。

（2）与医院环境有关的应激原：如对病房环境、作息制度不熟悉；对医生、护士不熟悉；医院的灯光、噪声等；病友病情恶化、抢救或死亡带来的恶性刺激；医护人员不恰当的沟通等。

（3）与心理社会有关的应激原：如与家人分离；经济问题；患病对工作的影响；丧失独立自主感、个人隐私得不到保护、缺少信息和娱乐等。

2. 应激状态方面 评价患者在生理、心理、认知、行为方面出现了哪些应激反应？从而判断患者应激的程度、持续时间等。

3. 应对方面

（1）评价患者目前使用的应对方式：包括：① 识别患者使用了哪些心理防卫机制？如有些患者可能采用否认或退化的方式，这有助于缓解其内心的不适，对此护士应给予理解，不要一味地加以纠正。但如果这些防卫机制使用过度，则不利于治疗和康复，应给予适当的引导，帮助其正确面对疾病。② 评价去除应激原的措施是否得当和有效？如患者是否能积极配合治疗，是否了解避免诱发因素的正确信息。③ 评价患者的支持系统及其利用情况。

（2）帮助患者控制应激原：针对可能威胁患者的应激原，及时采取恰当的预防和控制措施。包括：① 控制与疾病本身有关的应激原：如正确执行治疗和护理措施，以去除病因，缓解各种不适；向患者提供恰当的疾病信息；督促患者积极配合各项治疗等。② 控制与医院环境有关的应激原：如做好入院介绍，带领患者熟悉医护人员、病友和病房环境；合理安排各项操作，尽量不干扰患者休息；合理调整病房的灯光、色调等，尽量减少噪声；危重患者抢救时尽量避开其他患者等。③ 控制与心理社会有关的应激原：如提供家属探视的机会；操作时注意保护患者隐私；根据病情安排恰当的娱乐活动；耐心倾听患者的感受等。

（3）发展患者的应对方式，提高适应能力。向患者介绍一些有效的、而目前尚未使用的应对方式，可从以下方面考虑：① 预防疾病的诱发因素；② 采取适合疾病治疗要求的生活方式，包括饮食、休息、运动、情绪控制、坚持服药、自我监测、定期复查等；③ 教给患者缓解紧张和焦虑的方法，如放松技术；④ 介绍患者参加同种疾病患者的组织，如抗癌明星会、造口俱乐部等，从其他病友身上学习好的应对方法，并获得情感支持。

（王志稳）

# 第七章　护理程序

**学习目标**

完成本章学习后，学生应能：

1. 复述护理程序的概念。
2. 列出护理程序的步骤及各阶段主要护理工作。
3. 复述护理诊断的概念及护理诊断的排序原则。
4. 解释护理诊断的类型。
5. 复述制定预期目标及护理措施的注意事项。
6. 列出护理评价的步骤与内容。
7. 能分析病例，提出护理诊断、确定护理目标、书写护理计划。

## 第一节　概　述

护理程序（nursing process）是护理学发展到一定阶段后产生的一个新概念。护理程序的产生，推动了以疾病为中心的护理模式转变为以患者为中心的护理模式。同时它又作为一种框架，通过一系列有目的、有计划的步骤和行动，按人的需要的轻重缓急，对患者的生理、心理、社会、文化发展及精神等方面进行整体护理，使其达到最佳的健康状态。

### 一、护理程序的概念

护理程序是指导护士以满足患者的身心需要，恢复或增进患者的健康为目标，运用系统方法实施计划性、连续性、整体护理的一种理论与实践模式。

护理程序是护士在为患者确认和解决健康问题时所应用的工作程序，是一个综合的、动态的、具有决策和反馈功能的连续过程。综合性是指护士需要用多学科的知识和技能来处理患者的健康问题及其反应；动态性体现在护理工作应根据患者各个阶段的不同护理问题而变化；决策性是指护士需要从为患者解决问题的诸多措施中选择一组最佳措施；反馈性体现在护理程序是一个系统的解决问题的程序，护理措施执行后的结果又可反过来影响和决定下一步的决策和护理措施。

### 二、护理程序的步骤

当患者进入一个特定的医疗环境后，护士即开始运用科学系统的方法和程序去观察、分析和解决患者在生理、心理、社会、文化、精神诸方面存在的健康问题，对患者实施有系统的护理，这个过程即护理程序，包括5个步骤：评估、诊断、计划、实施和评价，各步骤护理工作内容见表7-1。

**表 7-1　护理程序的步骤及其护理工作内容**

| 护理程序 | 主要护理工作内容 |
| --- | --- |
| 1. 评估（assessment） | 收集、整理、分析资料 |
| 2. 诊断（diagnosis） | 确定护理问题 |
| 3. 计划（planning） | 排列护理诊断顺序；确定预期目标；制定护理措施；护理计划成文 |
| 4. 实施（implementation） | 实施前的准备；实施；记录 |
| 5. 评价（evaluation） | 收集资料；患者反应与预期目标比较；分析预期目标未实现的原因；修订护理计划 |

## 三、护理程序与相关理论

护理程序是在系统论、解决问题理论和人类基本需要层次论的基础上构建而成的，在护理程序不同阶段又运用沟通理论、应激与适应理论、成长与发展理论等来支持和解释有关问题，这些相关理论在不同方面发挥独特的作用。

护理程序是一个开放的系统，首先输入患者的基本健康状况，通过评估、诊断、计划、实施等步骤，输出护理干预后患者的健康状况，与预定的目标进行比较，评价目标是否实现，最后将评价结果反馈回系统，以确定程序终止或继续。

护理程序建立在科学的解决问题基础之上。将护理程序与解决问题过程进行比较（表 7-2），可以看出，护理程序是解决问题理论在护理专业的具体实践，是护士系统地、科学地解决健康问题的思维和工作方法。

**表 7-2　解决问题理论与护理程序基本步骤的比较**

| 解决问题 | 护理程序 |
| --- | --- |
| 收集资料 | 评估：收集资料 |
| 提出问题，并找出问题形成的原因 | 护理诊断 |
| 形成假设，拟定活动计划 | 计划 |
| 实际执行活动计划 | 实施 |
| 检验假设，并评价结果 | 评价 |

## 四、护理程序的发展史

1955 年，美国护理学家海尔（Lydia Hall）首先提出责任制护理（primary nursing），强调以患者为中心实施护理，认为护理工作是“按程序进行的工作”。1961 年，奥兰多（Orlando I. J.）等专家对护理程序进行了阐述，并提出“护理程序是由一系列步骤组成的”，她提出了由评估、计划和评价三个步骤组成的护理程序，并开始在护理教育和临床实践中应用。1967 年，随着护理科学化的进程，尤拉（Yura H）、渥斯（Walsh）完成了第一本权威性的《护理程序》教科书，确定护理程序有四个步骤：评估、计划、实施和评价。1973 年，北美护理诊断协会（North America Nursing Diagnosis Association，NANDA）成立，第一次会议后出版了《护理实践标准》（《Standards of Nursing Practice》）一书，许多护理专家提出应将护理诊断作为护理程序的一个独立的步骤，从而将护理程序发展为五个步骤：评估、诊断、计划、实施和评价。

### 五、护理程序的作用

（一）促进了护理专业的发展

护理程序明确提出了护理工作的范畴和护士的角色职能，规范了护士的专业行为，规定了护理专业的标准，真正体现了护理工作的科学性、专业性和独立性。护理程序的运用使护理工作从根本上摆脱了机械执行医嘱的被动局面，促进了护理专业水平的提高，是现代护理学发展的必然结果，同时也是与国际接轨的唯一途径。

（二）指导护士以科学的方法解决患者的健康问题

护理程序的运用，真正体现了优质、高效、系统的整体护理，在护理过程中始终贯穿以患者为中心、以满足患者的需要为基础、以解决患者的健康问题为根本目的。运用护理程序，首先评估患者的健康需要，根据问题的轻重缓急确定优先顺序和相应的护理目标与措施，以科学的方法实施护理活动，并进一步观察实施后患者的反应，评价目标实现的情况，适时修订护理计划，体现护理工作的科学性。

（三）促进了护士素质的提高和护士专业形象的改善

护理程序的运用规范了护士的专业行为，使护理工作由被动转为主动，充分调动了护士的积极性和创造性，促使护士学习运用专业知识和技能为患者解决健康问题，从而增强了护士的个人成就感。护理程序的运用，促使护士不断扩展知识范畴，促进了护士在职教育和继续教育的发展。护理程序不仅促进了护士素质的全面提高，同时也实现了护士的自身价值和社会价值，彻底改变了护士的专业形象。

## 第二节　护理评估

护理评估是护士运用观察、交谈及体格检查等方法，有组织、有系统地收集健康资料的过程，以识别患者的健康需求、健康问题及其反应，从而达到全面了解其健康状况的目的。

评估是护理程序的起点，同时又贯穿于护理过程的始终，它是一个连续的、动态的过程，从患者一入院就开始评估，一直持续到患者出院。评估是护理程序的第一步，也是最关键的一步，它为护理诊断的确定、预期目标的设定、护理措施的制定与实施，以及护理行为的评价打下了基础。如果评估不准确，将导致护理诊断和护理计划有误。因此，评估是护理程序的关键，包括收集、整理和分析资料等方面的工作。

### 一、收集资料

收集资料是护理程序的开端，为分析、判断和正确作出护理诊断提供依据，它直接影响到护理计划的准确性，通常在与患者第一次见面时就开始进行了。通过初步的交谈和体格检查可以收集到一些资料，但还必须随着病情的发展及时补充，以便修改计划，适时地采取措施，因而收集资料是贯穿于整个护理程序始终的。

（一）收集资料的目的

1. 为确定护理诊断、制定护理计划提供依据　护士将收集的资料进一步分析、整理、判断，确定护理诊断，设定预期目标，有助于制定有效的护理计划。

2. 建立患者健康状况的基础资料　护士通过对患者的评估，尤其是入院时进行的完整评估，可以较为全面地了解患者的健康状况，这些资料构成了患者的基础资料。今后评估所得的资料可以与基础资料进行比较，以了解患者健康状况的变化，判断护理的效果。此外患者的基础资料也可以为其他保健人员提供有益的信息。

（二）资料的来源

1. 主要来源　一般主要来自患者，包括患者的主诉、症状及体征。

2. 次要来源　当患者无法提供资料时，如有语言障碍、意识不清、智力不全、精神障碍等因素，则需要患者以外的其他人或其他途径来提供资料。包括：

（1）支持性群体：包括家庭成员、家庭服务人员、朋友及同事等。

（2）其他医务人员：与护士共同工作的医师、医技人员、理疗师、营养师、心理医生等。

（3）患者的病历及各种检查报告。

（4）医疗护理文献：如专业杂志、参考书。

（三）资料的类型

1. 主观资料　指患者所经历过的、感觉到的、看到的和想到的，多是患者的主诉。如“我上楼梯时感到心慌乏力”，“我夜间经常失眠”，“我的右腿疼，不敢站立”。

2. 客观资料　是通过护理或其他人员观察、体检或借助于医疗仪器和实验室检查而获得的资料。这些资料能够被看到、听到、感觉到或检查获得。如发绀、颈静脉怒张、肠鸣音亢进等。

收集资料时应注意主观资料和客观资料互相核实。如：护士见到患者有不愉快表情、缺乏食欲，可问患者：“你今天好像情绪不太好，怎么吃这么少?”患者可能承认或否认，也可能会说：“我不是情绪不好，而是感到疼痛”。如果护士不去核实，很可能会错误地分析患者的行为，不能及时为之解除疼痛。

（四）资料的内容

从整体护理的思想出发，所收集的资料不仅涉及身体状况，还应包括心理、社会、文化、经济等方面。

1. 一般资料　包括姓名、性别、年龄、民族、职业、婚姻状况、受教育水平、家庭住址、通讯方式等。

2. 现在健康状况　包括此次发病情况、目前主要的不适主诉及饮食、营养、排泄、睡眠、自理、活动等方面的改变。

3. 既往健康状况　包括既往患病史、创伤史、住院史、手术史、过敏史、烟酒嗜好，女性患者还应了解月经史和生育史。

4. 家族史　有无与患者类似的疾病及家庭遗传病史。

5. 身体评估资料。

6. 新近进行的实验室及其他检查结果。

7. 目前的治疗和用药情况。

8. 心理状况　包括对疾病的认识和态度、康复的信心、病后精神、行为及情绪的变化、人格类型、应对能力等。

9. 社会情况　包括职业及工作情况、目前享受的医疗保险待遇、经济状况、家庭成员对患者的态度及其对疾病的了解、社会支持系统等。

10. 近期生活中的应激事件　如是否有离婚、丧偶、失业、家人生病等事件发生。

（五）收集资料的方法

1. 交谈　交谈是一个有目的的交流过程，需要运用一定的沟通技巧来完成。通过交谈不仅能促进护患关系的发展，创造一个有利于患者康复的治疗环境，而且使护士和患者都能给予和接受信息。交谈的方式分为正式交谈和非正式交谈。正式交谈是指事先通知患者，有目的、有计划地交谈，如入院评估时的交谈。非正式交谈是指护士在日常护理服务中与患者的自然交谈，使患者感到是一种闲谈，但护士可从中了解到患者真实的想法和心理状态。交谈前，需做好资料的准备，列好交谈提纲，选择恰当的时机和地点；交谈时，要灵活运用沟通技巧，控制好谈话的内容，引导谈话方向，防止偏离主题。

2. 观察　观察是一种科学的工作方法，系统的观察需要以广泛的知识为基础，自觉运用感觉器官——视觉、听觉、触觉、嗅觉、味觉或借助一些器械获取与患者有关的信息和健康资料。

(1) 视觉观察：观察患者的精神状态、营养发育状况、皮肤、黏膜、毛发、四肢活动能力、进食情况、服饰着装、清洁卫生、生活自理状况等。借助体温计、血压计等，还可以获得生命体征的资料。

(2) 听觉观察：观察患者所发出的各种声音，如呼吸的声音、咳嗽的声音、喉部有痰的声音、哭声、笑声、叹息声以及患者活动时发出的各种声音。借助听诊器可听到心音、呼吸音、肠鸣音等。

(3) 触觉观察：观察患者胸部起伏，呼吸的节律、速率，脉搏的跳动，体温，皮肤的温度、湿度、弹性，肌肉的紧张度，肿块的大小及软硬度等。

(4) 嗅觉观察：观察患者散发的各种气味，如口腔气味、汗味、呕吐物及排泄物的气味、药物和食物的气味等。

(5) 味觉观察：辨别患者所用的药物和食物的酸、甜、苦、辣、咸，从而判断患者的味觉是否正常。

3. 身体评估　是护士运用体格检查方法对患者的生命体征及各系统进行检查，以便及时了解病情变化，发现健康问题。

4. 查阅资料　包括查阅患者的医疗病历、护理病历、实验室及其他检查结果、有关文献资料等。

（六）资料的记录

对所收集的资料都应记录下来，但记录时应注意：

1. 记录的资料必须反映事实，不要带有护士的主观判断和结论，应客观地记录患者的主诉，必要时使用原始记录。如在记录患者术后血压、体温变化情况时，应准确具体，如“3pm，血压 135/85mmHg，36.8℃……”，而不能只记为“血压、体温正常”，因为后者带有护士的主观色彩，不是客观记录，最好记录实际的数值。

2. 主观资料，尤其是心理社会方面的资料，最好采用患者的原话记录。

3. 客观资料，应使用医学术语，语言简洁，书写清楚。如“患者术后已经有 6 小时没有尿出来尿了”，就不如改为“患者术后 6 小时无尿”。

4. 避免使用模糊不清的词，不用难以衡量的词，如“好、坏、佳、尚可、正常、增加、降低”等。

## 二、整理和分析资料

评估所得的资料涉及各个方面，内容庞杂，需要采用恰当的方法对其进行整理分类，以便于护士能够清晰地、迅速地从中发现患者存在的问题。

（一）整理分类

资料可以采用不同的方法进行分类，如可按马斯洛的人类基本需要层次论分类、按 Roy 的适应模式分类、按 NANDA 提出的 9 种人类反应型态分类、按 Majory Gordon 的 11 种功能性健康型态分类、按 NANDA 提出的护理诊断分类法等。

目前临床上较常用的是按 Gordon 的 11 种功能性健康型态分类。1982 年，Majory Gordon 将人类的功能分为 11 种型态，即健康感知/健康管理型态、营养/代谢型态、排泄型态、活动/运动型态、睡眠/休息型态、认知/感知型态、自我认识/自我概念型态、角色/关系型态、性/生殖型态、应对/应激耐受型态、价值/信念型态。此种分类方法与临床实际联系紧密，通俗易懂，护士容易掌握，因而临床应用较广泛。例如排泄型态包括每日排便、排尿次数、量、性状，有无便秘、腹泻、尿失禁、尿潴留、尿路感染等；睡眠/休息型态包括日常睡眠情况，如入睡时间、睡眠持续时间、入睡前是否需要服安眠药或听催眠的音乐帮助睡眠、有无入睡困难、睡眠中断、多梦、早醒或醒后感到未得到休息等。将资料进行分类可以帮助护士发现资料有无遗漏，也有助于护士能够很快地找到相应的护理诊断。按照功能性健康型态分类系统编制"患者入院评估表"，并在每个功能型态中提出代表该型态特征的要点，有助于护士直接按此表格收集资料，发现有意义的资料（诊断依据），确定该型态是否发生了改变或是否有发生改变的危险，然后进一步探讨相关因素的资料。因此在对每个型态的资料进行收集、整理、分析和判断过程中，护理诊断也就产生了。

（二）复查核实

护士所作判断的有效度取决于所用资料的有效性，即资料真实可信的程度。有些资料，如血压下降，有公认的血压正常标准作参照支持其有效性；而有些情况则没有明确的标准，如心理与社会方面的反应，护士则需要更多地收集支持推论的证据，以增加资料或诊断的有效性。护士可通过以下方法验证资料的有效性。

1. 以客观资料来核实主观资料　主观资料是患者的主诉，每个患者对身体异常或不适的认识与耐受性不同，因此需要将主观资料与客观资料进行对比，以核实主观资料。如患者感觉全身发热，可以参看体温测量结果加以证实。

2. 请患者验证含糊的资料　如患者主诉"胸闷、胸痛"，这项资料不明确，护士需要进一步询问患者胸闷、胸痛的部位、性质、发作时间、持续时间及可能的诱发因素和缓解方式。

3. 自己复查或请求别人检查　看是否有漏掉的资料，可按每一型态进行复查，以保证获取生理、心理、社会各方面的资料。

（三）分析资料

根据资料线索作出推论。所谓线索是指护士通过交谈、观察、体格检查以及查阅有关的记录收集到的主观和客观资料，推论是护士对线索的判断及解析，即要发现异常所在，并进一步找出相关因素或危险因素。

1. 与正常值做比较，找出异常　护士要发现异常所在，就必须掌握一些正常值、正常范围及现象。在与正常值或正常现象进行比较时，应进行综合分析。例如一个 3 岁孩子不会自理大小便，这是发育迟缓的问题，但是有的原来在家里能够自理，住院后才不会的，那可能就是由焦虑出现的退化所致。因此，与正常值做比较不能仅仅是对照标准而已。另一方面，在进行比较时，还应注意个体差异，有些标准正常值不一定适用于每一个人。例如血压120/80mmHg的数值，对一般人来讲可能是正常的，但对一个有多年病史的老年高血压患者而言，这个数值可能会使其出现低血压的不适症状，因为老年人基础血压相对较高，机体已适应血压较高的状态，对老年高血压患者血压控制在140/90mmHg以内即可。

2. 找出相关因素　通过与正常值进行比较，发现异常所在后，护士应进一步找出引起异常出现的相关因素。

## 第三节　护 理 诊 断

护理诊断是在评估的基础上对收集的资料进行分析，从而确定患者存在的健康问题。护理诊断是对患者生理、心理、社会文化及精神等各方面健康问题的说明，这些问题应是属于护理职责范围以内、能用护理方法解决的。

### 一、护理诊断的概念

#### （一）护理诊断的发展史与概念

护理诊断的概念于1953年首次在Virginia Fry的论著中出现，随着护理程序的应用，人们逐渐加深了对护理诊断的认识。1973年在美国圣路易斯（St. Louis）召开了第一次全美护理诊断分类工作会议，提出了护理诊断的基本框架，并成立了全国护理诊断分类小组（National Group for the Classification of Nursing Diagnosis），正式将护理诊断纳入护理程序，美国护士会（ANA）授权在护理实践中使用。此后每两年召开一次会议，1982年4月召开第五次会议时由于加拿大代表参加，而将分类小组改名为NANDA（North America Nursing Diagnosis Association），即“北美护理诊断协会”。NANDA作为制定护理诊断分类的权威组织，一直致力于护理诊断的发展与完善，1994年大会修订并通过了128项护理诊断，2000年第14次会议又将护理诊断增加至155项。

从1973年至今，护理诊断的研究受到广泛重视，不同研究者从不同角度来确定护理诊断的概念与内涵，目前较为常用的是在1990年第九次会议上，NANDA对护理诊断下的定义：“护理诊断是关于个人、家庭、社区对现存的或潜在的健康问题或生命过程反应的一种临床判断，是护士为达到预期结果选择护理措施的基础，这些预期结果是应由护士负责的。”

#### （二）护理诊断与合作性问题和医疗诊断

1. 护理诊断与合作性问题　临床护理实践是一个不断变化的、复杂的过程，护士常遇到一些情况和面临的患者问题无法完全包含在NANDA制定的护理诊断中，而这些问题的解决确实需要护理人员的参与，因此，1983年Lynda Juall Carpenito提出了合作性问题（collaborative problem）这个概念。她把护士需要参与解决的问题分为两大类，一类是经护士独立采取措施就可以解决的，属于护理诊断；另一类是要与其他健康保健人员尤其是医生共同合作解决的，护士在解决问题的过程中主要承担监测职责，这部分属于合作性问题，又称为潜在并发症。

对合作性问题来说，护士需监测病情以便及时发现并发症发生的症状；但并非所有的并发症都属于合作性问题，有些可以通过护理措施预防和处理的，则属于护理诊断，如：患者骨盆骨折引起躯体移动障碍有皮肤完整性受损的危险。只有那些护士不能预防和独立处理的并发症才属于合作性问题，如：冠心病患者易发生心律失常，单独的护理措施无法完全预防其发生，因此对这一问题应提出“潜在并发症：心律失常”，护士的主要作用是严密观察是否有心律失常发生，一旦发生应及时与医生共同合作解决问题。护理诊断和合作性问题的区别在于，对前者护士需要作出一定处理以求达到预期目标，是护士独立采取措施能够解决的问题；后者需要医生、护士共同干预，处理的决定来自医疗和护理双方面，护理的措施，重点在于监测。

合作性问题有其固定的陈述方式，即“潜在并发症（potential complication)：X XX”，可简写为 PC。例如，“潜在并发症：心律不齐”；或“PC：心律不齐”。在书写合作性问题时，护士应注意不要漏掉“潜在并发症”，否则就无法与医疗诊断相区别。

**表 7－3　护理诊断与合作性问题的区别**

| 项目 | 护理诊断 | 合作性问题 |
|---|---|---|
| 措施决定 | 护士 | 医护合作（执行医嘱） |
| 措施原则 | 减轻、消除、预防 | 监护，以发现问题，为诊断、治疗提供依据 |
| 陈述方式举例 | 胸痛：与心肌缺血、缺氧有关 | 潜在并发症：心律失常 |
| 预期目标 | 需要确定预期目标，作为评价护理效果的标准 | 不需要确定预期目标，因为不是护理职责范围内能达到的结果 |

2. 护理诊断与医疗诊断　医疗诊断是对个体病理、生理变化的一种临床判断，描述的是一种疾病，由医生进行判断和决定处理措施，是在医疗职责范围内进行的，仅用于个体疾病。医疗诊断的侧重点在于对患者的健康状态及疾病的本质作出判断，特别是要对疾病作出病因诊断、病理解剖诊断和病理生理诊断。医疗诊断在疾病发展过程中相对稳定，一旦确立通常不会改变。而护理诊断是对个人、家庭和社区现存的或潜在的健康问题或生命过程反应的一种临床判断，是由护士对患者的健康问题作出诊断和处理，是在护理职责范围内进行的，可用于个体、家庭和社区，护理诊断数目较多，并可随着患者反应的不同而发生变化。其区别见表 7－4。

**表 7－4　医疗诊断与护理诊断的区别**

| 项目 | 医疗诊断 | 护理诊断 |
|---|---|---|
| 诊断对象 | 对个体病理生理变化的一种临床判断 | 对个体、家庭或社区的健康问题或生命过程反应的一种临床判断 |
| 描述内容 | 描述的是一种疾病 | 描述患者对健康问题的反应 |
| 决策者 | 在医疗职责范围内由医生进行 | 在护理职责范围内由护士进行 |
| 适用范围 | 适用于个体的疾病 | 适用于个体、家庭、社区的健康问题 |
| 数量 | 在一般情况下只有一个 | 往往有多个 |
| 是否变化 | 一旦确诊一般不会变化 | 随着病程进展而发生动态变化 |

### （三）护理诊断的分类

1. 字母顺序排列法　1973 年在美国圣路易斯（St. Louis）召开了第一次全美护理诊断

分类工作会议，正式开始了护理诊断的确认、发展和分类工作。但是，对所制定的护理诊断的分类方案没有取得一致性意见，最终决定按字母顺序列出。这种字母系统分类法的使用一直延续到1986年NANDA分类法Ⅰ被认可后才更改。严格说这不是分类方法，只是按英文字母顺序排列护理诊断，目前这种方法主要用于护理诊断的索引。

2. 护理诊断分类法Ⅰ　护理专家们一直在探索恰当的分类方法，至1986年NANDA第七次会议，将按9种人类反应型态分类确认为分类法Ⅰ，所有护理诊断按9种型态进行分类，即交换、沟通、关系、赋予价值、选择、移动、感知、认识、感觉/情感。以上9种反应型态之下，各有若干相关的护理诊断。

3. 护理诊断分类法Ⅱ　1994年4月NANDA第11次会议后，分类法委员会对新增设的护理诊断进行分类时，很难将其分门别类地归入到分类法Ⅰ的相应类别中，因此经反复探讨论证后，NANDA于2000年第14次会议通过了新的分类系统，即分类法Ⅱ。分类法Ⅱ是在Gordon的11种功能性健康型态分类法的基础上进一步修订而成，将护理诊断按13个领域进行分类，包括促进健康、营养、排泄、活动/休息、感知/认知、自我感知、角色关系、性、应对/应激耐受性、生活准则、安全/防御、舒适、成长/发展。每个领域下又有相应的二级分类，如营养领域又包含摄入、消化、吸收、代谢、水和电解质5个二级分类，最终分类法Ⅱ由13个领域、46个二级分类，104个诊断概念和155个护理诊断组成。（参见附录7-1）

## 二、护理诊断的组成部分

NANDA出版的护理诊断手册中，关于每一个护理诊断都提及了四个部分：名称、定义、诊断依据和相关因素。

### （一）名称

名称（title）是对患者就其健康状态或疾病产生的反应的概括性描述。一般常用改变、受损、缺陷、无效或低效等特定用语来描述健康状态的变化，但不能说明变化的程度。例如：健康维护能力改变、气体交换受损、自理能力缺陷、清理呼吸道无效、低效性呼吸型态、体温过高、便秘、有受伤的危险等。

### （二）定义

定义（definition）是对诊断名称的一种清晰的表达，并以此与其他相似诊断作鉴别。如“活动无耐力”与“疲乏”具有相似的诊断依据，但通过有关的诊断定义，有助于明确和区别相似的诊断。“活动无耐力”是一种对身体状况下降的人进行的诊断性判断，这种人可以进行增加体力和耐力的治疗。“疲乏”是自己意识到的一种状态，在此状态下感到过度的、持续的疲劳，以及体力、脑力活动能力下降，而且休息后不能缓解。疲乏是广泛的、主观的、消耗性的、不能缓解的感觉，疲乏的人需要学习节省能量的技术。

### （三）诊断依据

诊断依据（defining characteristics）是由一些可观察到的迹象或推论组合而成，是护理诊断的具体表现和特征。诊断依据分为以下三种：

1. 必要依据（critical defining characteristics）　明确某一护理诊断时必须具备的依据。

2. 主要依据（major defining characteristics）　确定某一护理诊断时通常需要存在的依据。

3. 次要依据（minor defining characteristics）　对某一护理诊断有支持作用，但不一定存在的依据。

护士在确定某个护理诊断时，不是凭想当然，而一定要参照诊断依据。例如："营养失调：高于机体需要量"中，① 实际体重超过标准体重的20%；② 三头肌皮褶厚度，男性超过15mm，女性超过25mm，为护理诊断的必要依据。"体温过高"中，主要依据是体温高于正常范围；次要依据是皮肤发红，触之有热感，呼吸加快，心动过速、惊厥等。

（四）相关因素

相关因素（related factors）是指促成护理诊断成立和持续的原因或处境，即影响个体健康状况的直接因素、促发因素或危险因素。常见的有以下四种因素：

1. 病理生理方面的因素　指与病理、生理改变有关的因素，如心功能衰竭、呼吸困难、感染、水肿、营养代谢障碍、内分泌紊乱、肿瘤等。

2. 治疗方面的因素　指与执行治疗措施有关的因素，如药物、手术、诊断性检查、治疗性肢体制动等。

3. 情境方面的因素　指环境、生活方式、行为、人际关系、适应等方面的因素，如环境变迁、生活方式改变、不良健康行为、角色冲突、适应不良等。

4. 成长发展或年龄方面的因素　指在生长发育过程中与年龄有关的因素，如婴幼儿期、青少年期、成年期、更年期、老年期各有不同的生理、心理、认知、情感特征。

## 三、护理诊断的类型与陈述

（一）护理诊断的类型

护理诊断包括现存的、有危险的、健康的护理诊断三种类型。

1. 现存的护理诊断（actual nursing diagnosis）　指用于描述个人、家庭或社区目前已经存在的健康问题或生命过程的反应，在说明问题时，通常将"现存的"省略。采取措施的原则是选择能够尽快消除或减轻患者感受及反应的护理方法。例如：便秘：与食物中缺乏纤维素有关。采取护理措施的原则是指导患者选择含有丰富纤维素的食物，如菠菜、韭菜、芹菜等。

2. 危险的护理诊断（risk nursing diagnosis）　描述的是某个个体、家庭或社区在某种环境中具有比其他人群更易患病的临床判断，即对一些易感的个体或群体可能出现的健康问题或反应的描述。这些问题虽然目前尚未发生，但却有发生问题的危险因素存在，若不加以预防处理就极有可能出现一系列问题，用"有……的危险"进行描述。采取护理措施的原则是降低危险因素，预防问题的发生。例如：有发生压疮的危险：与皮肤长期受压和营养不良有关。采取护理措施的原则是补充营养、勤翻身、按摩、保持床褥衣物清洁干燥等。

3. 健康的护理诊断（wellness nursing diagnosis）　描述的是某个个体、家庭或社区具有达到更高健康水平潜能的临床判断。这一类诊断1994年才被NANDA认可，对其应用国内外仍在探索中。例如：有精神健康增强的潜力、婴幼儿有行为能力增强的潜力、寻求健康行为等。

（二）护理诊断的陈述

1. 护理诊断的陈述内容　描述个体或群体的健康状态以及导致这种健康状态的原因，一般包括：问题、症状或体征、相关因素三部分。

（1）问题（problem）：即护理诊断的名称，有现存的和潜在的。现存的指目前已经存在健康问题的反应；潜在的指目前虽然没有发生健康问题，但却存在着导致健康问题发生的危险因素。

(2) 症状或体征（signs or symptoms）：指诊断健康问题的临床依据，即有关的症状或体征。

(3) 相关因素（etiology）：指导致健康问题发生的直接因素、促发因素或危险因素。相关因素的描述用“与……有关”来连接，而不能用“由……引起或所致”来陈述。

2. 护理诊断的陈述方式

(1) 三部分陈述法（PSE 公式）：现存的护理诊断可采用三部分陈述法，格式如下：

健康问题（P）：症状或体征（S）：相关因素（E）

主要的症状和体征的存在是现存的护理诊断的依据。

例如：进食自理缺陷：不能完成进食活动：与脑出血导致双上肢活动受限有关。

焦虑：不思饮食、情绪激动：与担心预后不良有关。

(2) 两部分陈述法（PE 公式）：随着护理诊断临床应用的不断发展，目前的发展趋势是用两部分陈述方式，更为简便实用。现存的护理诊断也可省略症状和体征，采用这种方式陈述；这种方式更多适用于危险的护理诊断，因问题尚未发生，因此没有症状或体征（S），危险的护理诊断的证据是存在危险因素（E），这些危险因素应放在第二部分，格式如下：

健康问题（P）：相关因素（E）

例如：有皮肤完整性受损的危险：与骨盆骨折引起躯体移动障碍有关。

有体液不足的危险：与高热和腹泻有关。

(3) 一部分陈述法：即只有健康问题（P），适用于健康的护理诊断。一般用“有……增强的潜能”来陈述，如婴幼儿有行为能力增强的潜能。对健康的护理诊断来说相关因素是不必要的，因为它们都是一样的，即：有提高健康水平的意愿。

无论三部分还是两部分陈述法，健康问题的相关因素是必不可少的，只有明确了相关因素，才能为护理计划的制订提出方向，而且相关因素的描述用“与……有关”来连接，能准确表述人体反应与相关因素之间的关系，有助于护士确定该诊断是否成立。

## 四、书写护理诊断时的注意事项

### （一）使用统一的护理诊断名称

应尽量使用 NANDA 认可的护理诊断名称，这样有利于护士之间的交流，有利于与国际接轨，有利于护理教学的规范。如果在现有的 NANDA 认可的护理诊断中确实无法找到与之对应的护理诊断，可以护理问题的方式提出。

### （二）贯彻整体护理观念

患者的护理诊断应包括生理、心理、社会各方面。在考虑患者存在的问题时应全面，对列出的护理诊断、诊断依据和相关因素都应该体现整体护理的观念。因此，一个患者可能同时有数个护理诊断，一个诊断针对一个健康问题，并应随着病情的发展而变化。

### （三）护理诊断不是医疗诊断，也不是合作性问题

护理诊断是用护理措施能够解决的问题，由护士独立进行处理。护理诊断与医疗诊断有一定关系，有时医疗诊断是护理诊断的相关因素。合作性问题是由医生和护士共同合作才能解决的问题。例如：

| 医疗诊断 | 护理诊断 | 医护合作性问题 |
|---|---|---|
| 冠心病 | 胸痛：与冠心病引起心肌缺氧有关 | 潜在并发症：心律失常 |

（四）明确找出每一个护理诊断的相关因素

相关因素往往是造成问题的最直接原因，也是护理计划中制定措施的关键，因而，明确诊断的相关因素在确立护理诊断的过程中至关重要，即使同一诊断，也可因相关因素的不同而影响到需要采取不同的护理措施。如清理呼吸道无效，可能与分泌物过于黏稠、无力咳出有关，或与胸部手术后害怕咳嗽引起疼痛有关，而两者的护理措施是不一样的。对于相关因素的陈述，应使用“与……有关”的方式，而不用“由……引起”或“因……所致”。

（五）有关“知识缺乏”这一护理诊断的陈述

“知识缺乏”在陈述上有其特殊之处，应为“知识缺乏：缺乏……方面的知识”。如“知识缺乏：缺乏正确哺乳方法的知识”，而不使用“与……有关”的陈述方式。

（六）在护理诊断的陈述中避免临床表现与相关因素混淆

如“睡眠型态紊乱：与易醒和多梦有关”，易醒、多梦是睡眠型态紊乱的表现形式，而非相关因素。

## 第四节　护理计划

护士在对患者进行全面评估和诊断的基础上，确认其现存的或潜在的健康问题之后，就必须明确地描述预防、减轻或消除这些问题的护理活动，即计划阶段。制定护理计划是护理程序的第三步，是以护理诊断为依据，设计如何满足患者需要、增加患者舒适、维持和促进患者功能、促进患者康复的动态决策过程。其目的和内容是：① 排列护理诊断的优先顺序，确定护理重点；② 设定患者将要达到的预期目标，为评价护理效果提供依据；③ 制定护理措施，作为护理活动的指南。

### 一、排列护理诊断的优先顺序

一般情况下，患者可以有多个护理诊断。护士应根据其病情需要及对个体健康的影响，考虑问题的轻、重、缓、急，一般把威胁性最大、最急、最重的问题排在首位，其他的依次排列。

（一）护理诊断的排序

1. 首优问题（high-priority problem）　又称“威胁生命的问题”，是指那些直接威胁生命、需要马上采取行动去解决的问题。如危重患者所表现的严重体液不足、气体交换受损、清理呼吸道无效、不能维持自主呼吸、组织灌注量改变等问题。这些都是维持生命的生理需要受到威胁而产生的严重问题，如不及时处理，会危及生命，必须优先予以解决。急危重患者在紧急状态下，可能同时存在多个首优问题，此时应在其他医务人员的协助下，立即处理对生命有威胁性的问题。

2. 中优问题（medium-priority problem）　又称“威胁健康的问题”，是指那些虽不直接威胁生命，但也能导致身体上的不健康或情绪变化的问题，可给其精神和躯体带来极大的痛苦，严重影响其健康。如急性疼痛、组织或皮肤完整性受损、体温过高、排便失禁、躯体移动障碍、有受伤的危险、恐惧、焦虑等。这些问题虽然没有直接威胁生命，但因其生理需要和安全需要没有得到满足，直接影响了健康，所以也应积极采取措施。

3. 次优问题（low-priority problem）　是指与此次发病关系不大，不属于此次发病所反应的问题，往往是个体应付挫折的心理反应和高层次的心理需要得不到满足时产生的健康问题。如社交孤立、家庭作用改变、家庭应对无效、角色冲突、情感的需要、自尊和自我实现的需要不能满足，以及精神困扰等。这些问题虽然不如解决生理需要和安全需要的问题那么迫切，但并非不重要，它涉及患者心理、社会、行为、人格等方面的健康，同样也需要护士给予帮助，使问题得到解决，促使患者在生理、心理、社会、精神、文化诸方面都处于最佳的健康状态。

（二）护理诊断排序的注意事项

1. 排序时优先解决生理需要　马斯洛的人类基本需要层次论认为，在需要的5个层次中，生理需要虽然处于最低层，但却是最重要的。所以，应注意在提供满足较高层次需要的护理之前，应首先满足患者基本的生理需要。一般来说，对生理功能的平衡状态威胁最大，或影响了生理需要满足的那些问题常作为需要优先解决的护理诊断，如与空气有关的“低效性呼吸型态”、“气体交换不足”；与食物有关的“营养失调：低于机体需要量”；与水有关的“体液不足”、“体液过多”；与温度有关的“体温过高”；与排泄有关的“尿失禁”、“尿潴留”；与休息有关的“睡眠型态紊乱”；与避免疼痛的需求有关的“疼痛”等。当这些问题得到一定程度的解决后，护士可以把工作重点转向影响满足患者更高层次需要的问题上去。

以需要层次论作为指导原则，决定护理诊断优先顺序时，可按照以下步骤进行：① 列出患者存在的所有护理诊断，将每一护理诊断归入5个需要层次中；② 根据层次由低到高，列出护理诊断的先后顺序。应该注意的是，马斯洛的人类基本需要层次论为护理诊断排序提供了一个普遍原则，但患者是人，是最具个体性的，某种需要对不同的人其重要性可能不同。有时某种需要对患者的意义与护士所认为的可能会大相径庭，因此，排序时还需注意以下问题。

2. 排序时应考虑患者的需求　排序时考虑患者基本需要的同时，也要考虑患者的迫切需求，尊重患者的选择，鼓励患者参与护理过程，让患者说出对于自己健康问题的看法以及优先次序的排列。在与治疗、护理原则无冲突的情况下，护士应优先解决患者认为最重要的问题，以调动患者的积极性。

3. 排序时应分析和判断护理诊断之间的关系　确定护理诊断的先后顺序时，要分析护理诊断之间是否存在相互关系，从而按照解决问题的方式，先解决问题产生的原因或影响问题解决的因素，再考虑由此而产生的结果或受影响的问题。

4. 危险的护理诊断和潜在并发症排序　现存的问题可以优先解决，但也不可忽视有危险的问题和潜在并发症，这两类问题虽然目前没有发生，但有时比现存的问题更重要，有时患者也未意识到它的重要性。护士应根据理论知识和临床经验对潜在的问题进行全面评估、仔细衡量。如血液病患者的白细胞减少，潜在感染的机会和危险性均很大，则应优先考虑。

5. 护理诊断顺序的可变性　首优、中优、次优的顺序在护理过程中不是固定不变的。随着病情的变化，当威胁生命的问题得以解决，生理需要获得一定程度的满足后，中优或次优的问题可以上升为首优问题。例如，急性心肌梗死患者会出现“活动无耐力”的护理诊断。在心肌梗死急性期，这个问题与“疼痛”、“心输出量减少”、“潜在并发症：室颤”等严重威胁患者生命的问题相比，只能列入中优的护理诊断。但随着病情的好转，患者度过急性期后，如何恢复活动耐力、早日活动以减少并发症就成为护理的重点，这时“活动无耐力”也就由中优问题变成首优问题了。

6. 护理诊断排序对护理工作的影响　护理诊断的排序，并不意味着只有前一个护理诊断完全解决之后，才能开始解决下一个护理诊断。在临床工作中，护士可以同时解决几个问题，但其护理重点还应放在需要优先解决的问题上。在排序中也要注意从护理的角度判断问题的主次，如安全性、可利用的资源、患者的合作态度等有时也会影响解决问题的顺序。

## 二、确定预期目标

预期目标是患者接受护理照顾后期望能够达到的健康状态，即其行为、功能、认知及情感改变的结果，是为患者提出的可测量的、可观察的、能够达到的行为目标。预期目标为制定护理措施提供了方向，指引护士应用科学的护理措施和方法调动患者或家属的积极参与，共同达到预期目标；同时为评价护理措施的效果提供了标准和依据。

### （一）目标的陈述方式

预期目标是患者接受护理措施后，而发生的一种行为变化的结果。陈述方式为：时间状语＋主语＋条件状语＋谓语＋行为标准。

1. 时间状语　是主语达到某行为目标所需要的时间，其限定了该目标进行评价的时间，以督促护士积极采取有效的护理措施，尽快解决患者的健康问题。

2. 主语　是指患者、患者机体的一部分或其生理功能，如患者、患者下肢、体温等，如主语为患者时，常在目标陈述中省略主语。

3. 条件状语　是指主语完成某行为目标所必须具备的条件状况，行为目标陈述时不一定都有条件状语。

4. 谓语　是指主语将来能够完成的行为，常选用一些行为动词来表达，如能够做到、表达、叙述、描述、说明、保持、显示、维持、提出、增加、减少、站立、行走、使用、学会等。

5. 行为标准　是指主语进行该项行为时，能够达到的程度，包括距离、速度、次数、时间等。

例如：$\frac{\text{1 周后}}{\text{时间状语}}$　$\frac{\text{患者}}{\text{主语}}$　$\frac{\text{持拐杖}}{\text{条件状语}}$　$\frac{\text{能行走}}{\text{谓语}}$　$\frac{\text{400m}}{\text{行为标准}}$

### （二）目标的种类

按目标中的时间状语可分为短期目标和长期目标两种，但短期和长期是一个相对的概念。

1. 短期目标（short-term goals）　是指在相对较短的时间内（通常指 1 周以内，几天或几小时）能够达到的目标，适合于住院时间较短、病情变化较快的患者。如“1 小时后患者自述胸痛消失”或“3 天后患者可以自行下床行走 50m”等，都是短期目标。

2. 长期目标（long-term goals）　是指在相对较长的时间（通常指 1 周以上，数周或数月）内才能达到的目标，适合住院时间较长、病情迁延、病程较长的患者。

长期目标又可分为两类：一类是需要护士针对一个长期存在的问题，采取连续性的行动才能达到的目标，如一个长期卧床的患者，需要护士在其整个卧床期间给予精心的皮肤护理，以预防压疮的发生，其长期目标可描述为：“卧床期间不发生压疮”。另一类是需要一系列短期目标的实现，才能达到的长期目标，如“半年内体重减轻 10kg”，则可通过一系列相同的短期目标来实现，即“每周体重减轻 0.5kg”；另外长期目标也可以包括一系列渐进性的短期目标，如肺癌术后患者，由于手术的创伤、疼痛、体能的消耗，在住院期间患者自理缺陷，为其确定的长期目标是“患者能在术后半月内恢复生活自理能力”，分解为短期目标如下：① 术后 3 天患者在护士或家属的协助下自己能进食、洗漱、穿衣、如厕、离床活动；

② 术后 7 天患者生活基本能自理；③ 术后半月患者恢复生活自理能力。短期目标的不断实现，使患者体验到康复的持续进展，从而增强实现长期目标的信心。

（三）确定目标的注意事项

1. 预期目标与护理诊断相对应　预期目标需有明确的针对性，每个预期目标都应是针对护理诊断而提出的，一个护理诊断有多个预期目标，但一个预期目标却不能针对多个护理诊断。

2. 目标应由护士和患者共同制定　护士应积极鼓励与引导患者参与目标的制定，尊重患者的意愿与选择，以充分调动患者的主观能动性，并与患者达成共识，保证预期目标的实现。

3. 目标应是护理范畴内、通过护理措施能够达到的　如“有出血的危险：与化疗导致血小板下降（$PLT<2\times10^4/mm^3$）有关”，目标是“一周后 PLT 上升至 $10\times10^4/mm^3$”，这个目标不是通过护理措施能够实现的，它超出了护理的工作范围。

4. 目标的主语必须是患者、患者机体的一部分或其生理功能　预期目标是期望患者获得护理干预后达到的结果，描述时应将患者放在中心位置，描述患者将要做什么、怎样做、什么时候去做、做到什么程度，而不是描述护士的行为或护士所采取的护理措施，所以主语不是护士，更不能陈述“使能够、允许、让”等这一类词。如“定期翻身，不使患者发生皮肤损伤”是不正确的，应改为“在住院期间，患者不发生皮肤损伤”。

5. 一个目标中只能出现一个行为动词　否则在进行评价时，若只完成了一个行为动词的行为标准就无法判断该目标是否实现。如“出院前患者能学会自测尿糖和皮下注射胰岛素”，类似这样的情况，可以多设几个目标，使每个目标只有一个行为动词。

6. 目标必须具有现实性和可行性　预期目标必须是患者所能达到的，如要求“截瘫患者在 3 个月内能下地行走”是不切合实际的，可定为“3 个月内会使用轮椅”。因此，在确定预期目标时应全面考虑患者的病情、智力水平、经济状况、家庭支持、社会服务保障等因素，同时也要考虑医院的条件、设施、护士的知识水平和业务能力等，为患者确定切实可行的预期目标。

7. 目标必须是可测量、可评价的具体指标　制定预期目标时，避免使用含糊不清、不明确的词句。如“心率正常”、“体重增加”等，都不具体，不好观察和测量。应把预期目标写得准确、具体、清晰，以便观察和测量，有利于效果的评价。如“3 天内心率维持在 70～90 次/分”、“每周体重增加 0.5kg”等。

8. 预期目标应有时限性　行为目标应注明具体时间，如几小时内、几天内、几周内、住院期间、出院前、出院 2 周后，为评价护理效果提供时间依据。

9. 关于潜在并发症的目标　潜在并发症是合作性问题，护理措施往往不能阻止其发生，护士的主要任务在于监测并发症的发生与发展。潜在并发症的目标可以这样叙述：“护士能及时发现并发症的发生并积极配合抢救”。

## 三、制定护理措施

护理措施是实现预期目标的护理活动及其具体实施方法。制定的护理措施要与护理诊断相对应，根据护理诊断的相关因素，结合患者的具体情况，采取针对性的措施，预防、减轻或消除患者的反应，实现预期目标。

（一）护理措施的种类

护理措施包括评估性措施、实施性措施和教育措施。

1. 评估性措施　指护士对护理诊断或合作性问题需要进行的监测或观察。监测或观察实际上就是评估。护士通过收集的健康资料可以判断患者是否存在某一个健康问题，是否需提供某些护理措施以及对所接受的护理措施是否有效和有无不适反应。

2. 实施性措施　指护士采取的有助于解决健康问题的行动。包括独立性的、依赖性的、合作性的护理措施三种。

（1）独立性的护理措施：指那些不依赖于医嘱、护士能够独立提出和采取的措施，如为患者定期翻身、协助患者取半坐卧位、进行口腔护理等。独立性护理措施包括：① 基础生活护理，如协助患者进餐、洗漱、如厕、更衣等日常生活活动；② 治疗性的护理措施，如吸氧、吸痰、雾化吸入、鼻饲、导尿及各种引流管道的护理等；③ 密切观察病情变化，及时发现并发症的发生；④ 注意患者心理社会反应，充分运用沟通技巧，帮助患者解决心理问题，消除情绪障碍。

（2）依赖性的护理措施：指护士执行医嘱的措施。在执行医嘱的过程中，护士并不是盲目地遵从医嘱，应运用思考与判断来判别医嘱是否正确。

（3）合作性的护理措施：指护士与其他医务人员一起合作执行的措施，如请营养师为患者传授有关营养方面的知识，请社区保健护士为患者提供出院后的社区医疗保健服务等。

3. 教育措施　护理教育活动通常被称为健康教育或患者教育。护士通过护理措施给予患者的帮助，有时并不能完全解决患者的健康问题，患者需要护士对其进行健康指导，加强维护健康的行为，更好地运用科学的知识增强自我护理和自我保健能力。因此在护理措施中应加入健康教育的内容，把健康教育渗透到护理的全过程中，使其成为整体护理中不可缺少的组成部分。在进行健康教育时，应教给患者必要的医学知识，如各种诊断性检查、手术、所用药物的目的、方法及注意事项等，进行自我护理技术的训练，教育家属及陪护者掌握必要的护理技术。

（二）制定护理措施的注意事项

1. 护理措施应该有针对性　要与护理诊断及预期目标相一致，以护理诊断中的相关因素为基础，以保证预期目标的实现。每个预期目标需要一项或几项护理措施予以保证。

2. 护理措施要切实可行　选择护理措施需考虑：① 患者的具体情况，如病情、年龄、性别、体力、愿望、家庭状况、经济状况及社会文化背景等；② 医院现有的条件、设施；③ 护士的情况，如知识水平、专业技能、人员构成等能否胜任实施护理措施。

3. 护理措施要与其他医务人员的措施相一致　护理措施的主要执行者是护士，但是某些护理措施必须由医护合作或与其他医务人员的合作才能达到预期目标，如与医生、理疗师、营养师的配合。

4. 护理措施应基于科学的基础上　每项护理措施都要有科学依据。护理措施是在基础医学、临床医学、人文学科等科学理论的指导下，在护理实践中已被证实是行之有效的科学方法。

5. 护理措施要保证患者的安全　护士在为患者进行护理的过程中，应始终把保证患者的安全放在首要位置。如给药过程中要严格三查七对、严格无菌观念、严格执行操作规程、积极采取保护性措施。再如在协助患冠心病患者下地活动时，必须逐渐增加活动的时间和强度，避免过度活动使之不能耐受而发生危险。

6. 护理措施应具有可操作性　护理措施应具体、有指导性，使护士和患者均能准确地执行措施。一项完整的护理措施应写明日期、执行者、执行时间、地点、内容、方法等具体项目。

7. 护理措施要为患者提供教与学的过程　护理措施的效果不是护士单方面能够达到的，必须有患者或家属的共同参与，患者对疾病与健康知识的认知与接受，健康行为的建立与形成，医护人员的配合与协作，是决定预期目标能否实现的重要条件。因此护士要为患者提供教与学的过程，包括评估患者对健康知识的需求、接受知识的能力，确定患者的学习目标、教育的内容与方式，实施教育计划、评价患者学习效果。只有这样，才能保证护理措施的最佳效果。

## 四、护理计划成文

护理计划成文是将护理诊断、预期目标及护理措施书写在护理病历的表格中。护理计划是护士对患者做出诊断和采取措施的记录，体现患者病情的发展，有利于医护人员之间交流患者的治疗信息，从而指导护理工作，同时还可作为资料存入病历中，作为检查护理工作和总结临床实践的依据。

护理计划的书写格式各医院不尽相同，一般有两种形式。一种是由护士根据护理评估表，确定出护理诊断、预期目标、护理措施，将其书写在一个表格中（表 7-5）。

**表 7-5　护理计划表**

| 开始日期 | 护理诊断 | 预期目标 | 护理措施 | 评价 | 停止日期 |
|---|---|---|---|---|---|
| 2007-4-6 | 急性疼痛：与前臂骨折有关 | 1. 1 天内复述减轻/增加疼痛的主要方法 | 1. 讲解减轻/增加疼痛的方法 | 患者能复述 | 2007-4-8 |
| | | 2. 1 周内主诉疼痛减轻，能耐受 | 2. 指导患者保持患肢处于正确的功能位<br>3. 遵医嘱应用镇痛药<br>4. 指导患者采用适宜的放松技术 | 患者主诉患肢疼痛减轻，能耐受 | 2007-4-13 |

另一种是采用标准护理计划的方式，即事先制定出各科室常见病、多发病的护理计划，包括某病常见的护理诊断、目标及护理措施。在护理具体患者时，以此为标准，从中挑选出适合该患者的部分。标准护理计划中未包括的内容，可在相应的写有“其他”的位置上进行补充。

这两种形式的书写方式各有利弊。第一种护理计划是护士根据患者的具体资料制定的个体化的护理计划，在制定过程中护士要不断运用所学知识、积极思考，但其缺点是需要花费较多时间书写，另外这种方式对于专业知识不够丰富的护士来说不易掌握，因而被更多地应用于护理教学。第二种方式虽克服了前一种的不足，较适合临床实际，但容易使护士只顾按标准施护而忽视患者的个体性。

# 第五节　实　施

实施是护理程序的第四步，是执行和完成护理计划的过程，是为了达到预期目标而将计划中的内容付诸行动的过程，通过执行各种护理措施解决患者现存的和潜在的护理问题。

## 一、实施中护士应具备的技能

在实施阶段，护理活动的实践成为焦点。这项活动应由认知技能、沟通技能及专业技能来维持。

（一）认知技能

认知技能包括在实践中解决问题的能力、护理问题的判断能力、思考分析能力、果断的决策能力等，这些都是在实施中不可缺少的能力。

（二）沟通技能

指灵活运用沟通的技巧，建立良好的护患关系、医护关系等。因为护士所服务的对象是人，而且在实施中要与其他健康服务人员进行密切配合，需要相互沟通、依赖和信任，以便获得真实、准确的信息，保证提供有效的措施，使患者达到尽快康复的目的。

（三）专业技能

专业技能是进行护理活动实践的基础，掌握熟练的理论知识和娴熟的技术在护理工作中十分重要。如各种仪器设备的使用及各种基本技术操作，如静脉穿刺、导尿术等。

上述三方面的技能不仅限于护理实施阶段，而是贯穿于整个护理过程中。

## 二、实施的内容

（一）组织、分配及实施护理计划中的各项护理措施

护理计划中的措施对应着各自的护理诊断，然而实施时，应将准备给患者实施的措施进行组织。然后，在每一次接触患者时护士可以有次序地安排执行多个措施，这些措施可以对应着不同的护理诊断。在操作前安排好工作的顺序，可以提高护理工作的效率。

（二）执行医嘱中的治疗性措施

将医疗与护理进行有机地结合，保持护理与医疗活动协调一致。

（三）实施健康教育计划

如入院指导、健康知识指导、用药指导、术前指导、术后指导、康复指导、特殊检查指导、出院指导等，以促进患者的康复，形成新的健康行为，实现预期目标。注意要把患者的健康教育渗透到护理的全过程中。

（四）重新评估患者状况

在实施护理措施之前，一定要重新评估患者的状况，确认健康状况有无变化，措施是否还适用。

（五）及时评估计划实施的质量和效果

通过准确及时地完成护理记录和护理质量评价表，可以进一步收集患者的资料，不断补充、修正护理计划，提高护理措施的效果。

## 三、实施的方法

（一）分管护士独自执行护理活动

分管护士直接为患者提供护理，包括执行医嘱和护嘱。

（二）分管护士与他人共同执行护理活动

分管护士与其他医护人员合作，提供 24 小时连续的整体护理。

（三）督促患者及其家属参与护理活动

教育、指导、监督患者及其家属参与护理活动，发挥患者的积极性，鼓励患者逐步自理，掌握各种保健知识。护士在教育指导患者时，应该为患者创造一个良好的学习环境：① 轻松愉快的气氛；② 护士始终保持热情和尊重患者的态度；③ 使用患者能够理解的术语和语言；④ 知识的深度适合患者的文化水平；⑤ 学习内容使患者感到有兴趣、喜欢接受；⑥ 鼓励患者提出问题，说出自己的感受与体会，有利于观察患者是否达到目标。

## 四、实施的过程

一般来讲，实施应发生于护理计划完成之后，但在某些特殊情况下，如抢救患者等紧急情况下，护士只能先在头脑中迅速形成一个初步的护理计划，并立即采取紧急救护措施，如给氧、静脉输液等，事后再补上完整的护理计划。实施的过程包括实施前的准备、实施和实施后的护理记录三个部分。

（一）实施前的准备

大多数情况下，护士在执行护理计划之前，针对将要为患者采取的护理措施，应该做好以下方面的准备，以保证患者得到及时全面的护理。

1. 重新审阅护理计划　包括评估患者目前的健康状况，原有的健康问题是否存在，是否有新的健康问题发生，已制定好的护理措施是否合适、有效，是否需补充新的措施，修正护理计划。将护理计划中的各项措施进行组织。

2. 确定是否需要其他人员协助　确定一位护士单独实施这些措施，对于患者是否安全，是否会给患者增加痛苦，如为一名体重约 80kg 的下肢骨折患者翻身或移动一位正处于疼痛中的术后患者，需要多名护士协助才能完成。

3. 护理的知识和技能　完成护理措施需要护士具备哪些知识和技能，如为体温过高的患者给予物理降温，护士应掌握冷疗的知识、温水拭浴或酒精拭浴的技术。如果该患者为原发性血小板减少性紫癜，就不能给予酒精拭浴，因为此类患者的毛细血管脆性增高，而酒精会使毛细血管扩张，脆性增加，易诱发出血。因此护士除要掌握一定的技能，还要具备相应的理论知识，才能准确地实施护理措施，避免给患者造成不必要的伤害。

4. 护理的用物、仪器、设备等　完成护理措施需要哪些用物、仪器、设备等。如氧气筒、导尿包、除颤器、超声雾化吸入器、心电监护仪等，除备齐所需用物外，护士还应熟悉这些仪器设备的使用方法。

5. 护理的环境与条件　确定实施护理措施的场所也十分必要，对于涉及患者隐私的操作，更应该注意选择环境。如为患者导尿时，可用屏风遮挡患者；为产科手术患者备皮时可到治疗室进行，同时要保证温湿度适宜、环境舒适。

6. 护理的时机　护士应该根据患者的情况和要求及医疗上的需要等多方面因素来选择执行护理措施的时机。例如，健康教育的时间应该选择在患者情绪稳定、身体状况良好的情况下进行，如果选择在患者不适时，如剧烈头痛时，则不会取得预期的效果。

（二）实施

护士在做好充分的准备工作之后，就可以将各项护理措施付诸实践。实施护理措施是护士运用知识和技能帮助患者满足健康需求的过程，同时也是护士对患者进行健康教育和健康咨询、使患者明确健康问题发生的危险因素、采纳健康行为和增进自我健康的过程。因此，应鼓励患者积极、主动地参与护理活动，在实施过程中应加强与患者的沟通交流，适时给予教育、支持和安慰，提高患者自我护理的技能，并与患者建立良好的护患关系，获得患者对护理活动的理解与合作，以提高护理活动的效率。在实施护理措施时应尽可能适应患者的需要，全面考虑患者各个方面的情况，如信仰、价值观、年龄、健康状况和环境。如：进行饮食方面的指导和护理时，了解患者的习惯和信仰十分必要，否则，可能会造成不良的影响。实施护理措施要保证患者安全，积极预防并发症的发生。护士在执行医嘱时，应明确其意义，对有疑问的医嘱应该在澄清后执行。如医生在“10%KCL 1ml ivdrip”误写为“10%KCL 1ml iv”，护士不能机械地执行医嘱，应根据科学知识及时纠正错误。护士在执行护理措施的同时，也要进一步观察患者的病情变化及其对护理措施的反应，为修正护理计划提供依据，同时根据病情灵活实施计划。

（三）实施后的护理记录

护理记录是实施护理措施之后，对其执行的护理措施、执行过程中观察到的问题、患者的反应和护理效果进行的完整、准确的文字记录。护理记录是整个护理病历的一部分，护理记录的用途与价值随着对护理专业认识的深化及社会、经济、法规、人类健康需求的不断增加而日益显示出其重要性。

1. 护理记录的目的　其目的在于相互沟通、质量监控、科学研究、临床教学、效益评价、法律依据及资源共享等。

(1) 护理记录便于医务人员了解患者对治疗和护理的反应、病情的变化与进展，是其相互沟通的媒介。

(2) 护理记录是对医院、部门的服务质量进行评价的依据。

(3) 护理记录为护理科研与教学提供资料。

(4) 护理记录为医院的效益评价提供资料。

(5) 护理记录在医疗纠纷处理中可以作为法律依据。

2. 护理记录的格式　护理记录应简明扼要、客观翔实、严谨准确、完整有序、清晰整洁、条理清楚、及时无误。记录可采用文字描述或填表等方式，目前各地没有统一的规定，以下是从1970年以来，在临床护理中用得最多的几种记录格式。

(1) SOAP和SOAPIE护理记录格式：SOAP和SOAPIE是指主观资料（subject)、客观资料（object)、评估（assessment)、计划（plan)、措施（intervention）及评价（evaluation)。该方法是最早期的以解决问题的理论为框架的护理记录格式，到目前还有不少护士沿用这种格式书写记录，但是由于项目太多，加上理论上的演变，在一般医院病房里，已经很少用这种格式书写护理记录。其具体记录内容如下：

S（subject）主观资料：来自患者主诉，是患者对自己病症、疾病的认识、对治疗的态度及对预后的担忧等。

O（object）客观资料：能够观察、测量的现象、行为、体征及检查结果等。

A（assessment）评估：护士收集、分析患者的主、客观资料，依此提出护理诊断。

P（plan）计划：根据评估的结果制定与护理问题相对应的护理计划。

I（intervention）措施：执行护理计划，实施护理措施。

E（evaluation）评价：评价护理计划的实施情况、患者对治疗与护理的反应、目标是否达到、问题是否得以解决。

（2）DAR 护理记录格式：DAR 是指资料（data）、行动（action）和反应（response）。该方法是在 20 世纪 80 年代中期为了简化护理记录的项目内容开始的焦点记录法，这种格式强调重点记录和记录格式的规范，有益于临床护士的书写和阅读。虽然这种格式与护理程序的基本框架有类似的地方，但是这种格式在对患者健康问题的描述上，没有使用通用的语言，如护理诊断。其具体记录内容如下：

D（data）资料：记录支持护士提出护理诊断的主、客观资料。

A（action）行动：护士依据计划采取的护理活动。

R（response）反应：患者对护理措施实施后的反应。

（3）PIO 护理记录格式：PIO 是指问题（problem）、措施（intervention）、结果（outcome）。该方法始于 20 世纪 80 年代后期，是 1990 年以后推行最广泛的一种护理记录格式，它的特色在于强调护理记录中只需要记录患者的问题，至于常规的护理项目采用标准的常规记录表来记录。这种格式是以护理程序为理论框架而设计的，有关患者存在的健康问题大多是以护理诊断来书写的（表 7-6）。其具体记录内容如下：

P（problem）问题：描述有关患者的健康问题，包括名称、主要症状和体征（诊断依据）及相关因素。

I（intervention）措施：记录护士针对患者的问题，以护理计划为指导，执行了什么护理措施。

O（outcome）结果：指执行措施后患者的反应，评价是否达到预期目标，患者问题是否得以解决。评价的时间一般应根据病情需要或常规时间来确定，要求及时评价，以反馈执行措施后的效果。

**表 7-6 护理记录单**

姓名_______病室_______床号_______住院号_______

| 日期 | 时间 | 护理记录 | 签名 |
|---|---|---|---|
| 07.5.10 | 2pm | P1：便秘：患者 2 天未排便，有便意及轻度腹胀：与排便习惯和饮食型态改变有关<br>I：（1）给予开塞露 1 只，将 20ml 开塞露内容物经肛门注入<br>（2）与家属讨论预防便秘的方法<br>a. 多吃富含粗纤维的食物，如芹菜、香蕉、橘子等<br>b. 多饮水，每天 1500ml 以上<br>c. 教会患者家属腹部按摩的方法：顺序从升结肠 →横结肠→降结肠→乙状结肠，手法由轻到重 | 王立 |
| 5.10 | 3pm | O：排便 1 次，腹胀消失，家属能描述，同意执行预防便秘的措施 | 王立 |

## 第六节 评 价

评价是护理程序的最后一步，它不仅可以评价预期目标是否实现，而且能够客观地反映护理质量。这一过程并非仅在患者出院时进行，而是贯穿于患者住院的全过程中。护士在护理程序的每个阶段中都在不断进行评价。

### 一、评价的目的和形式

（一）评价护理措施的效果

即以评价患者朝向预期目标的进展情况和患者健康问题是否得到解决为目的，这种评价方式贯穿于护理的全过程，是护理过程中重要的组成部分，也是我们重点阐述的部分。在实施过程中，护士通过观察患者的反应，与预期目标进行比较，从而分析、判断预期目标达到的程度，护理措施的作用和效果。若预期目标没有实现，应分析其原因，重新考虑预期目标是否切合实际，护理措施是否能保证预期目标的实现。这种评价能及时发现护理工作中存在的问题和不足，并给予纠正和补救，从而确保预期目标的实现。

（二）评价护理的质量

即对评估、诊断、计划、执行、教育、病历书写等项目均有明确的质量控制标准，以评价护理的质量。护士对护理质量的评价，可促使护士不断检查自己工作的内容和质量，检验自己解决问题的能力和人际交往的能力，促进护士专业素质的提高。同时，护士长、护理部、医院领导对护理质量的评价，能及时观察和了解护理工作的现状，对工作中的问题和不足及时分析原因，使护理工作的内容、范围、护士的行为准则、质量标准更趋于完善，从而促使护理管理人员以科学的态度提高护理管理水平。

这两种评价是相辅相成的，促使护士必须遵照护理程序的科学方法为患者解决问题，从而显示出护士的专业行为是以患者为中心、以护理程序为基础、以为患者解决问题为目的的优质高效的护理活动。

### 二、评价的步骤

（一）明确护理评价的标准

护理评价标准是对护理活动的内容与质量提出明确的标准要求。它作为一种尺度来规范护士的专业行为，使其有目的性、计划性、自觉性和标准性。

1. 确定评价患者预期目标是否达到的标准　在评价患者预期目标是否达到以及达到的程度时，如果事先没有一个明确的标准作依据，则难以做出评价。因此，护士在评估的基础上，必须为患者确定一个切合实际的预期目标，由此形成对患者健康评价的依据和标准。在护理计划中，已详细介绍了患者的预期目标。

2. 确定评价整体护理质量的标准　在评价整体护理的质量时，同样需要事先对评估、诊断、计划、实施、教育、护理记录、出院指导、患者及其家属的满意度等项目制定明确的标准，作为评价的依据。目前，各医院为评价整体护理质量而设计了“护理质量评价表”，其包括以上项目的质量标准和评价结果。

（二）收集资料，列出执行护理措施后患者的反应

收集患者的健康资料，全面了解执行护理措施后患者的症状、体征及机体的反应有无变

化，如体温、脉搏、呼吸、血压、大小便、饮食、疼痛、焦虑、恐惧等。

（三）评价预期目标是否实现

在预期目标规定的时间内，将患者的反应与预期目标进行比较，观察是否达到目标。目标达到的程度可分为四种：

1. 预期目标完全实现　问题已解决。

2. 预期目标部分实现　问题部分解决。

3. 预期目标未实现　问题未解决。

4. 问题进一步恶化。

例如，活动无耐力：与肺部感染有关，预期目标为：① 高热期间患者在床上活动，主诉无心慌；② 体温降至正常范围的 1 周内，患者在室内活动 30 分钟，主诉无心慌。评价结果为：① 高热期间，患者能够每天在床上活动，主诉无心慌——预期目标完全实现；② 体温降至正常范围的 1 周内，患者室内活动 30 分钟，有时感到心慌——预期目标部分实现。

（四）分析预期目标未实现的原因

在评价的基础上，对目标未完全实现的原因进行探讨，可以从以下几方面进行分析：

1. 所收集的资料是否准确、全面？

2. 护理诊断是否正确？

3. 预期目标是否切合实际？

4. 护理措施是否适当？

5. 是否有效执行了护理措施？护理资源是否充足？

6. 患者的态度是否积极，配合怎样？护患关系、医护关系怎样？

7. 患者病情是否有所改变或是有新问题发生？

（五）修订护理计划

评价的目的就是及时发现问题，不断对护理计划进行修订。对护理计划的调整一般有以下三种情况：

1. 停止　目标完全实现，即患者的健康问题已经解决，停止该诊断及其相应的护理措施。

2. 继续　目标部分实现，即患者的健康问题部分解决，若原有计划有效，只是短期目标达到了，为进一步实现长期目标，应继续执行护理计划。

3. 修订　目标未完全实现的原因是护理计划不恰当，应对护理诊断、预期目标和护理措施中不适当的地方加以修改。若护理诊断判断错误，实际并不存在，应予以删除；若护理诊断原本就存在，但患者病情发生了变化、出现新的护理诊断，应将这一诊断及时添加到护理计划中，并制定相应的预期目标和护理措施；若预期目标不切合实际，应加以修改；若护理措施力度不够，应增加新的有效措施。

实际上，分析预期目标未实现的原因，并据此修订护理计划是护理程序下一个循环的开始。最终达到使患者恢复健康、保持健康、预防疾病和促进健康的目的。

## 三、评价的方法

（一）连续性评价

连续性评价是指护士在执行每一项护理措施的同时，评价患者健康状态的变化及患者对护理措施的反应，以了解患者病情持续进展的情况和护理计划的质量，随时修订护理计划。

（二）阶段性评价

阶段性评价是指根据预期目标的时限，对患者的预期目标达到情况进行间歇性评价，如一天、三天或一周；工作进行了一个阶段之后组织同行或护士长对护理质量进行评价，以指出优、缺点，取长补短，也属于阶段性评价。

（三）终末评价

指在患者出院、转科、死亡时，对各预期目标的达成情况和健康状态进行的的总体评价。

（王翠丽）

## 附录7-1：护理诊断分类法Ⅱ领域和分级组成示意图

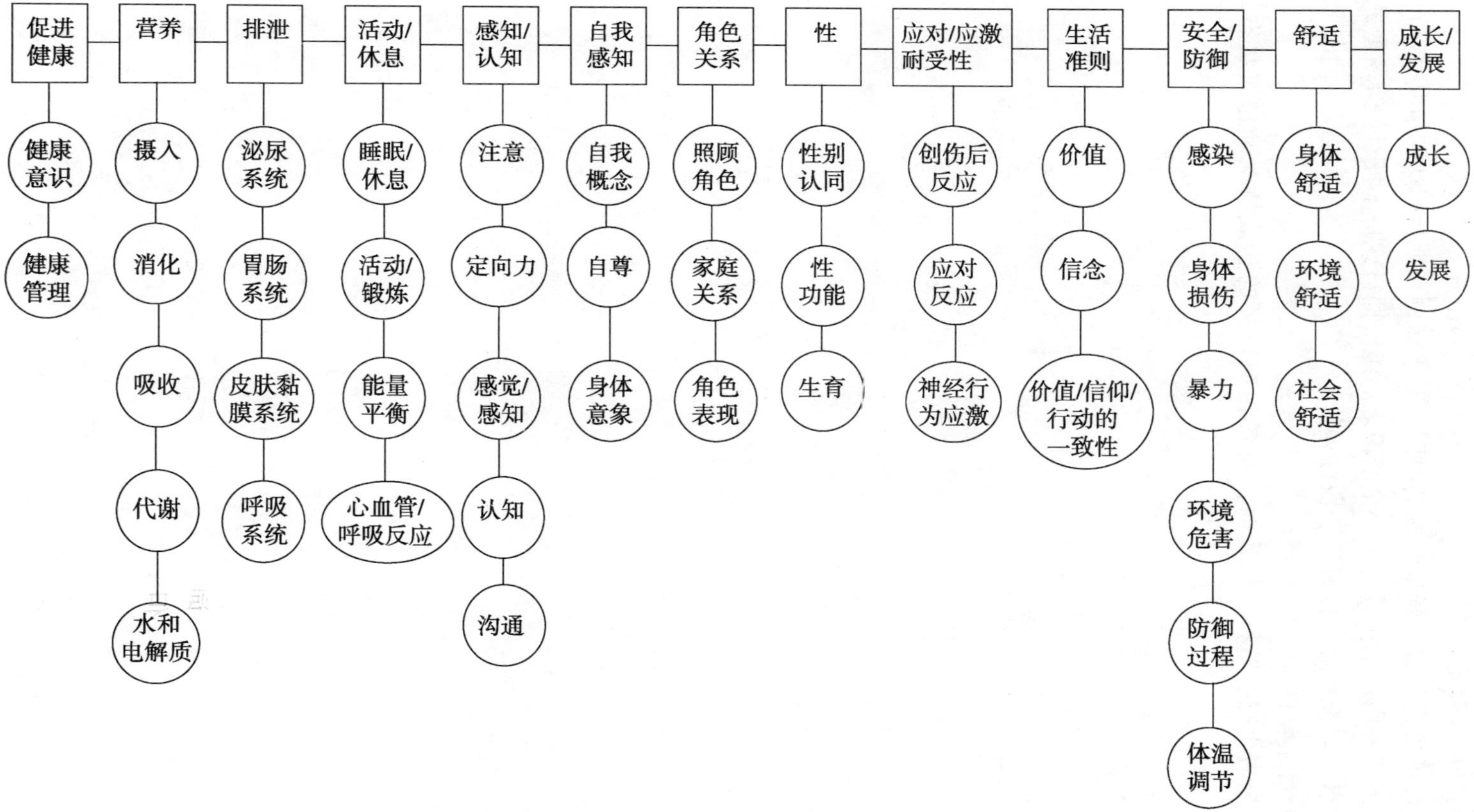

# 第八章　患者的心理社会反应

**学习目标**

学习目标完成本章学习后，学生应能：

1. 解释患者、患者角色的概念。
2. 列出常见的患者角色转化的类型。
3. 描述患者对疾病的心理、行为反应及心理适应过程。
4. 分析影响患者心理社会反应的相关因素。
5. 解释焦虑的概念。
6. 描述焦虑的性质。
7. 识别焦虑的原因、诊断依据及分级。
8. 在护理实践中对患者进行心理社会评估。
9. 在护理实践中为焦虑患者制定护理计划。

在人的一生当中，可能会经历各种痛苦和不幸。它既是生命中的一个组成部分，又是一种常见的经验。当一个人生病时，不仅会有发热、疼痛、胸闷、喘憋等生理上的不适感；还会经历焦虑、恐惧、抑郁等心理体验；还会不同程度地影响到其社会角色和社会行为。为此护士有必要通过仔细的观察以及与患者的交流，发现患者的心理问题及其影响因素，以帮助患者适应患者角色，积极配合治疗，促进康复。

## 第一节　患 者 角 色

### 一、患者与患者角色

（一）患者

“患者”（patient）一词在英语中是由忍耐（patience）一词变化而来，也就是说，患者是忍受着疾病痛苦的人。但对于“患者”，不同的时期有不同的理解。传统的观点把有求医行为或处在治疗中的人称为患者。一般而言，当人们患病时通常会去寻求医疗帮助，但是并非所有患病者都有求医行为；同时，也并非所有有求医行为的人一定都是患者。在现实生活中，有些人患有某些躯体疾病，如龋齿、皮肤病、近视等，他们可能不认为自己有病而没有求医，仍像健康人一样照常工作，也担负着相应的社会责任，社会上也没有把他们列入“患者”行列。还有心理障碍者，他们通常有主观的病感而没有组织器官结构的改变，在以往的生物医学模式下，这些人大多被认为没有疾病，但随着社会的发展，健康观念和医学模式的改变，社会已逐渐认可心理障碍是不健康的。另外，出于某种生理、心理或社会的需求前去求医，如到医院体检的人和到产科来分娩的正常产妇等，在临床上却常常被列入“患者”

行列。

无论是躯体病变还是心理障碍，发展到一定程度，都会影响患者的社会功能，影响其情绪、思维和社会活动。而健康的实质是人与环境的统一，心身的统一以及机体内环境的相对稳定。因此，对“患者”的概念较为全面的理解应该是：患有各种躯体疾病、心身疾病或心理障碍、神经精神性疾病的人，不论其求医与否，均统称为患者。

（二）患者角色

角色（role），是社会学、社会心理学、医学心理学中常用的术语之一，是指在社会结构和社会制度中的一个特定位置，它具有特定的权利与义务。患者也是一种社会角色。患者角色（patient role）又称为患者身份，是与患者的行为相关的心理学概念，是指一个人被疾病的痛苦所折磨，同时又有治疗和康复的需要和行为，为此在患病和康复的过程中，与家庭、社会、医务人员之间产生的互动。也就是，社会对一个人患病时的权利、义务和行为所做的规范。美国著名的社会学家柏森斯（T. Parsons）在《社会制度》一书中将“患者角色”概括为四个要点：

1. 患者可酌情免除正常的社会角色所应承担的责任　患病后，由于精力和活动的种种限制，患者可以减免常规社会角色所承担的责任，如一个“学生”若处于患者角色，可以不去“上学”，一个“工人”则可以不去“上班”等。至于减免的程度则与疾病的种类及其严重程度有关。越严重的疾病，越能更多地减免原有的角色行为和社会责任。

2. 患者对其陷入疾病状态是没有责任的，患者有接受帮助的义务　通常患病不是以患者的意志为转移的，得病不是患者的过错。例如，一个人在食堂或饭馆吃了一顿饭，出现了严重的食物中毒，对于这种疾病状态的出现，是患者所不能自行控制的，无法自行负责。所以不能责怪患者，而应尽可能地提供照顾和帮助，以促进患者早日康复。

3. 患者有治好疾病的义务，有恢复健康的责任　患病是一种不符合社会需要的状态，也不符合患者的意愿。社会希望每个成员都健康，以承担相应的责任和角色。患病是暂时的非正常状态，患者应主动力图恢复常态，并为之努力。

4. 患者有寻求医疗帮助的责任　通常患者应该配合医护人员，在亲友的支持下，寻求可靠的诊疗技术帮助，以尽快恢复健康。

由此可见，患者角色既有从常态社会角色中解脱出来的权利，又有主动积极寻求医疗帮助以早日康复的义务。

当然，帕森斯的提法又过于简单化。例如，某些轻病、慢性病等不一定能解除其常态时的社会责任；有意违反交通规则而导致创伤的患者则不能不对导致自身伤残的行为负责；临终的患者想治疗其疾病，但由于医疗技术水平、社会经济条件等限制都有可能使其无法履行康复的义务。

## 二、患者的角色转化

柏森斯提出的患者角色的四个方面，也正是医护人员期望患者所表现的行为。而在现实中，实际角色与期望角色常常有一定的差距。也就是说，从患病以前的常态向患者角色转化，以及从患病后向常态转化，都是角色适应的过程。如果角色适应不良，往往会导致心理障碍，从而进一步影响健康和生活。患者角色适应包括以下几种类型：

1. 角色行为缺如　指患者未能进入患者角色，虽然被确诊为患病，但患者并不放在心上，或根本不愿意承认自己是患者，不能很好地配合治疗和护理。这有可能是患者使用否认的心理防卫机转，以“视而不见”的心态来减轻心理压力。

2. 角色行为冲突　指患者在适应患者角色过程中，与其患病前的各种角色发生心理冲突而引起行为的不协调。由于个体总是承担着多种社会角色，当患病需要从其他角色转化为患者角色时，患者一时难以实现角色适应，常常表现为焦虑不安、茫然或悲伤，常有挫折感或力不从心、左右为难，以致痛苦不堪，从而使病情加重。美国社会心理学家古德称之为“角色紧张”。冲突的程度随患病种类及病情轻重而有所不同，同时正常角色的重要性、紧迫性及个性特征等均会对角色转变的进程产生影响。角色行为冲突对机体的身心健康有害无益，应当设法消除。

3. 角色行为适应　指经过角色行为冲突后，患者逐渐进入患者角色，从而能够冷静、客观地面对现实，改变角色行为。有些患者正常社会角色和患者角色之间的冲突可能会很激烈，以致迟迟不能进入到患者角色。通常，许多患者在开始时急于求成，不切实际地以为很快就能治愈疾病，而不能安心地适应患者角色。往往要在病情的演变和治疗过程中，患者才能慢慢适应，从而规范自己的角色行为，如关注自身的疾病、配合治疗和护理等。

4. 角色行为减退　指患者适应患者角色后，由于环境、家庭、工作等因素，以及正常社会角色所担负的责任、义务的吸引，可使患者行为角色减退，又重新承担起已被免除的社会角色。表现为对病情的考虑不充分或不重视，从事一些力所不能及的活动，以致病情容易出现反复。

5. 角色行为强化　指随着病情的好转，患者角色行为应向正常角色行为转化，但由于种种原因，患者仍安心于已适应的患者角色，常常表现出过分的对自我能力的怀疑、失望和忧虑，在行为上表现出较强的退缩和依赖性，对承担原来的社会角色恐慌不安，常常使用退化的心理防卫机转来应对心理上的不平衡。

6. 角色行为异常　是患者角色适应中的一种异常类型。是指患者由于无法承受患病或患不治之症的挫折和压力，表现出悲观、绝望、冷漠等不良心境，以致行为异常，如质问医护人员的攻击性言行，抑郁、厌世，以至自杀等。角色行为异常不仅对病情十分不利，而且还可能发生意外事件，所以应立即给予有效的疏导。

作为医护人员，应关注患者角色适应不良的现象，一方面要避免自身的言行对患者角色转化可能产生的消极影响；另一方面要注意创造条件促进患者恰当地进入患者角色，随着疾病的好转，又要帮助患者逐渐摆脱患者角色，恢复他应当承担的社会角色。

## 第二节　患者对疾病的反应

### 一、患者对疾病的心理反应

人一旦患了病，工作和生活的规律就会被打乱，内心世界会受到强烈的冲击，再加上病痛的体验，患者不仅在生理上会出现异常，而且在心理状态上也会发生较大的变化，从而改变其对周围事物的感受和态度。在护理实践中，了解患者在患病期间常见的心理反应，有助于为患者提供有针对性的指导和帮助。

1. 震惊　当患者第一次得知自己患病时，尤其是患严重疾病时，往往会感到震惊。处在震惊期的患者经常无法镇静地去思考或合理地行动，他们可能会有一些不自主的行为，而这些行为可能对自己或他人都毫无意义。例如，在得知自己患病后盲目地行走，而当震惊的感觉稍为缓解后，又会出现其他的一些情绪，如怀疑、焦虑、悲观、抑郁等。

2. 否认和怀疑　震惊初期过去以后，否认可能会持续一段时间。处在否认期的患者认为自己是健康的，否认患病的事实。否认的程度因人而异，有的患者会采取遗忘的方式，有的则表现为到处寻医咨询，希望来证明自己是没有问题的。大多数患者的否认过程会自然消失，然后逐渐地适应；也有患者无法脱离否认阶段，甚至一直到死亡。

怀疑表现为对周围事物的敏感，如怀疑疾病诊断是否准确、药物是否对症，害怕别人有事瞒着他或没有得到最好的治疗和护理等。产生怀疑的患者主要是缺乏信任感，从而会问很多的问题。

3. 羞辱和罪恶感　当患者接受患病的事实后，尤其是患了自认为社会所不能接受的疾病（例如精神病、性病等）时，有些患者会有羞辱感和罪恶感，认为患病是对自己的一种惩罚，从而影响他们对疾病的态度和治疗，有的甚至会产生潜在的暴力行为。

4. 悲观和孤独感　患病使患者正常的生活受到干扰。由于疾病，患者离开了家庭，学校或工作岗位，并且失去了应有的社会地位和作用，有的甚至完全不能自理，必须接受他人的照顾，面对这些挫折，很容易产生悲观的情绪和孤独的感觉。

5. 退化和依赖　退化是患病时常见的反应，患者可表现出较为幼稚的行为。例如本来已经能够控制大小便的儿童，患病住院后出现尿床的现象；又如有的成年患者病情好转而且稳定后仍然拒绝参加任何活动，进食如厕都需要他人协助，超出了病情需要和年龄特征。如果此种状态不太严重或持续时间不长，则属于一种自然而有积极意义的心理防卫机转，并且有助于患者接受照顾。

6. 退缩和抑郁　患者患病后，有些退缩和抑郁的感觉是很正常的，可表现为凡事无精打采、注意力不集中；严重退缩和抑郁者可出现生理功能减退，如食欲不振、月经失调、性欲减退等，甚至可能会引起自杀。如果退缩或抑郁持续的时间较长或程度较为严重时，则需要给予心理方面的专业性帮助和治疗。

7. 焦虑与恐惧　患病后，患者对涉及本身利害的事物失去了控制能力，从而出现焦虑和恐惧。焦虑与恐惧是对危险的恰当的反应，但二者是有区别的，在恐惧的情况下，危险是显而易见和客观存在的；而在焦虑的情况下，危险是隐而不露和主观内在的。焦虑与恐惧的患者会表现出交感神经系统的机能亢进，如心跳加快、血压升高，脸色发白或潮红、皮肤发冷、出汗较多等；而且会产生复杂的心理状态，如表现为害怕住院、害怕疼痛、担心因病致残或死亡、害怕被人忽视等，说话很快、不间断或讲话犹豫、口吃，精神很难集中、注意力短暂等。有的患者能自诉害怕的对象，但有的却不敢表达而表现为怀有敌意和易怒。在很多情况下，让患者哭泣或倾诉，则有助于疏泻患者的焦虑和恐惧(具体请参见本章第四节)。

8. 情绪不稳定、易冲动　患病后，心理性的应激使得患者心理冲突明显，焦虑、愤怒、束手无策、悲观、绝望、羞辱、罪恶等不愉快的情绪，使得患者理智减弱，遇事容易冲动，甚至与病友、医护人员、家人发生冲突。这常常是患者与疾病和环境变化抗争，却又不能自拔而引起的情绪发泄。

## 二、患者对疾病的行为反应

当一个人患病后，不仅仅会经历某些心理上的体验，而且可能会产生不同的行为反应。

1. 没有行动或延迟行动　患者可能对已出现的症状不以为然，认为不要紧而不采取任何求医的行动；或认为症状并没有严重到必须立即求医的程度；或由于某些客观因素如工作忙、学习紧张等原因使得患者采取“等等看”的态度。

2. 采取行动以寻求帮助　当患者开始注意到自己的健康问题，可能会采取一些积极的有利于健康的行动，如找专业保健人员寻求医疗帮助，或通过与其他非专业人员讨论后进行自行诊断和治疗。但有的患者也可能采取一些不利于健康的或毫无意义的行动，如采用非科学性的手段（如迷信活动）进行诊治。

3. 踌躇　患者可能会对是否需要求医表现为犹豫不决，既希望能够尽快消除自己的不适，同时又不希望经历诊断和治疗的过程。也可能由于某些原因，如经济问题、害怕各种诊疗手段等影响诊治过程。

4. 抵抗　患者想方设法来证明自己没有病，如多方咨询、四处求医以确定自己没有病；或通过增加活动量的方式来否认自己患病的事实。应注意区别患者的行为是由于真正的疏忽（如由于知识缺乏，不知道此症状的严重性），还是心理上的否认引起的，以便引导患者采取相应的行为。

## 三、患者对疾病的适应过程

每个人都会以其独特及个性化的方式来适应患病的过程，但也有一些共同的地方。大多数患者对疾病的心理适应过程会经历以下三个阶段：

1. 疾病开始期　又称过渡期。此期可能症状不太明显，患者有可能试图否认患病的事实，当症状继续发展，患者可能会寻求医疗帮助，但仍不承认自己患病的事实。新入院的患者由于环境的改变和病痛的折磨，常会产生一些不良的心理反应，如焦虑、恐惧、悲观、抑郁等。对于急症（如脑血管意外、心脏病发作等）的患者和家属可能会经历震惊、怀疑、否认等心理反应。此期护理的重点应在理解患者和家属的感受及内心冲突基础上，关心、鼓励和安慰患者，做好针对性的解释，帮助患者了解有关疾病的知识，帮助他们逐渐地接受患病的事实。

2. 疾病接受期　患者进入患者角色，不再否认患病，但常常表现为以自我为中心，较多关注自己的疾病，依赖性强，甚至出现行为退化；或要求过高，提问较多。此外，接受期的患者常常较敏感、多疑、情绪易激动、易怒等。护士在此阶段应鼓励患者表达，耐心解答其提出的各种问题，在适当的时期鼓励患者进行自我照顾。

3. 疾病康复期　在此期，患者经历了从患病到健康的转变过程，通常是身体方面的功能先恢复，然后达到心理社会功能的完好状态。康复期的患者的心情是愉悦的，但也有的患者较敏感，易受刺激，担心自己失去工作能力或担心疾病恢复不够彻底等。此时，护士应了解患者的心理状态，因人而异做好指导，在帮助患者恢复身体功能的同时，逐渐协助其恢复原有的生活方式、工作兴趣和角色任务等。

## 四、影响患者心理社会反应的相关因素

个体患病后，会出现复杂的心理社会反应，而这些反应受许多因素的影响，主要包括以下三个方面：

1. 疾病的性质　包括疾病严重度，症状发作的频率、强度、持续时间，疾病的预后，以及疾病对正常活动的影响程度等。通常严重、罕见、急性发作或经常发作、难以忍受、预后差、影响日常活动的疾病比较容易引起患者的心理和行为反应。

2. 患者的因素

(1) 一般因素：年龄、性别、职业、文化程度、宗教信仰、性格特点等。

(2) 对疾病的认识能力：包括个人能否感觉到所患疾病的严重程度和评估疾病严重性的能力。不论患者实际所患疾病的性质如何，患者对疾病的主观感受是影响患者心理社会反应的重要因素。如因个体对疾病的敏感性和耐受性不同，有的患者会“无病呻吟”，而有的却忽视疾病的危险性。

(3) 个人经验：包括既往患病经验、经历手术的经验，以及过去求医过程中的经历等。如果既往的经历是不愉快的，则患者可能会犹豫不决，产生害怕、恐惧等情绪。

3. 社会因素

(1) 医疗保健条件：如就医是否方便、医疗设备是否齐全、先进等都会影响患者的心理社会反应。

(2) 经济条件：如经济困难者，担心支付不了医疗费用，往往会将症状说得轻微些或不采取行动，并且容易产生卑微和孤独感等。

(3) 其他人对患者的态度：如家庭成员的关心和支持、医护人员的态度等会影响患者的情绪和行为。

## 第三节　患者的心理社会评估

随着医学模式的转变，护士在为患者实施整体护理时，不仅仅关心患者的躯体疾病，而且越来越重视患者在心理社会方面存在的或潜在的问题。因为社会-文化因素，生活中发生的各种事件等，都可能会引起患者情绪的改变，而情绪的变化又会伴随着相应的生理反应，也就是说，社会因素以其刺激的特殊性和强度，将影响个体的心理，而心理的反应性和易感性又会通过个体对所面临应激情境的认知、评价及其不同的应对能力而影响个体的健康。因此，护士在对患者进行评估时，必须从生理、心理和社会三方面着手，才能做出有效、全面的评估。本节着重讨论患者的心理社会评估。

### 一、心理社会评估的特点和要求

在身体评估中，护士使用望、触、叩、听等体格检查技术对患者的生命体征及各个系统进行检查，从而辨认正常与异常的解剖或生理功能，为确定护理诊断，制定护理计划提供依据。然而心理社会现象相对复杂，受主观因素影响较大，对患者的心理社会评估很难用正常与异常加以划分，因此，护士对患者进行心理社会评估，目的在于了解、重视而不是去评判患者的生活经验，避免随意批判、指责患者的心理和行为反应。其次，患者通常对涉及其心理、社会方面的情况不愿谈及，不易接受，甚至产生抵触情绪。

为此，要做好患者的心理社会评估，对护士的要求包括专业知识和心理素质两个基本方面。此外，还包括社会、人文方面的知识、医学知识以及经验积累等。

1. 专业知识　要求对心理学、病理心理学及其与健康和疾病相关的知识有较系统的了解，能较好地掌握心理社会评估理论和操作技术。

2. 心理素质　评估者的心理素质非常重要，如果不具备一定的观察能力、智能水平、自我认知能力、沟通能力，便很难与被评估者建立和睦信任的关系，从而影响心理社会评估的进行，甚至可能得到错误的评估结果。

## 二、心理社会评估的目的和内容

### （一）心理评估的目的和内容

心理评估是护理评估中的重要组成部分，主要评估个体与健康有关的心理现象，特别是疾病发展过程中的心理活动。目的在于确定被评估者的个性特征，找出对健康有利和不利的心理活动以及可能的原因，以便充分发挥和挖掘其积极的心理因素，减轻和消除不利的心理因素，从而制定有针对性的护理计划。

心理评估的主要内容包括下列方面：

1. 认知能力　认知是人们推测和判断客观事物的心理过程。对客观事物的正确认知是接受健康信息，采取健康行为和保持心理健康的基础。认知能力受年龄、受教育程度、生活经历、疾病、药物、酗酒以及吸毒等多种因素的影响。如自出生后随年龄的增长认知能力逐渐增强，到了老年期随着生理机能的减退认知能力又逐渐衰退。

（1）感知能力：感知是人脑对直接作用于感觉器官的客观事物的反映，是人们认识客观世界的第一步，是思维的基础。感知能力的评估包括视、听、触、嗅、味的感觉和皮肤的触压觉及温度觉等，注意评估感知能力有无减退或消失，有无错觉、幻觉等。护士往往通过询问及必要的体格检查等对患者进行感知能力的评估。

（2）思维能力：思维是人脑对客观事物概括性的、间接的反映，是在感知、记忆的基础上，通过分析、综合、比较等一系列思维过程，并借助于语言实现的。护士可以通过与患者交谈观察患者的表现，以及一些相应的检查对患者的思维能力作出初步判断。评估的主要内容如下：

1）定向力：包括对时间、空间和人物的定向力，注意评估患者有无定向力障碍，定向力障碍者不能将自己与时间、空间联系起来。

2）记忆力：记忆是个体对所经历过的事物在头脑中的再现，是人脑积累经验的功能表现。记忆力评估主要包括短时记忆和长时记忆评估。

3）计算力：评估计算力时，可通过简单的加减法连续运算进行检查，如嘱被评估者逐级计算 100 减 7、再减 7……

4）理解力：评估理解力时，可请被评估者按指示做一些由简单到复杂的动作。

5）判断力：判断是肯定或否定某事物具有某种属性或某行动方案是否可行的思维方式。个体的判断能力常常受到个体的情绪、智力、受教育水平、社会经济状况、文化背景等因素的影响，并随着年龄的增长而变化。判断力障碍者可表现为判断超离现实或违背社会常模。

6）语言能力：语言是思维的媒介，也是信息交流的重要工具。护士可以通过提问让被评估者陈述病史、复述、阅读、书写、命名等方式来评估其语言表达及对文字符号的理解。评估的内容包括：① 语音、语调、语速及语意的连贯性，注意有无构音困难、音哑、失语、失读、失写等；② 思维内容及过程，注意其连贯性及逻辑性，有无怀疑、强迫观念、妄想等。

2. 情绪和情感　情绪和情感是个体对客观事物的体验，是人的需求是否获得满足的反映。通常需求获得满足就会产生积极的情绪和情感，反之则会产生消极的情绪和情感。同时，情绪可直接影响人的行为，并与人的身心健康息息相关。

（1）内部体验：是指个体在某种情绪状态下所产生的一定感受，可通过个体的自我描述得以反映，而且个体的自我描述是评估情绪状态的重要资料来源。

(2) 表情：是情绪可以直接观察的部分。面部表情为主要的表情形式，根据面部表情的变化可以判断一个人的喜怒哀乐。其次身体姿态，又称身段表情，也可反映一个人的情绪状态。此外，一个人说话时的声音及其变化也是情绪的一种表达形式，又称语调表情。值得注意的是，各种表情的含义存在着种族及文化上的差异。

(3) 生理反应：是指伴随情绪而产生的躯体生理、生化的变化。

评估时，应鼓励患者描述出自己的心境、持续时间、原因、对目前状况的感受以及对未来的看法等。通过被评估者的自我描述，结合评估者对其语音、语调、语速、外部表情及行为等观察来判断被评估者目前的情绪状态，尤其是患病等对其情绪的影响，注意有无焦虑、抑郁、悲观、失望、恐惧、愤怒等。记录时，应尽量引用被评估者的原话。此外，还可采用相应的测评量表进行评定，临床常用的有：Avillo 情绪情感形容词量表、症状自评量表(Symptom Check-List 90，SCL-90)、Zung 的抑郁自评量表（Self-Rating Depression Scale，SDS）和焦虑自评量表（Self-Rating Anxiety Scale，SAS）等。必要时，建议请专家会诊。

3. 自我概念与自尊　自我概念是指人们通过对自己的内在和外在特征，以及他人对其反应的感知和体验所形成的对自我的认识与评价，包括身体自我、社会自我和精神自我三部分。而自尊则是指人们尊重自己、维护自己的尊严和人格，不容他人任意侮辱、歧视的一种心理意识和情感体验。自尊源于对自我概念的正确认识，对自我价值、能力和成就的恰当评价。

评估时，应鼓励患者谈出对自己的感觉和看法，同时注意观察患者的非语言性行为以及与他人交往互动时的表现，如有无回避或过于在意自己身体的某部分，不愿与人交往等。

4. 对健康和疾病的理解与期望　评估的内容主要包括被评估者的健康信念和管理型态、对疾病的认识程度、康复信心以及对医疗服务的期望等。通过这些信息可预测被评估者未来可能出现的行为表现、价值取向，以及有无认识上的误区或相关的知识缺乏等，以便为确定护理诊断及制定有针对性的护理计划提供重要依据。

5. 应激与应对能力　适度的应激可激活机体功能，提高人的体力和智力，是个体成长所必需的，并对健康有利。若个体应激反应过强、或持续时间过长，超过其应对能力，则可因适应不良出现注意力不集中、感觉混乱、思维能力下降等，严重者可导致疾病。

评估时，可以通过询问来了解被评估者的应激水平和应对能力。另外，还可以参考应激与应对的有关量表或问卷进行评定，常用的有生活事件量表（Life Event Scale，LES)、简易应对方式问卷（Simplified Coping Style Questionnaire，SCSQ)、医学应对问卷（Medical Coping Modes Questionnaire，MCMQ)、社会支持评定量表（SSRS)、领悟社会支持量表(Perceived Social Support Scale，PSSS）等。

6. 价值观与信仰　价值观是人们对事物的好与坏、对与错、行与不行的观点、态度和准则，决定着人们对现实的取向和选择。信仰是人们对某种事物或思想的极度尊崇和信服，并将其作为自己的精神寄托和行为准则，是一个人力量与希望的源泉。人的行为（包括保健行为）均受其价值观与信仰的支配。一个人的价值观和信仰因其成长过程、种族、所处的社会文化背景等不同而不同。

评估时，可通过询问来了解被评估者的价值观和信仰，以判断今后可能出现的行为取向及其与健康状况的关系。

### （二）社会评估的目的和内容

每个人都生活在一定的社会环境中，并时刻与之保持着密切的联系。人通过承担各种社会角色参与社会互动。对个体社会属性的评估包括其社会角色、文化、所属的家庭和所处的环境等。目的在于确定被评估者的角色功能和文化背景，找出对健康有利和不利的家庭因素和环境因素等，以便提供符合被评估者文化需求的护理，制定环境干预和有针对性的护理计划。社会评估的内容包括：

1. 家庭关系　家庭是以婚姻、血缘或收养关系为基础，密切合作、共同生活的小型群体。家庭是个体最大的支持来源。家庭关系作为最重要、最直接的社会关系，对个体的身心健康、成长与发展以及疾病的康复等具有不可忽视的作用。家庭关系的评估包括：① 家庭的成员结构；② 成员间的相互关系与家庭氛围；③ 被评估者在家庭中的角色、地位及其与家人的关系；④ 家庭成员的健康信念、对被评估者健康问题的反应以及因此而给家庭关系带来的影响等。

护士主要通过与被评估者及其家人的交谈来评估其家庭关系，从而了解和预测被评估者在家庭中所扮演的角色、所承担的责任，及二者对其休养和康复可能带来的影响，并判断被评估者是否拥有良好的家庭支持系统。此外，还可以采用相关的量表进行评定，常用的有Smilkrstein设计的家庭功能评估量表以及Procidano和Heller的家庭支持量表等。

2. 生活与居住环境　指家庭的居住条件和所在社区的环境。主要评估生活及居住环境中是否存在现存的或潜在的影响其目前健康状况的因素，社区健身设施、医疗条件，被评估者对其生活与居住环境的感受和看法，以及目前这些环境有无变化等。

3. 受教育情况　评估内容包括受教育的机会、文化程度、所接受的各种专业培训、所获得的有关证书等。通过上述信息可以判断被评估者对事物的认识和判断能力，以及可能的行为反应，进而了解其对各种诊疗及护理服务的态度、接受能力等，同时为选择适宜的健康教育方式等提供参考依据。

4. 职业及工作环境　主要包括被评估者所从事过的工种、工作环境、与工业毒物接触情况、对工作的满意度等，以便寻找与其目前健康状况有关或可能有关的因素。

5. 社交状况　指被评估者家庭以外的人际关系和交往情况。人际交往能够提高人们适应环境、适应社会的能力，并且在交往过程中，人们可以不断认识和完善自己，协调自身与他人的关系，形成集体意识和归属意识，并从中得到群体的支持和帮助。评估内容包括被评估者与周围人（如朋友、同事、领导等）的人际关系、经常参加的社交活动及其所扮演的角色等，注意有无人际关系紧张、社交障碍等。

6. 经济状况　包括主要的经济来源、收入状况等。评估时，应注意经济收入是较为敏感的隐私问题，交谈时主要了解其经济收入能否满足今后的诊疗护理需要，求医住院是否影响了家庭的经济状况，以及被评估者对此所作出的反应等。

7. 文化评估　文化是特定的社会群体在长期的社会活动过程中形成的共有的行为和价值模式，包括知识、艺术、价值观、信仰、习俗、道德、法律与规范等多个方面。不同社会环境中的人们所形成的文化氛围亦不同。当人们生活在熟悉的文化氛围中，就会产生亲切感，容易得到认同、理解和尊重。反之，则会产生孤独、压抑等情绪体验。评估时，护士应理解被评估者的文化背景，从被评估者的文化立场出发，避免文化固执与偏见，理解其思想行为，了解可能存在的文化差异给被评估者带来的影响。

## 三、心理社会评估的方法

心理社会评估方法众多，常用的方法包括：观察法、会谈法、调查法、心理测验法和医学检测法。

1. 观察法　指直接和间接（通过录像监测设备）地观察或观测被评估者行为表现的方法。护士从与患者的初次见面即开始观察，而且贯穿于患者的整个住院期间。通常直接观察时间一般为10～30分钟，这样护士也不会太疲劳。而通过录像监测间接观察则可以持续进行。护士通过对患者的连续观察，有意识地收集一些支持或否定护理诊断的迹象，以便正确评价护理计划实施后的效果等。观察法的优点是材料比较真实、客观，不足之处是观察法得到的只是外显行为，而且直接观察时不易重复。同时，观察的结果与护士的洞察能力、自身素质、理论知识水平、综合分析能力以及临床经验的积累密切相关。因此，为收集到有价值的心理社会资料，护士应不断学习，努力提高自身素质及各方面的能力。

2. 交谈法　又称“会谈法”、“晤谈法”等。指面对面的语言交流，是心理社会评估中最常用的一种基本方法。包括正式交谈和非正式交谈，交谈中具体沟通技巧参见第五章“护患关系与沟通”。

3. 调查法　指当有些资料不可能从当事人那里直接获得时，可从相关的人或材料那里得到资料的方法。调查是一种间接、迂回的方式，可分为历史调查和现状调查。历史调查主要是通过档案、书信、日记、各种证书、履历表以及相关的人员，评估当事人过去的一些情况，如各种经历、表现、所获得的成绩或惩罚、以往的个性、人际关系等。现状调查主要是通过与当事人关系密切的人如家属、亲人、朋友、同学、同事等，评估与当前问题有关的内容，如在现实生活中的表现、适应能力等。调查法的优点是可以结合纵向和横向两方面的内容，可以获得较为广泛而全面的资料，不足之处在于调查法通常是间接评估，材料的真实性容易受到被调查者主观因素的影响。

4. 心理测验法　指依据一定的法则，用数量化手段对心理现象或行为进行确定和测定，该方法在心理社会评估中占有十分重要的地位。心理测验的优点在于可以对心理现象的某些特定方面进行系统的评定，并且测验一般采用标准化、数量化的原则，所得的结果可以与常模进行比较，避免了一些主观因素的影响。心理测验的应用范围很广，种类也繁多，例如人格、智力、症状评定等。但目前，对于心理测验的应用和解释尚存在很多分歧的意见，故必须在一定范围内结合其他资料正确地发挥测验适当而有效的作用。

目前在临床还应用许多精神症状及其他方面的评定量表进行心理社会评估。评定量表与心理测验有很多相似之处，如大多数都采用问卷的形式测评，以分数作为评估的结果，以标准化作为指导的原则等。

5. 医学检测法　包括体格检查和实验室检查，如测量血压、脉搏、呼吸以及血常规检查等，可为心理社会评估提供客观的辅助资料。

一般来说，质与量兼具的心理社会资料在很大程度上取决于评估者所应用的沟通技巧，特别是能设身处地地去理解和“分享”患者的情感。当患者感觉到护士在关心、倾听和支持他们时，他们才会告诉护士很多关于自己的需要和愿望方面的资料。

## 第四节　焦　　虑

焦虑（anxiety）是个体或集体在对一个模糊的、非特异的威胁作出反应时所经受的不适感和自主神经系统激活状态。焦虑是人类情绪中最常见的一种心理反应，每个人在一生中的不同时期，都可能会经历不同程度的焦虑体验。美国的迈耶-格罗斯等人从临床的角度对焦虑进行了较为完整的描述，指出焦虑反应是带有不愉快情绪色彩的正常的适应行为，包含着对危险、威胁和需要特别努力但对此又无能为力的苦恼的强烈预期。

## 一、焦虑产生的情境

焦虑是人们在社会生活中对可能造成心理冲突或挫折的情境或事物感到无能为力时产生的紧张、恐慌不安的情绪体验。人们可以在某种情境和一定时间内出现焦虑，但在另一时间就没有了，那是由于该情境对该人的意义已经变化，或者已经过重新评估。通常造成焦虑情绪的情境有以下几种：

1. 创伤刺激　巨大的危险对自身或其他亲人的伤害，会引起机体强烈的震撼和惊骇，从而产生长期的后果。此外，自然灾害，如洪水或飓风，或是亲临暴力杀害场景，或是受到群体围攻等，均会导致机体创伤后应激失调，出现焦虑。表现为创伤事件可能反复在脑海中浮现，失眠、注意力不易集中、易激动或易发怒、警惕性高、过度震惊等；严重者还会出现病理症状。

2. 恐怖的情境　环境中充满了自然灾害、社会公害、人际冲突等，人们经常处在需要去控制，但有时又难以控制的潜在危险中。恐怖的情境包括：① 社会性恐怖：如在人际关系中发生的各种冲突、受到不恰当的批评、被拒绝、遭受攻击或性侵犯等；② 流血性恐怖：如对受伤、疾病、外科手术、遭遇伤残、自杀、失控或对晕厥、死亡等的恐怖；③ 动物性恐怖：如对爬行动物蛇或昆虫等的恐惧；④ 广场性恐怖：对公共场合、人群聚集地如商场感到恐怖，也可能对比较封闭的场所如电梯、地下室等感到不适、害怕等。

3. 恐慌刺激　恐慌是一种突发性和强烈性外源刺激与自发性生理激活相结合而诱发焦虑产生的独立的情绪现象。诱发恐慌的突发性刺激可来自于机体内部（如心率、血压或是其他身体症状的改变）、家庭、工作、或是构想中的威胁或危险等。一般情况下，单独的生理刺激并不足以产生恐慌，只有当生理刺激与威胁性灾难的认知相结合，才会发生恐慌；如果生理症状并没有附加对灾难的解释，就可能不会产生恐慌。如“9·11恐怖事件”和“SARS暴发流行”，面对突发灾难人人都被震惊而感到慌乱，但不是每个人都感到恐慌，因为多数人的理性分析化解了过度的生理激活，平静了震惊引起的慌乱。

## 二、焦虑的特征

焦虑的产生，与一个人的生理状况、个性特点和社会环境等因素息息相关，是多种因素相互作用的结果。但焦虑产生时，具有一些共同的特点：

1. 焦虑是一种与不明确的危险因素有关的忧虑和不良预感，它使人们感到不安和不适。焦虑是一种不愉快的情绪体验，人们会感到担心、惊慌、紧张不安、烦躁、害怕和恐惧等，而且就情境而言，人们说不出究竟害怕什么或是会发生什么样的不幸。

2. 焦虑不容易被直接观察到，可观察到的是焦虑引起的生理和行为的表现。焦虑是身体的和精神状态的混合物，在感到紧张和不安以外，还伴有一些生理、行为及认知方面的异常反应。如焦虑时自主神经系统活动增加，肾上腺素分泌增多，出现血压升高，心率加快，呼吸加深、加快，皮肤出汗，面色苍白或潮红，口发干，肌肉失去弹性，腹泻，尿频等。如果焦虑情绪持续相当长的时间，则会出现坐立不安，注意力不能集中，定向力改变，而且会影响到消化和睡眠等。

3. 焦虑的表现可随个人的感知情况而变化，这与个人的心理社会素质、所受教育、成熟程度及生活经验有关。焦虑一般应按发展规律进行观察。如在出生～9个月的婴儿，焦虑多表现为生理功能紊乱，会出现睡眠失调、腹绞痛等；9个月～4岁时，可能以发怒来表示焦虑，如不停地运动，或有退行性行为，如吮指、猛撞头等；而成年人的焦虑多表现在情感、认知和思维方面的变化。

4. 在不同的发展时期，引起焦虑的原因亦有所不同：

（1）婴儿或儿童期：可由于与亲人分离，与小朋友相处不好、学习成绩差、肢体残缺等引起。

（2）青春期：多由性发育问题、交异性朋友、选择事业等引起。

（3）成年期：可因事业的进展、子女的成长、家庭的负担和更年期的变化等引起。

（4）老年期：多因感觉减退、精力不足、不适应退休后生活、经济收入减少、生活单调等引起。

5. 焦虑是可以传播的，可通过语言和非语言沟通的方式传播，如声音颤抖、语调变化、语速变化、体位改变、神经质动作、出汗、眼神等。焦虑可以像流感一样，从一个人传至另一个人。因而一个不安的护士可将焦虑传给其服务对象或同事。

6. 焦虑与恐惧来自于大脑的同一部位，并且都能引起“斗争或逃避”的反应，即人们受到威胁或处于危险情境中时会出现斗争或逃避的体验和行为。但二者又有所区别：

（1）恐惧的原因是已知的、明确的，而焦虑的原因则是一种预感的、不明确的危险。因此恐惧是具体的，而焦虑是模糊的。

（2）焦虑时，人们所顾虑的是与将来有关的问题，而恐惧时，人们所顾虑是当前存在的问题。

（3）焦虑是心理矛盾的结果，恐惧是由一种对生物体的特殊威胁所引起的。

（4）焦虑不是都有意义和说得清楚的，而恐惧是合乎情理的行为。

## 三、焦虑的分级

焦虑是一个连续体，根据焦虑的强度、适应程度、持续时间和体征，可将焦虑分为6级：

1. 心神安定　没有焦虑或很少，一般不会对个体的生理、心理状态产生影响。

2. 安康状态　在一些成功的经历后，个人感到轻松、舒适和快乐的状态，或有少量焦虑，但一般不易引起个体的注意。

3. 轻度焦虑　是一种温和的焦急感，对机体是有意义的，能提高个人的注意力和警惕性，有助于应付各种情境和总结经验。这种轻度的焦虑使个人处于一种有益于学习的状态，对生活中的成功适应有一定价值。

4. 中度焦虑　表现为觉察力较差，有时漫不经心，注意力略微难以集中，学习比较费力。在适应和分析方面有些困难，同时伴有说话声音的改变，呼吸频率和心率的增快，可见肢体发颤、抖动等。此级具有两种不同水平的焦虑特征，在低水平时可提高人的能力和成就；在高水平时，则使个体对周围活动的警觉程度降低。

5. 重度焦虑　个体的接受能力大大减弱，表现为注意力高度分散，不能集中，学习、工作受到严重影响；常用过去的思维方式观察目前现象，几乎不能理解现有情况，难以理解交谈的内容；可出现过度换气、心悸、头痛、头晕、恶心等症状。这种焦虑使人感到痛苦，同时消耗个人的精力，并抑制生理功能的恢复过程，需要进行干预。

6. 恐慌　表现为接受能力失常，注意力集中在夸大的细节上，经常曲解当时的情景，不能进行学习，并丧失维持有目的的活动能力。对交谈不能理解，有时对微小的刺激可产生不可预测的反应。这种剧烈的、崩溃性的焦虑能使个体失去控制。这种状态虽不常遇到，但一旦出现，就很危急。

## 四、焦虑的诊断依据与测量

### （一）焦虑的诊断依据

焦虑是社会化的复合情绪，目前尚不能对它进行直接的测量。但通常认为，焦虑反映在机体的生理和行为上，因而诊断依据也相应的建立在机体的生理和行为的表现上。

1. 生理方面　焦虑可表现为心悸、血压升高、呼吸加快、出汗、瞳孔放大、声音发颤或音调改变、颤抖、坐立不安、尿频、呕吐或恶心、腹泻、失眠、头痛、眩晕、面色潮红或苍白、口干、疲乏等。

2. 情感方面　焦虑患者自诉有无助感、缺乏自信、神经过敏、失去控制、不能放松、预感不幸等，并且表现出容易激动、没有耐心、发脾气、哭泣、退缩、缺乏动机、自责或谴责他人。

3. 认知方面　焦虑患者可表现为注意力不能集中、对环境缺乏警觉、健忘、喜沉思、思维中断、常注意过去而不关心现在和将来。

### （二）焦虑的测量工具

关于焦虑的测量，目前已经发展了许多测量被评估者对特定情境的反应的自我评价量表。

1. 汉密顿焦虑量表（Hamilton Anxiety Scale，HAMA）　该量表是由 Hamilton 在 1959 年编制而成的医生用量表，包括 14 个项目，每一项目采用 0～4 分的 5 级评分法，主要用于评定神经症及其他患者焦虑症状的严重程度。由两名经过培训的评定员，采用交谈与观察的方法，根据患者的口头叙述进行评分。量表总分为 0～56 分，得分越高，焦虑程度越重，总分超过 29 分，可能为严重焦虑；超过 21 分，肯定有明显焦虑；超过 14 分，肯定有焦虑；超过 7 分，可能有焦虑；如小于 7 分，就没有焦虑症状。一般划界分，HAMA14 项的分界值为 14 分。

2. 焦虑状态-特质问卷（State-Trait Anxiety Inventory，STAI）　该问卷是由 Spielberger 在 1977 编制，并于 1983 年修订的自我评价问卷，由评定对象自行填写，可以反映焦虑患者的主观感受，而且能将当前（状态）和一贯（特质）的焦虑症状区分开来。本调查表主要适用于具有焦虑症状的成年人，共 40 个项目，每项采用 1～4 评分，前 20 个项目的总分为焦虑状态总分，反映评定对象当前焦虑症状的严重程度；后 20 个项目总分为焦虑特性总分，反映评定对象一贯或平时的焦虑情况。

3. 焦虑自评量表（SAS）　该量表由 Zung 在 1977 年编制而成，由评定对象自行填写，主要用于评定焦虑患者的主观感受，共 20 个项目，按症状出现的频率评定，分 4 个等级，将各项得分相加即为总粗分，将粗分乘以 1.25 后取其整数部分即为标准总分；也可以通过粗分标准分换算表转换获得标准分，总粗分的正常上限为 40 分，标准总分的正常上限为 50 分。

## 五、焦虑患者的护理

### （一）评估焦虑状况，分析焦虑原因

护士应运用人际交往及沟通的知识和技巧，真诚主动地与患者交谈，尊重患者的感受，

谈话时语速缓慢、态度和蔼，表示出对患者的理解和同情；安静地倾听、允许其哭泣，认同患者当前的应对机转，不与患者就其所采取的防卫性行为或合理性行为进行辩论。与患者建立起良好的护患关系，取得他们的信任。同时在交谈过程中注意观察患者的仪表、表情、姿势和生理反应等，全面掌握患者的主客观资料（其中主客观资料包括患者的个人史、症状、情感、定向力、解决问题的能力、患者的一般外表、谈话时的行为表现、沟通型态、交往技巧、营养状态、日常生活与活动情况、睡眠及休息型态、个人卫生、运动活动量及应对性行为），以便正确判断患者焦虑的程度、等级、持续时间及所致的躯体症状，并且可采用社会再调整评分表（SRRS）或按成长发展阶段等进一步评估患者焦虑的原因。

（二）帮助患者降低现存的焦虑程度

1. 提供安全与舒适　为患者创造一个安全、舒适、轻松的氛围，护士应时常陪伴患者。

2. 鼓励患者表达　以判断引起患者焦虑的原因，如因环境陌生、对自己所患疾病不了解、需求未满足等。

3. 减少对患者感官的刺激

（1）环境安静，无刺激，光线柔和，无噪声；

（2）护士提问简明扼要，指导语简洁明确，着重当前的问题；

（3）尽量避免患者与其他处于焦虑状态的患者或亲属接触。

（三）帮助患者认识自己的焦虑

在焦虑程度有所减轻时，帮助患者承认自己存在焦虑，并了解他（她）通常对付焦虑的心理防卫机转；评估未满足的需要或希望，鼓励患者回忆面对焦虑时的感觉，并进一步分析这些期望是否现实，有无可能得到满足。若防卫机转失败，应探索使用其他防卫机转。

（四）减少或消除不利的防卫机转

1. 纠正抑郁、退缩性行为和暴力性行为。

2. 面对否认情况时，护士应协助患者创造一个富有感情色彩、充满理解、同情的气氛，将重点放在当前情况的处理，适当将实际情况告诉患者，对他（她）的进步加以肯定。

3. 当患者出现非器质性病变的躯体症状时，护士应鼓励其表达感受，注意倾听患者的主诉，但不能对患者有求必应，应在适当的时候加以限制。还可以借助提供其他方法（如指导患者采用松弛术）来解决问题。在症状消失时给予正面反馈。

4. 当患者出现愤怒时，要让他（她）识别愤怒，帮助他（她）分析愤怒的原因和行为的后果，患者有迁怒行为时，不要将患者的愤怒行为个人化。对无理要求或暴力行为应加以限制。

（五）健康教育

1. 对于患有慢性焦虑和应对机转紊乱的患者，应进行持续的心理治疗或介绍他（她）去心理咨询中心。

2. 用通俗易懂的语言向患者解释疾病和相应治疗方案，由于焦虑会干扰注意力和理解力，护士要注意反复解释。

3. 教给患者促进健康的方法，如、合理饮食、加强有氧健身运动、定时排便等。

4. 指导患者使用松弛术解决问题，如调息放松法、想象放松法、肌肉放松法等。

（1）调息放松法：焦虑时，会引起自主神经系统的激活，机体出现心率加快。肾上腺素分泌增加，出汗增加，唾液分泌减少，恶心和肌肉紧张感等一系列症状。此时，可指导患者有意识地控制呼吸，通过深呼吸缓解焦虑。具体的做法是：保持坐姿，身体向后靠并挺直，松开束腰的皮带或衣物，将双掌轻轻放在肚脐上，要求五指并拢，掌心向下；先用鼻子慢慢地吸足一口气，保持该状态两秒钟。再用鼻子慢慢、轻轻地呼气，观察双手向靠近身体的方向移动；同时在腹式呼吸过程中可以通过自己慢慢地均匀地数数来控制呼吸，用四个节拍吸气．再用四个节拍吐气；如此循环，反复几次，每次持续4～10分钟甚至更长。也可以尝试在不同的姿势下运用，还可以闭上眼睛做，在做深呼吸的同时可配合一些想象，效果会更好。

(2) 想象放松法：想象法主要是通过对一些广阔、宁静、舒缓的画面或场景的想象达到身心放松的目的。这些画面和场景可以是大海（包括海上慢慢地日出或海潮慢慢地涨落）、滑雪（从山顶沿平缓的山坡向下滑落），或是躺在一叶扁舟当中在平静的湖面上飘荡等。总之，一切能让心灵平静愉悦的美好场景，都可以进行尝试。

(3) 肌肉放松法：肌肉放松法最主要的原理是先感受肌肉的紧张，再体验肌肉的松弛。没有紧张感就很难真正体会松弛感。最常用的肌肉放松法有：

1）头部放松：用力皱紧眉头，保持10秒钟后放松；用力闭紧双眼，保持10秒钟后放松；皱起鼻子和脸颊部肌肉，保持10秒钟后放松；用舌头抵住上腭，使舌头前部紧张，保持10秒后放松。

2）颈部肌肉放松：将头用力下弯，努力使下巴抵达胸部，保持10秒钟后放松。

3）肩部肌肉放松：将双臂平放体侧，尽量提升双肩向上，保持10秒钟后放松。

4）臂部肌肉放松：将双手掌心向上平放在坐椅扶手上，握紧拳头使双手及前臂肌肉保持紧张10秒钟后放松；侧平举张开双臂做扩胸状，体会臂部的紧张感10秒钟后放松。

5）胸部肌肉放松：将双肩向前收，使胸部四周的肌肉紧张，保持10秒钟后放松。

6）背部肌肉放松：将双肩用力往后扩，体会背部肌肉的紧张感10秒钟后放松；向后用力弯曲背部，努力使胸部弓起，挤压背部肌肉10秒钟后放松。

7）腹部肌肉放松：尽量收紧腹部，保持收腹10秒钟后放松。

8）臀部肌肉放松：夹紧臀部肌肉，收紧肛门，保持紧张10秒钟后放松。

9）腿部肌肉放松：夹紧双腿，并膝伸直上抬，保持10秒钟后放松；将双脚向前绷紧，体会小腿部的紧张感10秒钟后放松；将双脚向膝盖方向用力弯曲保持10秒钟后放松。

10）脚趾肌肉放松：将脚趾慢慢向下弯曲，仿佛用力抓地保持10秒钟后放松；将脚趾慢慢向上弯曲，而脚和脚踝不动保持10秒钟后放松。

每次可用20～30分钟从头到脚进行每部分的肌肉放松练习，努力体会肌肉结束紧张后的舒适、松弛的感觉。

5．提供处理紧急情况的措施，如热线电话、心理咨询中心的电话和地址。

（金晓燕）

# 第九章　护理理论与模式

**学习目标**

完成本章学习后，学生应能：

1. 描述概念框架、模式、理论的关系。
2. 描述 Orem、Roy、Neuman 对人、环境、健康、护理四个基本概念的阐释。
3. 复述 Orem 理论中自理、自理能力、治疗性自理需求的概念。
4. 列举一般的、发展的和健康不佳时的自理需求。
5. 列举 Orem 理论中的三个护理系统及其适用范围。
6. 举例说明 Orem 理论在护理实践中的应用。
7. 解释并识别 Roy 适应模式中的主要刺激、相关刺激、固有刺激。
8. 列举 Roy 适应模式中的四个适应方面及其无效性反应。
9. 解释 Neuman 系统模式中应激原、基本结构、抵抗线、正常防御线、弹性防御线的概念。
10. 列举 Neuman 系统模式中对应激原的分类。
11. 描述 Neuman 系统模式中一级预防、二级预防及三级预防的干预重点。

护理学是一门实践性很强的学科，任何一门专业性的学科都应有其独特的知识体系作为实践的基础和指导。在护理学逐步成为一门独立学科的过程中，应用了其他学科的一些相关理论，如一般系统论、人类基本需要层次论、成长与发展的理论、应激与适应的理论等。20 世纪 50 年代以后，国外很多护理学者对护理的现象及本质进行了深入探讨，在此基础上提出了不同的护理理论或模式。护理理论的发展为护理实践、教育、管理和研究提供了科学依据，并为建立护理学独特的理论体系奠定了基础，使护理学逐步走上专业化的发展轨道。

## 第一节　概　述

我国护理学者在 20 世纪 90 年代初开始引进了一些护理理论和模式。目前，任何一个护理理论都不能包括护理的所有方面，而是各有其侧重点，为了更好地理解每个护理理论的内涵，在实践中结合具体情况，灵活应用，首先要了解护理理论的基本要素、发展进程、特征及其应用。

### 一、护理理论的基本要素

理论是由一组相互关联的概念、假设、观点等组成的用以解释某种现象的系统性描述。

（一）概念

概念（concept）是描述物体、属性或事件的一些词组，是通过反映对象的特有属性或本质属性来反映对象的一种思维形式。韦氏词典（Webster）认为概念是人们对周围环境中的某种物体所形成的印象，对客观事物属性及本质的理性认识。

概念是思维形式最基本的组成单位，是进行命题和推理的基本要素，为人类认识事物及相互交流提供了途径。人类的科学认识成果需要通过形成各种概念加以总结和概括，才能构成理论。因此，概念是构建理论的基本要素，并且反映一个理论的主题。如护理学理论应该包括人、健康、环境、护理等基本概念。概念及其定义是理解理论的基础，不同的理论家对护理学中的同一个概念会有不同的解释，因此，理论家必须对其理论中出现的概念进行定义，以界定概念的内涵和外延，使读者对其概念和理论有正确的理解，并有助于以量化的方式测量理论中各变量及其关系。

（二）前提和假设

前提（assumption）是一种没有证据证实的，但认为是正确的陈述，是进行逻辑推理的依据。理论家在论述理论时，先提出该理论的几个前提，假定这几个前提成立，然后在此基础上阐述自己理论的观点。

假设（hypothesis）是以已有的事实材料和科学理论为依据，借助理性的判断和逻辑推理，对未知的事实或规律提出的一种推测性说明。假设是一种需要进行验证的关系陈述，必须得到实践的证实，才能成为科学原理。人们借用假设的手段，通过实践验证，从现象到本质，逐步地加深对自然规律的认识，从而不断完善旧理论，建立新理论。

（三）现象

现象（phenomenon）指客观世界中能为人们所感知的任何事件或事物，它是存在于客观世界中的事实。在特定的学科领域，一定的现象反映了学科的知识范畴与领域。护理理论的研究对象是护理现象，目的是通过研究，揭示护理现象的本质，总结客观规律，从而指导护理实践。

## 二、概念框架、模式和理论

概念框架、模式和理论都是由一组表示关系的命题组成，试图对现象进行描述和解释。其差别主要在于概念的抽象程度，以及概念间的相互关系被证实的程度不同。

（一）概念框架

概念框架（conceptual framework）通常指构建理论的雏形，确定现象中的核心概念，描述这些概念中的相互关系。概念框架中的概念常常具有高度的抽象性，缺乏足够的实践来验证，而且会含有一些缺乏相互联系的概念。

（二）模式

模式（model）是一组关于概念间相互关系的陈述，说明各个概念是如何互相关联的，并初步提出如何应用这些内容对各种现象进行解释、预测和评价。模式具有一定的实践依据，但仍不足以充分证明这种关系的正确性，还需进行不断验证和修正，是理论发展的早期形式。

（三）理论

理论（theory）是由一组概念、定义和命题组成，通过阐述概念间的具体关系，反映对现象的一种系统的观点，达到描述、解释、预测和控制事物发展的目的。理论中的概念比较具体，对概念有完整的定义，更详细地解释概念之间的关系，并经过实践的验证，对现象有更强和更可靠的预测性。

## 三、护理理论的发展

护理理论的发展可分为理论借鉴期、理论创建期和理论应用期三个阶段。

### （一）理论借鉴期

从 20 世纪 50 年代开始，护理学开始借鉴其他学科的理论，作为指导实践的基础，包括人类基本需要层次论、成长与发展理论、应激与适应理论、一般系统论等。

### （二）理论创建期

1965 年，美国护士会确定了护理需要建立护理理论的发展方向，明确了从其他学科借鉴来的概念和理论并非所特有，因此不能构成指导护理实践的独特的知识体系。护理学作为一门独立的学科，应该发展自己的理论体系。20 世纪 70 年代，护理理论家陆续发表了护理概念框架，如 Levine 的守恒模式（1967）、Rogers 的生命过程模式（1970）、Roy 的适应模式（1970）、Orem 的自理模式（1971）、Neuman 的系统模式（1972）、Johnson 的行为系统模式（1980）等。20 世纪 80 年代，这些早期的护理理论家对其概念框架进行不断的修改和扩充，使之更趋完善，促进了护理学科的发展。1980～1990 年是美国护理理论蓬勃发展的时期。

### （三）理论应用期

从 20 世纪 90 年代开始，护理的侧重点转向了将护理理论应用于护理实践，在实践中检验护理理论的价值，并在此基础上，对理论进行完善和修改。

## 四、护理理论的特征

Julia George 提出了 7 条理论的基本特征，在对一个理论进行分析和评价时，也可以这七个特征作为依据。

1. 理论能将概念以特殊的方式联系起来，从而提供一种看待和认识特定现象的独特方法或视角　理论通过对概念的有机组合，清楚地阐明各种现象之间的关系，以描述、解释或预测某种现象。

2. 理论必须具有一定的逻辑性　组成理论的各概念之间必须有一定的推理及逻辑关系，不能相互矛盾或冲突。

3. 理论必须简单易懂，且容易推广　这样才能在护理实践中得到广泛应用。

4. 理论可作为假设的基础而经受检验　理论中的一些概念及其之间的联系应能用一些方法进行观察和测量，以检验该理论在预测各种关系方面的准确性。

5. 通过对理论的验证和研究，能够增加学科的知识体系　通过对理论的验证性研究，可引出新的学说，以致建立新的理论，促进学科知识体系的发展。

6. 理论必须对实践有指导作用　这是理论的一个重要特征，理论所阐述的概念及其联系应切合实际，能指导实践者用以改进临床实践。

7. 理论必须与其他已证实的理论、定律和原理相一致，但留有进一步探讨的空间。

## 五、护理理论在实践中的应用

护理理论应能指导实践，并在实践中得到验证和不断完善；同时，理论又能产生新的假设，刺激科研。因此，理论、科研、实践之间互相依存、互相促进，具体体现在下列几个方面。

1. 护理理论与实践　理论与实践的关系是相互依赖、相互作用的。实践是理论的根源，理论指导实践，而实践又验证理论。没有实践的理论是空洞的理论，而没有理论的实践是盲目的实践。护士在每天具体、零散的护理实践中不断积累经验，并通过对临床经验的分析、归纳和总结，产生概念和科学的假设，并不断上升为科学理论。护理理论指导护士对服务对象进行评估、计划和干预，并正确预测护理的结果和反应，使护理工作更具科学性、独立性和自主性。同时在实践中验证理论，促使理论的不断完善。

2. 护理理论与科研　理论与科研的关系是相辅相成的，理论的发展需要以科研作为基础，用科研的方法阐述并检验理论中的各种概念及其相互关系，使理论对现象及本质的预测与控制作用更强。同时，理论可以作为科研的理论框架以指导科研，对丰富及发展护理知识体系具有重要的促进作用。

3. 护理理论与管理　护理理论可以为护理管理提供有利的蓝图，使护理管理者明确护理工作的目标及工作重点，促进护理管理进一步向专业化、科学化的方向发展，从而保证及提高护理质量。

4. 护理理论与教育　护理理论为护理教育提供了指导思想及理论依据。在护理教育中，不同的学校可以选择不同的护理理论或模式来指导其办学思想及课程设置，指导教师选择不同的教学方法以满足学生及社会对护理人才的需要，使护理教育更加有序、有计划性及目的性。

## 第二节　Orem 的自理缺陷护理理论

Orem 的自理缺陷护理理论（Orem's self-care deficit theory of nursing）是 1971 年提出的，着重阐述了什么是护理、何时需要护理、如何提供护理这三方面的问题。该理论强调护理应在个体现有自理能力的基础上，补偿其自理缺陷，并最大限度地提高和促进患者的自理能力，是国外护理理论中较早被应用的理论之一，也是目前被我国护理人员广泛应用的理论之一。

### 一、Orem 简介

奥瑞姆（Dorothea E. Orem）是美国著名的护理理论学家，1914 年出生在美国马里兰州巴尔的摩市。1934 年在华盛顿的普罗维登斯医院护校的护理证书班毕业，先后从事过儿科、内外科、急诊室等临床护理工作。1939 年在美国天主教大学获得护理学学士学位，到普罗维登斯医院底特律护校任教。1945 年在天主教大学获得护理学硕士学位，担任普罗维登斯医院底特律护校的校长。1949 年到印第安纳州卫生局医院分部工作，负责医院护理质量。1958 年在华盛顿卫生教育福利部教育司担任顾问，主管临床护士的培训工作。1959 年到天主教大学任教，并担任护理系主任。1965 年，她与天主教大学的几位教师共同创建了护理模式委员会。1970 年开办自己的咨询公司，直到 1984 年退休。

丰富的护理实践经验激发 Orem 对“什么是护理”、“人为什么需要护理”等问题进行了长期的深刻思考。她逐渐认识到，“当人们无法照顾自己时就需要护理”，正是这一思想促使 Orem 形成和发展了自理缺陷护理理论，并在 1971 年出版的《护理：实践的概念（Nursing：Concepts of Practice)》一书中首次公开阐述，并多次再版。

## 二、Orem理论的主要内容

Orem的护理理论由三部分相互关联的理论组成，即自理理论、自理缺陷理论和护理系统理论。

### （一）自理理论

自理理论（the theory of self-care）重点说明了什么是自理，哪些因素影响自理的提供，以及人存在哪些自理需要。主要包括自理、自理能力、治疗性自理需求这几个概念，以及依赖性照顾、依赖性照顾能力等衍生概念。

1. 自理（self-care） 指个体为维持生命和健康，自己采取的一系列活动。自理是可学习的、有目的的，贯穿于日常生活中。有效地完成自理活动有助于维持个体的结构完整性及其正常功能，并有利于个体的发展。在正常情况下，成人能主动照顾自己。对于婴幼儿、儿童、老人、患者、残疾者等依赖他人照顾的个体，由其父母、监护人或照顾者协助或代替其完成自理活动，称为依赖性照顾（dependent-care）。

2. 自理能力（self-care agency） 指个体进行自理活动的能力。这种能力受基本条件因素（basic conditioning factors）的影响，包括年龄、性别、成长发展阶段、健康状况、社会文化背景、健康照顾系统（如诊疗条件）、家庭系统、生活方式、环境因素、资源的充足性与可获取性等。自理能力有个体差异，同一个人在不同时期或不同状况下，自理能力也会有所不同。自理能力可以通过学习不断提高和发展。依赖性照顾能力（dependent-care agency）是指被依赖者所具有的提供照顾和帮助依赖者的能力。

3. 治疗性自理需求（therapeutic self-care demand） 指在某个时期内，个体通过使用有效的方法和途径来满足已知自理需要的全部自理行为。自理需要可分为三类，即一般性自理需要、发展性的自理需要和健康不佳时的自理需要。

（1）一般性自理需要（universal self-care requisites）：也称日常生活需要，是所有人在生命周期的各个发展阶段都普遍存在的需要，目的在于维持自身结构完整性及其功能正常。包括下列方面：① 摄入足够的空气、水和食物；② 维持良好的排泄功能；③ 维持活动与休息的平衡；④ 维持独处与社会交往的平衡；⑤ 预防或避免对生命和健康有害的因素；⑥ 促进个体在群体中的功能与发展，达到符合个体潜能、局限性和期望的正常水平。

（2）发展的自理需要（developmental self-care requisites）：指个体在成长发展的各个阶段，一般性自理需要的特殊表现，或遇到不利情况或事件时出现的新的需要。包括：① 人在生命历程中的各个阶段，如婴儿期、青春期、更年期、老年期，为维持成长和发展，使自己更加成熟的各种需要；② 在成长发展过程中，遇到不利的事件时，如失业、丧亲、地震、车祸、住院、更换工作等情况时，学会如何应对，以避免或减少不良后果的需要。

（3）健康不佳时的自理需要（health deviation self-care requisites）：指个体在疾病、受伤或残疾时出现的自理需要，或由于采用诊断性或治疗性措施产生的需要。包括：① 寻求恰当的卫生保健服务；② 了解和应对疾病带来的影响或后果；③ 有效地执行医嘱中的诊疗和康复措施；④ 了解和调整诊疗措施引起的不良反应；⑤ 适当调整自我概念和自我形象，以接纳患病的事实；⑥ 调整生活方式，学会适应患病后的生活，促进个体继续发展。

### （二）自理缺陷理论

自理缺陷理论（the theory of self-care deficit）是Orem护理理论的核心，主要阐明了个体在什么时候需要护理，其核心概念是自理缺陷。

自理缺陷（self-care deficit）是指当自理能力或依赖性照顾能力不足以满足个体已知的自理需要，或目前尚能满足，但预计该能力将下降和/或自理需要将增加时，即存在或将出现自理缺陷，此时就需要护理了。也就是说，在特定时期内，当个体的自理需要超出了自理能力或依赖性照顾能力时，就出现了自理缺陷。此时，自理能力与自理需要之间的平衡被破坏，个体需要借助外界力量，即护士的帮助来恢复平衡。因此，自理缺陷的出现是个体需要护理的原因。

Orem 提出，可通过下列 5 种方式中的一种或几种，来弥补个体的自理缺陷：

（1）替个体做：如为昏迷患者进行口腔护理和床上擦浴。

（2）引导和指导个体做：如指导产妇正确的哺乳技巧；引导痴呆患者使用筷子吃饭、穿衣等。

（3）提供身体和心理支持：如协助腹部手术后的患者下床活动，并给予必要的鼓励。

（4）提供促进个体发展的环境：如在居家环境中，为残疾者或活动不便的老年人布置安全设施；为产妇提供母婴同室，促进亲子关系的建立，帮助产妇尽快适应母亲角色等。

（5）宣教：教给个体必要的知识和技能，如教给父母适时给婴儿添加辅食、为糖尿病患者进行饮食指导等。

### （三）护理系统理论

自理理论和自理缺陷理论说明了什么是自理（what）、什么时候需要护理（when），护理系统理论则说明了如何通过护理帮助个体满足其治疗性自理需求（how）。主要涉及护理能力和护理系统两个概念。

护理能力（nursing agency）是指受过专业教育和培训的护士所特有的能力，这种能力使护士认识到，并采取行动帮助个体通过训练和发展自身的自理能力，以满足其治疗性自理需求。护理能力与自理能力的不同之处在于：护理能力是专业护理人员所具有的能力，是为他人受益；而自理能力是个体进行自理活动的能力，是为自身受益。

护理系统（nursing system）是指个体出现自理缺陷时，护士为患者提供护理活动所产生的动态行为系统。Orem 将护理系统分为三类，即全补偿系统、部分补偿系统和辅助-教育系统（图 9－1），并在每个护理系统中，界定了在满足个体的治疗性自理需求过程中，护士与患者的职责及其应采取的行动。

1. 全补偿系统（wholly compensatory nursing system）　指个体不能参与自理活动，或医嘱限制这些活动，需要护理给予全面的帮助。护士的职责是“替患者做”。适用于以下情况：① 患者在精神和体力上均没有能力自理，不能参与任何形式的自主活动，如昏迷患者；② 患者神志清楚，能意识到自己的自理需求，但体力上不能完成，如高位截瘫患者；或医嘱限制其活动，如心肌梗死急性期患者；③ 患者具备完成自理活动所需的体力，但因精神障碍，无法判断自己的自理需求，如严重精神障碍患者。

2. 部分补偿系统（partly compensatory nursing system）　指在满足患者治疗性自理需求的过程中，患者有能力进行一部分自理活动，但另一部分需要护士提供护理来完成。护士的职责是“帮患者做”。如腹部手术后，患者自己可以进食、洗脸，但需要护士协助如厕、下床活动等。

3. 辅助-教育系统（supportive-educative system）　指患者能进行自理活动，但必须由护士提供咨询、指导和教育才能完成。护士的职责是“教育和支持患者做”，帮助患者制定

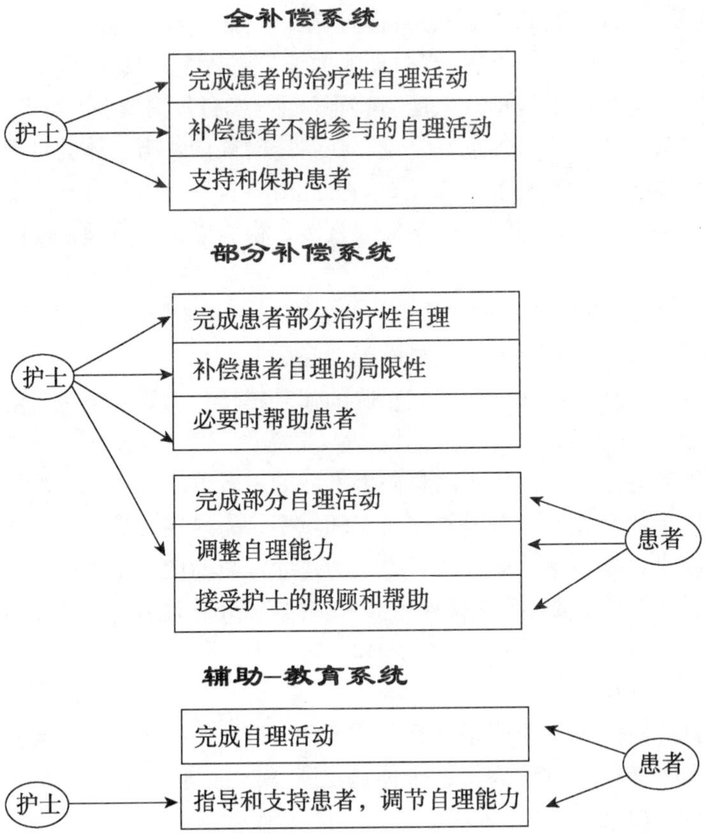


**图9-1　护理系统示意图**

决策、控制行为、获取知识和技能，提高和促进其自理能力，促使患者成为自理者。如糖尿病患者，需要在护士的指导下，正确控制饮食、运动、情绪、监测血糖和胰岛素注射等。

对于上述三种护理系统，护士应根据患者的自理能力和治疗性自理需求进行选择。对同一个患者，可能会在不同的阶段，随着其自理能力和治疗性自理需求的变化，而选择不同的护理系统。例如，因头盆不称需择期行剖宫产的孕产妇，在怀孕期间可选择辅助-教育系统；住院后术前准备期间可能转为部分补偿系统；而在剖宫产术中和术后即刻，则需要全补偿系统；随着她从麻醉状态中逐渐恢复，再次过渡到部分补偿系统；当她出院时，又转为辅助-教育系统。

## 三、Orem理论对护理学四个基本概念的阐释

（一）人

人是整体的，其功能包括生理、心理、人际间和社会等方面，因此自理活动也会涉及这几个方面。人与其他生物明显的不同之处在于人具有以下能力：① 能够审视自己及其环境。② 能够总结并解释经验。③ 能够创造性地为自己和他人谋幸福。人有学习和发展的潜能，通过后天的学习来满足其自理需求，而不是通过本能。当个体无法满足其自理需求时，由他人提供帮助来完成。

（二）健康

Orem赞同世界卫生组织对健康的定义。她认为健康包括身体、心理、人际间和社会等

方面，这几个方面是不可分割的。人在不同的时间可能处于最佳健康与疾病这一动态过程的不同状态，人可以从一种健康状态过渡到另一种健康状态。健康应以预防保健为基础，包括促进和维持健康（初级预防）、早期发现和治疗疾病（二级预防）以及预防并发症的发生（三级预防）。

（三）社会和环境

Orem认为环境是人以外的所有因素，可分为理化环境和社会文化环境两大类。她认为现代社会具有以下两种价值观：① 人生活在社会中希望能够自我管理，并对自己的健康及其依赖者（如未成年的子女或自理能力严重受损的家人）的健康负责任。② 大多数社会能够接受那些不能满足自理需要的人，并根据其现有的能力提供帮助。基于这两种价值观，自我帮助和帮助他人都被认为是有价值、有意义的活动。护理是基于上述两种价值观的一种特殊的服务形式。社会提倡自我护理，而护理也是合乎社会需要的，并且是十分必需的活动。

（四）护理

Orem认为护理是为克服和预防自理缺陷而发展的活动，或为不能满足自理需要的个体提供帮助。护理活动是以自理活动这一概念为基础的，随着个体自理能力的恢复，或当个体学会如何进行自理时，个体对护理的需要也就逐渐减少或消失。护理是一种服务，它与其他人类服务的区别在于它关注的是为缺乏自理能力的人提供持续的健康照顾。Orem强调护理是一种科学、艺术与技能相结合的学科，认为护士应经过教育和培训，具备专业的素质和特殊的技能，需要护理学科、自然学科、人文学科和艺术等知识基础。

## 四、Orem理论与护理实践

Orem认为护理实践由一系列有目的的行为构成，分为三个步骤（表9-1）：

**表9-1　Orem理论中护理实践的步骤与护理程序比较**

| Orem理论中护理实践的步骤 | NANDA护理程序 |
|---|---|
| 第一步：评估和诊断：确定为何需要护理， | 评估 |
| 对有关照顾作出判断 | 护理诊断 |
| 第二步：设计护理系统，制定护理方案 | 计划 |
| 第三步：执行和评价 | 实施<br>评价 |

（一）第一步

确定个体为什么需要护理？即通过收集资料，评估个体目前的治疗性自理需求是什么？个体的自理能力如何？存在哪些自理缺陷？为什么会出现自理缺陷？自理能力存在哪些潜力？等等。然后对收集到的资料进行分析，提出护理问题。这个过程在对个体的护理过程中将持续进行。这一步相当于护理程序的评估与诊断两个步骤。

（二）第二步

选择护理系统，设计具体的护理方案。Orem提出三类护理系统：全补偿系统、部分补偿系统和辅助-教育系统。护士应根据个体的自理能力选择适合个体目前情况的护理系统，然后制定护理方案，包括具体的护理措施、实施的方法、实施的时间及先后次序、所需的仪器设备及其他物品等。这一步相当于护理程序的计划步骤。

（三）第三步

执行和评价，即按照第二步中设计的方案实施护理。在执行过程中，护士要不断观察患者的反应，评价护理措施的效果，根据患者自理需要和自理能力的变化，及时调整护理系统，修改护理方案。这一步相当于 NANDA 护理程序的实施和评价两个步骤。

## 五、Orem 理论的特征及其应用

（一）Orem 理论的特征

Orem 的理论由三个相互关联的理论组成，以自理为核心，将自理、自理缺陷和护理系统三者相互关联起来，为护理实践提供了一种独特的观点。该理论用词通俗易懂，易被理解和接受。理论中提出的三类护理系统与国内采用的分级护理制度比较相似，易在临床工作中得到应用和推广。

Orem 强调护理是一门帮助艺术，对护士的职业素质提出了要求，强调护士需要接受教育，应具备专业的素质、知识和技能。传统观念认为只要护士替患者做了全部的自理活动才是一个好护士，如给患者喂饭、梳头、剪指甲、洗脚，而不管患者自己是否有能力完成这些活动。而 Orem 的理论改变了这一观念，她认为护理的任务应是在患者现有自理能力的基础上，补偿其自理缺陷，并尽可能地发挥患者自理的潜能，帮助患者克服自理的局限性，最大限度地提高和促进患者的自理能力。Orem 的理论与已被验证的理论、定律和原理是相一致的，如她提出的三类自理需要是以人类基本需要理论为基础的。

（二）Orem 理论的应用

Orem 的理论自提出以来，已被应用于护理实践的各个领域和场所，包括康复、血液透析、肾移植、糖尿病、老年人、精神病患者等。有些研究者以该理论为基础发展了一些评估工具。随着 20 世纪 80 年代我国学者引入该理论以来，国内应用 Orem 理论的研究也越来越多，如喉癌术后、产妇、类风湿性关节炎、脑血管病患者等。

随着社会的发展和疾病谱的改变，慢性疾病越来越成为困扰人们健康的主要问题。慢性疾病大多是终身疾病，要求患者能通过自我护理达到控制疾病、促进健康、改善生活质量的目的。因此，评估并帮助慢性病患者提高自理能力，也成为临床护理工作的主要任务之一。Orem 的理论符合当今护理的发展趋势，且通俗易懂，因而在临床护理实践中得到了普遍接受和广泛应用。但在应用自理理论的过程中，也要防止出现借“自理”之由将许多护理工作推给患者或其家属执行的现象，或只是强调患者自理，而忽视护理人员在其中应起的教育、支持、指导和促进作用。

# 第三节　Roy 适应模式

Roy 适应模式（The roy adaptation model）是于 1970 年正式提出的，围绕“人是一个整体的适应系统”，对护理学的四个基本概念及其有关的核心概念进行了阐述，目前已在国外临床护理及课程设置等领域得到广泛应用。

## 一、Roy 简介

Sister Callista Roy 于 1939 年出生在美国洛杉矶的一个天主教家庭，1963 年于洛杉矶的圣玛丽大学（Mount Saint Mary's College）获得护理学学士学位。1966 年和 1977 年在加州大学（University of California）洛杉矶分校获得护理学硕士学位和社会学博士学位。Roy 曾从事过儿科护士、圣玛丽大学副教授、护理系主任、波特兰大学（University of Portland）副教授、波士顿大学（Boston College）护理学院教授等职务。Roy 参加了多个护理学术组织，如美国护理学会（American Academy of Nursing）、北美护理诊断协会（NANDA）、国际荣誉护理学会（Sigma Theta Tau）等。

1964—1966 年，Roy 在加州大学洛杉矶分校就读护理学硕士期间，注意到儿童在成长发展阶段的心理变化及其对环境的适应能力与潜能，认识到适应是描述护理的最佳途径，提出“护理是为了促进个体的适应”，由此不断发展了自己的理论，于 1970 年发表的《适应：护理学中的一个概念框架（Adaptation：a Conceptual Framework in Nursing)》一文中正式阐述。此后，Roy 不断对该模式进行完善与发展。

## 二、Roy 适应模式的主要内容

Roy 适应模式是围绕人是一个整体的适应系统而组织的，其基本要素包括人、环境、健康、护理这四个基本概念和几个相关的核心概念，及对其相互关系的阐述。

（一）人

人是一个整体的适应系统（图 9-2），包括个体和群体（家庭、团体、社区和社会）。人是由各部分组成的整体，为达到特定目的作为一个整体发挥功能；人是一个开放的系统，不断与环境发生互动，进行物质、能量、信息的交换；人具备不断适应环境中变化的能力，从而维持自身的完整性。

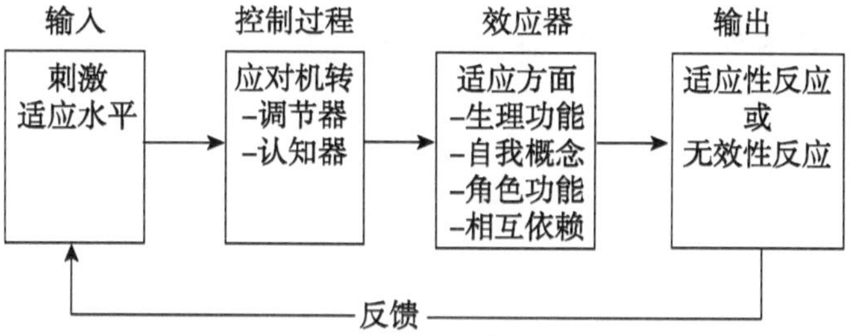


**图 9-2　人作为一个适应系统示意图**

1. 输入（input）　输入可以来自外界环境，也可以来自人的内部，包括输入的刺激和人的适应水平。

（1）刺激（stimulus）：Roy 将输入的刺激分为三类：① 主要刺激（focal stimuli）：指人当时面对的、对人影响最大、需要立即适应的刺激；② 相关刺激（contextual stimuli）：指当时情境下对主要刺激引起的反应有影响的其他刺激；③ 固有刺激（residual stimuli）：指原有的、构成本人特征的，可能与当时情境有一定关联的不确定因素。

例如，对一名心绞痛患者来说，他当时所面临的主要刺激是心肌缺血；环境高温、活动、情绪紧张等因素可以加重心肌缺血，而休息、服药等因素可以缓解心肌缺血，这些都可视为相关刺激。固有刺激是指患者的文化背景、职业、吸烟史、家族遗传史等特征。

（2）适应水平（adaptation level）：是输入的一部分，指人对刺激的适应能力的范围。适应水平具有个体独特性，并不断发生变化。如果刺激在人的适应范围内，则人可能适应；反之，则人不能适应刺激。

2. 控制过程（control process） 人对环境中的刺激有一个内在的应对过程，Roy 称之为应对机转（coping mechanism），包括调节器次系统（regulator subsystem，rs）和认知器次系统（cognator subsystem，cs），前者是通过神经-化学-内分泌途径进行的自主性反应（生理调节），后者是通过感知、信息处理、学习、判断和情感等途径进行的反应（认知调节）。二者共同发挥作用来维持人自身的完整性。有些应对机转是先天的或遗传的，而有些则是后天习得的。

3. 效应器（effecter） 人对刺激的反应可表现为四个适应方面（adaptive modes），即生理、自我概念、角色功能和相互依赖。与这四个方面有关的行为可反映人的适应水平和应对机转的使用情况。

（1）生理方面（physiologic mode）：主要是个体面对环境刺激的生理反应，与生理完整性有关。包括氧化（oxygenation）、营养（nutrition）、排泄（elimination）、活动与休息（activity and rest）、防御（protection）、感觉（senses）、水和电解质平衡（fluid and electrolytes）、神经功能（neurological function）及内分泌功能（endocrine function）几个方面。

（2）自我概念方面（self-concept mode）：即人的心理和精神方面，与人的心理完整性有关，由躯体自我（physical self）和人格自我（personal self）组成（图 9－3）。① 躯体自我：包括身体感觉（body sensation）和身体意象（body image）。身体感觉是人对自己身体能力的感觉；身体意象是人对自己外貌的主观概念。② 人格自我：包括自我一致性（self-consistency）、自我理想（self-ideal）和道德-伦理-精神自我（moral-ethical-spiritual self）。自我一致性是人能对自己有一个全面的、一致的、不受时间及空间影响的看法；自我理想是人对自己的期望；道德-伦理-精神自我是人能保持自己的行为符合社会规范及道德原则。

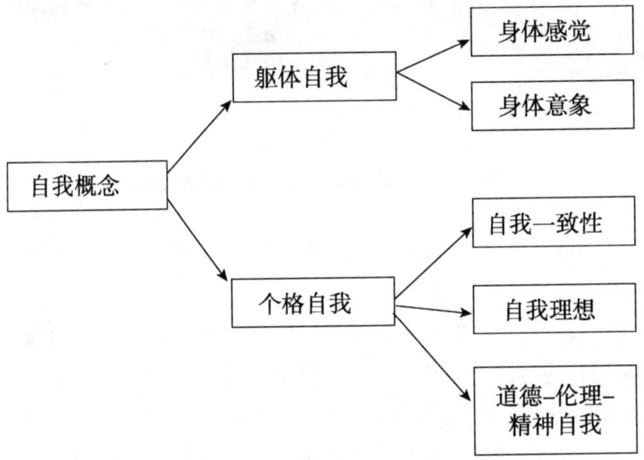


**图 9－3 自我概念内容示意图**

（3）角色功能方面（role function mode）：表现为个体的主要角色、次要角色和第三角色，与人的社会完整性有关。角色是某人在特定场合的义务、权利及行为准则，人在社会中的行为是依照其角色而定的。

（4）相互依赖方面（interdependence mode）：主要涉及人的价值观、情感、爱等方面，体现在个体和群体水平的人际间关系中，也与人的社会完整性有关。

4. 输出（output） 即人的反应，包括适应性反应与无效性反应两类。适应性反应是对健康有利的反应，发生在人积极地应对环境变化的过程中，这种适应能促进人的整体性，从而达到健康；无效性反应则容易导致疾病的发生。人对变化是否能够适应取决于输入的刺激和人的适应水平。护士依据效应者四个适应方面的表现，来评估人的反应是适应性的还是无效性的。输出的反应同时又构成系统的反馈。

（二）环境

环境是指来自人内部和外部的所有刺激，是“围绕和影响人/群体的发展和行为的所有情况、事件和影响因素”。环境刺激包括主要刺激、相关刺激和固有刺激。环境是人作为适应系统的输入部分，包括内在与外在因素。环境的任何变化都需要人付出能量来适应。

（三）健康

健康是指“处于和成为一个完整的和全面的人的状态和过程”。人的健康表现为有能力达到生存、成长、繁衍、自主和自我实现的目标。适应是促进人的生理、心理和社会完整性的过程。健康和疾病是人一生中不可避免的方面，当人能够不断地适应时就能保持健康，即适应性反应；当一个人的应对无效时就容易导致疾病，即无效性反应。

（四）护理

护理的对象包括个人、家庭、团体、社区或社会，这些都应被视为一个整体的适应系统。护理的目的是促进个体/群体在生理功能、自我概念、角色功能和相互依赖四个方面的适应，从而促进健康和提高生活质量。护士通过扩大人的适应水平和控制环境中的刺激进行干预，从而减少无效性反应，促进适应性反应。

## 三、Roy 适应模式与护理实践

Roy 适应模式将护理实践分为 6 个步骤：一级评估、二级评估、护理诊断、制定目标、实施和评价。基本上与 NANDA 护理程序的 5 个步骤相对应（表 9－2）：

**表 9－2 Roy 适应模式中护理实践的步骤与护理程序比较**

| Roy 适应模式中护理实践的步骤 | NANDA 护理程序 |
|---|---|
| 一级评估：又称行为评估 | 评估 |
| 二级评估：又称刺激评估 | |
| 护理诊断 | 护理诊断 |
| 制定目标 | 计划 |
| 实施 | 实施 |
| 评价 | 评价 |

（一）一级评估

又称行为评估，指收集与效应器四个适应方面有关的资料，判断人的反应是适应性反应还是无效性反应。

1. 评估的方法 包括观察、会谈、应用仪器设备检查等。

2. 评估的内容

(1) 生理功能：包括氧气、营养、排泄、活动与休息、防御、感觉、水电解质平衡、神经及内分泌功能等方面的表现。

(2) 自我概念：包括躯体自我（身体感觉和身体意象）、人格自我（自我一致性、自我理想、道德-伦理-精神自我）。

(3) 角色功能：包括人的各种角色（第一、第二及第三角色）。

(4) 相互依赖：包括人的价值观、情感、爱等方面。

3. 对评估资料的分析　判断上述各个方面存在哪些无效性反应。

（二）二级评估

又称刺激评估，指收集有关各种刺激的资料，将资料分类，识别主要刺激、相关刺激和固有刺激，以分析核心问题，明确问题产生的原因和影响因素。

1. 评估的方法　包括观察、会谈、应用仪器设备检查等。

2. 评估的内容

(1) 主要刺激：即对当时引起反应的主要原因的评估。包括病理改变、外伤、手术、疼痛等。

(2) 相关刺激：包括吸烟、饮酒、药物、自我概念、角色功能、相互依赖、社交方式、应对机转、生理及心理压力、物理环境、社会文化、经济环境、家庭结构及功能、家庭发展周期等。

(3) 固有刺激：包括遗传、性别、生长发育的阶段、种族、信仰、态度、特性及社会文化方面的其他因素。

（三）护理诊断

针对四个适应方面的无效性反应提出护理诊断或护理问题。如因病截肢的患者会有术后疼痛，诊断为“疼痛：与手术有关”。但截肢手术还可引起自我概念问题，可诊断为“身体意象紊乱：与截肢手术有关。”

完成一级评估、二级评估和诊断后，应排列护理诊断的优先次序。排列时应依据威胁或影响个体、家庭、社区的生存、成长、繁衍和潜能发挥的程度考虑。

（四）制定目标

目标是对接受护理后个体或群体将无效性行为改变为适应性行为，或维持和增强适应性行为的描述，应以患者的行为反应为中心。可分为短期目标和长期目标。目标的陈述包括行为、预期的改变及时间。

（五）实施

可通过对作用于适应系统的主要刺激和相关刺激加以改变和控制，也可通过提高个体或群体的应对能力，扩展人的适应水平，从而促进适应性反应。

（六）评价

继续运用一级评估、二级评估的方法收集有关资料，将输出行为与制定的目标行为进行比较，以确定目标是否达到，检验护理措施的有效性。然后根据评价的资料对护理措施作出相应的调整。

## 四、Roy 适应模式的特征及其应用

（一）Roy 适应模式的特征

Roy 适应模式以“人是一个整体的适应系统”为主体，对护理学的四个基本概念提出了自己独特的观点。她把人视为一个整体的适应系统，与环境进行持续互动，通过调节器和认知器的应对过程，对刺激作出反应，并反映在生理功能、自我概念、角色功能和相互依赖这四个适应方面。护士通过对这四个适应方面的反应及环境中的刺激进行评估，判断出现了哪些无效性反应，明确核心问题及其影响因素，从而通过控制刺激和提高人的适应水平，促进人在四个方面的适应，以维持完整性，促进健康。

Roy 适应模式概念明确，符合逻辑。她将人对刺激的反应归纳为四个适应方面，提出了一个整体的框架，指导护士对患者进行全面系统的评估；将刺激分为主要刺激、相关刺激和固有刺激，对分析核心问题，及其产生的原因和影响因素，明确护理行为的方向有着指导意义。Roy 提出的护理程序与 NANDA 的护理程序步骤相似，便于在护理实践中应用和普及；另外，Roy 适应模式的观点与已被验证的理论、定律和原理相一致，包括贝塔朗菲（Bertalanffy）的一般系统论、塞尔耶（Selye）的应激学说、马斯洛（Maslow）的人类基本需要层次论等。

（二）Roy 适应模式的应用

Roy 适应模式已在护理教育、护理实践和护理科研中得到应用。20 世纪 70 年代，Roy 在圣玛丽大学任教时，正处于本科生课程改革，第一次将该模式用于儿科护理学的教学中。目前已有多所护理学院以 Roy 的适应模式作为理论框架进行了课程设置。在护理实践中，她的理论被用于个体、家庭等各个领域的护理实践中，包括心血管患者、神经科患者等。另外，有很多研究，包括硕士和博士研究生论文，应用了她的模式为概念框架作为理论指导。在护理管理中，有些管理者将 Roy 适应模式作为医院管理的理论框架，通过对主要刺激、相关刺激和固有刺激的评估，识别各层次护理人员面临的主要问题及其影响因素，从而采取相应的管理措施，促进其在各个方面的适应。

（三）Roy 适应模式的应用举例

**个案简介**：患者，男性，45 岁，经腹部手术后转入观察室。术前血压 120/80mmHg，心率 80 次/分，呼吸 16 次/分。术中全身麻醉约 1.5 小时，估计失血量为 500ml，静脉点滴液体为 200ml。转入观察室后血压 90/60mmHg，心率 150 次/分，呼吸 32 次/分，四肢凉，甲床发白。患者已有 12 小时未进食，在观察室静脉点滴 5%葡萄糖 100ml/h，45 分钟排尿 10ml，手术部位无出血，意识状态表现为对触觉的反应较慢。既往有肾脏感染史。

1. 一级评估　4 个方面的行为中，主要表现在生理功能方面，患者血压下降、心率和呼吸加快、四肢凉、甲床发白、少尿，以上改变为无效性反应。其中心率和呼吸加快是心脏交感神经系统兴奋的信号，是对血压下降的反应。

2. 二级评估

（1）主要刺激：血压下降。这是患者目前直接面对的、对他影响最大、需要立即适应的刺激。

（2）相关刺激：术中失血 500ml，静脉点滴液体为 200ml；在观察室静脉点滴 5%葡萄糖 100ml/h，12 小时未进食；45 分钟排尿 10ml；手术部位无出血。这些都是直接影响患者

血压的因素。

(3) 固有刺激：45 岁，男性，既往有肾脏感染史。这是患者原有的、构成本人特征的，可能对目前血压下降产生影响的不确定因素。

3. 护理诊断　体液不足：血压下降：与术后输液量不足有关。

4. 制定目标　患者的血压在 15 分钟内维持在基线±20mmHg 的水平。

5. 措施　主要是改变相关刺激和提高适应水平，以促进适应性反应，具体措施如下：

(1) 静脉点滴速度增加至 300ml/h；

(2) 抬高床脚以增加静脉回流；

(3) 给予 40%氧气吸入；

(4) 嘱患者进行深而慢的呼吸；

(5) 持续监测血压、备好升压药。

6. 评价　将采取措施后患者的输出行为与目标行为进行比较，以确定目标是否达到。

评价指标：血压达到基线±20mmHg，心率在基线±20 次/分，呼吸在基线±5 次/分，尿量大于 30ml/h。并观察以下体征：神志清醒、四肢转暖、甲床转红。

若以上目标已达到，护士可再依据患者情况作出新的护理诊断，制定相应目标及措施；如未达到目标，护士应根据评价的资料对护理措施作出相应的调整。

## 第四节　Neuman 的系统模式

Neuman 系统模式（The Neuman Systems Model）是 1972 年提出的，用整体观和系统观探讨应激对个体的影响，以及个体的调节反应和重建平衡的能力。该模式综合运用了各家理论的观点，在国外社区护理及临床护理实践中应用广泛。

### 一、Neuman 简介

贝蒂·纽曼（Betty Neuman）于 1924 年出生在美国俄亥俄州的一个农场主家庭。1947 年在俄亥俄州阿克伦城人民医院获得护理学大专学历，随后在洛杉矶的医院先后担任临床护士、护士长，参与内外科、传染科、重症监护室的临床教学工作，并担任过学校和工厂的保健护士。1957 年在加州大学洛杉矶分校获得公共卫生护理学士学位，1966 年获公共卫生-精神卫生护理咨询硕士学位，毕业后在加州大学任教。1985 年获西太平洋大学临床心理学博士学位，从此开始致力于精神卫生护理的研究和实践，成为精神卫生护理领域的先驱者。

1970 年，Neuman 在加州大学硕士研究生的一门导论课上，提出了系统模式的基本观点。1972 年，在美国“护理研究”杂志上发表了“一种运用整体观点对待患者问题的教育模式（A model for teaching total person approach to patient problem）一文，公开提出了系统模式。1982 年，其著作《纽曼的系统模式》（The Neuman Systems Model）首次出版。之后，纽曼对该模式进行了多次修订和完善，被广泛用于指导社区护理及临床护理实践。

### 二、Neuman 系统模式的主要内容

Neuman 的系统模式围绕应激原和对应激的反应来组织，由个体系统、应激原、预防性

护理干预等部分组成。个体系统是一个由生理、心理、社会文化、发展、精神五种变量组成的动态的开放系统，在不断应对来自个体内、人际间、个体外的应激原时，其稳定水平取决于基本结构/能量源、抵抗线、防御线和五个变量之间的相互协调。护理通过初级预防、二级预防和三级预防帮助个体恢复系统的平衡状态。

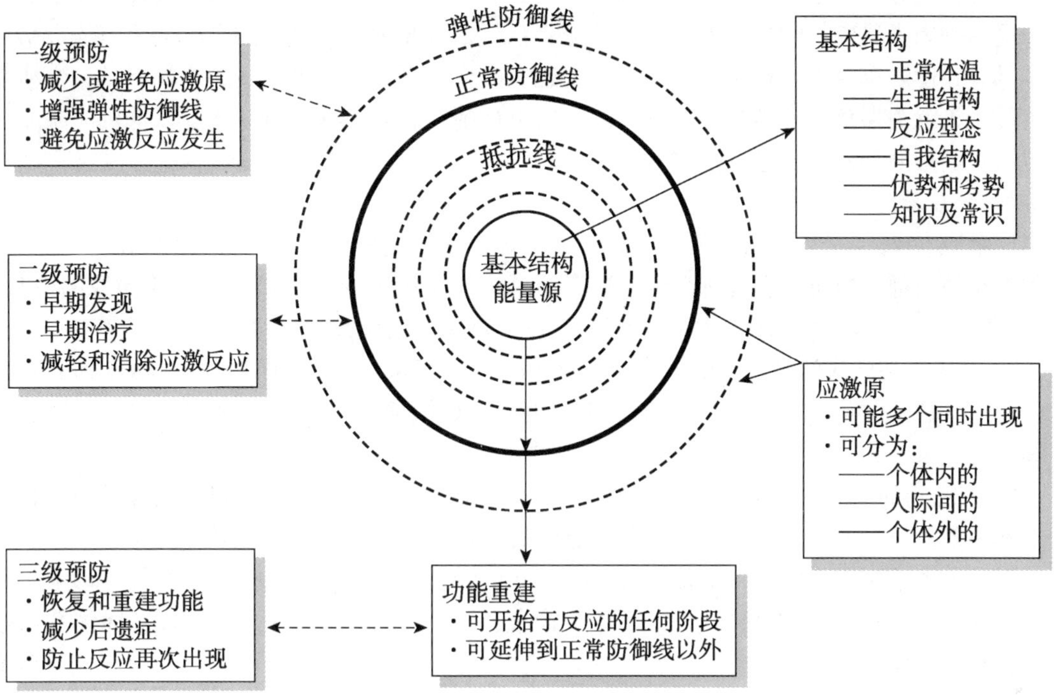


**图 9-4　Neuman 的系统模式示意图**

（一）个体系统

由生理、心理、社会文化、发展和精神这五个变量组成的整体的、开放系统，与环境持续互动，具有正常的防御机能及结构，可用围绕着一个核心的一系列同心圆表示，包括位于核心的基本结构/能量源、抵抗线、正常防御线和外层的弹性防御线（图 9-4）。

1. 基本结构（basic structure）/能量源（energy resources）　位于个体系统的核心，由所有生物体普遍存在的最基本的生存要素组成，包括正常的体温、生理结构、反应型态、自我结构、机体的优势和劣势、知识及常识等。基本结构受个体生理、心理、社会文化、发展、精神这五个方面的功能状态及其相互作用的影响。一旦遭到破坏，便会危及个体的生存。

2. 抵抗线（line of resistance）　即紧贴基本结构外层的若干虚线圈，包括个体系统的免疫防御机制、适应行为及适应时的生理机制等，是保护基本结构稳定的防卫屏障。当来自外界环境的应激原入侵到正常防御线时，抵抗线即被激活。如果抵抗线能有效地应对应激原，可促使个体系统恢复平衡；一旦抵抗线被侵入，个体能量源会遭到破坏，可导致个体能量耗竭，甚至死亡。

3. 正常防御线（normal line of defense）　即位于抵抗线和弹性防御线之间的实线圈。是个体在与环境持续互动中，针对各种应激原不断进行调整、应对、适应后形成的系统稳定的正常范围。可作为系统稳定或机体健康状态的正常水平，是确定个体是否偏离正常健康状态的基线。如果应激原侵犯到正常防御线，个体即产生压力反应，表现为稳定性降低或疾病状态。正常防御线的强弱受多种因素影响，包括个体的系统特征、适应方式、生活方式、发展阶段、精神和文化因素等。

4. 弹性防御线（flexible line of defense） 即最外层的虚线圈，位于正常防御线的外层，是机体抵御应激原的最初防线，对正常防御线起缓冲和保护作用。弹性防御线处于动态变化中，受多种因素影响，如生长发展阶段、身心状况、认知能力、社会关系、文化习俗、精神信仰等。弹性防御线可在极短的时间内发生迅速改变，例如在营养不良、睡眠不足、生活规律打乱、人际关系危机等情况下，弹性防御线可被削弱。当弹性防御线不足以抵抗应激原的入侵时，应激原即侵犯到正常防御线。

（二）应激原

应激原（stressor）是引发紧张、并影响个体系统稳定和平衡状态的各种刺激，可来自个体系统的内部，也可来自外部环境。应激原对个体系统的影响主要取决于应激原的数量、强度、持续时间及个体既往的应对能力等。Neuman 将应激原分为三类：

1. 个体内在的应激原（intrapersonal stressor） 指来自个体内部、与内环境有关的生理、心理、社会文化、成长发展等方面的应激原，如缺氧、疼痛、失眠、孤独、自卑、愤怒等。

2. 人际间的应激原（interpersonal stressor） 指有关人际关系及角色期望方面的因素，如家庭关系危机、同事关系危机、人际沟通障碍、护患冲突、上下级关系冲突等。

3. 个体外的应激原（extrapersonal stressor） 指来自个体系统之外、作用距离比人际间更远的应激原，如气候变化、大气污染、社会经济、政治、人事制度、医疗保障体系等社会相关政策的变革等。

（三）预防性护理活动

护理以一级预防、二级预防和三级预防作为干预措施，通过控制应激原和增强个体系统的防御机能，帮助个体获得、维持或重建系统的稳定。

1. 一级预防（primary prevention） 发生在确定存在危险因素，而个体系统尚未对应激原产生反应之前。一级预防的重点是减少或避免应激原，加强弹性防御线，保护正常防御线，以避免应激反应的发生。干预措施包括预防接种，饮食、运动、睡眠、压力控制等方面的健康教育。一级预防的目的是维持个体系统的最佳稳定状态。

2. 二级预防（secondary prevention） 发生在应激原已穿过正常防御线，导致机体发生应激反应，出现了症状或体征时。二级预防的重点是帮助个体早期发现、早期治疗，减轻和消除应激反应，加强内部抵抗线，保护基本结构。目的是重建个体系统的最佳稳定状态。

3. 三级预防（tertiary prevention） 发生在基本结构及能量源遭到破坏，已对个体系统进行处理，开始重建系统的稳定时。三级预防的重点是帮助个体系统恢复及重建功能，减少后遗症，并防止应激原的进一步侵犯。目的是通过外部支持力量和继续保持能量，以加强系统稳定或保护系统重建，帮助个体康复，防止症状再次出现。

## 三、Neuman 系统模式对护理学四个基本概念的阐释

（一）人

Neuman 用个体和个体系统（client /client system）来阐释人的概念，用整体观和系统

观，把人看作一个动态的开放系统，是由生理、心理、社会文化、发展、精神五个变量及其相互作用组成的整体，不断与内外环境中的应激原相互作用，以维持个体系统的稳定。护理的对象可以是个体、家庭、团体、社区。

（二）环境

Neuman将环境定义为“围绕个体或个体系统的所有内部和外部因素或力量”，个体与环境之间相互影响，可以是正性的，也可以是负性的。环境可分为三种类型，即① 内环境（internal environment）：指个体系统内部的所有影响因素；② 外环境（external environment）：指个体系统外部的所有影响因素，包括人际关系及社会性因素；③ 自生环境（created environment）：是Neuman提出的一个独特概念，指个体为应对应激原的威胁，保护和维持自身稳定性，对系统的能量源、防御功能等各种变量进行有意或无意的动员和利用，使能量在内外环境之间相互交换，而形成的一个独特的环境，是系统整体性的象征。自生环境是动态的，是个体在不断与内外环境互动过程中不知不觉产生的，是应对内外环境的一个保护性应对屏障，可改变个体系统对应激原的反应。

（三）健康

指在特定时间内，个体系统的最佳稳定或健康状态。健康是一种动态的、从最佳健康到疾病状态的连续体，随时间而在一定范围内发生动态变化，其水平随个体系统的基本结构及其对环境应激原的反应和调节的不同而变化。健康如同一种“活能量”（a living energy），当能量的产生和储存大于所需时，个体趋于最佳健康状态；而当能量不能满足机体所需时，个体趋于疾病和死亡状态。

（四）护理

护理的目标是帮助个体系统获得、维持或重建系统的稳定。护理活动包括准确评估应激原产生的现存的和潜在的反应，并帮助个体作出最佳健康所需的调节，从而控制应激原和加强个体系统的防御机能。Neuman强调护理的整体性和系统性，认为“护理是关注影响个体应激反应的所有相关变量的独特的专业”，包括应关注所有来自个体内、人际间、个体外的应激原，关注这些应激原对个体在生理、心理、社会文化、发展和精神各方面所产生的反应。

## 四、Neuman系统模式与护理实践

Neuman提出护理实践由三个步骤组成，即护理诊断、护理目标和护理结果。

（一）护理诊断

评估个体系统的基本结构及各防御线的现状和特征，及个体内、人际间和个体外现存/潜在的应激原，对个体在生理、心理、社会文化、发展和精神这五个变量及其相互作用中存在的问题作出护理诊断，并排列优先顺序。可根据Neuman设计的评估表（表9－3）收集资料。此步骤相当于NANDA护理程序的评估和诊断两个步骤。

**表 9-3 Neuman 的评估表**

A. 一般资料

姓名__________ 年龄__________ 性别__________ 婚姻状况__________

其他相关资料与信息______________________________

B. 个体感知到的应激原

1. 您认为目前您主要的应激原或健康问题是什么?(明确主要问题)
2. 您目前的现状与以往的日常生活方式有何不同?(明确生活方式)
3. 您以往是否遇到过类似情景?如果有,是怎样的情景?您如何处理的?是否有效?(明确过去的应对方式)
4. 根据您目前的状况,您预期将来会怎样?(明确预期是否现实)
5. 您目前采取了哪些措施,或您能采取哪些措施来帮助自己?(明确目前和将来的应对方式)
6. 您期望照顾者、家人、朋友或其他人为您做些什么?(明确目前和将来可能的应对方式)

C. 照顾者感知到的应激原

1. 您认为患者目前最主要的应激原和健康问题是什么?
2. 患者目前的现状与他以往的日常生活方式有何不同?
3. 患者以往是否遇到过类似情景?如果有,是怎样的情景?患者如何处理的?是否有效?
4. 根据患者目前的状况,您对他将来的期望是什么?
5. 您认为患者能做什么来帮助自己?
6. 您认为患者期望照顾者、家人、朋友或其他人为他做些什么?

小结:注意患者和照顾者对应激原的感知有哪些差异。

D. 个体内部因素

1. 生理的:如活动度、身体功能等。
2. 心理-社会的:如态度、价值观、期望、行为型态、应对方式等。
3. 发展的:如年龄、认知发展程度等。
4. 精神的:如信仰、人生观、希望等。

E. 人际间因素

可能或已经对 D 造成影响的有关家庭、朋友、照顾者之间的关系和资源。

F. 个体外部因素

可能或已经对患者 D 和 E 造成影响的有关社区设施、经济状况、工作状况等。

G. 形成护理诊断

根据对患者的感知、照顾者的感知以及其他相关资料(如实验室检查等),确定患者的需求,并排列其优先顺序。

(二) 护理目标

护士与个体及家属共同协商,根据个体的需求和可利用的资源,制定护理目标及干预措施,以重建、获得或维持系统的稳定性。Neuman 强调应用一级、二级、三级预防原则来规划和组织护理活动(表 9-4)。此步骤相当于 NANDA 护理程序的计划阶段。

**表 9-4 Neuman 按预防模式进行的评估与干预指南**

| | 一级预防 | 二级预防 | 三级预防 |
| --- | --- | --- | --- |
| 应激原 | 隐藏的、潜在的 | 明显的、现存的、已知的 | 明显的、残余的 |
| 反应 | 预期或可能出现的 | 已表现出的症状或应激反应 | 预期的或已知的遗留症状，或已知的应激因素 |
| 评估 | 以对个体的评估、经验或理论为基础，对个体的生活方式、经历的意义及应对方式（过去、现在和将来）进行评估。注意因个体和护士感知的差异 | 取决于个体反应的性质和程度，评估个体的内部和外部资源以抵抗反应，与个体共同设定护理目标 | 根据治疗后的稳定程度和重建的状况而定 |
| 干预 | 属预防性干预，包括：<br>① 加强弹性防御线和抵抗因素<br>② 提供健康教育<br>③ 避免与应激原接触<br>④ 预防接种等 | 属治疗性干预，包括：<br>① 作出护理诊断，并排列优先顺序<br>② 设立护理目标<br>③ 识别个体系统五个变量的优势和劣势<br>④ 根据个体对治疗的反应，调整护理目标和护理措施的优先顺序<br>⑤ 合理使用内部和外部资源 | 属治疗后重建的干预，在个体经过治疗后，重建最佳健康和稳定状态的过程中进行，包括：<br>① 激励<br>② 教育-再教育<br>③ 行为矫正<br>④ 现实定位<br>⑤ 渐进性目标设定<br>⑥ 合理运用内、外部资源 |

（三）护理结果

对护理结果进行评价，以确定预期的护理目标是否达到。包括：① 个体内、人际间及个体外的应激原及其顺序是否发生了改变；② 个体系统的防御机能是否有所增强；③ 应激反应是否得以缓解等。经过再评估，可对干预措施作出相应的修订和调整。此步骤相当于 NANDA 护理程序的实施及评价阶段。

## 五、Neuman 系统模式的特征及应用

（一）Neuman 系统模式的特征

Neuman 系统模式用整体和系统的观点看待人与环境的持续互动，将人看作一个动态的开放系统，围绕应激原和对应激的反应组织各个概念之间的关系，符合逻辑性。该模式主要以格式塔心理学的整体观为基础，并应用了贝塔朗菲（Bertalanffy）的一般系统论、塞尔耶（Selye）的应激学说、卡普兰（Caplan）的三级预防理论、拉扎勒斯（Lazarus）的压力与应对模式，其概念容易理解和接受。在强调整体护理的当代护理领域，该模式的整体观和系统观有利于进行完整的评估，尤其是其设计的评估和干预指南，对指导护理实践有较高的实用价值。此外，Neuman 提出按预防模式进行护理干预，符合当前的健康保健理念，并可扩展到家庭、群体和社区。但该模式也受到学术界的挑战，例如一些学者认为“该模式的概念过于抽象和宏观”，同时该模式的发展和提炼过程“缺乏研究证据”等。

（二）Neuman 系统模式的应用

Neuman 的系统模式被广泛应用于各个护理领域。

1. 临床护理　该模式被广泛用于医院和社区护理领域（家庭护理和精神卫生）。在社区卫生护理机构中，该模式被作为家庭评价的框架，用于指导家庭机能不良的评估和干预，防止虐待老人。在医院场所，该模式作为围产期、肾病、重症患者护理的评估框架，心肌梗死患者家庭康复的指导框架及 HIV 病毒阳性患者和脊髓损伤急性期患者的护理。

2. 护理教育　该模式被成功用于指导 Neuman 学院的课程设置，作为指导专升本学生课程及某些特殊学生学习的框架，并作为本科校际间合作教学的框架。

3. 护理管理　该模式被作为社区卫生管理和对医院护理部门的结构和功能进行重组的指导框架，还被作为护理管理者在教育和实践中的指导框架。

4. 护理研究　该模式被广泛用于指导临床护理和社区护理研究。《Neuman 系统模式》第三版中列举了很多以该模式为理论基础的论文，内容涉及个体、家庭、社区、护生等各个领域。

（王志稳）

# 基础护理学

# 第十章　医院环境

**学习目标**

完成本章学习后，学生应能：

1. 陈述医院环境中物理环境调节和控制的有关要素。
2. 举例说明医院的社会环境因素对患者身心的影响。
3. 复述患者床单位设备和各种铺床法的目的。
4. 按操作规程要求完成各种铺床法。
5. 叙述患者出、入院护理的主要内容。
6. 叙述分级护理的适用对象和护理内容。

环境是人类生产和生活的场所，是人类得以生存和发展的物质基础。环境是护理学基本概念之一，所有有生命的系统都由一个内环境和围绕在其周围的外环境组成。环境对于人类健康的影响越来越受到人们的重视，护士应为患者创造一个良好的休养环境，促进疾病的康复。本章主要探讨医院环境的调节和控制，以满足患者康复的需要。

## 第一节　医 院 环 境

医院是为患者提供医疗卫生保健的服务机构，医院环境应该是安全、舒适的治疗性环境，主要涉及医院物理环境和社会环境的调节与控制，以满足患者的需要，有利于患者的治疗、护理和休养，促进康复。

### 一、医院的物理环境

医院的物理环境主要指病室内的空间、温湿度、空气、光线、装饰、音响、设备、清洁卫生等，这些是影响患者身心舒适的重要因素，可以影响患者的心理状态，从而关系到治疗的效果及疾病的转归。因此，护士应努力为患者提供方便，创造一个整洁、安静、舒适的医院休养环境。

（一）空间

在医院环境中，为方便患者的治疗和护理，以及为保证患者有适当的活动空间，病床之间的距离不得少于 1m。

（二）温度

病室温度一般以 18～22℃为宜。适宜的温度，使患者舒适、安宁，减少身体消耗，利于散热，降低肾脏的负担。室温过高，不利于散热，干扰消化和呼吸功能，影响体力恢复；室温过低，因寒冷使人畏缩，缺乏动力，肌肉紧张而产生不安，患者在诊疗护理时也容易受凉。新生儿室、老年病室、各种检查治疗室等的温度应略高，保持在 22～24℃为宜。

病室应备温度计，以便随时观察和调节室温。夏季炎热，可用空调或电扇调节室温；冬季寒冷，可通过暖气或火炉取暖。此外，还应注意根据气温变化及时为患者增减衣服和被褥。

（三）湿度

湿度是空气中含水分的程度。病室湿度一般指相对湿度，即在一定温度下，单位体积的空气中所含水蒸汽的量与其达到饱和时含量的百分比。病室的湿度一般以50%～60%为宜。湿度过高时空气潮湿，人体水分蒸发减少，抑制出汗，使患者感到憋闷，同时尿液排出量增加，加重肾脏负担；湿度过低时空气干燥，人体水分大量蒸发，引起口干、咽痛、烦渴等，尤其对呼吸道疾患或气管切开患者不利。

病室应备湿度计，以便观察和调节室内湿度。室内湿度过高时可采用通风换气或用去湿器降低湿度；室内湿度过低时，冬季可在暖气或火炉上安放水槽或水壶蒸发水汽，夏季可在地面洒水，有条件的病室可使用加湿器提高室内湿度。

（四）空气

通风是降低室内空气污染、减少呼吸道疾病传播的有效途径，同时可以调节室内的温湿度，增加患者的舒适感。污浊的空气中氧气不足，患者常出现烦躁、疲乏、头晕、食欲不振等表现，影响休养，因此病室应经常通风换气。通风效果与通风时间、室内外温差大小、气流速度、通风面积（门窗大小）有关，一般通风30分钟即可达到置换室内空气的目的。通风时注意保护患者，避免吹对流风使患者受凉。

（五）噪声

凡是不悦耳、不想听的声音，或足以引起人们生理或心理上不愉快的声音，称为噪声。病室应保持安静，避免噪声。我国制定的医院建筑室内噪声标准见表10－1。为医院内病房、诊疗室等用房的室内允许噪声级标准。

**表10－1 室内允许噪声级**

| 房间名称 | 允许噪声级（A声级，dB） | | | |
|---|---|---|---|---|
| | 一级 | | 二级 | |
| | 昼间 | 夜间 | 昼间 | 夜间 |
| 病房、医护人员休息室 | ≤35 | ≤30 | ≤45 | ≤35 |
| 各类重症监护室 | ≤35 | ≤30 | ≤45 | ≤35 |
| 门诊室 | ≤40 | | ≤45 | |
| 手术室[1]、分娩室 | ≤40 | | ≤45 | |
| 入口大厅、候诊厅 | ≤50 | | ≤55 | |
| 听力测听室 | ≤25 | | ≤25 | |
| 化验室、分析实验室 | ≤35 | | ≤40 | |
| 人工生殖中心 | ≤35 | | ≤40 | |

注1：洁净手术室的室内允许噪声级允许比表中规定的限值增加5dB

医院内病房、诊疗室等室内的噪声级，应符合表中二级标准的规定

噪声对人的影响是全身性、多系统的，尤其对心血管系统和神经系统的影响最为明显。人在生病时，适应噪声的能力减弱，少许声音即可能会使患者出现情绪波动，感到疲倦和不安，影响休息和睡眠，久之，会加重病情。减少噪声可使患者得到较好的休息，有利于疾病

康复。

医院噪声主要包括各种医疗仪器使用时发出的声响和人为的噪声，如在病区大声喧哗、重步行走、开关门窗、洗涤物品及有轴的车、椅、床等推动时发出的响声等。因此，病区工作人员要做到“四轻”，即说话轻、走路轻、操作轻、关门轻。病室的门、桌椅脚应钉橡皮垫，各种推车、仪器等的轮轴应定时滴注润滑油，以减轻噪声的发生。

（六）光线

病室采光有自然光源和人工光源。日光是维持人类健康的要素之一，适当的日光照射可使照射部位温度升高、血管扩张、血流增快，改善皮肤和组织的营养状态，使人舒适。日光中的紫外线可促进机体内部生成维生素D，并有强大的杀菌作用。因此，病室应经常开启门窗，使日光直接射入，增加患者的身心舒适感。

人工光源是为了夜间照明和保证特殊检查及治疗护理需要。光源的设置和照明强度应依其作用进行调节。楼梯、抢救室、监护室、治疗室内光线应较强，普通病室除一般吊灯外，还应有地灯装置，晚间熄灯后，可打开地灯，柔和的光线从地面射出，既不干扰患者睡眠，又可保证夜间巡视工作的进行。床头灯的开关应放在患者易于触及的地方。病区还应备有一定数量的鹅颈灯，以便适用于不同角度的照射，为特殊诊疗提供方便。护士应熟悉不同患者对光线的需要，为患者提供最适宜的光线。

（七）装饰

病室的装饰应简单、整洁、美观，并体现人性化特点。桌椅摆放整齐划一。以往医院装饰均采用白色，给人以单调、冷漠的感觉，易产生视觉疲劳。现代医院按照病室的不同需要，利用色彩对人的情绪影响，选择适当的颜色，合理的设计和布置，使患者身心舒适，有利于疾病的康复。如应用各式图画、各种颜色的窗帘、被单等来布置患者床单位，护士的服装色彩也根据患者和工作需要有所变化。一般儿科病室的床单和护士的服装均采用暖色调，以增加温馨甜蜜的感觉，减轻儿童的恐惧心理。在病室内和走廊适当摆放一些花卉盆景，可美化病室环境，增加生机与活力，提高患者战胜疾病的信心和勇气。

## 二、医院的社会环境

社会环境是指人类在生产、生活和社会活动中相互形成的生产关系、阶级关系、社会关系的总和。如社会中的各种制度和规范、宗教信仰、生活方式、风俗习惯、社会交往、文化生活等均属社会环境的范畴。社会环境影响人们的心理和行为，与人的精神需要密切相关。

医院是一个特殊的社会环境，与人的生、老、病、死都有密切的关系。患者住院后，难免对医院的物理环境及各种人际关系、规章制度感到陌生和不习惯，从而产生某些不良心理反应。护士应与患者建立良好的护患关系，同时注意协调患者与其他医务人员、患者之间的关系，努力创造一个相互理解、相互信任的和谐氛围，消除患者不良的心理反应，以尽快适应医院的社会环境。

（一）人际关系

在医院环境中，和谐的人际关系是保持患者良好心理状态的重要条件。医院中与患者有关的人际关系主要有护患关系、医患关系、病友关系等。

1. 护患关系　护士与患者之间在提供和接受护理服务过程中自然地形成一种帮助与被帮助的人际关系。作为帮助者的护士处于主导地位，在履行工作职责时，在具体的医疗护理活动过程中，在解除患者的心身痛苦时，要做到不分民族、信仰、性别、职位高低、远近亲疏，均一视同仁，一切以患者为中心，满足患者的身心需要，尊重患者的权利与人格。作为患者，则应尊重护士的职业和劳动，在治疗护理中与医护人员积极配合，以促进早日康复。在护患之间护士要特别注意其言语、行为举止、情绪、工作态度等对护患关系的影响。

2. 医患关系　这里主要指医疗环境中医生与患者之间的人际关系，是临床活动中最重要的人际关系之一。和谐的医患关系可以营造良好的心理氛围，消除疾病对患者造成的压力，有助于医生获得正确的病史信息，并促使患者变被动配合为主动参与，通过患者的积极配合使诊疗方案达到理想的疗效，保证医疗活动的顺利开展。

3. 病友关系　除医务人员外，患者接触最多的是同室的病友，他们自然地构成一个群体，这个群体有着共同的心理倾向，在共同的治疗康复过程中相互影响，如病友间通过交谈，了解一些疾病疗养常识和医院规章制度等；病友间的相互帮助与照顾，有利于消除新患者的陌生感和不安情绪，增进病友间的友谊与团结；老病友对疾病的态度、感受等将会对新患者产生影响。护士是患者所处环境的主要调节者，应善于利用病友间的互助精神，调动积极因素，使其有利于患者康复和医护工作的开展。

（二）医院的规章制度

为保证诊疗护理工作的正常进行，为患者提供良好的休息环境及预防和控制医院感染的发生等，每个医院要根据各自的具体情况制定相应的规章制度。

医院的规章制度在一定程度上是对患者的一种约束，如患者必须遵从医生和护士的指导，不能完全按照自己的意愿进行，易产生压抑感；患者与外界接触减少，不能时刻见到亲人，易产生孤寂感；需他人照顾的患者，由于缺少家人的陪伴，生活不便而增加心理负担等。因此医院规章制度的制定，应体现“以患者为中心”的特点，处处考虑患者的需求，在各个方面尊重、理解、体贴患者。如病室的“整齐划一”要求，虽然保持了病室环境的整齐，但可能造成患者的不方便。

对新患者，入院后护士要多与患者沟通，帮助患者熟悉医院的规章制度，取得患者的理解和配合，以使患者尽快适应医院的规章制度，维持较好的身心状态，促进早日康复。

## 第二节　患者床单位的准备

### 一、患者床单位的设备

患者床单位是指医疗机构内提供给患者使用的家具和设备，它是患者在住院期间休息、睡眠、活动、饮食、治疗、护理等的最基本的生活单位。床单位的设备和管理要以患者的舒适、安全、有利于康复为前提，应配备的固定设备有：床、床上用品（床垫、床褥、棉胎、枕芯、大单、被套、枕套、橡胶单、中单等）、床旁桌、床上桌、床旁椅，床头墙壁上有照明灯、呼叫装置、供氧装置和负压吸引管道等设备（图 10－1）。

1. 床　床是病室的主要设备，卧床患者的休息、饮食、活动、治疗、护理等均在床上，因此，病床必须符合实用、耐用、舒适、安全的原则。一般病床长 200cm、宽 90cm、高 60cm，床头、床尾可支起或摇起，以调节卧位，床脚下装有小轮，便于移动。

2. 床垫　长、宽与床的规格相同，厚约 10cm，以棕垫或海绵垫做垫芯，包布应选牢固的布料制作。

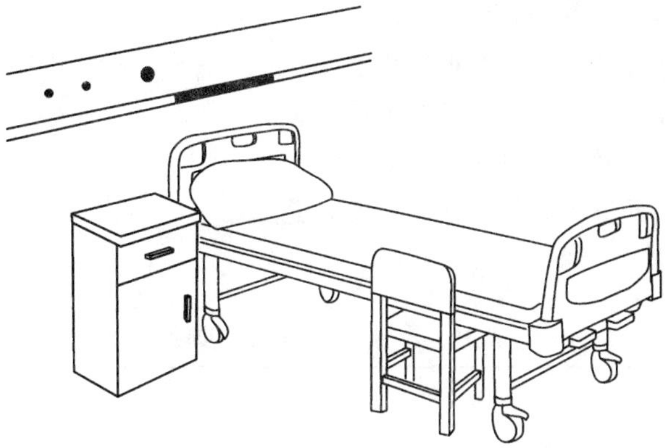

**图 10-1　患者床单位的设备**

3. 床褥　长、宽与床垫相同，一般用棉花做褥芯，棉布做褥面，铺于床垫上。

4. 棉胎　长 230cm、宽 160cm，多用棉花胎，也可用人造棉或羽绒被。

5. 枕芯　长 60cm、宽 40cm，内装荞麦皮或木棉、蒲绒，以棉布做枕面。

6. 大单　长 250cm、宽 180cm，用棉布制作。

7. 被套　长 250cm、宽 170cm，用棉布制作，尾端开口处钉有布带。

8. 枕套　长 65cm、宽 45cm。

9. 橡胶单　长 85cm、宽 65cm，两端各加白布 40cm 缝制而成。

10. 中单　长 170cm、宽 85cm，棉布制作。

11. 床旁桌　放在床旁，供患者放置日常用品。上设抽屉，下设带门柜，两侧或后面设杆，供患者晾挂湿毛巾。桌面光滑，桌脚安置橡皮轮，方便移动。

12. 床旁椅　宽大、有靠背，供患者或探视者用。

13. 床上桌　供患者在床上进食、写字、阅读或从事其他活动，高度可调节。

## 二、铺床法

病床要保持整洁，床上用物要定期更换。铺好的病床要符合舒适、平整、紧扎、安全、实用的原则。常用的铺床法有备用床、暂空床、麻醉床和卧有患者床。

（一）备用床（closed bed）

1. 目的　保持病室整洁、美观，准备迎接新患者。

2. 评估

（1）床单位设施是否齐全，功能是否正常，病床有无损坏。

（2）床单、被套是否符合床及被的要求，适应季节需要。

（3）病室内是否有患者进行治疗或进餐。

3. 操作前准备

（1）用物准备（被套式）：床、床垫、床褥、枕芯、棉胎或毛毯、大单、被套、枕套。在铺床前各单要按正确的方法折叠，以节省时间和体力，方便操作。

①大单：正面朝上，纵向对折 2 次，边与中缝对齐，再横向对折 2 次。

② 被套：正面在外，折叠法同大单（卷筒式反面在外）。

③ 橡胶单：正面朝上，纵向对折 2 次，边与中缝对齐，再横向对折 1 次。

④ 中单：同橡胶单。

⑤ 棉胎：纵向 3 折，横向“S”形三折。

⑥ 床褥：纵向对折 1 次，横向“S”形三折。

（2）护士准备：着装整齐，洗手，戴口罩。

（3）环境准备：同病室内无患者进行治疗、进餐。

4. 操作步骤　见表 10－2。

**表 10－2　铺备用床操作步骤**

| 步骤 | 要点说明 |
|---|---|
| 1. 携用物至床旁，按使用顺序摆放 | ● 放置顺序：由下到上依次是枕套、枕芯、棉胎、被套、大单、床褥，以方便操作 |
| 2. 移开床旁桌、椅； | ● 床旁桌距床约 20cm，移椅至床尾正中距床尾 15cm，物品放于床尾椅上 |
| 3. 翻转床垫：从床头向床尾或反向，床褥齐床头铺于床垫上 | ● 避免床垫局部经常受压而凹陷，使患者睡卧舒适 |
| 4. 铺大单<br>（1）将折叠好的大单放于床褥上，大单中缝与床中线对齐，分别向床头、床尾展开<br>（2）铺近侧床头，包折床角：一手将床头床垫托起，一手伸过床头中线，将大单包塞于床垫下，在距床头约 30cm 处，向上提起大单边缘，使其同床沿垂直，并形成一等边三角形，以床沿为界，将三角形分为两半，包床角： | ● 铺床时，护士两脚分开，稍屈膝，并确保身体平稳 |
| ▲斜角法：上半三角覆盖于床上，下半三角平整地塞于床垫下，再将上半三角翻下塞于床垫下（图 10－2） | ● 包折床角，使之整齐、美观，不易松散，床单无皱褶，使患者睡卧舒适 |
| ▲直角法：将上半三角底边直角部分拉出，拉出部分的边缘与地面垂直，并将其塞于垫下<br>（3）同法铺近侧床尾，然后将大单中部边缘拉紧塞于床垫下<br>（4）绕至对侧，用同法铺好对侧大单 | ● 顺序：先床头后床尾，先近侧后对侧 |
| 5. 套被套<br>▲“s”式<br>（1）取已折叠好的被套，正面在外，开口端朝床尾放于铺好的大单上，被套中线与床中线对齐，展开，开口端的上层打开至 1/3 处<br>（2）将折好的棉胎置于被套开口处，底边与被套开口边平齐 | ● 便于棉胎放入被套 |
| （3）将棉胎上缘拉至被套封口处（图 10－3），并将竖折的棉胎向两边展开与被套平齐，逐层拉平盖被至床尾，整理盖被尾端开口处，用系带系好<br>（4）盖被上端与床头平齐，两侧边缘向内折叠和床沿平齐，尾端向内折叠与床尾平齐或塞于床垫下 | ● 棉胎上端与被套封口处紧贴，避免头端空虚<br>● 使床面整齐、美观 |

| 步骤 | 要点说明 |
| --- | --- |
| ▲卷筒式 | |
| (1) 取已折叠好的被套，正面在内，开口端朝床尾放于铺好的大单上，被套中线与床中线对齐，展开 | |
| (2) 将棉胎平铺于被套上，上缘与被套封口边齐，将棉胎与被套一起从床头卷至床尾（图 10-4），自开口处翻转，拉平各层，整理盖被尾端开口处，系带 | ● 棉胎与被套紧贴，翻转后使盖被表面平整 |
| (3) 余同“S”式 | |
| 6. 套枕套 | ● 开口端背门放置 |
| (1) 在床尾处将枕套套于枕芯上，四角充实 | |
| (2) 将枕头平放于床头，拍松整理（图 10-5） | |
| 7. 移回床旁桌椅 | ● 保持病室整洁、美观 |
| 8. 洗手 | |

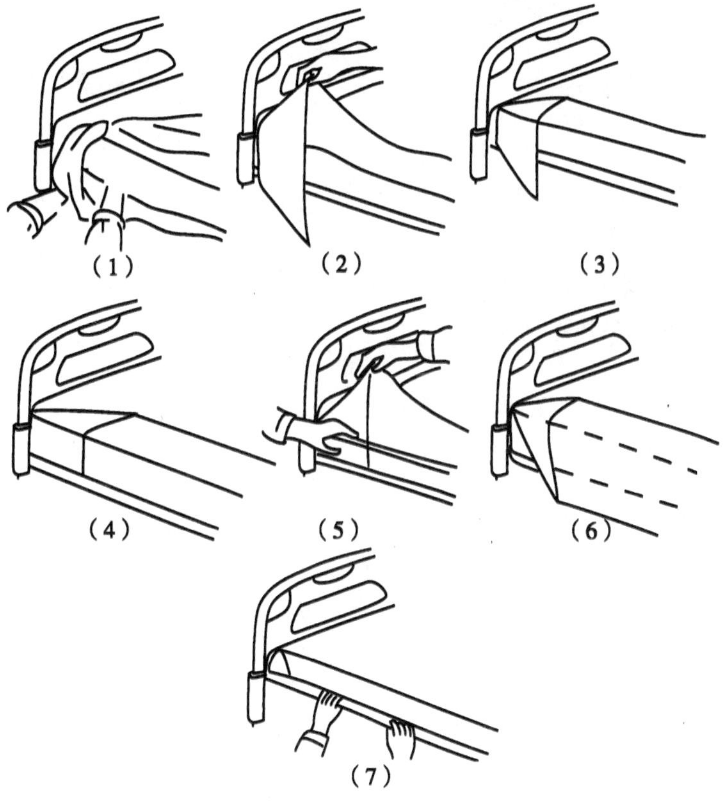

图 10-2 铺床角法

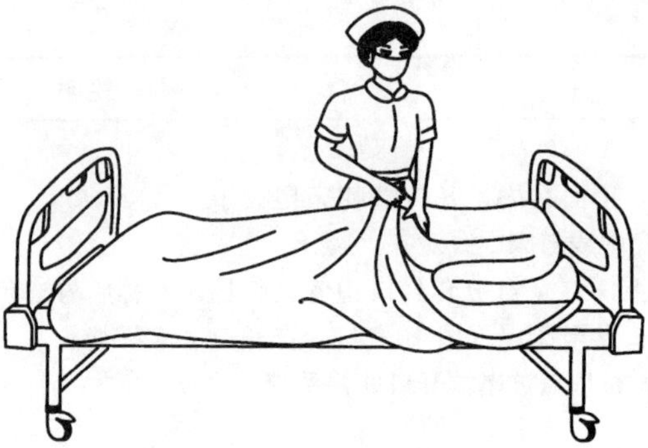

图 10-3 “S”式套被套

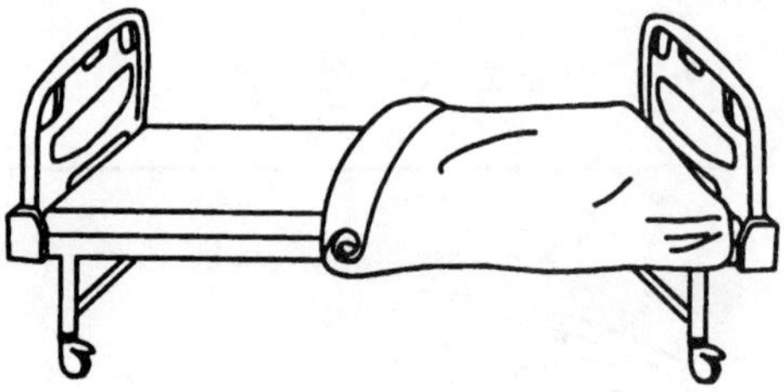

图 10-4 卷筒式套被套

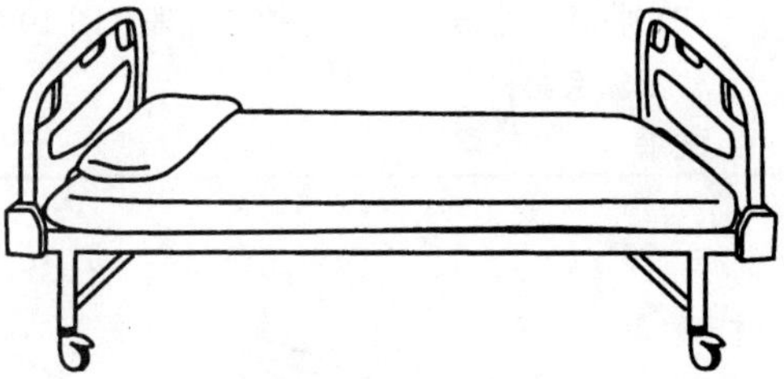

图 10-5 备用床（被套式）

5. 注意事项

(1) 注意节力原则：扩大支撑面，降低重心，动作连续，避免多余动作，减少走动次数。

(2) 动作轻巧、迅速，尽量减少灰尘对环境的污染及对其他患者造成不适影响。

(二) 暂空床（unoccupied bed）

1. 目的

(1) 供新入院患者或暂时离床活动的患者使用。

(2) 保持病室整洁、美观。

2. 评估

(1) 患者病情、年龄、自理程度。

(2) 床上用物是否洁净、齐全。

(3) 床单位设施性能是否完好。

(4) 病室内是否有患者进行治疗或进餐。

3. 操作前准备

(1) 用物准备（被套式）：同备用床，必要时备橡胶单、中单。

(2) 患者准备：暂离病床，注意患者安全、舒适。

(3) 护士准备：着装整齐，洗手，戴口罩。

(4) 环境准备：同病室内无患者进行治疗或进餐。

4. 操作步骤　见表 10-3。

**表 10－3 铺暂空床操作步骤**

| 步骤 | 要点说明 |
|---|---|
| 1. 携用物至床旁<br>2. 先铺备用床<br>3. 将盖被上端向内折 1/4，然后扇形三折于床尾（图 10－6）<br>4. 移回床旁桌、椅<br>5. 洗手 | ● 使患者足部舒适，无压迫感，并且有较大的活动余地 |

5. 注意事项

(1) 注意观察暂离床活动的患者的病情变化，保证患者安全。

(2) 操作中注意节力，并尽量减少灰尘对环境的污染。

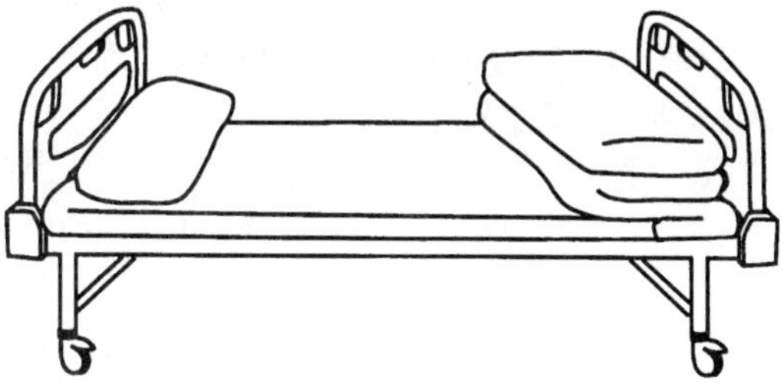

**图 10－6 暂空床（被套式）**

（三）麻醉床（anesthetic bed）

1. 目的

(1) 便于接受和护理手术后的患者。

(2) 使患者安全、舒适，预防并发症。

(3) 避免床上用物被污染，便于更换。

2. 评估

(1) 患者病情、手术部位及麻醉方法。

(2) 床单位设施、呼叫装置、氧气装置、吸引装置性能是否完好。

(3) 病室内是否有患者进行治疗或进餐。

3. 操作前准备

(1) 用物准备（被套式）：

① 床上物品同备用床，另备橡胶单、中单各 2 条。

② 麻醉护理盘：治疗巾内放开口器、舌钳、牙垫、治疗碗、吸痰导管、氧气导管、棉签、压舌板、镊子、纱布。治疗巾外放手电筒、血压计、听诊器、治疗巾、弯盘、胶布、护理记录单、笔。

③ 备输液架，必要时备吸引器、氧气装置、胃肠减压器、热水袋等。

(2) 护士准备：着装整齐，洗手，戴口罩。

(3) 环境准备：同病室内无患者进行治疗或进餐。

4. 操作步骤 见表 10－4。

**表 10-4　铺麻醉床操作步骤**

| 步骤 | 要点说明 |
|---|---|
| 1. 携用物至床旁，按使用顺序摆放 | |
| 2. 同铺备用床法移桌椅，将用物放于床旁椅上 | |
| 3. 同铺备用床法铺好一侧大单 | |
| 4. 铺橡胶单和中单 | |
| (1) 将第一块橡胶单和中单铺于床中部，橡胶单上缘距床头45～50cm，中线与床中线对齐，中单铺于橡胶单上，两单边缘下垂部分一起塞入床垫下 | ● 防止术后呕吐物、排泄物、伤口渗液等污染床；中单应遮盖橡胶单，避免橡胶单与患者皮肤接触，导致不适 |
| (2) 铺第二块橡胶单和中单，橡胶单上缘与床头平齐，下缘压在中部橡胶单和中单上，中线对齐，中单铺于橡胶单上，上缘与床头橡胶单平齐，两单边缘下垂部分一起塞入床垫下 | ● 如下肢手术者，可将第二块橡胶单、中单铺于床尾，下端齐床尾 |
| 5. 转至对侧，同法逐层铺好大单、橡胶单和中单 | ● 各层单应铺平、拉紧，防止皱褶 |
| 6. 套被套：同铺备用床法将盖被折叠成被筒，尾端向内折叠与床尾平齐，将盖被纵向扇形三折叠于一侧床边，开口处向门 | ● 便于将患者由平车移至床上 |
| 7. 套好枕套，将枕头横立于床头，枕套开口处背门 | ● 麻醉未清醒的患者应去枕平卧；枕头横立于床头，可防止患者因躁动撞伤头部 |
| 8. 移回床旁桌，椅子放于盖被折叠侧（图 10-7） | ● 便于将患者由平车移至床上 |
| 9. 将麻醉护理盘置于床旁桌上，其他用物按需要放置于稳妥处 | ● 便于抢救和护理 |
| 10. 整理用物，洗手 | |

5. 注意事项

(1) 操作过程中注意节力原则。

(2) 尽量注意减少灰尘对环境的污染，以免对其他患者造成不适。

(3) 非全麻手术患者，只需在床中部铺橡胶单和中单。

(4) 盖被和椅置于接收患者的对侧。

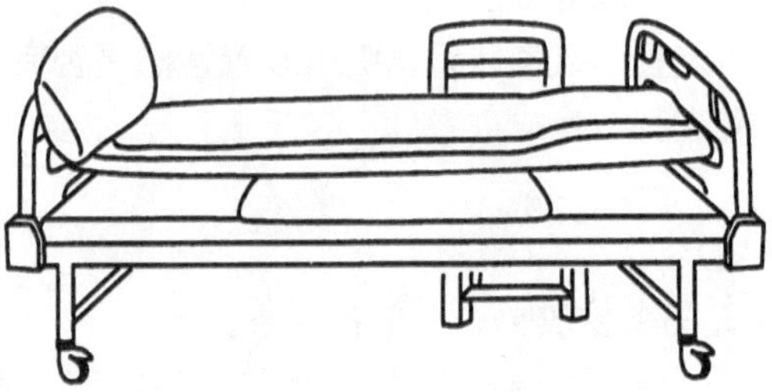

**图 10-7　麻醉床（被套式）**

（四）卧有患者床（occupied bed）

1. 目的

(1) 保持病床清洁，使患者感觉舒适。

(2) 预防压疮等并发症的发生。

(3) 保持病室整洁、美观。

2. 评估

(1) 患者病情、意识状态，身上有无各种导管、牵引、石膏、夹板固定及有无肢体移动障碍。

(2) 患者自理能力、心理状态及合作程度。

(3) 病室内是否有患者进行治疗或进餐。

3. 操作前准备

(1) 用物准备：大单、中单、被套、枕套、床刷及床刷套（半湿状）、污衣袋，需要时备清洁衣裤。

(2) 患者准备：患者理解、合作。

(3) 护士准备：着装整齐，洗手，戴口罩。

(4) 环境准备：同病室内无患者进行治疗或进餐，按季节调节室内温度。

4. 操作步骤　见表 10－5。

**表 10－5　卧有患者床更换床单法操作步骤**

| 步骤 | 要点说明 |
|---|---|
| 1. 携用物至床旁，按使用顺序摆放 | |
| 2. 核对患者，解释操作目的、方法及配合事项，酌情关闭门窗 | ● 确认患者，取得合作 |
| 3. 移开床旁桌、椅：(同备用床) | |
| 4. 病情许可时，放平床头和床尾支架 | ● 便于操作 |
| 5. 更换床单法 | ● 适于卧床不起，病情允许翻身侧卧的患者 |
| (1) 松开床尾盖被，枕头移向对侧，协助患者移向对侧，背向护士侧卧，松开近侧各单，污中单卷于患者身下，扫净橡胶单，搭于患者身上，卷大单于患者身下，扫净床褥 | |
| (2) 铺清洁大单：将对侧大单卷于患者身下（图 10－8），铺好近侧大单。放平橡胶单，铺清洁中单，将对侧中单卷塞于患者身下，将橡胶单、中单下垂部分一并塞于垫下 | ● 污中单、大单污染面向内翻卷<br>● 清洁大单中线与床中线对齐，正面向上将近侧大单铺于床褥上 |
| (3) 协助患者翻身，侧卧于已铺好床单的一侧，护士转至对侧 | |
| (4) 松开各单，污中单置床尾，扫净橡胶单，搭于患者身上，撤污大单，与中单一并置于污衣袋内，扫净床褥，同法铺好对侧各单 | ● 撤单时由床头至床尾；污单不可丢在地上，以减少污染 |
| (5) 协助患者平卧，将清洁被套铺于盖被上，打开尾端，将棉胎在污被套内纵向三折，取出（“S”式折叠）置于清洁被套内，套好被套，撤出污被套置污衣袋内，按要求整理成被筒 | ● 棉胎不接触污被套外面；注意保暖；若患者能配合，可请患者抓住被套两角 |
| (6) 更换枕套，置于患者头下 | |
| 6. 支起床头、床尾支架，助患者取舒适卧位 | |
| 7. 移回床旁桌椅 | |
| 8. 开窗通风换气，整理用物，将污单送洗 | |
| 9. 洗手 | |

5. 注意事项

(1) 动作敏捷轻稳，不过多翻动和暴露患者，以免患者疲劳及受凉。

(2) 注意观察病情及皮肤有无异常改变，询问患者有无不适；带引流管者防止管道扭曲、受压或脱落。

(3) 换单过程中正确运用人体力学原理，以节省体力和时间。

(4) 患者的衣服、床单、被套每周更换 1～2 次，污染时及时更换。为防止交叉感染，采用一床一巾湿扫法，用后消毒。禁止在病房、走廊堆放更换下来的衣物。

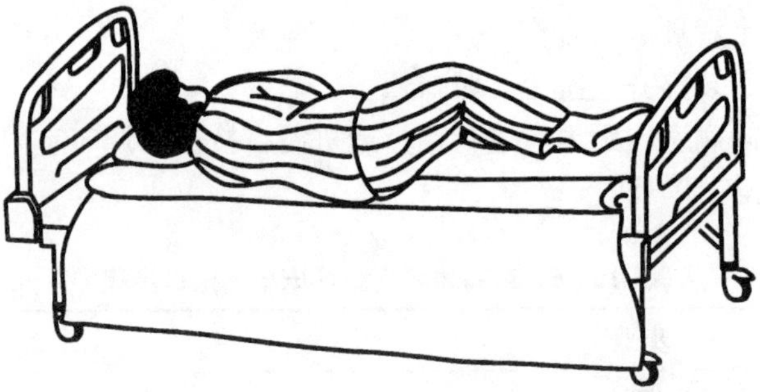

**图 10－8　卧有患者床铺近侧大单**

## 第三节　出入院患者的护理

患者因病情需要，经医生诊查确定需住院治疗时，要办理入院手续，护士应掌握入院护理的程序，根据整体护理的要求，对患者进行身心评估，了解患者的需要，采取针对性的护理措施，使患者尽快适应环境，遵守医院规章制度，积极参与和配合医疗护理工作，促进疾病的康复。在经过治疗护理后，患者病情好转，可以出院休养时，护士应协助患者办理出院手续，并进行出院指导，使之出院后能继续巩固疗效，保持健康，不断提高生活质量。

### 一、入院患者的护理

入院护理（admission nursing）是指患者入院后，护理人员对患者进行的一系列护理工作。入院护理的目标是：①促使患者熟悉医院环境，适应患者角色；② 使患者及家属感到受欢迎和被关心；③ 观察和评估患者情况，拟定护理计划，满足患者的合理需求；④ 使患者得到及时的治疗和护理。

(一) 入院程序

1. 收治入院　经急诊或门诊医生检查，签发住院证，准备收治入院。

2. 办理入院手续　患者或家属持住院证到住院处办理住院手续。住院处接收患者后，立即通知病房值班护士根据病情做好接纳新患者的准备。

3. 进行卫生处置　根据患者病情和身体状况，进行适当的卫生处理。危、重、急症患者可酌情处理。患者换下的衣服及不急用之物品，可交家属带回或由住院处按手续存放。

4. 护送患者入病区　住院处工作人员携带病历根据患者病情可选用步行、轮椅、平车或担架护送患者入病室。护送时不能停止必要的治疗（如输液、给氧等），并根据病情安置合适的卧位，注意保暖，保证患者的安全。护送入病室后，与病区值班护士交接患者的病情、所采取或需继续的治疗护理措施、个人卫生及物品等。

（二）患者入病区后的初步护理

1. 一般患者的护理

（1）准备床单位：接到住院处通知后，护士按病情需要安排床位，将备用床改为暂空床，备齐患者所需用物。

（2）迎接新患者：以热情的态度迎接新患者到指定的病室床位，妥善安置，向患者作自我介绍，说明自己将为患者提供的服务及职责，为患者介绍同室病友，以自己的行动和语言消除患者的不安情绪。

（3）通知主管医师诊治患者，必要时协助体检、治疗。

（4）测量体温、脉搏、呼吸、血压和体重，必要时测身高。

（5）填写有关表格，记录入院时间、体温、脉搏、呼吸、血压等；填写入院登记、诊断卡、床头（床尾）卡，并插在住院患者一览表上和床头或床尾夹内。

（6）执行入院医嘱，根据医嘱通知配膳室准备配膳，并执行各项治疗、护理措施。

（7）入院指导：向患者及家属介绍病区环境、设备、规章制度、床单位及设备的使用方法，主管的医护人员情况，指导常规标本的留取方法、时间、注意事项。

（8）按护理程序收集患者的有关健康资料，拟定护理计划。一般应在24小时内完成护理病历。

2. 急诊、危重患者的护理　病区护士接到患者入院通知后立即做如下准备：

（1）准备床单位：危重患者置于抢救室或监护室，并在床上加铺橡胶单和中单。急诊手术患者应铺好麻醉床。

（2）通知有关医生，备好急救药品及器械，如氧气、吸引器、输液设备、急救车等。

（3）患者入病室后，密切观察病情变化，积极配合医生进行抢救，并做好护理记录。

（4）对意识不清的患者或婴幼儿，需暂留陪护人员，以询问病史。

（三）分级护理

分级护理是根据对患者病情的轻、重、缓、急及患者自理能力的评估，给予不同级别的护理（表10-6）。

**表10-6　分级护理**

| 护理级别 | 适用对象 | 护理内容 |
|---|---|---|
| 特级护理 | 病情危重，需随时观察病情者，如严重创伤、复杂疑难大手术后、器官移植、大面积烧伤，以及某些严重内科疾病患者等 | ①24h严密观察病情及生命体征。②制定护理计划，严格执行各项诊疗及护理措施，及时准确填写特护记录。③备齐急救药品、物品和设备。④做好基础护理 |
| 一级护理 | 病情危重，需绝对卧床休息者，如各种大手术后、休克、昏迷、瘫痪、高热、大出血、肝肾功能衰竭者和早产婴儿等 | ①每15～30分钟巡视一次，观察病情及生命体征。②制定护理计划，严格执行各项诊疗及护理措施，及时准确填写护理记录。③做好基础护理 |
| 二级护理 | 病情较重，生活不能自理者，如重症恢复期、年老体弱、慢性病不宜多活动者和幼儿等 | ①每1～2h巡视一次，观察病情。②按护理常规护理。③生活上给予必要的协助，满足其身心需要 |
| 三级护理 | 病情较轻，生活基本能自理者，如一般慢性病、疾病恢复期或准备手术的患者等 | ①每日巡视两次，观察病情。②按护理常规护理。③给予卫生保健指导，满足其身心需要 |

## 二、出院患者的护理

出院护理（discharge nursing）是指患者出院时，护士对其进行的一系列护理工作。

出院患者可分为以下几类：①同意出院：指患者经过治疗、护理，疾病已痊愈或好转，可回家休养或继续门诊治疗，一般由医生通知患者或由患者建议，经过医生同意并开出出院医嘱。② 自动出院：指患者的疾病仍需住院治疗，但因经济、家庭等各种因素，患者或家属向医生提出出院要求。在这种情况下，患者或家属需先填写“自动出院”字据，再由医生开出“自动出院”医嘱。③ 转院：指根据患者的病情需转往其他医院继续诊治，由医生告知患者及家属，并开出出院医嘱。④ 死亡：指患者由于病情或伤情过重经抢救无效而死亡，由医生开出“死亡”医嘱，患者家属办理出院手续。

出院护理的主要内容包括：① 对患者进行出院指导，协助其尽快适应原来的工作和生活，根据医嘱按时接受治疗或定期复诊。② 指导患者办理出院手续。③ 清洁、整理床单位，准备迎接新患者。

1. 出院前的护理　医生根据患者康复情况，同意患者出院并决定出院时间后，护士应：

（1）通知患者和家属做好出院准备。

（2）评估患者身心需要：出院前，护士应评估患者的身体状况，根据病情指导患者出院后的饮食、服药、休息、功能锻炼和定期复查等，必要时为患者和家属提供有关方面的书面资料，教会患者和家属有关的护理知识、技能和护理要点；评估患者心理变化并给予安慰和鼓励，以增强其信心，减轻因离开医院而产生的恐惧和焦虑。

（3）征求患者对医院工作的意见和建议，以便不断提高护理工作的质量。

2. 出院时的护理

（1）填写出院护理评估单。

（2）执行出院医嘱：① 患者出院后仍需继续服药时，按医嘱处方去药房领取药物，交患者带回，并指导用药。② 停止一切医嘱，注销所有治疗、护理执行单，如服药单、注射单、治疗单、饮食单等；注销各种卡片，如诊断卡、床尾卡等。③ 填写出院患者登记本。④ 协助患者清理用物，归还寄存的物品，收回患者住院期间所借的物品，并消毒处理。⑤ 协助患者或家属办完出院手续后，护士根据病情用轮椅、平车或步行送患者至病区门口。

3. 出院后的护理

（1）按要求整理病历，交病案室保存。

（2）床单位处理：撤去病床上污被服，放入污衣袋，根据疾病种类决定清洗消毒方法；床垫、床褥、棉胎、枕芯等放在日光下暴晒或用紫外线、臭氧灯照射消毒；用消毒液擦拭床旁桌椅及床。

（3）传染性病床单位及病室，均按传染病终末消毒法处理。

（4）铺好备用床，准备迎接新患者。

# 附　录

## 附录 1　铺备用床（被单式）操作步骤　见表 10－7。

表 10－7　铺备用床（被单式）操作步骤

| 步骤 | 要点说明 |
| --- | --- |
| 1～4 同被套式 1～4 | |
| 5. 铺衬单：将衬单反铺于床上，对齐中线，展开，上端反折 25cm 与床头齐，床尾按铺大单法铺好床角 | ● 保持衬单平整，使患者睡卧舒适 |
| 6. 将棉胎或毛毯铺于衬单上，上端与床头平齐，展开，将床头衬单反折盖于棉胎或毛毯上，床尾部分按铺大单法铺好床角，将床沿一侧的棉胎（或毛毯）和衬单下垂部分塞于床垫下 | ● 注意保持衬单与棉胎平整 |
| 7. 铺罩单：正面向上，对齐中线，展开，上端向外反折 15cm 与床头齐，床尾部分折成 45°斜角，垂于床边，转至对侧同法铺好 | |
| 8～10 同被套式 6～8 | |

## 附录 2　铺暂空床（被单式）操作步骤　见表 10－8。

表 10－8　铺暂空床（被单式）操作步骤

| 步骤 | 要点说明 |
| --- | --- |
| 1～2 同被套式 1～2 | |
| 3. 将两侧床沿衬单与棉胎（或毛毯）半塞部分平整拉出 | |
| 4. 将罩单向内反折 15cm，包过棉胎（或毛毯）上端，再将衬单向上反折 25cm，包裹棉胎（或毛毯）和罩单，然后将罩单、棉胎或毛毯、衬单一起三折于床尾 | ● 便于患者使用，保持病室整齐、美观 |
| 5～8 同被套式 3～6 | |

## 附录 3　铺麻醉床（被单式）操作步骤　见表 10－9。

表 10－9　铺麻醉床（被单式）操作步骤

| 步骤 | 要点说明 |
| --- | --- |
| 1～5 同被套式 1～5 | |
| 6. 盖被上端铺法同暂空床（被单式），床尾端向上反折与床尾齐，两侧边缘向上反折与床沿齐，再将盖被纵向三折叠于一侧床边，开口处向门 | ● 保持衬单平整，使患者睡卧舒适 |
| 7～10 同被套式 7～10 | |

（任海燕）

# 第十一章　预防与控制医院感染

**学习目标**

完成本章内容学习后，学生应能够：

1. 复述医院感染、清洁、消毒、灭菌和隔离的概念。
2. 描述医院感染的分类、预防和控制的原则。
3. 列举消毒、灭菌的种类、方法及注意事项。
4. 列举各类物品的清洁、消毒、灭菌的方法及保养原则。
5. 列举常用化学消毒剂的名称和使用浓度。
6. 描述常用化学消毒剂的作用机理及使用时的注意事项。
7. 阐述无菌操作的原则。
8. 能够按照基本的无菌原则，完成各项无菌技术操作。
9. 描述隔离的目的及隔离种类。
10. 能够按照隔离原则，执行各项隔离技术操作。

## 第一节　医院感染概述

### 一、医院感染的概念

对医院感染的认识随着医院的产生和发展而不断更新，全面科学地认识医院感染、了解医院感染的重要性、对医院感染进行监控和管理等对医院质量管理具有重要的意义。

（一）医院感染的定义

医院感染（nosocomial infection）从广义上讲是任何人员在医院活动期间遭受病原体侵袭而引起的任何诊断明确的感染或疾病。不同时期对于医院感染的认识不同，我们可以从医院感染名词的演变中加以了解，医院感染又可称为医源性感染（hospital associated infection）、医院获得性感染（hospital acquired infection）、医院内感染（hospital infection），近年来逐渐被统一称作医院感染。各国对医院感染的认识和所给予的定义各不相同，2000 年我国卫生部给出的定义是指住院患者在医院内获得的感染，包括在住院期间发生的感染和在医院内获得、出院后发生的感染，但不包括入院前已开始或入院时已处于潜伏期的感染。医务工作人员在医院内获得的感染也属于医院感染。

随着人们对医院感染认识和研究的不断深入，目前已经逐步形成了一门新兴的交叉学科——医院感染学，它是研究在医院发生的一切感染的发生、发展和控制管理的一门学科。一般涉及医院感染病原体特征、研究医院感染流行病学特征、评价医院感染控制措施、研究医院感染的临床特点和诊断方法、研究和建立医院感染管理制度等范围。

### （二）医院感染的发展简史

医院感染发展是以抗生素的发现和应用为标志，分为抗生素前时代和抗生素时代。

1. 抗生素前时代　医院在建立的最初阶段，条件十分差，并且成为传染病暴发和流行的主要场所。最早的传染病医院是19世纪早期英国成立了“发热患者”专科医院，对发热患者实施隔离治疗。对医院感染的研究开始于对产褥热相关问题的探讨，1843年英国医生Oliver Wendell Holmes提出产褥热的传播原因是“医师处理完尸体后，手未消毒，又去检查产妇，从而造成产褥热的传播”。从1847年开始奥地利维也纳医院产科主任Semmelweiss对产褥热进行了系统研究，发现使用“漂白粉溶液洗手”可以使产褥热的病死率从10%降到1%。1861年Semmelweiss发表名为《产褥热的病原学观点和预防》的论文。随后有关医院感染的研究进一步扩展应用到外科手术感染，Lister提出手术切口化脓是微生物作用的结果，并且开始采取一系列措施预防外科手术感染，如：手术或更换敷料时用石炭酸消毒空气；敷料、患者皮肤、医生的手、器械应消毒等，这一切使手术患者的病死率从45.7%降低到15%。Halstead首先在手术中使用无菌橡胶手套，这标志着无菌技术和消毒开始在医院逐步应用起来。

2. 抗生素时代　抗生素的发现和应用，对控制医院感染起了重要的作用，同时也为医院感染管理带来了新的问题。从1928年英国的弗莱明发现青霉素，到1940年青霉素进入临床应用，开启了抗生素时代。随着一系列抗菌药物的发现，一度缓解了医院感染，也曾削弱了医务人员对无菌技术的重视，长期对抗生素的盲目使用使耐药菌株不断出现，并不断变化。40年代医院感染以革兰阳性球菌为主体，进入50年代后，革兰阳性球菌已开始对青霉素、链霉素等抗生素具有一定的耐药性，60年代开始革兰阳性球菌的主要病原地位逐渐被革兰阴性杆菌、肠球菌及其他菌所代替。这期间耐甲氧青霉素金黄色葡萄球菌（MRSA）感染所带来的威胁促使医院重新重视解决医院感染问题。70年代后期免疫抑制剂的应用，使器官移植技术不断扩展，但随之而来的是条件致病菌引起的各种感染又成为医院面临的棘手问题。各种现代技术的应用如侵入性操作、各种导管的植入、内镜的使用，都增加了病原体侵入人体的途径和机会，也大大增加了医院感染的机会。为了全面控制医院感染的发生，全世界各国不断开展和加强医院感染管理，医院感染已经成为全球医学界的研究课题，管理研究队伍不断壮大，各种专业学会应运而生，如国际医院感染联合会、疾病控制中心以及医院评审联合委员会等。不少国家不但有医院感染控制和管理的专业团体，出版相应的专著，而且还创立专业期刊和杂志传播新知识、新理念和新研究成果，如美国的《医院感染杂志》、《医院感染管理学》等，我国有《医院感染学》、《中华医院感染学杂志》等。

总之，医院感染已经成为世界普遍关注的问题之一，医院感染的管理也正朝向科学、规范的方向发展。

### （三）医院感染的分类

1. 按病原体来源分类　分为内源性医院感染（endogenous nosocomial infection）又称自身医院感染，和外源性医院感染（autogenous nosocomial infection）也称交叉感染。

（1）内源性医院感染：指在医院内由于各种原因，患者遭受其本身固有细菌侵袭而发生的感染，包括寄居部位的改变、宿主免疫功能下降、菌群失调和二重感染等。

（2）外源性医院感染：指患者遭受医院内非本人自身存在的各种病原体侵袭而发生的感染。包括患者到患者、患者到医务人员再到患者、从医务人员直接到患者以及通过污染的物品对人体的间接感染。

2. 按感染的部位分类　可分为呼吸系统、心血管系统、血液系统、消化系统、泌尿系统、中枢神经系统、手术部位的感染等。

3. 按感染的病原体分类　包括细菌、真菌、病毒、支原体、衣原体、立克次体、放线菌和螺旋体等引起的感染，还包括寄生虫和藻类等引起的感染。

## 二、预防与控制医院感染的意义

随着现代医疗技术的发展，各种侵入性检查和操作的增多，医院感染成为越来越突出的问题，它直接威胁着患者的康复，直接影响着医院医疗和管理的质量，它是现代医院管理中面临的一个重要课题。医院感染的发生可以带来一系列不良后果，包括危害人群健康，增加患者的痛苦，降低医院工作效率，延长住院时间，加重医疗护理负担，影响床位周转使用；造成资源浪费，增加个人和国家经济负担；妨碍现代先进新技术的应用和发展，因此医院感染管理的效果是衡量医院管理水平的重要指标，是保障医疗质量的关键环节之一。

医院感染是全球医学界的研究课题之一，并且越来越受到广泛的重视。医院感染应以监测为基础，以管理为手段，以控制为目标，以便达到提高医疗质量、保证患者医疗安全的目的。WHO 指出，有效控制医院感染的关键措施是清洁、消毒、灭菌、无菌技术、隔离、合理使用抗生素、监测和通过监测进行效果评价，有研究表明严格地执行现有的感染控制制度，约有 1/3 的医院感染可以避免。

## 三、预防与控制医院感染的基本原则

引起医院感染的主要因素包括三个环节：病原体因素、传播媒介因素和易感人群自身因素，三者的交互作用是医院感染发生的基本要素。因此预防和控制医院感染就是要排除危险因素，即找到并控制传染源（病原体因素），切断传播途径（媒介因素），保护易感人群（易感人群自身因素）。

医院感染危险因素可以来自于宿主方面因素、直接损害免疫系统方面的因素、现代的诊疗技术和侵入性检查治疗等方面。从传播途径上讲，医院感染多数是接触性传染，主要是通过侵入性的检查和治疗，以及工作人员或患者的手使细菌移位而导致感染，病原微生物是引起医院感染的罪魁祸首。因此目前切断医院感染传播的途径依然是预防和控制医院感染的主要方法。

医院感染的防治系统是由医院感染监测、医院感染管理和医院感染控制三个子系统组成，三者相互联系、相互制约，缺一不可。预防和控制医院感染主要涉及以下几个方面：①建立完整的监控体系，医院感染监测是医院感染控制的先行，监测的目的是为了控制医院感染的各种危险因素，降低医院感染的发生率。监测包括对医院内各种病原体、媒介因素、易感染群、感染状况、医院管理体系等的监测。② 建立和完善医院感染管理体系，建立健全医院感染管理制度；严格隔离、消毒、灭菌制度；正确把握和恰当处理原发性、继发性疾病，严格掌握侵入性和介入性检查、治疗的适应证和禁忌证，确立合理使用抗菌素制度等。③ 医院感染发生的有效控制，建立医院感染散发、流行、爆发的报告和有效控制制度；控制医院感染发生的有效措施，如切断感染链，严格地执行消毒、灭菌和隔离措施；特殊病原体医院感染的控制等。

# 第二节　清洁、消毒、灭菌

## 一、清洁、消毒、灭菌的概念

微生物在一定条件下与机体相互作用，对机体产生一定的影响，甚至导致疾病，严重时可危及人的生命。因此，在病原微生物相对集中的医院环境中，在医疗护理工作中正确地掌握清洁、消毒、灭菌的基本知识，正确应用清洁、消毒、灭菌技术，可以有效地预防医院感染的发生。

（一）清洁的概念

清洁（cleaning）是指用物理方法清除污染物体表面的有机物（包括有害微生物）和污迹、尘埃。清洁可以去除和减少微生物的量，而不能杀死微生物，一般通过清洁降低物品上的生物负荷（bio-burden），从而增加接触物品时的安全性，以减少接触性感染发生的危险。

清洁是医疗用品处理中的必要过程。清洁过程可以去除有机和无机污物，保证在消毒、灭菌过程中物品能有效地与消毒、灭菌剂接触，防止有机物等的理化因素影响消毒、灭菌效果；清洁还应包括保持周围环境的洁净。在医院中常用于家具、地面、墙壁、医疗器械等物品表面或物品消毒前的处理。

（二）消毒的概念及消毒水平

1. 消毒的概念　消毒（disinfection）是指用物理或化学方法消除外环境和媒介物上除芽孢以外的所有病原微生物的过程。消毒剂（disinfectant）是指能杀灭外环境中感染性的或有害的微生物的化学因子，尤其是杀灭致病性微生物的药剂。

2. 消毒水平　微生物对消毒剂具有一定的抵抗力，按照其抵抗力由高到低的排列顺序是：① 朊毒（感染性蛋白质）→② 细菌芽孢（如枯草杆菌黑色变种芽孢）→③ 球虫（隐孢子虫）→④ 分枝杆菌（如结核分枝杆菌、非结核分枝杆菌）→⑤ 亲水病毒或小病毒（如HAV，Polio 病毒）→⑥ 真菌→⑦ 细菌繁殖体（铜绿甲单胞菌、金黄色葡萄球菌）→⑧ 亲脂病毒或中等大小病毒（如 HBV、HIV、疱疹病毒）。按照消毒剂对致病微生物的作用水平，临床上将其分为三级：即高水平消毒、中等水平消毒和低水平消毒。

（1）高水平消毒：可杀灭所有微生物如亲脂病毒、细菌繁殖体、真菌、亲水病毒、分枝杆菌、部分细菌芽孢等。

（2）中等水平消毒：可杀灭分枝杆菌、细菌繁殖体、大多数病毒、大多数真菌，但不能杀灭细菌芽孢。

（3）低水平消毒：杀灭大多数细菌、一些病毒、一些真菌，但不能杀灭抵抗力强的微生物如结核杆菌或细菌芽孢。

（三）灭菌的概念及方法选择原则

1. 灭菌的概念　灭菌（sterilization）是指杀灭或去除外环境中媒介物携带的一切微生物的过程。灭菌可以通过物理或化学过程来实现，灭菌是个绝对的概念。经灭菌处理的物品被称为无菌物品。可用于防止微生物进入人体组织或其他无菌范围的操作技术称为无菌操作。无菌操作中使用的物品、器具应绝对无菌，然而事实上要达到完全无菌的程度是十分困难的，因此在卫生部 2000 年颁布的《规范消毒技术》（第三版）中规定："灭菌过程必须使物品污染微生物的存活概率减少到 $10^{-6}$"。

2. 选择消毒、灭菌方法的原则

（1）按规范选择：应按卫生行政部门批准的消毒剂、消毒机械的使用范围和方法选择：可以参考《消毒技术规范》中的相关规定进行选择。

（2）根据物品污染后的危害程度选择：1968年，美国 Earle H. Spaulding 阐述了如何对不同种类的医疗物品进行消毒和灭菌，其对医疗物品进行分类的方法，目前仍被公认为最合理、最明确的分类方法被广泛的应用。Spaulding 将医疗物品在使用过程中感染的危险度分为三类，① 高度危险性物品：指穿过皮肤或黏膜进入人体无菌组织或血流系统的物品，或与破损的组织、皮肤黏膜密切接触的物品。主要有：手术器械和用品、心导管和导尿管、移植物、各种针、输血和输液器材、各种硬式内镜如腹腔镜、关节镜、胸腔镜、膀胱镜、脑室镜等、活体组织钳等。② 中度危险性物品：是指仅与黏膜或非完整皮肤接触，而不进入无菌组织内的物品，该类物品应去除所有微生物但不包括细菌芽孢。主要包括：呼吸机管道、麻醉设备、胃镜、肠镜、阴道镜、气管镜、子宫帽、避孕环、压舌板、喉镜、体温计和治疗盆（碗、盘）。③ 低度危险性物品：是指与完整皮肤接触，但不接触黏膜的物品。完整皮肤可以发挥有效的屏障作用，以阻止微生物的侵入，一般情况下虽有微生物污染，但不会引起患者感染。此类物品有：便盆、听诊器、血压计袖带、拐杖、床档、床单、部分食具、床头桌、患者家具、地面等。高度危险性的物品应选择灭菌；中度危险性的物品可以选择高水平或中水平的消毒；低度危险性的物品可以选择低水平消毒。

（3）根据物品上污染微生物的种类、数量和危害性选择

1）对受到致病性芽孢菌、真菌孢子和抗力强、危险程度大的病毒污染的物品，可选用高水平消毒法或灭菌法。

2）对致病性细菌和真菌、亲水性病毒、螺旋体、支原体、衣原体污染的物品。可选用中水平以上的消毒法。

3）受到一般细菌和亲脂性病毒污染的物品，可采用中水平或低水平消毒法。

4）杀灭被有机物保护的微生物时，应增加消毒剂的使用量。

5）消毒物品上微生物污染特别严重时，应增加消毒剂的使用量和延长消毒时间。

（4）根据消毒物品的性质选择

1）耐高温、耐湿物品和器械，应首选压力蒸汽灭菌或干热灭菌。

2）怕热、忌湿和贵重物品，应选择甲醛或环氧乙烷气体消毒、灭菌。

3）器械的浸泡灭菌，应选择对金属基本无腐蚀性的灭菌剂。

4）选择表面消毒方法，应考虑表面的性质，光滑表面应选择紫外线消毒器近距离照射，或液体消毒剂擦拭；多孔材料表面应采用喷雾消毒法。

## 二、清洁、消毒、灭菌方法

清洁、消毒、灭菌的方法有自然净化消毒法、机械除菌法、热力消毒灭菌法、辐射消毒灭菌法和化学消毒灭菌法。

### （一）自然净化消毒法

不经人工消毒逐步达到无害化的现象称为大自然的净化作用，如大自然通过日晒、雨淋、风吹、干燥、温湿度变化、空气中杀菌性化合物的作用、水的稀释、pH值的变化、水中微生物的拮抗作用等达到自然净化。在日常生活和医疗环境中人们常使用日光暴晒和通风换气的方法来减少环境中的病原微生物。

（二）机械除菌法

机械除菌法常用的方法包括冲洗、刷、擦、抹、扫、铲除、通风和过滤等。此类方法虽不能杀灭微生物，但可将微生物从传播媒介上去除，达到清洁、消毒甚至灭菌。如采用冲洗、擦洗等方法可以达到清洁的目的；为了加强除菌和清洁效果，除使用清水外，常结合使用含表面活性剂的洗涤剂或含有消毒剂的洗涤剂，可达到消毒的目的；采用层流过滤，可以达到对环境消毒甚至灭菌的目的。

（三）热力消毒灭菌法

主要是利用热力破坏微生物的蛋白质、核酸、细胞膜，促使其死亡的机制，从而达到消毒灭菌的目的。热力消毒灭菌分为干热消毒灭菌法和湿热消毒灭菌法，两者消毒灭菌的特点有所不同，见表 11－1。

**表 11－1　湿热和干热消毒灭菌法的比较**

| 项目 | 湿热 | 干热 |
|---|---|---|
| 消毒灭菌因子 | 水或蒸汽 | 热空气 |
| 消毒灭菌方式 | 穿透 | 传导 |
| 温度 | 60～134℃ | 160～180℃ |
| 对象 | 耐高温、耐湿 | 耐高温 |
| 时间 | 3～60min | 1～5h |
| 效果 | 好 | 较差 |

1. 干热消毒灭菌法　干热消毒灭菌是通过传导过程，物品外部首先吸收热量，然后慢慢传导至物品深部，最终使整个物品达到灭菌所需温度的方法。由于需要通过热空气传导，加热过程较为缓慢。干热消毒灭菌可用于对热敏感物品的火菌。医院常需要用干热灭菌的物品包括：油、矿油凝胶、凡士林纱布、石蜡油、粉剂、器械、针、注射器、玻璃器皿等。常用的干热消毒灭菌方法有：干烤、烧灼和焚烧等。

（1）干烤：适用于高温下不宜损坏、不变质、不蒸发的物品，如玻璃器皿、金属和陶瓷制品等物品，以及油剂和粉剂制剂的消毒灭菌。一般根据灭菌物品的特性、包装材料、包裹大小和装载量等因素确定消毒灭菌的温度和时间。医院在使用干烤灭菌时的温度为 160～180℃之间，160℃需要 2 小时、170℃需要 1 小时、180℃需要 30 分钟。临床主要使用下排气式和机械式两种类型的热空气对流烤箱。注意事项：① 在干烤灭菌前，须将物品彻底清洗干净，并干燥，以防灭菌失败和污物碳化；② 灭菌后应等待箱温降至 40℃以下时再打开烤箱，以防炸裂；③ 灭菌时，包裹不宜过大，一般不超过 10cm×10cm×20cm，油剂和粉剂的厚度不得超过 0.635cm，凡士林纱布的厚度不应超过 1.3cm；④ 装载量不宜超过干烤灭菌柜室内容积的 2/3，包裹之间必须保留充分的空间（可放入一只手），包裹不能接触烤箱壁，以防棉布碳化。

（2）烧灼：是直接采用火焰加热的方法，常用于培养用的器皿开启和瓶口处的消毒。在紧急情况下或无其他消毒方法时可用于金属器械、搪瓷物品的消毒，此方法对器械有一定的破坏作用。

（3）焚烧：是将污物等用火焰燃烧，变为无害的灰烬，主要用于处理污染的医院或疫源地垃圾。适用于污染的废弃物、病理标本、带脓性分泌物或特殊感染的敷料等处理，如破伤风杆菌、铜绿甲单胞菌、气性坏疽感染的敷料等。少量可直接焚烧，大量污染物应用焚化炉在指定的地点完成。焚烧时应注意避免对周围环境的污染和破坏，建议气体解毒后方可排入空气中。

2. 湿热消毒灭菌法　是通过凝固病原体的蛋白质而达到杀死微生物的目的。在热力杀菌中湿热的作用最强，因为湿热可使菌体含水量增加，从而使蛋白质易于被热力所凝固，加速微生物的死亡。临床上主要用于耐湿、耐高温物品的处理。

（1）压力蒸汽灭菌：压力蒸汽灭菌是最安全、最便宜、最有效、最方便和使用最广泛的一种灭菌方法。它能快速杀灭所有微生物包括细菌芽孢，快速加热并穿透至物品深部很快达到灭菌的效果。我国90％以上的医院供应室采用压力蒸汽灭菌，压力蒸汽灭菌是医院首选的灭菌方法。其优点是：对人员无毒、无不良反应；不破坏环境；无毒性残留物；灭菌过程容易控制和监测；快速杀灭微生物；受有机物和无机物影响较小；整个灭菌循环过程较短；能渗透到包裹内或管腔中；比较经济。其缺点是：破坏对热敏感物品；反复暴露会破坏一些精密医疗器械；可能会引起包裹和物品过湿；可能引起物品生锈；不能用于油类（如凡士林）和粉剂等的灭菌。压力蒸汽灭菌器可分为下排气式压力蒸汽灭菌器和预真空压力蒸汽灭菌器两大类。

1）下排气式压力蒸汽灭菌器：下排气式压力蒸汽灭菌器是利用重力置换原理，使热蒸汽在灭菌器中从上而下，将冷空气由下排气孔排出，排出的冷空气由饱和蒸汽取代，利用蒸汽释放的潜能使物品达到灭菌。常用压力为1.05kg/cm$^2$（102.9kPa），温度为121℃，消毒时间为20～30分钟。下排气式压力蒸汽灭菌器又分为手提式和卧式两种。

2）预真空压力蒸汽灭菌器：预真空压力蒸汽灭菌器是利用机械抽真空的方法，使灭菌柜室内形成负压，蒸汽得以迅速穿透到物品内部进行灭菌。灭菌时，蒸汽压力达2.1kg/cm$^2$（205.8kPa），温度达132℃或以上。预真空压力蒸汽灭菌器具有灭菌循环时间短、灭菌更有效、灭菌后物品较干燥，但是价格较贵。根据一次性或多次抽真空的不同，分为预真空和脉动真空两种，后者因多次抽真空，空气排除更彻底，效果更可靠。不同压力蒸汽灭菌器的灭菌时间见表11-2。

**表11-2　不同类物品压力蒸汽灭菌所需时间**

| 物品种类 | 维持灭菌时间（分钟） | | |
|---|---|---|---|
| | 121℃下排气 | 132℃预真空 | 132℃脉动真空 |
| 硬物（裸露） | 15 | 4 | 4 |
| 硬物（包裹） | 20 | 4 | 4 |
| 织物包 | 30 | 4 | 4 |

临床上还有一种台式灭菌器，体积比较小，用于门急诊、实验室、某些临床科室的灭菌。

3）注意事项：采用压力蒸汽灭菌时必须注意：① 灭菌前应将物品彻底清洗干净、干燥并包装；② 选用的包装材料应易于空气排出和蒸汽的透入，包括全棉布、一次性无纺布、一次性复合材料和带孔的金属或玻璃容器等；③ 用于下排气式压力蒸汽灭菌器的物品包，体积不得超过30cm×30cm×25 cm；用于预真空和脉动真空压力蒸汽灭菌器的物品包，体积不得超过 30cm×30cm×50cm；金属包和敷料包的重量分别不能超过 7kg 和 5kg；④ 物品捆扎不宜过紧，应在包的外部使用化学指示胶带贴封，包的内部放置化学指示物；⑤ 下排气和预真空压力蒸汽灭菌器的装载量分别不得超过 80%和 90%；⑥ 灭菌后的物品检查合格，应放在洁净的柜橱内，在失效期限的先后使用。

（2）煮沸消毒：煮沸消毒是最古老、最有效的消毒方法，具有经济、快速、方便、实用、有效等优点，但煮沸不能达到灭菌要求，且消毒后容易发生再次污染。一般用于对热、耐湿玻璃、金属物品的消毒，不可用于外科器械的灭菌。常用于食具、食物、棉织品、金属及玻璃器皿等消毒。煮沸消毒的时间，在水温达到 100℃后再煮 5～15 分钟，即可达到消毒目的。

注意事项：① 物品应先清洗后煮沸；② 水量自始至终应淹没所有物品，水的平面应高出物品至少 2.5cm；③ 消毒时间从水煮沸后算起；④ 水的沸点可受气压影响，海拔高度越高，沸点越低，因此对于在海拔比较高的地区进行煮沸消毒时，应适当延长或用加压煮锅（海拔每增高 300m，需延长消毒时间 2 分钟）；⑤ 煮沸过程中不能任意添加新物品，必须加入时应重新计时；⑥ 物品不宜放置太多，一般不超过容量的 3/4；⑦ 根据物品性质决定放入水中的时间：玻璃物品在冷水或温水时放入，橡胶物品在水沸后放入，有空腔的物品需往空腔内注入水后再放入水中，较小的物品用纱布包好后使其沉入水中，较轻的物品要压住；⑧ 加入电解质溶液可以提高煮沸消毒的效率，并可降低对金属的腐蚀性，临床一般加入 2%碳酸氢钠溶液或 0.1%氢氧化钠溶液；⑨ 消毒后应及时取出，放入无菌容器内。

（3）巴斯德消毒：巴斯德消毒是由法国医学家巴斯德发明，原用于酒类防腐处理，后广泛用于牛奶消毒。巴斯德消毒不是一个灭菌过程，主要是为了杀灭致病性的微生物。与煮沸消毒同样安全，主要用于不耐热物品的消毒，75℃消毒 10 分钟或 80℃消毒 5 分钟可杀死消毒物品上的多种非芽孢菌。例如牛奶进行消毒时，一般加热至 62.8～65.6℃消毒 30 分钟，或 71.7℃消毒 15 分钟。目前医院有专门的巴斯德消毒器，一般使用 71～82℃热水，消毒时间为 30 分钟，可达到中等水平消毒过程，因此水温的监测是保证巴斯德消毒成功的关键。临床上主要用于呼吸和麻醉设备的消毒。

### （四）辐射消毒灭菌

1. 紫外线消毒法　紫外线属于电磁波辐射，通过照射使微生物突变或致死的主要机理是通过胸腺嘧啶的光化学转变实现的。具有杀菌作用的紫外线主要通过作用于微生物的 DNA，使一条 DNA 链上的相邻胸腺嘧啶结合形成二聚体，成为一种特殊的连接，使微生物的 DNA 失去转化能力而死亡。消毒使用的紫外线为 C 波紫外线，其波长范围是 200～275nm，杀菌作用最强的波段是 250～270nm。其缺点是：紫外线所释放的能量较低，穿透力较弱。

（1）应用范围：紫外线有较好的杀菌作用，可消灭多种微生物，包括细菌繁殖体、芽孢、分枝杆菌、病毒、真菌、立克次体和支原体。紫外线可用于室内空气、物体表面、水及液体的消毒。

1）空气消毒：在无人条件下，采用室内悬吊式紫外线消毒时，室内紫外线消毒灯的数量为平均每立方米不少于 1.5W，照射时间不少于 30 分钟。但是由于它的穿透力差，在空气中的穿透力会受尘埃颗粒与湿度的影响。

2）水及液体的消毒：水的厚度和水质都会影响消毒效果。被消毒的水层厚度不应超过 2cm。

3）物体表面消毒：紫外线穿透力弱，不能透过固体物体（如重叠的纸张、布类等），只能作物体表面的消毒。玻璃中的氧化铁可阻挡紫外线，所以紫外线仅能杀灭直接照射的微生物，因此在采用紫外线消毒时必须使消毒的部位充分暴露于紫外线的直接照射下。消毒时紫外线必须直接照射在被消毒物品的表面，距离不超过1m。

（2）注意事项

1）紫外线灯表面应保持清洁，每两周用酒精棉球擦拭一次，发现灯管表面有灰尘、油污时，应随时擦拭。

2）消毒室内空气时，房间内应保持清洁干燥，减少尘埃和水雾，温度低于20℃或高于40℃，相对湿度大于60%时应适当延长照射时间。

3）紫外线灯管应定期测定其输出强度，要求使用中的30W紫外灯，在1m处的强度＞$70\mu W/cm^2$。

4）使用紫外线灯时注意保护眼睛和皮肤，使其不被紫外线直接照射，一般不在有人房间使用（除非采用间接照射的紫外线灯）。必须进入照射区时，应戴防护眼镜，防止发生角膜炎、结膜炎等。

2. 电离辐射灭菌法　电离辐射灭菌法是利用γ射线、伦琴射线和其他电子辐射的穿透性来杀死有害微生物的低温灭菌法。其作用机理主要是通过干扰微生物的DNA合成，破坏细胞膜，引起酶系统的紊乱而导致微生物的死亡。电离辐射灭菌法的优点是穿透力非常强，不受包装限制；保持物品干燥；灭菌速度快；效果可靠等；适用于不耐高温的物品。但投资较大，多在大规模的医疗企业使用。

（五）化学消毒灭菌法

与物理消毒灭菌方法一样，化学消毒灭菌方法在临床上也具有较高的应用价值。为了保证消毒灭菌的效果，选择理想的化学消毒剂至关重要。

1. 理想的化学消毒剂应具备的条件　① 广谱性：应该有广泛的抗微生物活性；② 作用迅速：作用时间很快，能快速杀灭微生物；③ 不易受环境因素影响：不受有机物影响，在有机物（如血、痰、排泄物）存在时仍保持活性；与其他化学物如肥皂、洗涤剂等有匹配性，不会被灭活。另一方面应具有环境友好性，不破坏环境；④ 无毒，使用时无刺激性气味，不应对使用者、患者产生毒性反应；⑤ 与被消毒的物品具有一定的匹配性，不应腐蚀医疗用品和金属表面，不应降解或破坏衣服、塑料和其他材料；⑥ 具有残留活性，可在被处理的物品表面留下抗微生物膜；⑦ 性质、浓度稳定，有效期长，不易燃、易爆；⑧ 可溶于水；⑨ 经济：合理的价格；⑩ 容易使用：使用者能非常方便地按照说明书要求使用。实际上几乎没有一个消毒剂能完全符合上述特性，临床使用时，应尽可能选择合理的消毒剂，以达到安全、有效使用的目的。

2. 影响化学消毒灭菌效果的因素　影响微生物的杀灭效果取决于很多因素，包括微生物本身的抵抗力和许多外界因素。

（1）消毒和灭菌物品的特性：化学消毒灭菌方法非常容易受物品表面性质的影响。光滑、无孔和易于清洁表面容易消毒灭菌成功；裂缝、接缝和物体表面上的孔会大大影响清洗效果和液体消毒剂的渗透。目前医院使用的很多设备或仪器都是由热敏材料组成，无法用压力蒸汽灭菌，只能选用低温气体灭菌方法或液体浸泡消毒，一般要求浸泡6～10个小时才能达到灭菌，长时间浸泡可能对仪器或设备本身的材料和完整性造成损坏。

（2）微生物数量和部位：微生物污染量越多，所需的消毒或灭菌时间越长；如30分钟只能杀灭10个枯草杆菌黑色变种芽孢，而$10^5$个枯草杆菌则需花费3小时。微生物所处部位同样影响杀灭的效果，消毒剂或灭菌剂只有接触所有表面，才能将物品上的微生物去除，因此消毒剂或灭菌剂对物品的穿透性是消毒或灭菌成功的关键。目前临床上使用的许多医疗用品的结构都比较复杂，消毒灭菌前必须将物品拆开，并完全浸没于消毒剂中，不能漂浮于消毒剂液面上；对于管道等物品，需用注射器将消毒剂注入，使之充分接触管道深部；物体内部不能形成空气栓以免妨碍消毒剂或灭菌剂与物品表面的接触。

（3）微生物本身的抵抗力：微生物对消毒剂的抵抗力有很大的差异，污染微生物的类型对消毒、灭菌时间影响很大。同样是细菌，其抵抗力也有一些差别；除外铜绿甲单胞菌，革兰阳性和革兰阴性细菌对消毒剂的抵抗力很相似；葡萄球菌和肠球菌比其他革兰阳性细菌抵抗力强；而革兰阴性细菌很容易在水中繁殖，在蒸馏水、去离子水和反渗水中会生长达到$10^3$～$10^7$cfu/mL，消毒剂很难将溶液中的微生物杀灭。同样在水中非结核分枝杆菌也会产生类似现象。同时必须注意的是，天然存在于水中、泥土和污染物中的微生物对消毒剂的抵抗力远较实验条件下微生物对消毒剂的抵抗力强，实际消毒或灭菌医疗时必须将物品完全洗干净，消毒或灭菌时间上应有一定的安全限度。

（4）物理和化学因素：一些物理和化学因素如温度、pH、相对湿度和水的硬度也会影响消毒剂的处理过程。除次氯酸钠外，大多数消毒剂随温度升高而活性增加；但温度过高可能会破坏消毒剂，进而削弱其活性或增加消毒剂的毒性。pH增加可提高某些消毒剂的活力，如戊二醛、季铵盐类；同时一些消毒剂如：酚、次氯酸和碘的活性会降低。湿度会影响如环氧乙烷和福尔马林等气体灭菌效果。水的硬度如高含量的二价阳离子镁和钙与肥皂等起反应形成不溶性沉淀物也会降低某些消毒剂对微生物的杀灭效率。

（5）有机物和无机物：有机物包括血清、血、脓、排泄物或润滑剂，主要通过两种方式影响微生物的活性。第一种方式是有机物与消毒或灭菌剂发生化学反应，降低甚至灭活微生物的活性。第二种方式是有机物对微生物起到保护作用，阻止消毒或灭菌剂的侵入。无机物主要是先形成盐结晶保护微生物，从而影响消毒和灭菌过程，因此清洗对消毒灭菌的成功是十分重要的。

（6）生物膜：生物膜是由细菌菌落形成的一种结构，在生物膜中细菌能最大限度地潜在生长。自由游动的细菌吸附到浸于液体中的灭菌物体表面，是生物膜形成的开始。一旦形成生物膜，消毒或灭菌剂必须渗透至生物膜内才能杀灭微生物；因此生物膜可阻止消毒或灭菌成功，并可持续作为微生物污染的来源。生物膜可出现在治疗用旋流温水浴缸、口腔科的水管、内镜、起搏器、导尿管和中心静脉导管等处，必须用含酶的制剂来降解生物膜。

（7）暴露时间：物品必须在消毒剂中暴露的时间，应达到消毒剂起效的最低接触时间，才能达到消毒和灭菌目的。一般来说时间越长，杀灭微生物的效果越好。

（8）消毒剂的浓度、类型和活性：除碘伏、酒精外，消毒剂浓度越高，杀灭微生物的活性越强，时间越短。因此可以通过提高消毒剂浓度来缩短时间。但是如果浓度降低到一定限度后，即使延长时间也不能起到消毒灭菌作用。有些消毒剂只有在浓度很高的情况下（如戊二醛、过氧化氢、过氧乙酸等）才具备杀芽孢的活性。而酒精、异丙醇水的稀释液低于50%到60%则活性大大降低。而碘伏的杀菌活性很大程度上受碘化钾和水的比例的影响，碘伏使用时必须按照厂家规定的稀释要求严格进行配制，过高或过低的稀释会大大降低其杀灭微生物的能力。

3. 化学消毒的方法

（1）擦拭法：用易溶于水的消毒剂配制成规定的浓度，擦拭被污染的物品。

（2）浸泡法：将需要消毒或灭菌的物品清洗后擦干，完全浸没在有效浓度的消毒液中，达到规定时间。是目前临床上最常使用的方法。

（3）熏蒸法：将消毒剂加热或加入氧化剂使之汽化，在规定的时间和浓度内利用消毒剂产生的气体进行消毒。临床上一般用于消毒污染房间的空气和表面。熏蒸时必须保持门窗紧闭，以免消毒剂泄露。消毒完毕彻底通风后，人员方能进入。

（4）喷雾法：将化学消毒剂喷洒在空间进行消毒。目前一般不主张用化学消毒剂进行喷洒消毒；如必须使用应在无人的环境下，消毒人员采取自我保护措施后，方可进行以免引起吸入性中毒。

4. 化学消毒使用原则 ① 凡是能用干热或湿热消毒或灭菌的物品，一般不主张用化学消毒剂消毒或灭菌。② 根据物品的性能和病原微生物的种类选择化学消毒剂。③ 严格掌握药物的浓度、浸泡时间、使用方法。浓度不足或时间不够都会降低杀菌活力，不能真正达到消毒或灭菌的目的。④ 被消毒或灭菌物品必须先经过清洁处理。⑤ 浸泡时将物品完全浸没在溶液中，关节部位要打开。⑥ 挥发性消毒液要加盖，以免降低有效浓度和影响周围人群的健康。⑦ 应定期测定消毒剂浓度，及时调整或更换过期或低于最低有效浓度的消毒剂。⑧ 浸泡过的物品必须用无菌蒸馏水将消毒剂完全冲洗干净，以免药液刺激组织。

5. 常用化学消毒剂

常用化学消毒剂杀灭微生物能力、作用机理、常用浓度、用途和注意事项见表 11－3，11－4，11－5。

**表 11－3　常用高水平消毒剂**

| 名称 | 杀菌力 | 机理 | 常用浓度及用途 | 注意事项 |
|---|---|---|---|---|
| 戊二醛 | 细菌繁殖体、芽孢、真菌和病毒 | 通过对含硫微生物的蛋白质烷基化，阻止 RNA、DNA 和蛋白质合成 | 2%戊二醛，加盖浸泡，20～45 分钟达到高水平消毒；浸泡 10 小时，达到灭菌。用于不耐高温医疗器械的高水平消毒，如内镜、肺活量测定管、透析器、传感器、麻醉和呼吸治疗设备、反复用塑料导管等 | 戊二醛对手术刀片等碳钢制品有腐蚀性，使用前加入 0.5%亚硝酸钠防锈。<br>有急、慢性毒性，对皮肤、黏膜有刺激作用，应注意加强自身防护，减少吸入 |
| 环氧乙烷 | 是一种广谱、高效、穿透力强、对灭菌物品损伤小的灭菌剂 | 与微生物蛋白质上的表面集团结合，发生非特异性烷基化反应，干扰其生理功能，致微生物死亡 | 湿度为 50%左右，温度为 37～60℃的条件下，灭菌浓度 450～1200mg/L，是医院和工业最主要的低温灭菌方法，主要用于不耐高温、高压、易腐蚀的各种精密仪器、导管、植入物、外科器械 | 灭菌后应通风去除残留；环氧乙烷易燃易爆，气体存放和使用时应严格按规范执行。对人体有急、慢性毒性，应加强对工作环境空气中浓度的监测 |

续表

| 名称 | 杀菌力 | 机理 | 常用浓度及用途 | 注意事项 |
|---|---|---|---|---|
| 甲醛 | 具有广谱杀菌功能，亲脂和亲水病毒、细菌繁殖体、真菌、分枝杆菌和芽孢 | 与菌体蛋白的氨基结合使蛋白质变性，酶失去活性，导致细菌死亡 | 福尔马林是含37%的甲醛水溶液。临床上液体浸泡仅用于消毒透析器：4%甲醛乙醇至少浸泡24小时；1%～2%甲醛水溶液可用于消毒透析仪内部管道 | 消毒时温度不应低于20℃、相对湿度以80%～90%为佳，不宜低于70%。甲醛有急、慢性毒性，是可疑致癌物，因而不宜用于室内空气消毒。必须在密闭箱内用甲醛消毒物品；消毒后，一定要去除残留甲醛气体，物品应摊开放置，中间留有一定空隙；消毒灭菌过程中甲醛气体不得泄漏 |
| 过氧化氢又称双氧水 | 细菌、真菌、酵母菌、病毒和细菌芽孢 | 产生破坏性氢氧自由基，攻击脂质胞膜、DNA和其他必须的细胞成分，从而杀灭微生物 | 1.0%～1.5%可用于漱口；3%过氧化氢用于环境表面消毒和清洁伤口；3%～6%用于消毒隐形眼镜、眼压镜、呼吸器和内镜；6%～25%可以作为灭菌剂 | 对金属有腐蚀性；接触会造成眼损伤。过氧化氢稀释液不稳定，遇光、受热、振荡或储存过久易分解，需用棕色瓶保存并盖严 |
| 过氧乙酸 | 能快速杀灭所有细菌及芽孢 | 蛋白质变性，破坏细胞膜的通透性，氧化蛋白质上的氢硫基和硫基、酶和其他代谢物 | 一般物品的消毒用0.05%过氧乙酸浸泡；1%用于细菌芽孢污染物品，消毒时浸泡5分钟，灭菌时浸泡30分钟。对大件物品或不能用浸泡法消毒的物品用擦拭法消毒，浓度和时间同浸泡法。对一般污染表面的消毒用0.2%～0.4%过氧乙酸喷洒作用30～60分钟。2%过氧乙酸溶液可用于空气消毒，浓度是8ml/m$^3$ | 性质不稳定，遇光、热易分解，故应置于暗色带盖的容器内，保存放置于阴凉干燥处，现用现配。对金属有腐蚀性，对织物有漂白作用。使用时，谨防溅入眼内和皮肤黏膜上，一旦溅上，立即用清水冲洗 |

**表 11-4 常用中水平消毒剂**

| 名称 | 杀灭微生物能力 | 作用机理 | 常用浓度及用途 | 注意事项 |
|---|---|---|---|---|
| 含氯消毒剂 | 能杀灭所有微生物包括细菌芽孢 | 次氯酸的氧化作用，加上新生氧和氯化的作用 | 漂白粉的有效氯含量为25%，主要用于饮水消毒、污水处理及患者排泄物和污染环境的消毒处理，对排泄物消毒用含氯消毒剂干粉加入排泄物中，使有效氯10000mg/L，搅拌后，作用2～6小时；对医院污水的消毒，用干粉按有效氯50mg/L用量加入污水中，并搅拌均匀，作用2小时后排放；0.15%用于饮水消毒。对食具可用有效氯含量3200mg/L溶液浸泡30～60分钟；对细菌繁殖体污染物品的消毒，用含有效氯500mg/L的消毒液浸泡10分钟以上，对经血传播病原体、分枝杆菌和细菌芽孢污染物品的消毒，用含有效氯2000～5000mg/L消毒液浸泡30分钟以上。对用擦拭法消毒，浓度和时间同浸泡法 | 漂白粉稳定性差，遇热、日光、潮湿易分解，有效氯丢失较快，储存时应防潮、避光、避高温。配制漂白粉等粉剂溶液时，应戴口罩、手套。含氯消毒剂对金属有腐蚀性，对织物有腐蚀和漂白作用 |
| 碘和碘伏 | 碘溶于乙醇中配成碘酊。碘伏是碘与表面活性剂的不定型结合，碘伏在水溶液中持续释放出少量碘，以保持较长时间的杀菌活性。与碘酊相比碘伏具有刺激小、稳定性强、着色轻等优点。碘伏可以杀灭细菌、分枝杆菌和病毒，但需较长时间杀灭某些真菌和芽孢。一般市售碘伏不能杀灭芽孢，但可以杀灭结核杆菌、病毒、细菌和真菌。必须注意革兰阴性细菌会在碘伏中存活或繁殖 | 碘可以直接与菌体蛋白结合，使之变性、死亡 | 2%的碘酊常用作注射部位消毒，涂擦后作用1分钟，再用75%乙醇脱碘或直接用0.5%碘伏涂擦注射部位皮肤2遍。0.5%碘伏溶液可用于手术前刷手，刷洗3分钟。0.025%的碘伏溶液可用于黏膜和伤口的冲洗 | 碘在室温下易升华，配制后应放在密闭的容器内，并注意浓度变化。碘酊不宜与红汞同时使用，碘伏应于阴凉处避光、防潮、密封保存 |
| 酒精：又名乙醇 | 能快速杀灭细菌繁殖体，也能杀灭分枝杆菌、真菌、亲脂性病毒；但不能杀死细菌芽孢和部分亲水性病毒；不能用于器械灭菌 | 使菌体蛋白凝固、变性，从而干扰细菌的新陈代谢，使其死亡 | 理想的浓度是60%～90%。常用70%～75%乙醇消毒皮肤和口表、肛表等物品的消毒；用乙醇棉消毒小面积表面如药瓶的橡胶塞等 | 长期反复使用酒精能损坏油漆层，加速橡胶和塑料老化酒精易挥发和易燃烧，保存时应加盖，置于避风阴凉处 |

**表 11-5 常用低水平消毒剂**

| 名称 | 杀灭微生物能力 | 作用机理 | 常用浓度及用途 | 注意事项 |
|---|---|---|---|---|
| 氯已定又称洗必泰 | 能杀灭革兰阳性和革兰阴性的细菌繁殖体和部分真菌，但对结核杆菌、细菌芽孢仅有抑制作用。其水溶液和乙醇溶液都有较好的杀菌作用 | 主要是破坏细胞膜和抑制脱氢酶的活性。 | 0.05%～0.1%洗必泰溶液常用于冲洗阴道、膀胱或擦洗外阴部；0.05%洗必泰溶液可用于伤口的洗涤和创面的消毒；0.5%洗必泰溶液可用于手术者手的消毒 | 勿与肥皂、洗衣粉等阴性离子表面活性剂混合使用或前后使用；冲洗消毒时，若创面脓液过多，应延长冲洗时间 |
| 季铵盐类 | 包括单链和双长链季铵盐两类，前者只能杀灭细菌繁殖体和亲脂病毒如苯扎溴铵又称新洁尔灭；后者可杀灭多种微生物包括细菌繁殖体、某些真菌和病毒；但都不能杀灭芽孢和结核杆菌或很差的杀灭结核杆菌能力 | 改变细胞的渗透性，使菌体破裂；使蛋白质变性；产能酶的灭活；良好的表面活性，影响细菌的新陈代 | 一般用于环境表面如地板、家具和墙壁的清洁消毒，用 1000～2000mg/L，浸泡、擦拭或喷洒消毒，30 分钟。皮肤消毒：单链为 500～1000mg/L，3～5 分钟，或用双链为 500mg/L，2～5 分钟。黏膜消毒：单链为 500mg/L，3～5 分钟，或用双链为 100～500mg/L，1～2 分钟 | 阴离子表面活性剂如肥皂、洗衣粉等对其消毒效果有影响，不宜合用。有机物对其消毒效果有影响。容易受革兰阴性细菌污染 |
| 煤酚皂溶液：又称来苏儿 | 主要成分是甲酚。可杀灭细菌繁殖体、真菌和亲脂病毒；常温下不能杀灭芽孢 | 酚在高浓度时是一种稠厚的原生质毒素，能穿透和分裂细胞壁，使蛋白质变性；低浓度的酚及高分子量酚派生物则通过对必需酶系统的灭活和阻断细胞壁的基本代谢来杀灭细菌 | 1%～5%的来苏儿去污能力强，可用于浸泡、擦拭污染物表面如浴池、便器等。5%浓度来苏儿对结核杆菌作用 1～2 小时 | 对人体有毒性，对皮肤黏膜有刺激性，且气味易滞留，故不能用于食品和餐具的消毒。另外来苏儿可污染水源引起公害，正逐渐被其他消毒剂所取代 |

## 第三节 手消毒技术

医院中患者皮肤上的微生物或散落在患者附近物体上的微生物可能传播到医护人员的手上，并且这些微生物可能在医护人员的手上生存一段时间，医护人员的手直接接触患者或接触了患者可能直接接触的物体，当医护人员洗手不充分甚至完全忽略，或者使用的洗手液不恰当，或潮湿的双手易将大量的微生物（$>10^4$ cfu/ml）传播到各种类型的物体表面，从而引起交叉感染，并造成疾病的传播。洗手和无菌技术是阻断医护人员经操作导致传播疾病的关键环节，但因有效的消毒剂直接用于皮肤消毒时毒性太大，而有效的灭菌方法又不能用于皮肤，因此医务人员的手无法进行灭菌处理，所以洗手则成为非常必要的、最基本的、最简便易行的预防和控制病原体传播的手段 。首先证实洗手价值的是奥地利医师韦斯（Semmel

Weiss)，他发现产褥热发病率高的原因与医生手的污染有关，用漂白粉洗手后，使医院产褥热的发病率大为下降，产褥热的死亡率也由10%下降至1%。

人体皮肤上的细菌可分为暂住菌和常驻菌两大类，暂住菌，或称过路菌、非种植菌落等，处于皮肤表面或角质层下表皮细胞上，原来不存在，主要是通过接触而附着在皮肤上的，数量和组成差异较大，大部分与宿主皮肤结合并不紧密，可用机械方法清洗或化学消毒剂消除；常驻菌又称固有性细菌、种植菌落或皮肤定植的正常菌群，常寄居在皮肤毛囊和皮脂腺开口处，它们藏身于皮肤缝隙深处，并在其中繁殖，不易被机械的擦洗清除，种类及数量经常保持恒定状态，其大部分无致病性，如：凝固酶阴性的葡萄球菌，棒状杆菌（类白喉），不动杆菌属等。

## 一、手清洁、消毒的种类

临床工作中手的清洁、消毒分为普通洗手（handwashing）、卫生手消毒（hygienic hand disinfection）和外科手消毒（surgical hand disinfection）。普通洗手是将手涂满肥皂泡沫，并对其所有表面进行强而有力的短时揉搓，然后用流动水冲洗的过程。卫生手消毒一般应在普通洗手的基础上再用消毒液（常用消毒剂包括：75%乙醇；0.1%～0.5%洗必泰溶液；0.2%过氧乙酸水溶液；0.05%～0.1%次氯酸钠水溶液及含有效碘0.1%的碘伏配制而成）2～5ml涂擦双手。外科手消毒是指用机械刷洗及消毒液清除或杀灭手上暂住菌群并减少手上常驻菌群以防止手术过程手套破裂而引起的感染。

## 二、医务人员手消毒的标准及洗手的指征

1. 医务人员手消毒的标准　我国卫生部在1995年修改并颁布的《医院消毒卫生标准》（GB15982-1995），其中详细描述不同工作环境中要求医务人员手细菌菌落总数卫生标准（见表11-6）：

**表11-6　各类环境医护人员手细菌菌落总数卫生标准**

| 环境类别 | 标准（$cfu/cm^2$） | 范围 |
|---|---|---|
| Ⅰ | ≤5 | 层流洁净手术室、层流洁净病房 |
| Ⅱ | ≤5 | 普通手术室、产房、婴儿室、早产儿室、普通保护隔离室、供应室无菌区、烧伤病房、重症监护病房 |
| Ⅲ | ≤10 | 儿科病房、妇产科检查室、注射室、换药室、治疗室、供应室清洁区、急诊室、化验室、各普通病房 |
| Ⅳ | ≤15 | 传染科及病房 |

2. 洗手的指征　我国卫生部在《医院感染管理规范》（试行）中明确规定了医务人员在临床工作中洗手的指征，其主要包括：

（1）接触患者前后，特别是在接触有破损的皮肤、黏膜、侵入性操作前后。

（2）进行无菌操作前，进入和离开隔离病房、ICU、母婴同室、新生儿病房、烧伤病房、传染病房等重点部门时，戴口罩和穿脱隔离衣前后。

（3）在同一患者身上，当从污染操作转为清洁操作时。

（4）接触血液、体液和被污染的物品后。

（5）脱去手套后。

这里的“洗手”包括普通洗手和卫生手消毒。除此之外，还有一些要求洗手的情况，如饭前便后或准备分发食品时也应洗手。

## 三、洗手的方法

(一) 普通洗手法

1. 取下手上的饰物及手表；

2. 打开水龙头；

3. 清洁指甲，在流动水下用指甲清洁器进行清洁(图 11-1)。

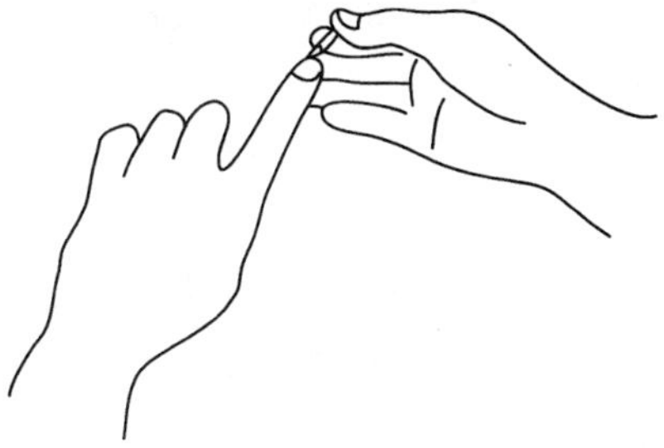

图 11-1　指甲清洁方法

4. 湿润双手，再取洁净肥皂或无菌肥皂液 3～5ml 于手心，按以下步骤进行揉搓，两手掌心对掌心揉搓→双手指交叉，掌心对手背彼此揉搓→手指交叉掌心对掌心揉搓→双手互握互搓指背、手背→双手拇指彼此在掌心揉搓→双手指尖互在掌心揉搓，以上每一步骤均为 10 秒共计 1 分钟（图 11-2）。

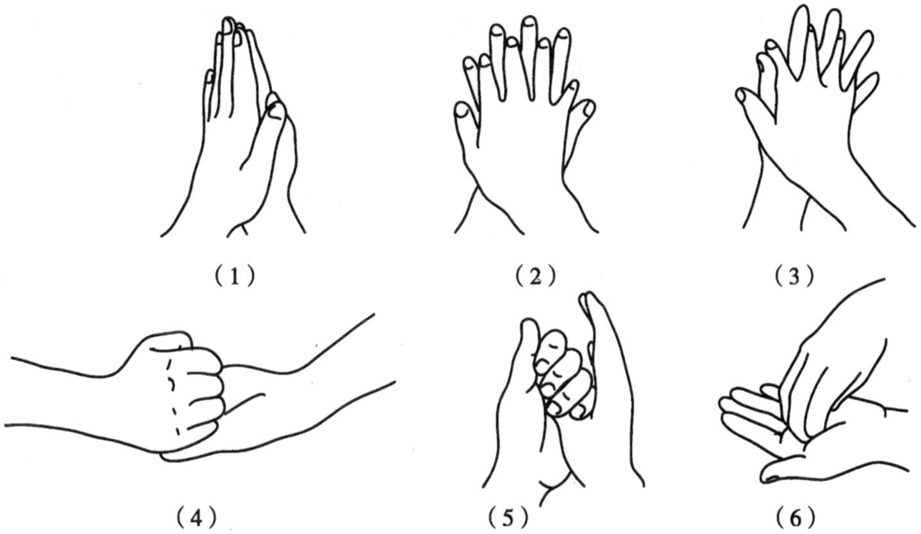


图 11-2　六步洗手法

5. 流动水冲洗；

6. 用擦手纸巾或安全帽包住水龙头将其关闭，或用肘、脚或感应式开关关闭水龙头；

7. 取擦手巾（纸）擦干双手或用烘干机干燥双手。

(二) 卫生手消毒的方法

在普通洗手后用 2～5ml 消毒液涂擦双手及手腕至少 15 秒，并待双手自然干燥。常用于卫生手消毒的消毒剂包括：醇类和胍类（醋酸氯已定，通常称洗必泰）复合的手消毒液；75%乙醇或 70%异丙醇溶液；0.1%～0.5%洗必泰溶液；0.2%过氧乙酸水溶液；0.05%～0.1%次氯酸钠水溶液及含有效碘 5000mg/L 的碘伏等。

## 第四节　无菌技术

无菌技术操作是为防止微生物污染和接触的操作，是护理基本技术操作之一，被广泛地应用于医疗护理实践中。无菌技术是指在执行医疗护理操作过程中防止一切微生物侵入机体和保持无菌物品及无菌区域不被污染的操作和管理办法。无菌物品是经过物理或化学方法灭菌后未被污染的物品。无菌区是经过灭菌处理后未被污染的区域。有菌区是未经灭菌处理或经灭菌处理后被污染的区域。

### 一、无菌技术操作的原则

1. 保持环境清洁，流动的空气能携带微生物。操作前 30 分钟应停止清扫工作，减少走动。在进行无菌操作的过程中，要保证关好门窗，尽量减少人员流动，手术室内需保持窗户遮蔽或关闭。医护人员不要向无菌区打喷嚏或咳嗽，操作时尽量少讲话。

2. 医护人员在进行无菌操作前要戴好口罩，并保持衣帽整洁。修剪指甲并认真彻底洗手，如可能的话，用杀菌液体刷手。清洗时，保持双手高于自己的肘部，防止前臂的污染物到达手上。

3. 无菌物品与有菌物品分开放置。无菌物品不得暴露于空气中，必须存放于无菌包或无菌容器内；如果无菌物品被非无菌物品接触过或放置在视觉看不到的地方，或在护士的腰部以下时，则视为非无菌物品。任何非无菌物品在使用前必须再灭菌。无菌物品一旦从无菌容器内取出即使未被使用也不能再放回无菌容器内。

4. 无菌包外应注明物品名称、消毒灭菌的日期，按照无菌物品有效期使用。如打开的无菌包如未被污染可保持 24 小时有效；铺好的无菌盘如未污染有效时间为 4 小时。

5. 进行无菌操作过程中不得跨越无菌区，一套无菌物品只能用于一位患者，以防交叉感染。

### 二、无菌技术操作

（一）无菌持物钳的使用方法

无菌持物钳是用来夹取和传递无菌物品的器械。临床上常用的持物钳有卵圆钳、三叉钳、长短镊子等。

1. 无菌持物钳（镊）应打开轴关节，浸泡在盛有消毒液的广口镊子罐或其他容器中，容器底部可以垫无菌纱布，消毒液面在持物钳轴关节上 2～3cm 或镊子的 1/2 处。每个容器内只能放一把无菌持物钳（镊）（图 11－3）。

2. 取放无菌持物钳（镊）时，钳（镊）尖端部应闭合。无菌持物钳（镊）不得触及液面以上的容器内壁或容器口。

3. 使用过程中应始终保持钳（镊）尖端向下，不可将钳（镊）尖端向上持钳（镊），以免消毒液反流至钳（镊）端造成污染（图 11－4）。

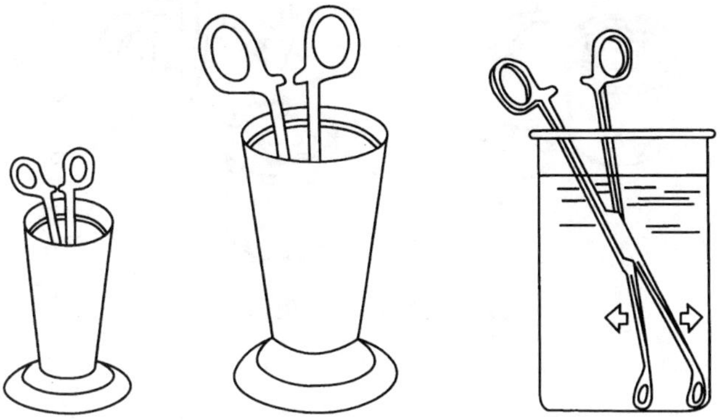

**图 11－3　无菌持物钳（镊）浸泡法**

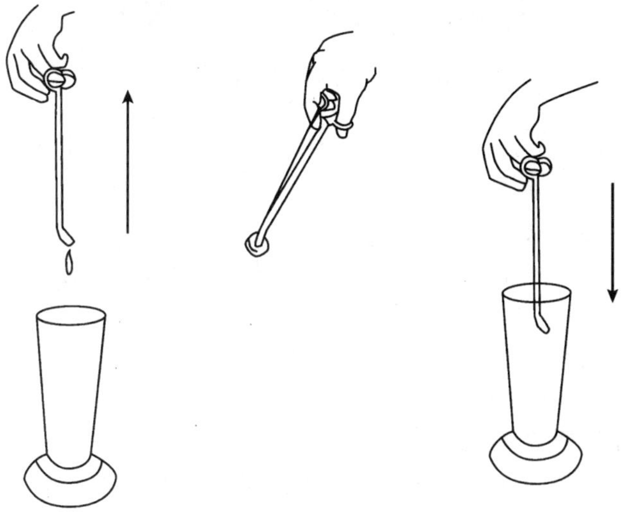

**图 11－4　取、放、使用无菌持物钳（镊）**

4. 用毕应立即将无菌持物钳（镊）放回容器内。

5. 无菌持物钳(镊) 应就地使用。需要到远处夹取无菌物品时应同时搬移无菌持物钳（镊）和浸泡容器。

6. 无菌持物钳(镊) 只能用于夹取无菌物品，不能触及非无菌物品，更不能用于换药或替代消毒钳(镊)。如有污染或可疑污染时应重新消毒。

7. 无菌持物钳(镊) 和浸泡容器应定期消毒，并更换消毒液。

（二）无菌容器的使用方法

无菌容器用于存放无菌物品，应保持其无菌。

1. 打开无菌容器时应将盖子的无菌面朝上，置于稳妥处。不可触及容器的无菌面。用毕立即将容器盖严，避免容器内的无菌物品暴露过久（图 11－5）。

2. 从无菌容器内夹取无菌物品时不得触及容器的边缘。

3. 手持无菌容器时应托住底部，手指不得触及容器的边缘和内面（图 11－6）。

4. 无菌容器应定期消毒灭菌。

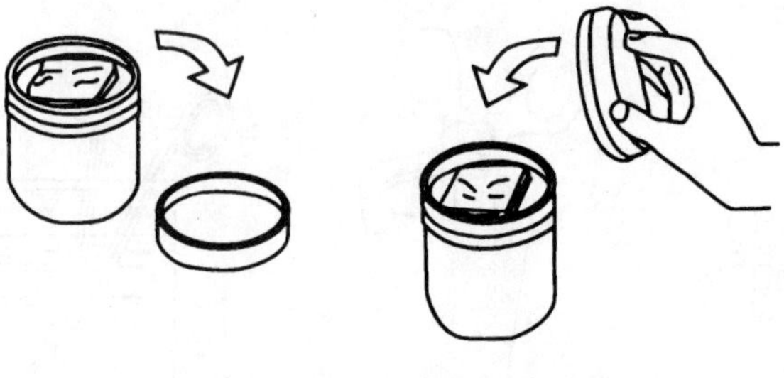

图 11-5　打开、关闭无菌容器

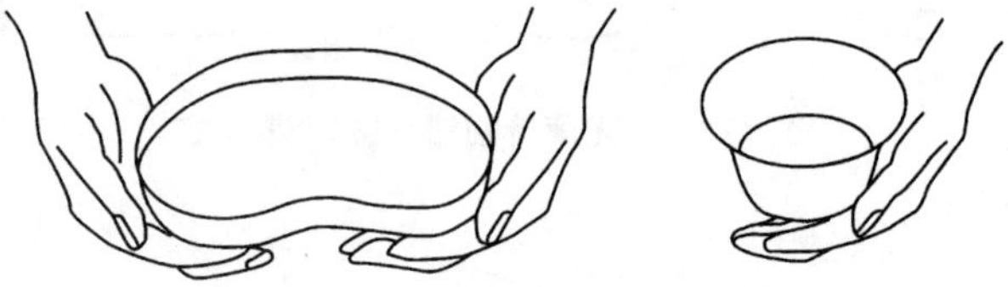

图 11-6　手持无菌容器

（三）取用无菌溶液

1. 取用无菌溶液的基本要求

（1）核对溶液的名称、浓度和有效日期。

（2）检查容器是否密封完好，溶液有无沉淀、混浊、絮状物、变色等，核对无误后用湿布清洁容器外部表面。

（3）不可将敷料直接放入无菌溶液瓶内蘸取溶液，以防污染。

（4）已倒出的液体不得再倒回瓶内。

（5）已打开过的溶液瓶如未污染，有效期为 24 小时。

2. 取用无菌溶液的方法　在临床中，一般有 2 种取用无菌溶液的方法，具体操作步骤见表 11-7。

表 11-7　取用无菌溶液的操作步骤

| 操作步骤 | 要点说明 |
|---|---|
| A. 取用密封瓶装无菌溶液法 | |
| 1. 核对：溶液的名称、浓度和有效日期； | ● 按医嘱核对，避免发生差错 |
| 2. 检查：溶液是否有无沉淀、混浊、絮状物、变色等 | ● 认真检查溶液是否有变性 |
| 3. 清洁溶液瓶：擦净瓶子外部灰尘 | |
| 4. 开铝盖：用启瓶器撬开无菌瓶铝盖 | |
| 5. 打开瓶塞：用拇指和食指或两拇指于贴标签侧将瓶塞边缘向上翻起 | ● 注意手不可触及瓶口和瓶塞内面，瓶口及瓶塞内面均为无菌区，避免造成污染 |
| 6. 倾倒溶液：标签对手心握住溶液瓶，先倒出少量液体冲净瓶口，再将所需剂量的溶液倒入无菌容器内（图 11-7） | ● 避免在倾倒溶液时，标签被溶液浸湿，发生模糊；倒液体时无菌溶液瓶口距无菌容器口的距离不可少于 5～6cm |
| 7. 消毒瓶塞：倒完液体后，应用 2%碘酊、75%酒精环绕瓶塞各消毒一周，然后按无菌原则重新盖好瓶塞（图 11-8） | ● 防止污染剩余液体；最后消毒手接触的部位<br>● 打开的溶液瓶如未污染可保存 24 小时 |

**续表**

| 操作步骤 | 要点说明 |
| --- | --- |
| B. 取用烧瓶装无菌溶液法 | |
| 1. 核对及检查后，解开系带，手持瓶口盖布外面打开烧瓶 | ● 注意不得触及盖布内面及瓶口 |
| 2. 倒液体方法与密封瓶方法相同 | |
| 3. 倒取完毕如瓶内尚有余液，应将烧瓶口用酒精灯火焰灼烧，然后按无菌原则重新包好瓶口，并打一活结，表示已经用过 | ● 运用火焰灼烧法，达到灭菌目的 |

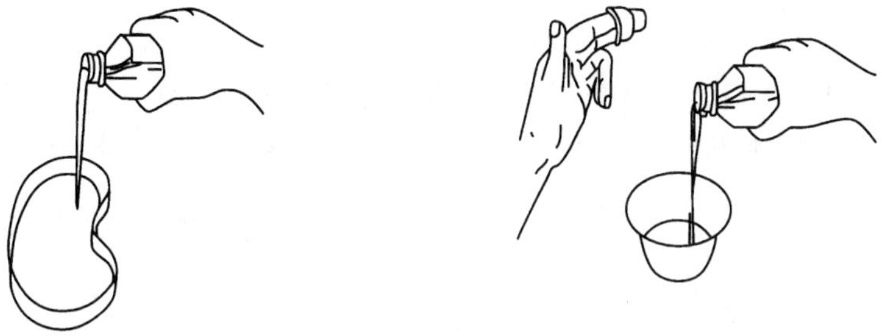

A 冲瓶口　　B 倾倒溶液

**图 11－7　倾倒无菌溶液法**

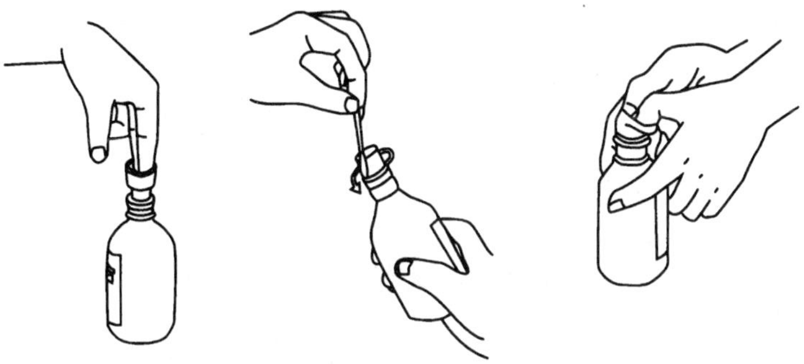

**图 11－8　倾倒无菌溶液后盖瓶塞和瓶口消毒**

（四）无菌包的使用

无菌包应选用质厚、致密、未脱脂棉布制成的双层包布。包布内面为无菌面，外面为污染面。

1. 包扎法　将物品放置于双层包布中央，先把包布的下角盖在物品上并将角尖端反折；然后盖好左右两角，同法将角尖端反折；最后将上角包好后扎紧。

2. 打开法　操作步骤　见表 11－8。

表 11-8 无菌包打开的操作步骤

| 操作步骤 | 要点说明 |
| --- | --- |
| 1. 洗手，戴口罩，按要求准备无菌包 | |
| 2. 检查：无菌包的名称、灭菌日期、包的干燥和完好程度，潮湿及有破损的包不能使用 | ● 包布潮湿或破损，已经无法保持包内物品的无菌 |
| 3. 解开系带：将无菌包放置在清洁、干燥、平坦、开阔处，解开系带卷放在包布下（或用一手托住无菌包，打开包，将系带卷起夹于手缝内） | ● 应符合无菌操作时的要求，避免由于无菌包打开后污染内侧面（无菌面） |
| 4. 打开无菌包：依次打开包的上角和左右角，最后打开下角（图 11-9） | ● 打开下角时应注意从下角反折下面打开，不得触及下角内侧面 |
| 5. 取无菌物品：用无菌钳夹取无菌物品，放在准备好的无菌区域内；如需将包内物品一次全部取出，可将包托在手上打开，另一手将包布四角外翻抓住，稳妥地将包内物品放入无菌区内 | ● 注意避免跨越无菌区域<br>● 手托包布，无菌面朝向无菌区域 |
| 6. 从新包无菌包：按无菌原则按原折痕包好，并注明第一次打开无菌包的时间 | ● 如未污染，包内无菌物品 24 小时有效 |

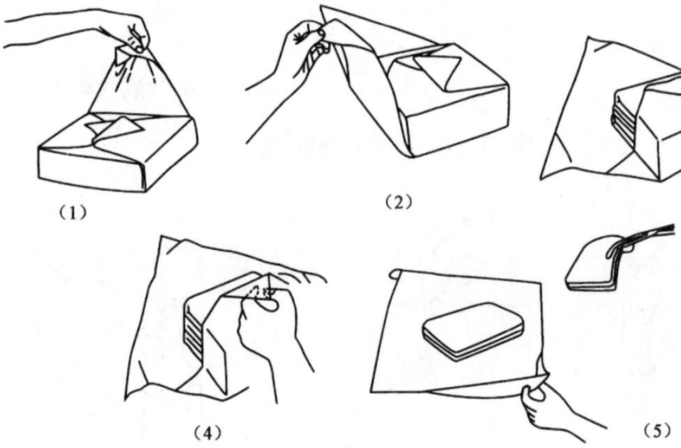

图 11-9 无菌巾包打开法

（五）铺无菌盘

在进行无菌操作前可将无菌治疗巾铺在治疗盘内，形成一个无菌区域，供短时间内存放无菌物品，以便进行无菌技术操作。

无菌治疗巾的折叠方法有横折法和纵折法。横折法是横形对折后再纵折一次成四折，然后再重复一次折成十六层长方块。纵折法是双折治疗巾两次成四折，然后横折两次，开口向外。

1. 无菌盘使用时的注意事项

（1）铺无菌盘的区域必须清洁干燥，覆盖无菌巾时注意边缘对齐。

（2）无菌巾避免潮湿。

（3）无菌面不可触及衣袖和其他非无菌物品。

（4）无菌盘不宜放置过久，有效期不超过 4 小时。

2. 铺无菌盘的方法　在临床中根据操作的需要，可以准备各种各样的无菌盘，我们选择常用的两种作简单介绍，具体步骤见表 11-9。

表 11-9 铺无菌盘的操作步骤

| 操作步骤 | 要点说明 |
| --- | --- |
| 护士洗手，戴口罩，按需要准备用物 | |
| A. 半铺半盖铺盘法 | |
| 1. 取无菌巾：用无菌持物钳（镊）从无菌包内取一块无菌治疗巾 | ● 不要跨越无菌区 |
| 2. 打开无菌巾：双手持治疗巾上层两角的外面，纵向轻轻打开 | ● 不能污染无菌巾的内面 |
| 3. 铺巾：双折铺于治疗盘上，内面为无菌区；将上层折叠成扇形，无菌面向上，露出下面的无菌面 | |
| 4. 放入无菌物品：用无菌持物钳将所需无菌物品依次放入铺好的无菌盘内 | ● 扇形折叠时，边缘向外；并尽量减少跨越无菌区 |
| 5. 盖无菌巾：将上层的无菌巾拉平盖于无菌物品上，并将无菌巾的边向上反折（图 11-10） | ● 无菌物品摆放完毕后，及时盖上上层治疗巾 |
| B. 一铺一盖铺盘法 | |
| 1. 取第一块无菌巾：用无菌持物钳从无菌包内取一块无菌治疗巾 | |
| 2. 铺无菌巾：双手持治疗巾的左右两角，横向轻轻打开，从远向近横铺于治疗盘上，无菌面向上，放置无菌物品 | ● 避免污染；由远端到近端，可避免跨越 |
| 3. 放置无菌物品：将所需的无菌物品放置到无菌盘 | ● 不要跨越，不污染 |
| 4. 盖无菌巾：取另一块无菌治疗巾，双手持治疗巾的左右两角，轻轻打开，由近端向远端，覆盖无菌面，无菌面向下，其边缘与第一块治疗巾边缘对齐，将开口向上反折，以保持无菌（图 11-11） | |

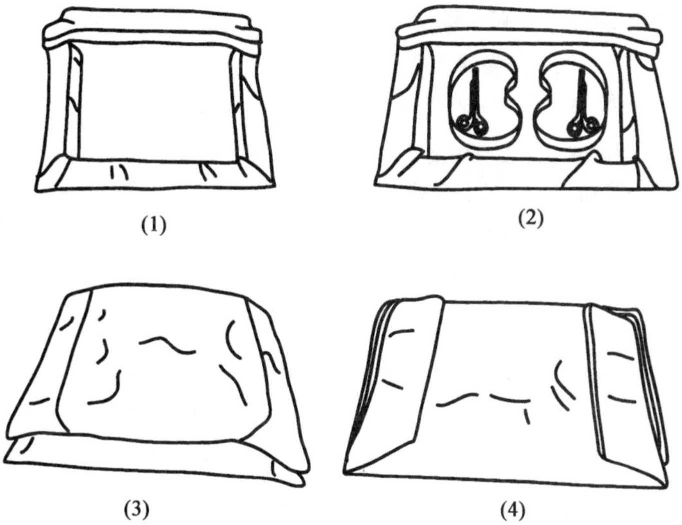

(1) (2) (3) (4)

图 11-10 半铺半盖无菌盘铺法

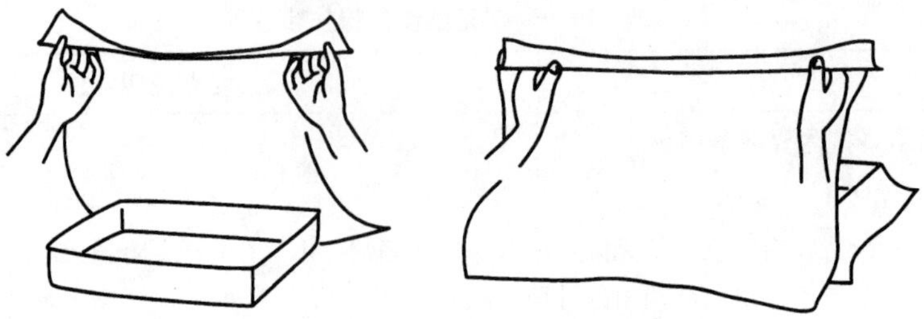

（1）　　　　　　　　（2）

**图 11－11　一铺一盖无菌盘铺法**

（六）戴、脱无菌手套法

在进行手术和某些操作时，需要医务人员保持手的无菌，因此，应按照无菌技术操作原则，戴、脱无菌手套，具体步骤　见表 11－10。

**表 11－10　戴、脱无菌手套的操作步骤**

| 操作步骤 | 要点说明 |
|---|---|
| A. 戴无菌手套法 | |
| 1. 戴手套前，修剪或清洁指甲，洗净双手并擦干，戴口罩 | ● 避免长指甲刺破手套 |
| 2. 核对：核对无菌手套袋面上所注明的手套号码和灭菌日期 | ● 如有潮湿或破损时不可使用 |
| 3. 打开手套包：按要求打开手套包的外包布，然后将手套袋摊开，检查手套位置 | |
| 4. 涂滑石粉：取出滑石粉包在低于无菌区处将粉擦于手掌和手背及指间，将剩余的滑石粉放在手套包布的一角 | ● 避免滑石粉的粉尘飞溅 |
| 5. 取、戴第一只手套：一手掀开口袋开口处，另一手捏住手套翻折部分（手套内面）取出手套，对准五指戴上 | |
| 6. 取、戴第二只手套：用未戴手套的手掀起另一只手套袋口，以已戴无菌手套的手指插入另一只手套的翻边内面（手套外面），将无菌手套取出，同法将手套戴好 | ● 在取无菌手套时，注意避免已戴好的无菌手套污染 |
| 7. 包袖口：将手套的翻转处套在工作服衣袖外边（图 11－12） | ● 避免污染 |
| B. 脱无菌手套法 | |
| 1. 脱第一只手套：一手捏住另一手的手套口外部翻转脱下 | ● 应明确手套外部为污染区域，只能用戴手套的手接触 |
| 2. 脱第二只手套：已脱下手套的手伸入另一手套内部将手套脱下 | ● 未戴手套的手只能接触手套的内面 |
| 3. 将手套的内面翻套在外，并将用过的手套放在指定的地点，以备处理（图 11－13） | ● 将污染的部分包裹在手套内部，避免暴露在外，污染其他物品 |

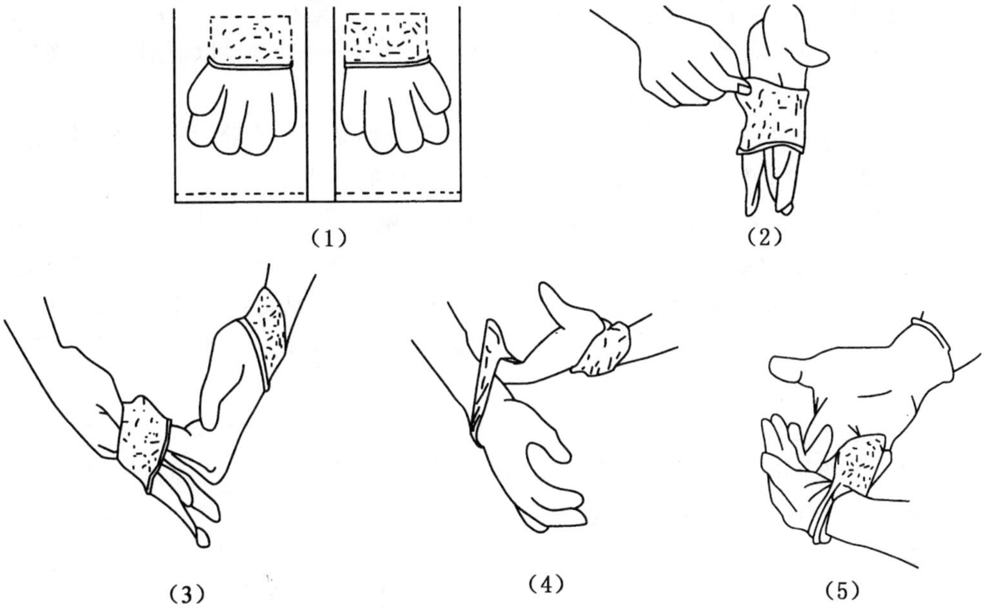


**图 11-12　戴无菌手套法**

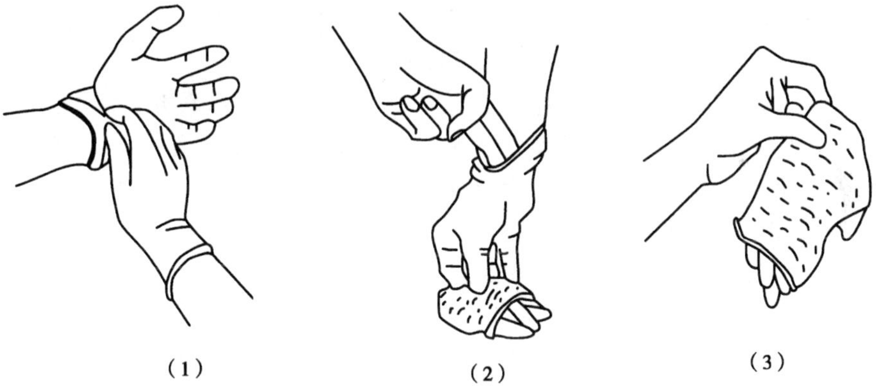


**图 11-13　脱无菌手套法**

## 第五节　传染患者的隔离和医务人员的职业防护

### 一、隔离的概念

传染病是由病原微生物侵入人体所引起的一类疾病，能在人群中引起局部或广泛的流行。在医院内需对患有传染病的患者进行科学合理的管理，即隔离（isolation），以控制传染病的流行。隔离的意义在于可降低患者及医务人员发生感染的危险性。

感染的传播必须具备三个要素：传染源、传播途径、易感人群。隔离的目的就是要切断传染源、传播途径和易感人群三个要素之间的联系，以控制传染病的蔓延。

传染源是指带有病原微生物的物体。传染源可以是急性发作期的患者、感染潜伏期的患者以及带菌但尚未发病者。传染源还可以是人自身的细菌（自体感染）。其他传染源还包括被污染的非生命的物体，如医疗器械、被服等。

隔离是将传染源在传染期间安置在指定的地方与一般人分开管理，以便消毒污染物，缩小污染范围，减少传染病传播机会的方法。

传播途径是通过媒介（水、食物、空气、昆虫、手或物品）的接触，病原微生物经过胃肠道、尿道、呼吸道，以及黏膜、皮肤破损处等侵入人体的方法。

易感人群是指易受某种传染病感染的人群。医院环境中易感人群包括：① 老年人和婴幼儿，因为老年人免疫系统功能衰退，婴幼儿免疫系统不成熟；② 免疫系统的功能不正常，如白血病、烧伤、糖尿病、器官移植术后等患者；③ 重病患者或受到严重外伤者，以及有侵入性的治疗器械进入或存留在体内者，如气管插管、静脉插管、留置导尿的患者等；④ 面临较大压力者。

易感人群发生感染的危险性还受下列几种因素的影响：① 致病微生物的量及其致病力；② 个人与微生物接触的时间；③ 个体与传染源接触的亲密程度。当个体的抵抗力降低，所接触的微生物的量及致病力增加，而且微生物与宿主之间接触的时间长或密切接触时，感染的危险性最大。

## 二、隔离病区的管理

（一）明确划分污染区、半污染区与清洁区

污染区：指被病源微生物直接或间接接触的区域。如患者的病室、厕所、浴室、走廊、污物间等。污染区的物品未经消毒处理，不可离开污染区。

半污染区：指有可能被病原微生物污染的区域。如治疗室、医护办公室等。

清洁区：指凡未被病原微生物污染的区域。如病区内的配膳室、库房、工作人员休息室，病区以外的地区，如食堂、药房、营养室等。

（二）明确划分隔离单位

1. 以患者为单位划分，每一患者有独立的环境与用具，与其他患者进行隔离。

2. 以病种为单位划分，同种传染病的患者，可住在同一病室，但应与其他病种的传染患者隔离开。凡未确诊、发生混合感染或危重的患者有强烈传染性时，应住单间隔离室。

## 三、隔离原则与隔离种类

（一）隔离原则

1. 普通病室中应有卫生设备（洗手池及厕所）供患者专用。病室门口和病床要悬挂隔离标志。门口备有泡手的消毒液及洒有消毒液的擦鞋垫和放隔离衣的衣柜。

2. 进入隔离区按规定戴工作帽、口罩及穿隔离衣。穿隔离衣前，备齐所用物品，不易消毒的物品应放入不透水的厚塑料袋内避污，穿隔离衣后，只能在规定范围内活动。

3. 隔离单位中备有不透水材料制成的袋子，以盛放待消毒或焚烧的物品。袋子上应有醒目标记。

4. 病室内污染物品必须先经过消毒后再进行清洁处理。任何物品均不可直接接触地面，已经在地上的物品视为污染，须经过消毒后方可再使用。患者接触过的用物，须经严格消毒后方可递交。在隔离单位内使用血压计和听诊器等物品时要尽量避免被污染，血压计袖带被污染可以用含有效氯 250～500mg/L 的消毒液浸泡。听诊器可用 75％酒精擦拭。隔离患者应有专用体温计，浸泡于 75％酒精或 1000mg/L 过氧乙酸溶液中；患者用过的餐具器皿及便器均需用含氯消毒液浸泡；患者的书籍、玩具等易被污染，污染后须经消毒或予以焚毁；应保证患者的病历不被污染。隔离患者吃剩的饭菜、排泄物、分泌物需充分消毒后方可弃去。

5. 收集到的标本需放于有盖的容器内以防漏出并做好标记，所有检验标本应灭菌后再丢弃。

6. 如果运送患者离开隔离病室，须与接收单位事先联系，以便采取相应措施。

7. 病室内须每日用紫外线进行空气消毒一次，或用消毒液喷洒消毒。每日晨起后用消毒液擦拭或用臭氧消毒器消毒病床及床旁桌椅。

8. 患者的传染性分泌物经培养三次，结果为阴性或确定已渡过隔离期，经医生开出医嘱可解除隔离。解除隔离后患者经过沐浴更衣方可离开。

9. 终末消毒　包括患者出院或死亡后的病室环境消毒。终末消毒需分类进行。布类用物包好后注明“隔离”标记，再送洗衣房消毒、清洗；茶壶、脸盆、痰盂煮沸消毒；被褥、枕心可暴晒6小时或晾在室外24小时；用通风或紫外线照射进行空气消毒；必要时以福尔马林熏蒸消毒，熏后通风；床及桌椅用消毒液擦拭。

10. 尸体料理　隔离患者死亡后，应用消毒液浸湿的棉花塞住人体各孔道，尸体应用消毒液浸湿的尸单包裹。尸体应放入注明“传染”标记的不透水的袋子内，并火葬。

（二）隔离的种类

传染病除严格执行以上隔离制度外，还应在隔离期间按其病原体排出和传播的途径，采取不同的隔离措施。

1. 严密隔离（strict isolation）　适用于经飞沫、分泌物与排泄物直接或间接传染的烈性传染病或传播途径不明的传染病，如白喉、鼠疫、霍乱、SARS等。

（1）严密隔离的患者应住单间（同种患者可合住一室），患者不得离开病室，应禁止探视，病室通向走廊的门窗应关闭以防飞沫向外播散传染他人。

（2）病室的用具应尽可能简单，并使用耐消毒的用品。

（3）接触此类患者，必须戴好口罩和帽子，穿隔离衣和隔离鞋，必要时戴手套。

（4）患者的分泌物、呕吐物、排泄物及一切用过的物品均应严格消毒。物品一经进入病室即视为污染，均应严格消毒。

（5）病室应每日消毒一次，可采用紫外线照射或用0.1%～0.2%过氧乙酸溶液或0.2%的漂白粉澄清液作喷雾消毒。门外放垫子，每日用1%的过氧乙酸或5%的来苏洒湿2次。

对实行严密隔离的患者要注意对其进行情感上的支持，以防患者产生恐惧及孤独感。并向患者及其家人解释限制或禁止探视的原因，以取得他们的信任与合作。特殊情况下，患者家属需探视时，应对其进行严格保护并做好相应解释工作。

2. 呼吸道隔离（respiratory isolation）　适用于经呼吸道传播的疾病，如腮腺炎、肺炎、肺结核、百日咳、麻疹、流行性脑脊髓膜炎等。

（1）患同种疾病的病员可安置在同一病室，但相互间不得共用物品或借阅书籍等。如有可能，应使此种患者远离其他病区。同居一室的患者床位间距1米以上。病室通向走廊的门窗须关闭，出入应随手关门。

（2）接触患者时要戴口罩，口罩须干燥，潮湿时应立即更换，且口罩的内面为清洁面，外面为污染面。

（3）患者口鼻及呼吸道分泌物需用等量的20%漂白粉溶液或生石灰混合搅拌后静置2

小时后方可倒掉，也可将痰液煮沸30分钟或焚烧。

(4) 与患者口、鼻或呼吸道分泌物接触过的用物，如痰盂、饮食用具等用后必须消毒。

(5) 患者外出进行会诊或治疗时要戴口罩。

3. 消化道隔离（enteric precaution） 适用于由患者的粪便传染的疾病，如：伤寒、细菌性痢疾、甲型病毒性肝炎等。

(1) 不同病种最好能分室居住，如条件有限时，也可同室而居，但需做好床边隔离；患者的活动范围限床边周围，不互相接触或互用物品等以防交叉感染。

(2) 每一患者应有专用餐具及便器，用后消毒。

餐具消毒：① 煮沸15～20分钟；② 清洗去污；③ 1000mg/L有效氯溶液浸泡30分钟。

便器消毒：① 1000mg/L有效氯溶液浸泡30分钟；② 清洗去污；③ 500mg/L有效氯溶液浸泡30分钟。

(3) 接触患者前，须按病种分别穿隔离衣，并在接触每个患者后进行手消毒。

(4) 室内或隔离单位内的墙、窗台、暖气、地面以及患者的一切用物包括床、桌、椅等都是视为污染的。病室应有防蝇设备，保持无蝇、无蟑螂。

4. 接触隔离（contact isolation） 适用于病原微生物经体表或患处排出（如伤口分泌物，皮肤脱屑等），通过直接或间接地接触皮肤或黏膜破损处而引起的传染病如狂犬病、破伤风、气性坏疽、炭疽及铜绿甲单胞菌感染等。

(1) 患者应住单间或不同种患者分室收住；

(2) 密切接触患者时，需穿隔离衣，换药时要先换干净伤口，再换污染伤口。换药后刷手2分钟，冲净后再在消毒液中泡手2分钟。工作人员的手或皮肤有破损时应避免接触患者或进行伤口换药，必要时应戴手套等进行保护。

(3) 接触伤口的一切用具均应包好后，进行高压蒸气灭菌。铜绿甲单胞菌、炭疽等均为带芽孢的杆菌，此类杆菌其芽孢不易被杀灭，故污染的敷料应予焚烧，不可回收。

(4) 凡病员接触过的一切污染品如被单、衣物等，应严格灭菌后才可做清洁处理。

5. 昆虫隔离 适用于由昆虫传播的疾病如乙型脑炎、疟疾、流行性出血热、斑疹伤寒、回归热等。

(1) 病室应设有防蚊设备，如纱门、纱窗、蚊帐等。室内每日喷洒灭蚊药物。主要用于乙型脑炎、疟疾患者的隔离。

(2) 斑疹伤寒的患者在入院时要灭虱，流行性出血热的患者入院需沐浴更衣，并将其衣服煮沸或高压消毒灭螨。

6. 血液、体液隔离（blood/body fluid precaution） 适用于由血液、体液（分泌物、引流物）传播的疾病如乙型肝炎、丙型肝炎、艾滋病、疟疾等。

(1) 此类患者用过的针头、注射器及各类导管等应先在病房内进行消毒，然后到供应室交换。

(2) 送检标本应有醒目标志，以引起重视。

7. 保护性隔离 适用于抵抗力低或易感染的患者，如早产婴儿、大面积烧伤患者、白血病患者及脏器移植患者等。

(1) 室内空气消毒：普通保护性隔离的患者应住单间病室，室内可采用循环风紫外线空气消毒器和静电吸附式空气消毒器进行室内空气消毒。严格保护性隔离患者可住层流洁净室。

（2）室内地面及用物表面消毒：如果地面没有明显污染，每日可用清水擦地1～2次；如果地面有明显污染，通常选用含有效氯500mg/L的消毒液或0.2%过氧乙酸溶液拖地或喷洒地面。房间内用物表面可以用含有效氯200～500mg/L的消毒液、0.2%过氧乙酸溶液或含有效碘250～500mg/L的碘伏擦拭。

（3）接触此类患者前，医护人员须先清洗双手，戴口罩，帽子，穿隔离衣（外面接触病员为清洁面，内面为污染面）。患呼吸道疾病或咽部带菌者应避免接触患者。

8. 其他隔离种类　隔离种类除了按以上方法进行分类外，还有按疾病进行分类。另外目前临床还实行体内物质隔离系统、普遍预防和标准预防等新概念。

（1）以疾病为特点的隔离系统：按疾病施行的隔离，采用的隔离措施是根据每种疾病的需要单独考虑的，即“依病选择”其隔离措施。如患者是否采用单人房间，护士是否需要戴口罩、穿隔离衣、戴手套等都可以根据患者具体情况来选择。一般患有同样性质感染的患者可安置在同一病房。

（2）体内物质隔离系统（body substance isolation，BSI）　主要是对血液和体液实施全面屏障隔离，包括血液、精液、阴道分泌物、脑脊液、心包液、腹膜液、胸膜液、滑膜液和羊水，但不包括汗液、泪液、唾液、粪便、鼻分泌物、尿液、痰和呕吐物等。这种方法主要是针对患者的体内物质所采取的一系列隔离和保护措施。

（3）普遍预防：普遍预防（general prevention）　措施旨在预防在医疗机构内非肠道、黏液和不完整皮肤暴露于经血传播的病原体，也是较为常用的一种隔离观念，其中还建议HBV免疫接种作为暴露于血液者普遍预防措施的一种重要辅助手段。新来医院的医务人员、必须检测肝功及乙肝五项，化验结果为阴性者应接种乙肝疫苗。

（4）标准预防：由于普遍预防和体内物质隔离法不能预防空气和飞沫传播性疾病，而且普遍预防又不能防止非血液性传播疾病，因而，进一步提出标准预防（standard prevention）的概念。标准预防是指提供医疗服务时假定所有患者都可能具有传染性的一种观念。标准预防包括以下三个方面：① 认定患者的血液、体液、分泌物、排泄物均具有传染性，需要进行隔离；② 强调双向防护，即防止疾病从患者传至医护人员，也防止疾病从医护人员传至患者和从患者传至医护人员再传至患者；③ 根据各种疾病的传播途径建立隔离措施，其隔离系统包括接触隔离、空气隔离和飞沫隔离。

标准预防的措施主要包括：① 洗手：具体洗手方法和洗手时机见本章相关内容；② 戴手套：接触患者的血液、体液、分泌物、排泄物及其污染物时，接触患者黏膜和非完整皮肤前均应戴手套；对同一患者既接触清洁部位，又接触污染部位时应更换手套；③ 戴口罩/护目镜/面罩/穿防护衣：上述物质有可能发生喷溅时，应戴眼罩、口罩、护目镜、面罩、穿防护衣；④ 恰当处理污物；⑤ 严格执行消毒灭菌制度和各项操作规程；⑥ 及时处理污染的床单；⑦ 小心处理锐利器械和针头：用过的针头不应套回针帽、折弯、损坏或与注射器分离，应该将使用过的针头、注射器、刀片丢弃在专用的锐器收集盒内；⑧ 污染的环境或对环境有污染的患者应隔离；⑨ 各种仪器和装置放于适当位置。

## 四、隔离技术

隔离技术是按照各种传染病的不同消毒要求和隔离原则制定的护理措施，以达到控制传染源，切断传播途径和保护易感人群的目的。

1. 手消毒

(1) 洗手：洗手是切断传播途径、预防感染的最重要、最简单的方法。具体方法可参见本章的相关内容。

(2) 泡手：一般常用5000mg/L洗必泰、乙醇（70%）溶液、5000mg/L葡萄糖酸盐洗必泰水溶液、碘伏或75%酒精浸泡双手，一般泡手时间为1～2分钟。

(3) 刷手：刷手是利用机械性方法刷去除手上的污垢及微生物。一般刷手应用蘸肥皂液或消毒液（如碘伏）的刷子从指尖刷到手腕，不可遗漏任何地方，每只手刷1分钟，最后用流动水冲洗。

2. 口罩、帽子的使用　口罩必须同时遮盖住口和鼻，要与面部贴和。这样可阻挡滴粒及其他物质溅到遮盖部位，而且吸入的空气首先通过口罩，可以防止吸入气溶胶。医务人员在近距离（1米之内）接触患者时必须戴口罩。口罩应遮住口鼻部，并且应保持清洁、干燥，潮湿后应立即更换，一般4小时更换一次。戴口罩时要将口罩的边缘与面部紧密贴和，将口罩调整到舒适的位置。如果口罩上有小铁条，应将小铁条朝外放置于鼻梁，并压向鼻梁。口罩的种类和规格较多，目前临床常用的棉纱口罩，应选择戴厚度在12层以上的；一次性口罩主要有以下几种：① N95口罩符合美国国家职业安全及健康协会标准（NIOSH）认可，N95指的是能将95%或以上的0.3微米以下悬浮粒子予以隔离，而且密合性好，可密合罩住口、鼻，能达到过滤细菌的效果（图11－14）；② 外科手术口罩：用三层“无纺布（non-woven）”制造，适合在手术室的环境中使用，可阻隔直径约4微米以上的微粒；③ 活性炭医用口罩：其隔菌功能在98%左右；④ 防尘口罩：主要防尘，防菌功能一般。⑤ 普通纸口罩：能阻挡较大微粒，但直径小于5微米的病毒，可轻易通过，隔菌效果有限。

医务人员所选戴的帽子应完全遮盖住头发，并且应勤洗换，保持清洁（图11－15）。

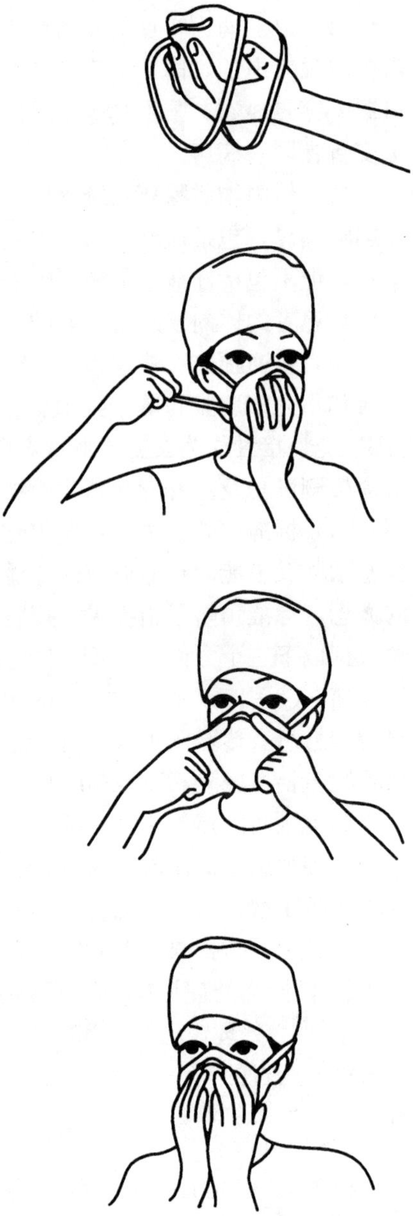

**图11－14　戴N95口罩的方法**

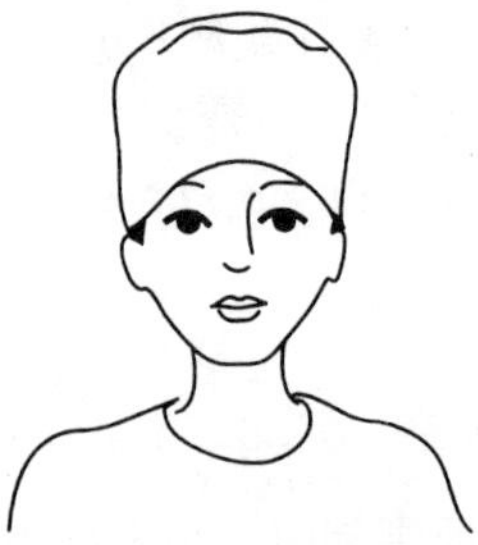

**图11－15　戴医用帽**

3. 护目镜和面罩的使用　护目镜与面部紧贴可以避免患者的体液、血液等传染性物质溅到医护人员眼睛内。护目镜每次使用后均应进行清洗消毒。常见的有防冲击、防雾、耐磨、防静电、防化学物质的护目镜，有防紫外线眼镜，防红外线眼镜等（图 11-16）。

面罩的外形类似电焊工用的面罩，但通常是透明的，可对整个面部起保护作用，可防止滴粒溅到面部（图 11-17）。

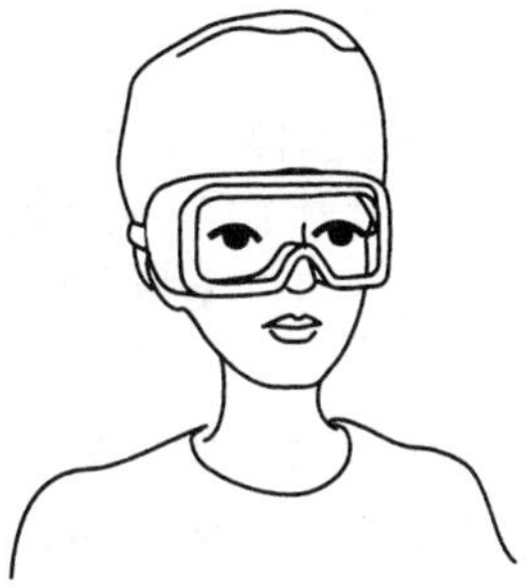

**图 11-16　戴护目镜**

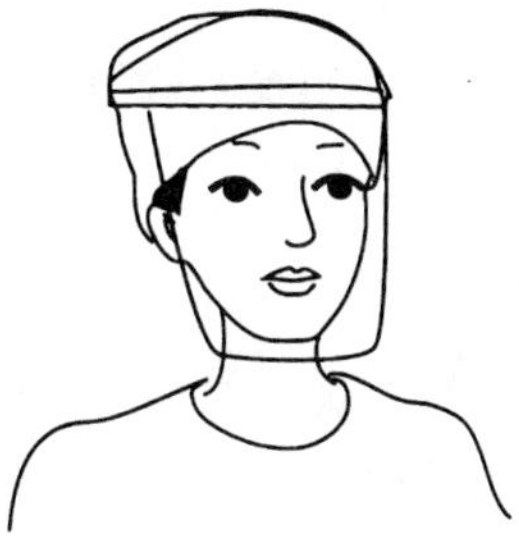

**图 11-17　面罩**

4. 隔离衣　隔离衣系防护衣的一种，在患者隔离情况下，用以保护医护人员和患者免于遭受微生物和体液的传染。穿、脱隔离衣的方法见表 11-11。

**表 11-11　穿、脱隔离衣的步骤**

| 步骤 | 要点说明 |
|---|---|
| A. 穿隔离衣的方法（图 11-18） | |
| 1. 先戴好帽子、口罩、取下手表，袖子卷过前臂中部（或过肘） | ● 避免工作服的袖子暴露在隔离衣的外面 |
| 2. 手持衣领处，将隔离衣的清洁面向自己，将衣领的两端向外反折对齐肩缝，露出袖子内口 | ● 明确隔离衣的清洁面和污染面 |
| 3. 右手持衣领，左手伸入袖内，右手将衣领向上拉，使左手露出来 | |
| 4. 换左手持衣领，右手伸入袖内，举手将袖抖下 | ● 勿触及面部 |
| 5. 两手持衣领，由领子中央顺着边缘向后将领子扣好，再扣好袖扣（此时手已被污染） | ● 避免污染衣领，保持衣领清洁 |
| 6. 将隔离衣的一边（约在腰下 5cm 处）渐向前拉，距离边缘 2～3cm 处纵向捏起，同法捏起另一侧的边缘（注意手勿触及隔离衣的内面）。双手在背后将边缘对齐，向一侧折叠用手按住，另一手将腰带拉至背后压住折叠处，将腰带在背后交叉，回到前面打一活结，注意勿使折叠处松散，穿好隔离衣，即可进入隔离病房内进行护理工作 | ● 注意边缘对齐，并系紧腰带，避免松散 |
| B. 脱隔离衣的方法（图 11-19） | |
| 1. 解开腰带，在前面打一活结 | |
| 2. 解开两袖口，在肘部将袖子顺折于上臂（如有袖带应塞入折内），使双手及部分前臂露出，以便刷洗消毒 | ● 避免污染清洁面 |

续表

| 步骤 | 要点说明 |
| --- | --- |
| 3. 用消毒后的双手解开领扣，右手伸入左侧衣袖内拉下袖子过手，用遮盖着的左手握住右手隔离衣袖的外面将袖拉下，两手在袖内松开腰带活结。用双手轮换握住袖子，使双手逐渐从袖管中退出，先用右手握住两肩缝撤出左手，随即用左手握住领子的外面，再脱出右手 | ● 不能污染衣领和消毒后的手 |
| 4. 两手握住领子，将隔离衣两边对齐挂在衣钩上 | ● 注意隔离衣放置的位置，如挂在半污染区，清洁面向外；挂在污染区，清洁面向内 |

目前临床上提倡使用一次性隔离衣。隔离衣的大小应能遮盖住全部的衣服和外露的皮肤。穿隔离衣前应先备好工作中一切用物，避免穿着隔离衣到清洁区取物。穿隔离衣后只限在规定区域内进行活动，不可进入清洁区。使用后，一次性隔离衣应清洁面向外，卷好投入指定的污衣袋中；如为反复使用的隔离衣，处理原则为先灭菌、后清洗。

5. 避污纸的使用

使用清洁干燥的避污纸是为了在做简单的隔离操作时，避免污染清洁的手或清洁的物品，以减少消毒步骤。使用避污纸要从上面抓取，不可掀页撕取，避污纸用后弃至医用垃圾袋内，定时焚烧。

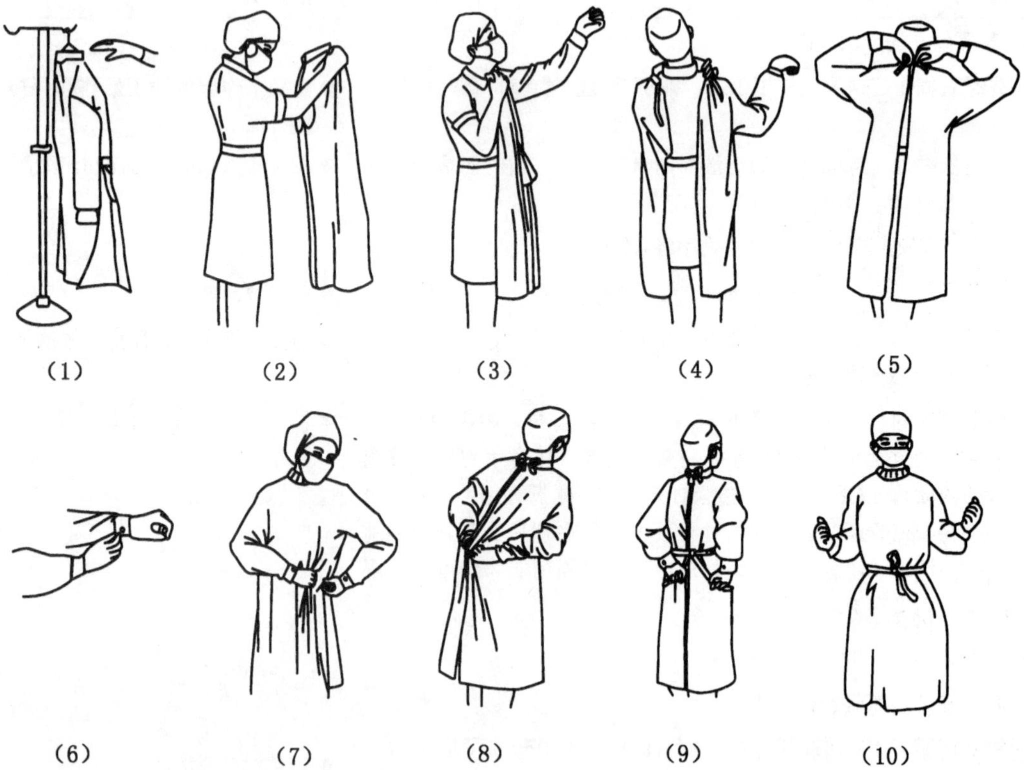


**图 11-18　穿隔离衣的方法**

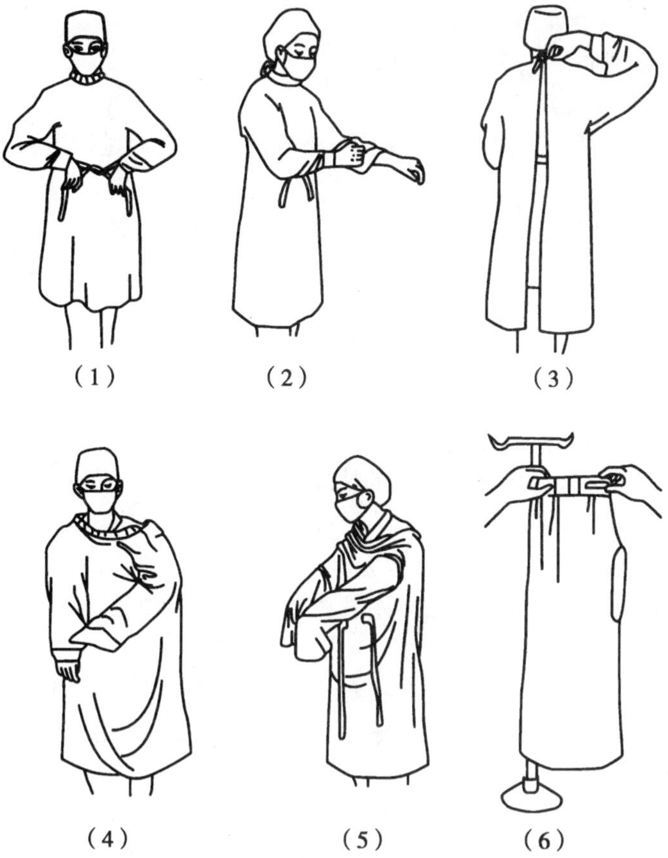

图 11－19　脱隔离衣的方法

## 五、医务人员的职业防护

目前，在医务人员的职业防护中采用标准预防的概念和措施。医务人员在工作中要接触大量患者，在患者确诊前并不能确定患者是否具有传染性疾病，因此医务人员在工作中要采取适当的隔离措施，以维护自身的健康，避免医院内感染。

（一）医务人员的防护要求

1. 基本防护

防护对象：医院内从事诊疗工作的所有人员。

着装要求：工作服、工作帽、医用口罩、工作鞋。

2. 加强防护

防护对象：操作中有可能接触体液或可疑污染物的医务人员；传染病流行期间的门诊接待人员；传染病区的工作人员；转运疑似或临床诊断传染病的医务人员。

着装要求：在基本防护的基础上，按危险程度使用以下防护用品。进入传染病区时要戴外科口罩、穿隔离衣、套鞋套；进行有体液或其他污染物可能喷溅的操作时根据情况选择护目镜或面罩；操作人员皮肤破损或接触体液或破损的皮肤黏膜的操作时，要戴手套。

3. 严密防护

防护对象：进行有创操作的医务人员，如为 SARS 患者进行气管插管、经气管插管吸痰的医务人员。

防护要求：在加强防护的基础上，使用面罩。

（二）医务人员职业暴露后紧急处理

医务人员因针刺、割伤、咬伤或血液/体液溅到黏膜或者通过破损的皮肤而暴露于血液、体液后，应：

1. 用肥皂液和流动水清洗污染的皮肤，用生理盐水冲洗黏膜。

2. 如有伤口，应在伤口旁端轻轻挤压（禁止进行伤口的局部挤压，尽可能挤出损伤处的血液，再用肥皂液和流动水进行冲洗）。

3. 受伤部位的伤口冲洗后，应使用恰当消毒液，如：75％乙醇或者0.5％碘伏进行消毒，并包扎伤口；被暴露的黏膜，应当反复用生理盐水冲洗干净。

4. 立即向上级报告，并寻求进一步的治疗。

5. 在取得血液/体液来源患者的同意的情况下，应立即对患者进行艾滋病、乙肝5项和丙肝抗体的检测。

（1）如患者为乙肝表面抗原阳性，应立即再采取以下抗感染措施：① 24小时内注射乙肝高效免疫球蛋白1支，3～4周后加强注射一支；② 未接种过乙肝疫苗者，6小时内接种乙肝疫苗。

（2）如患者为HIV阳性，应立即再实施以下局部处理措施：① 根据暴露级别和暴露源病毒载量水平，对发生艾滋病病毒职业暴露的医务人员实施预防性用药方案。预防性用药方案分为基本用药程序和强化用药程序。基本用药程序为两种逆转录酶制剂，使用常规治疗剂量，连续使用28天。强化用药程序是在基本用药程序的基础上，同时增加一种蛋白酶抑制剂，使用常规治疗剂量，连续使用28天；② 预防性用药应在发生艾滋病病毒职业暴露后尽早开始，最好在4小时内实施，最迟不得超过24小时；即使超过24小时，也应实施预防性用药；③ 医务人员发生艾滋病病毒职业暴露后，医疗卫生机构应给予随访和咨询：在暴露后第4周、第8周、第12周及6个月时检测艾滋病病毒抗体，监控和处理所用药物的毒性，观察和记录艾滋病病毒感染的早期症状等。

（尚少梅　张　岩）

# 第十二章　人体力学在护理实践中的应用

**学习目标**

完成本章学习后，学生应能：

1. 举例说明力学原理在护理实践中的应用。
2. 描述临床常用各种体位的适用范围和操作方法。
3. 按规程正确的协助患者床上移动和搬运。

## 第一节　人体力学概述

人体力学是将物力学中的力学原理应用于人体活动中，研究人在日常生活及工作时，如何有效地维持和掌握身体平衡，保持正确姿势，预防和纠正不正确身体姿势的科学。在繁忙的护理工作中，正确运用力学原理，有利于保护患者的安全，增进患者的舒适，防止坠床、跌倒等意外的发生；同时，还有助于护士提高工作效率，减轻身体疲劳，避免因不正确的姿势引起腰肌劳损等职业病的发生。

### 一、杠杆作用与护理

（一）杠杆作用

杠杆作用是指在外力作用下使杠杆绕支点（Δ）转动，其中动力（$F_1$）使杠杆转动，阻力（$F_2$）则阻碍杠杆转动。从支点至动力作用线的垂直距离被称为动力臂（$L_1$）；从支点至阻力作用线的垂直距离即为阻力臂（$L_2$）（图 12-1）。当 $F_1 \times L_1 = F_2 \times L_2$ 时，杠杆处于平衡状态；当 $F_1 \times L_1 > F_2 \times L_2$ 时，杠杆可以顺着动力的方向转动。人体活动即是在神经的调节下由骨、关节和骨骼肌共同完成的。骨骼起杠杆作用，关节是运动的枢纽，骨骼肌是动力的来源。肌肉收缩所产生的动力使骨骼以关节为轴旋转而引起转动。

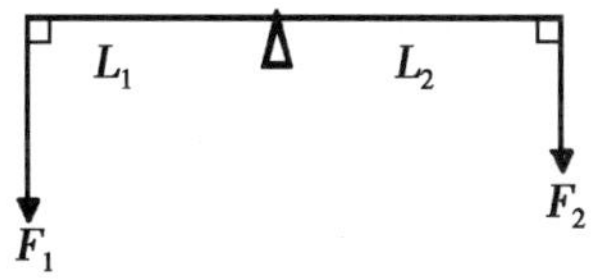


**图 12-1　杠杆**

根据支点与动力点、阻力点的关系，杠杆作用分为：

1. 平衡杠杆　支点位于动力点与阻力点之间的杠杆。例如，当人们进行仰头、低头的动作时，寰椎是支点（Δ），支点后肌群的作用力（$F_1$）使头后仰，支点前肌群的作用力（$F_2$）和头部重力（$G$）使头前俯，当 $F_1 \times L_1 = F_2 \times L_2 + G \times L_G$，则头部处于平衡状态（图 12-2）。

2. 省力杠杆　阻力点在支点与动力点之间。这类杠杆的动力臂比阻力臂长，因此可以用较小的动力使杠杆转动。例如，当人们用脚尖站立时，脚尖是支点（Δ），脚跟后肌肉的作用力是动力（$F_1$），人体的重力为阻力（$F_2$），其中阻力的作用点落在支点与力点之间（图 12－3）。由于 $L_1 > L_2$，所以用较小的力（$F_1$）即可对抗较大的重力，使人站起。

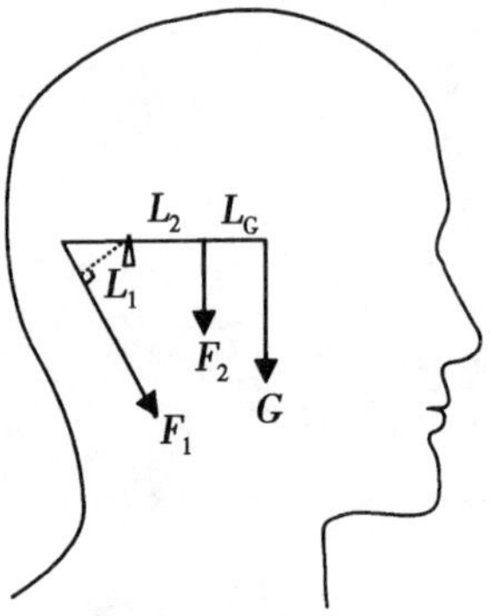


**图 12－2　平衡杠杆**

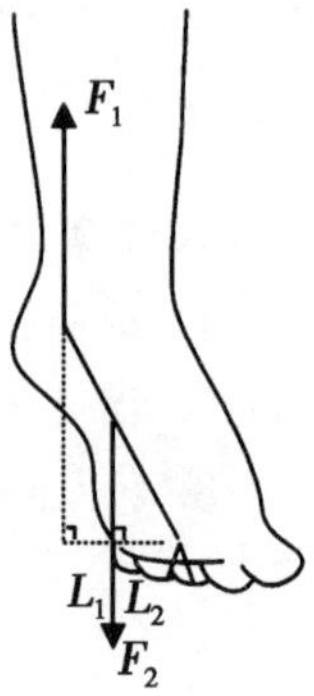


**图 12－3　省力杠杆**

3. 速度杠杆　动力点位于阻力点与支点之间。这类杠杆的阻力臂长于动力臂，所以比较费力。例如，人们在屈曲前臂时，肘关节是支点（Δ），前臂肌肉的作用力是动力（$F_1$），前臂的重力为阻力（$F_2$），动力点在支点与阻力点之间（图 12－4）。由于 $L_1 < L_2$，因此需用较大的力才可以使前臂屈曲。

（二）杠杆作用在护理中的应用

恰当地运用杠杆作用，护士可以用较小的力量来完成相同的工作。

1. 在床上抬起患者的时候，护士可将手及前臂置于患者的身体下，以肘关节为支点，手臂的肌肉收缩，带动肘关节屈曲，抬起患者，即是借助杠杆作用。

2. 护士在端治疗盘的时候，上臂自然下垂，贴于身体的两侧，前臂屈曲与上臂的夹角小于 90°（图 12－5），五指分开拖住治疗盘，这样的姿势最为节力。因为，上臂下垂其重力臂等于零，重量垂直传至双脚；前臂屈曲靠近身体，重力臂减少，相应的手臂用力减小。

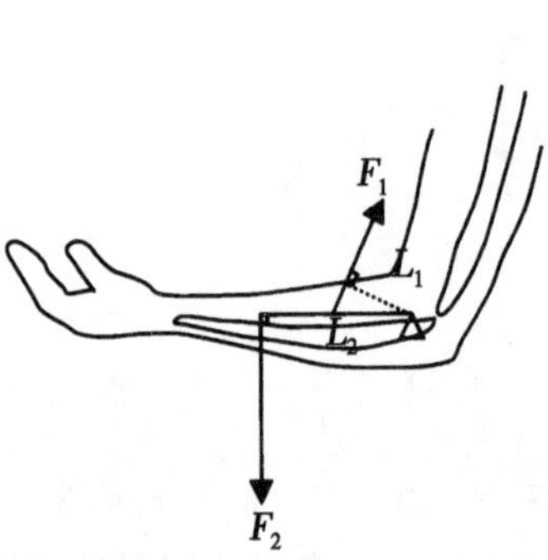


**图 12－4　速度杠杆**

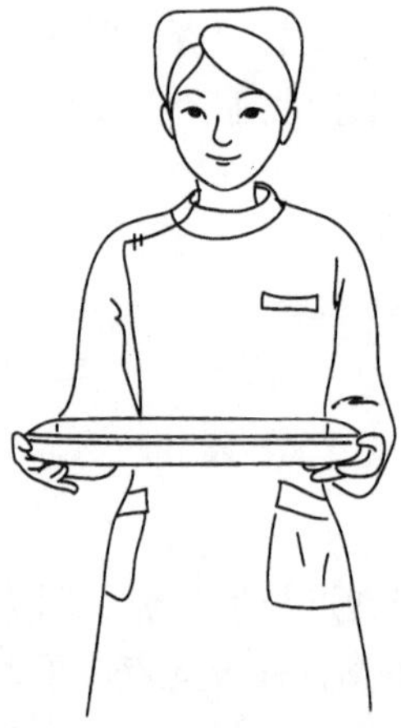

**图 12－5　正确的端治疗盘姿势**

3. 叩诊的时候，用手腕带动手指的运动比以肘关节带动整个前臂的运动，省力且效果好。因为以肘关节为支点叩诊时，阻力臂长，需要克服的阻力大。

4. 护士也可借助身体外的杠杆作用，如用开瓶器打开瓶盖。

## 二、平衡和稳定原理与护理

### （一）平衡与稳定

根据力学原理，物体的平衡和稳定与重力的大小、重心的位置、重力线及支撑面的大小直接相关。其中重力指的是地球作用于物体的万有引力。重心是指重力的中心。重力线即重力的作用线，是一条假想的通过重心的垂线。支撑面是指支撑物体与被支撑物体间的接触面。一般而言，人体的稳定性与支撑面大小成正比，支撑面越大，稳定性越大。同时，人体的稳定性与重心高低有关，重心越低，稳定性越大。另外，人体的稳定性还与重力线和支撑面的关系有关，重力线在支撑面内，有助于维持身体的平衡与稳定，重力线偏离支撑面越远，身体的稳定性越差。

### （二）平衡与稳定原理在护理中的应用

人体肌肉的紧张度与身体平衡的稳定性密切相关。当人体处于一种不平衡的状态时，身体各部分的肌肉就会收缩用力以维持身体平衡。因此，人体的稳定性越大，肌肉的紧张度越小；稳定性越小，肌肉就要付出更多的力用以维持身体平衡。同时，由于大肌肉群产生的力量较大，在保持身体的平衡与稳定时不容易发生损伤。因此，在护理操作中，护士应注意保持正确的身体姿势和尽量使用身体大肌肉群的力量，以减轻身体各部分肌肉的紧张度，减少疲劳感，防止肌肉劳损。

1. 维持较大的支撑面　如护士在站立、行走、下蹲、站起等时候应维持较大的支撑面。一般护士应两脚前后或左右分开，使两脚间保持 10～15cm 的距离。在协助患者取侧卧位时，使患者身体背部与床面呈 30°角，背后垫枕头，上腿弯曲在前，下腿屈曲在后，可扩大支撑面，利于保持身体的平衡。

2. 维持较低的重心　当人们站立时，重心位于第二骶椎前方 7cm 处。随着身体姿势的改变，人体重心的位置会发生变化。在临床工作中，护士应尽量保持较低的重心，以增加稳定性。如铺床的时候，护士应两脚前后或左右分开（增加支撑面），屈髋屈膝，使重心位置下降，以增加稳定性（图 12－6）。而当患者侧卧的时候，由于重心较平卧时高，支撑面较平卧时小，稳定性也较平卧时小，所以要加床档以防止患者坠床。

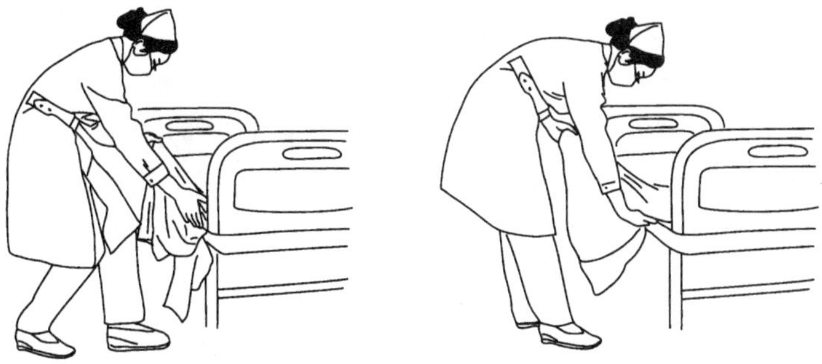

（1）正确　　（2）错误

**图 12－6　正确与错误的铺床姿势**

3. 尽可能让重力线通过支撑面　如护士在搬运患者时，应尽量使患者身体靠近自己，从而使重力线尽量通过两脚之间的支撑面，以增加身体稳定性。同时，在进行翻身、擦浴、注射等操作面较低的护理操作时，应尽量以下蹲代替弯腰。因为弯腰时，身体重心较高，重力线落在支撑面外，身体易失去平衡；而下蹲则有助于降低重心，减少重力线偏移。

4. 尽量使用大肌肉群的力量　如护士在端治疗盘的时候，应用双手托起，而不是用手指抓握方盘两侧。护士在从地面抬起重物时，应以下蹲代替弯腰。因为弯腰负重时，腰部的各小肌群不均等用力，很容易损伤腰部；而下蹲时借助的是下肢大肌肉群的力量，易于保持身体的稳定，且不易受伤。

5. 正确的站立姿势　综合地运用以上各力学原理，护士在站立时的正确姿势是：头部伸直，下颌微内收，躯干挺直；手臂自然放在身体两侧，肘关节微屈，下腹内收，双臀绷紧，两膝自然放松，脚尖向前站立（图 12－7）。

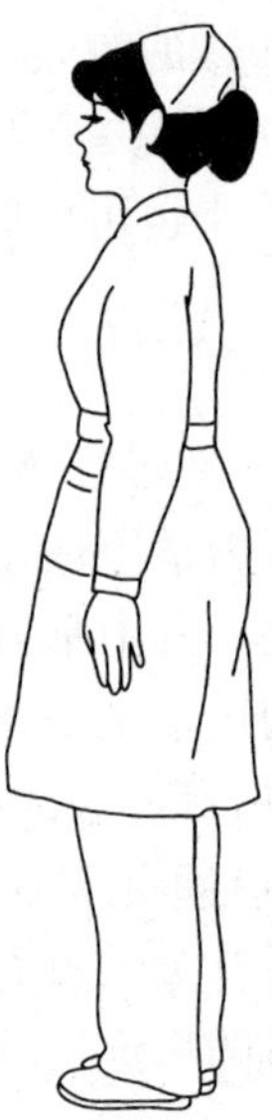

**图 12－7　正确的站立姿势**

## 三、反作用力与护理

（一）反作用力

当人施力于某个物体的时候，物体就会在力的接触点产生一个大小完全相等、方向相反的反作用力。在护理中，常用的反作用力包括：压力和摩擦力。

压力指受力面积上所承受的垂直作用力。压强指单位面积上所承受的压力大小。当人站立于地面的时候，人对地面有一定的作用力，同时双脚承受着相等的地面对人的反作用力。对于相同重量的物体而言，受力面积越大，单位面积所承受的压力越小。如患者取侧卧时，由于身体与床面的接触面积减少，因此局部所承受的压力较平卧位时大。

摩擦力是一个物体在另一个物体表面作相对运动或有相对运动趋势时产生的反作用力。摩擦力的方向与运动的方向或相对运动趋势的方向相反。摩擦力的大小与两物体间压力大小和摩擦系数成正比。压力越大，摩擦力越大；摩擦系数越大，摩擦力越大。摩擦系数的大小则主要取决于两物体的材质和接触面间的粗糙程度。所以，人们可以通过改变两物体间的压力和摩擦系数来改变摩擦力。如浴室内地砖表面凹凸不平的花纹是为了增加地面的粗糙程度，以增加摩擦力，使人们在行走时不容易打滑。

（二）反作用力在护理中的应用

在护理工作中，合理应用压力与摩擦力，不仅有助于提高护士的工作效率，省时节力、高质量完成护理工作，还有利于增进患者的舒适，防止压疮等并发症的发生。

1. 增大受力面积，减少局部承受的压力　对于卧床或使用轮椅的患者，在骨隆突的部位，很容易由于挤压发生皮肤破损。因而，护士可以通过在骨突处垫软枕，以增大受力面积，减少局部所承受的压力。

2. 通过改变压力大小以改变摩擦力　当护士在搬动患者的时候，应尽量抬起患者，避免摩擦损伤患者的皮肤。护士在搬动物品的时候，应尽量以拉代推，因为拉的时候有一个向上的作用力，可以减少物体与地面间的压力，减少摩擦力作用。

3. 通过改变摩擦系数改变摩擦力　由于摩擦力的大小与摩擦系数成正比。护士可通过改变接触面的粗糙程度来改变摩擦力。如在拐杖前端加橡皮垫，增加拐杖与地面间的摩擦力，防止打滑。

## 第二节　临床常用的各种体位

体位是指一个人的身体位置和姿势。体位根据其性质，可分为三类：① 主动体位（active position）：是指患者自己采取的最舒适、最稳定的体位。② 被动体位（passive position）：是指患者自身无力更换体位，而只能处于被安置的体位，如昏迷的患者。③ 被迫体位（obsessive position）：是指患者有更换体位的能力，但由于疾病、治疗或检查的限制，只能被迫采取某种体位，如哮喘急性发作时的端坐位。

根据力学原理，一般支撑面大、重心低、重力线在支撑面内，且各关节处于正常解剖位置的体位，比较舒适和稳定。在临床护理患者的过程中，护士应根据治疗、检查、护理及休息的需要，协助患者采取舒适、稳定、符合人体力学原理的体位。目前临床常用的体位有以下几种：

### 一、仰卧位（supine position）

（一）去枕仰卧位（supine position without pillow under the head）

1. 适用范围

（1）昏迷和全身麻醉未清醒的患者，防止呕吐物流入气管，引起窒息及肺部感染等并发症。

（2）椎管麻醉及脊髓腔穿刺的患者，主要是防止脑脊液漏出，颅内压降低引起头痛。

2. 方法　患者仰卧，头偏向一侧，枕头横立于床头，防止患者头部撞伤（图 12－8）。

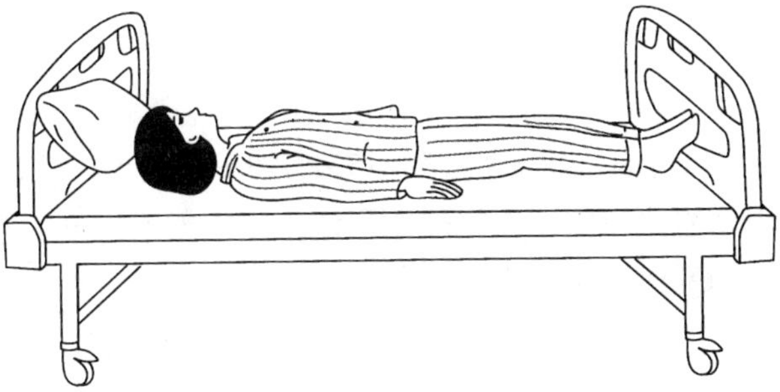

**图 12－8　去枕仰卧位**

（二）仰卧屈膝位（supine position with knees flexed）

1. 适用范围　常用于腹部检查等，使腹部肌肉放松，便于医生、护士进行触诊等检查。

2. 方法　患者仰卧，手臂自然放于身体两侧，两膝屈曲、稍外展（图 12－9）。

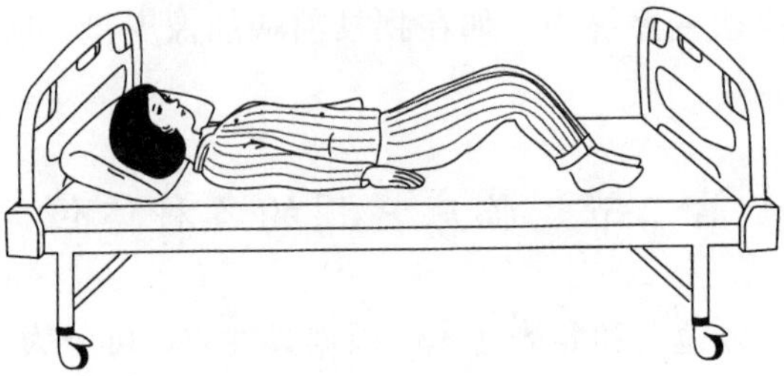

图 12-9　仰卧屈膝位

（三）仰卧中凹位（休克卧位，shock position）

1. 适用范围　主要用于休克患者。抬高患者的头胸部，使膈肌下降，胸腔的容积扩大，有利于呼吸；抬高患者的下肢，以促进下肢静脉血回流，增加回心血量和心输出量。

2. 方法　头胸部抬高约 10°～20°，下肢抬高约 20°～30°（图 12-10）。

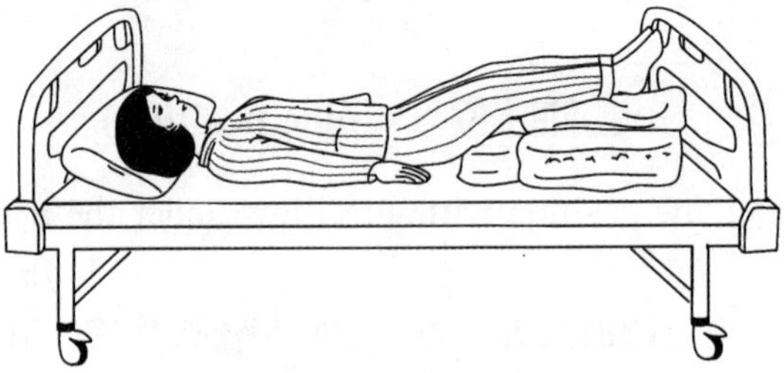

图 12-10　仰卧中凹位

## 二、侧卧位（side-lying position）

1. 适用范围

(1) 行灌肠术、肛门检查和胃镜检查的患者。

(2) 长期卧床的患者，侧卧位与平卧位交替，以增进患者的舒适，防止压疮。

2. 方法　患者侧卧，身体与床面成 30°～45°夹角；一手屈曲放于枕旁，另一手放于胸前；两腿分开放置，上腿屈曲在前，下腿稍伸直；同时膝关节之间、背后及胸腹前垫软枕，以增大受力面积，减轻局部所承受的压力，增进身体的稳定性（图 12-11）。

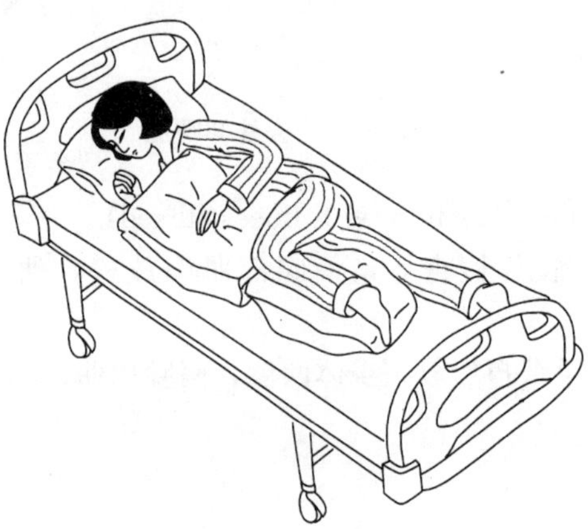

图 12-11　侧卧位

## 三、半坐卧位（Fowler's position）

1. 适用范围

（1）用于心肺疾患和呼吸困难的患者：一方面可以使膈肌下降，胸腔容积增大，有利于呼吸；另一方面由于双下肢位置较低，有助于减少回心血量，减轻心脏负担。

（2）用于腹部手术后的患者：有利于减轻腹部伤口的张力，减轻疼痛，促进伤口愈合。

（3）用于盆腔手术后及盆腔或腹腔有炎症的患者：有利于腹腔渗出物流入盆腔，防止感染向上蔓延引起膈下脓肿；由于盆腔部位腹膜抗感染性能较强而吸收性能较差的特点，半坐卧位可以减少毒素的吸收，减少中毒反应。

（4）用于颜面及颈部手术后的患者，有利于减少头面部出血。

（5）用于疾病恢复期的患者，由卧床逐渐向下地活动过渡。

2. 方法

（1）摇床法：先将床头摇起 30°～50°，再将床尾摇起 15°～20°，并在足底垫软枕，以防止身体下滑（图 12－12）；放平时先摇平床尾支架，再摇平床头。

（2）靠背架法：对于在家里修养的患者，由于条件限制，床头不能摇起时，可制作一个靠背架支在床褥下，抬高患者上半身；下肢屈膝，用中单包裹膝枕，垫于膝下，防止身体下滑（图 12－13）。

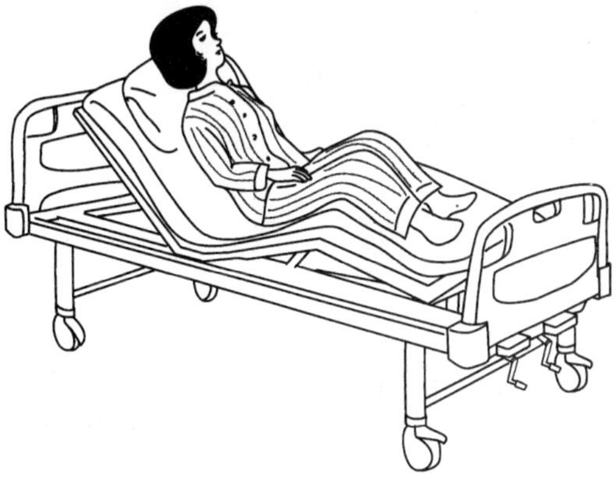

**图 12－12　半坐卧位（摇床法）**

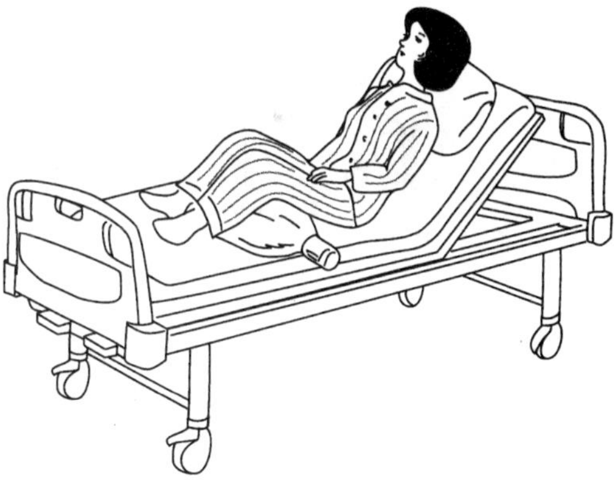

**图 12－13　半坐卧位（靠背架法）**

## 四、端坐位（orthopnea position）

1. 适用范围　心力衰竭、心包积液、支气管哮喘发作的患者。

2. 方法　将床头摇起 60°～70°，床尾摇起 15°～20°，患者端坐于床上，背部垫软枕，身体前倾，或伏于跨床小桌上休息（图 12－14）。注意背部加盖毛毯防止受凉和加床档防止坠床。

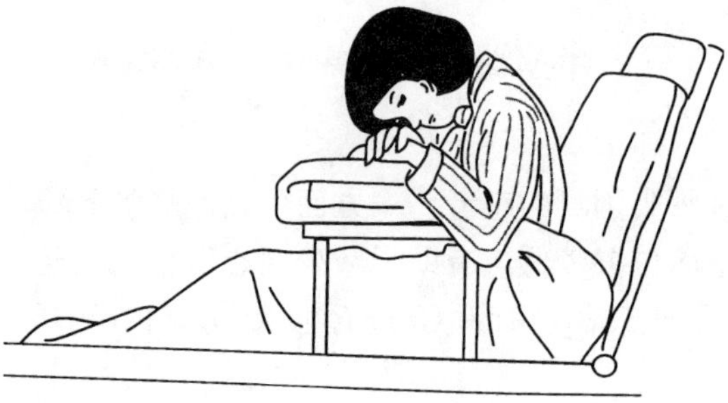

图 12-14 端坐位

## 五、俯卧位（prone position）

1. 适用范围 用于腰背部检查、腰背部手术及腰背部或臀部有伤口，不能仰卧和侧卧的患者。另外，胃肠胀气患者也可取俯卧位，以减轻疼痛。注意呼吸困难、气管切开、颈部受伤的患者不适合采用这种体位。

2. 方法 患者俯卧于床上，头偏向一侧，两臂屈曲放于头的两侧，两腿伸直，注意在胸部、髋部及髁部等易受压部位垫软枕（图 12-15）。

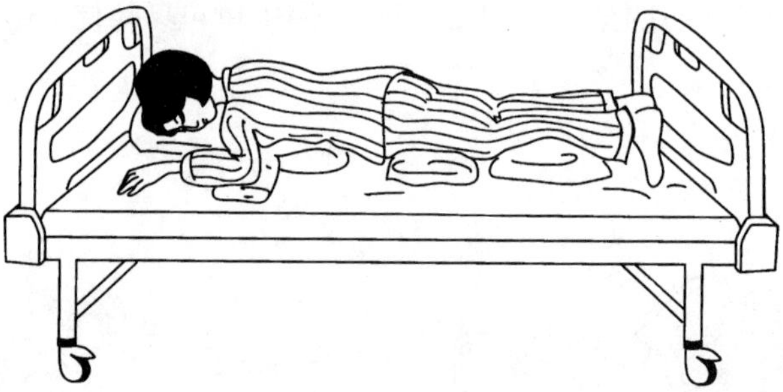

图 12-15 俯卧位

## 六、膝胸卧位（knee-chest position）

1. 适用范围

（1）用于肛门、直肠、乙状结肠镜检查和治疗的患者。

（2）用于矫正胎位不正和子宫后倾的孕妇。有心、肾疾病的孕妇禁用此体位。

2. 方法 患者跪于床上，两腿稍分开，小腿平放，大腿基本和床面垂直，胸部尽可能贴近床面，腹部悬空，臀部抬高，头偏向一侧，两臂屈曲放于头两侧（图 12-16）。

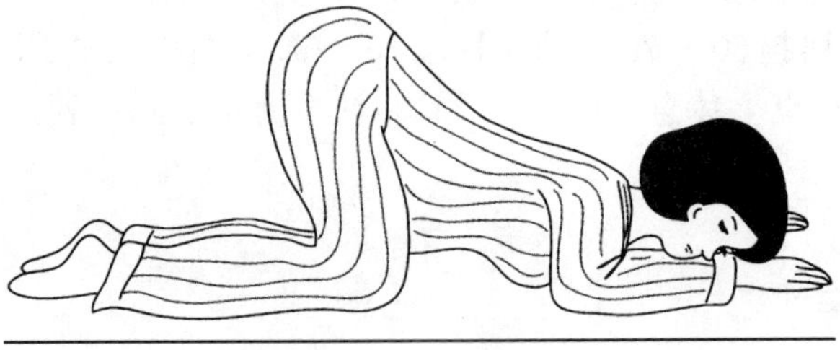

图 12-16 膝胸卧位

## 七、截石位（lithotomy position）

1. 适用范围　用于肛门、会阴部的治疗、检查及手术的患者。

2. 方法　患者仰卧于检查床上，臀部齐床沿，两腿分开放在支架上，两手放于胸部或身体两侧均可（图 12－17）。

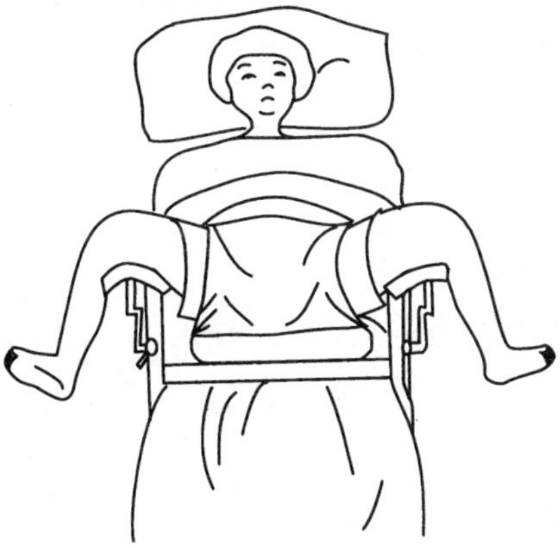

**图 12－17　截石位**

## 八、头低脚高位（trendelenburg position）

1. 适用范围

（1）用于胎膜早破的产妇，有助于防止脐带脱垂。

（2）用于下肢或骨盆骨折后行牵引术的患者，可以利用人体的重力作为反牵引力。

（3）用于严重失血性休克的患者，有利于促进下肢静脉血回流。

（4）用于十二指肠引流及胆汁引流的患者，有利于胆汁顺着重力的作用流出。十二指肠引流者应取头低脚高右侧卧位。

（5）用于肺底部有分泌物需行体位引流术的患者，借助重力的作用使肺底部的分泌物向外流出。

（6）颅内压升高的患者禁用此体位。

2. 方法　患者仰卧于床上，在床尾用木墩或其他支托物将床脚垫高 15～30cm（图 12－18）。注意应将枕头横放于床头，以防损伤头部。

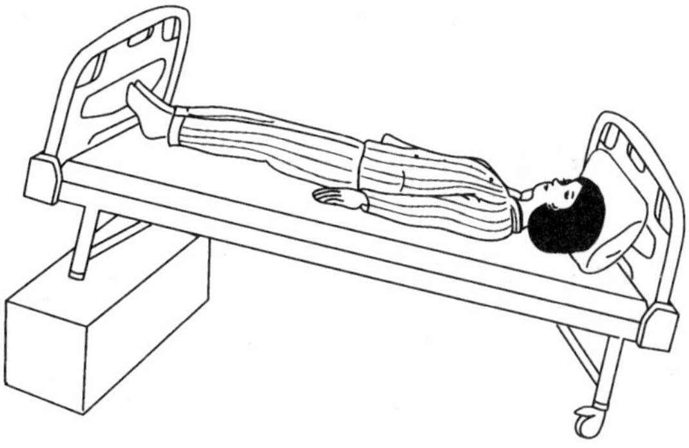

**图 12－18　头低脚高位**

## 九、头高脚低位（dorsal elevated position）

1. 适用范围

（1）脑水肿的患者，有利于预防或减轻脑水肿。

（2）颅脑手术后或头部外伤的患者，利于减少颅内出血。

（3）颈椎骨折行颅骨牵引术的患者，可利用人体的重力进行反牵引。

2. 方法　患者仰卧，在床头处用木墩或其他支托物将床头垫高 15～30cm 或根据具体情况酌情抬高（图 12-19）。

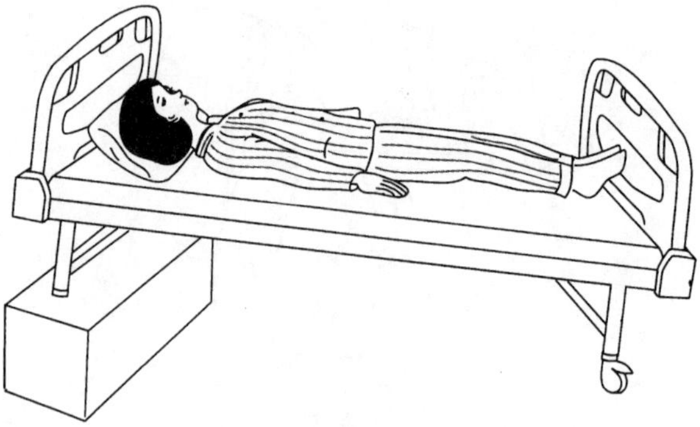

图 12-19　头高脚低位

# 第三节　移动和搬运患者

由于疾病、治疗、检查的影响，患者的活动能力下降，不能自行移动，需要护士的协助或使用一定的搬运工具如轮椅、平车、担架等。移动和搬运患者是每一位护士必须掌握的基本技术之一。在移动和搬运患者过程中，很多护士由于没有正确的使用移动和搬运患者的方法，导致护士腰背部损伤和患者坠落地上等意外的发生。因此，护士在移动和搬运患者的过程中，应注意合理运用人体力学原理，采取正确的身体姿势，以保证患者的安全和防止护士自身受伤。

## 一、协助患者床上移动

（一）目的

1. 协助患者定时地变换体位，以增进患者的舒适和预防长期卧床引起的并发症如压疮、坠积性肺炎等。

2. 配合治疗、检查和护理的需要，如更换床单、脊髓穿刺、灌肠等。

（二）评估

1. 评估患者的年龄、病情、有无特殊活动限制及皮肤状况等。

2. 评估患者的体重、活动能力和护士自身能够负荷的重量。

（三）操做前准备

1. 用物准备　软枕、床档等。

2. 患者准备　了解更换体位的目的及配合方法。

3. 环境准备　地面干燥、整洁；移开障碍物，提供宽敞的环境。

（四）操作步骤

1. 协助患者翻身侧卧的方法　以将仰卧位的患者翻成右侧卧位为例，具体步骤见表12-1。

**表 12-1　协助患者翻身侧卧法**

| 步骤 | 要点说明 |
| --- | --- |
| 1. 评估患者 | |
| 2. 准备：洗手，戴口罩，准备用物 | |
| 3. 携用物至患者床边，核对患者并解释翻身目的和配合方法 | ● 取得患者合作 |
| 4. 固定床脚的轮子，在床的右侧加床档 | ● 防止翻身过程中患者坠床 |
| 5. 松被尾，撤去垫在患者身下骨突处的软枕 | |
| 6. 合理安置患者身上的各种管道 | ● 防止翻身过程中导管脱落 |
| 7. 护士站于患者左侧，双脚前后分开，屈髋屈膝 | ● 扩大支撑面，降低重心，以增加身体的稳定性 |
| 8. 将患者移至左侧床边 | |
| ▲体重较轻患者 | |
| （1）护士两手分别置于患者的肩下和腰臀部，以肘关节为支点，用前臂抬起患者，将患者身体移向左侧床边（图 12-20） | ● 避免拖、拉、拽等导致患者皮肤破损 |
| （2）将患者头部及双脚移向左侧床边 | ● 护士身体的重心由前脚换至后脚 |
| ▲体重较重患者 | |
| A. 一名护士协助法 | |
| （1）护士两手分别托住患者的颈部和腰背部，抬起患者，先使患者的上半身移向左侧床边 | |
| （2）护士一手置患者臀下，另一手置患者膝下，将患者下半身移向左侧床边 | |
| B. 两名护士协助法<br>一名护士托颈肩部和背部；另一护士托腰臀部和下肢，同时将患者抬起，移向左侧床边（图 12-21） | ● 注意两名护士的动作应协调一致 |
| 9. 将患者翻向右侧 | |
| A. 一名护士协助法<br>护士双脚前后分开，屈髋屈膝，双手分别扶托患者的肩部和臀部，将患者翻向右侧（图 12-20） | ● 护士身体的重心由后脚至前脚 |
| B. 两名护士协助法<br>两名护士分别扶托患者的肩部、腰部、臀部和下肢，同时用力将患者翻向右侧 | |
| 10. 将患者的枕头移向右侧 | |
| 11. 协助患者取舒适的侧卧体位，双腿屈曲，上腿屈曲在前，下腿略微伸直，两手置于胸前和枕上，在背后、两腿间等处垫上软枕 | ● 增加患者身体的稳定性，防止坠床<br>减少局部皮肤承受的压力，预防压疮 |
| 12. 合理安置患者身上的各种管道 | |
| 13. 整理床单位，洗手、记录 | ● 记录内容包括：翻身时间、翻身后体位、翻身过程中有无意外发生及患者的皮肤情况等 |

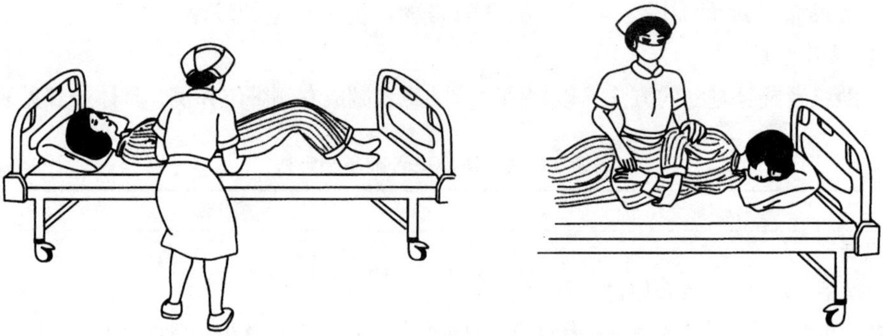

**图 12-20　单人协助患者翻身法**

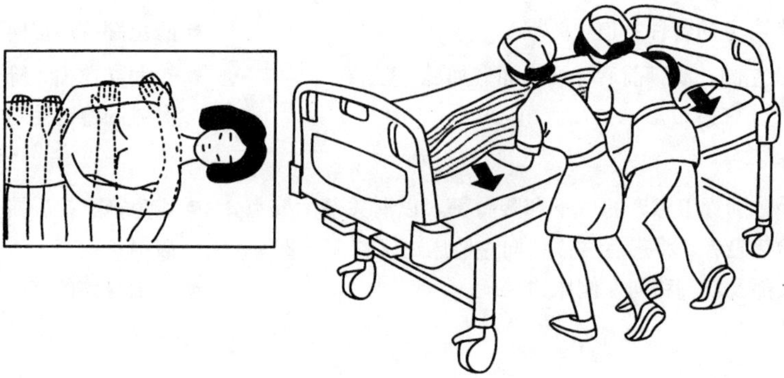

**图 12-21　双人协助患者翻身法**

2. 协助患者移向床头的方法　具体步骤见表 12-2。

**表 12-2　协助患者移向床头的方法**

| 步骤 | 要点说明 |
|---|---|
| 1. 评估患者情况 | |
| 2. 准备：洗手、戴口罩 | |
| 3. 核对患者，解释移动目的和配合方法 | ● 取得患者合作 |
| 4. 摇平床头，松被尾，合理安置患者身上的各种管道 | ● 防止移动过程中管道脱落 |
| 5. 协助患者取去枕仰卧屈膝位，枕头横立于床头 | ● 以防撞伤患者头部 |
| 6. 将患者移向床头 | |
| A. 单人协助法 | ● 适用于有一定活动能力、体重较轻的患者 |
| (1) 护士身体面向床头，两脚前后分开，屈髋屈膝，脚尖冲向床头的方向；护士一手抬患者肩部，另一手托患者臀部，抬起患者移向床头（图 12-22） | ● 护士身体重心由后脚转移到前脚 |
| (2) 如病情允许，可嘱患者双手握住床头栏杆，脚蹬床面，协助护士移动 | ● 发挥患者的自主活动能力 |
| B. 双人协助法 | ● 适用于极度虚弱、昏迷等不能配合移动或体重较重的患者。 |

续表

| 步骤 | 要点说明 |
|---|---|
| （1）两名护士分别站于床的两侧，面向床头，两脚前后分开，屈髋屈膝，同时对称地托住患者的肩部和臀部，抬起患者移向床头 | ● 护士身体重心由后脚转移到前脚 |
| （2）两名护士也可分别抬起患者的颈肩部、腰部、臀部和下肢 | |
| 7. 给患者垫好枕头，协助取舒适体位 | |
| 8. 整理床单位，洗手、记录 | |

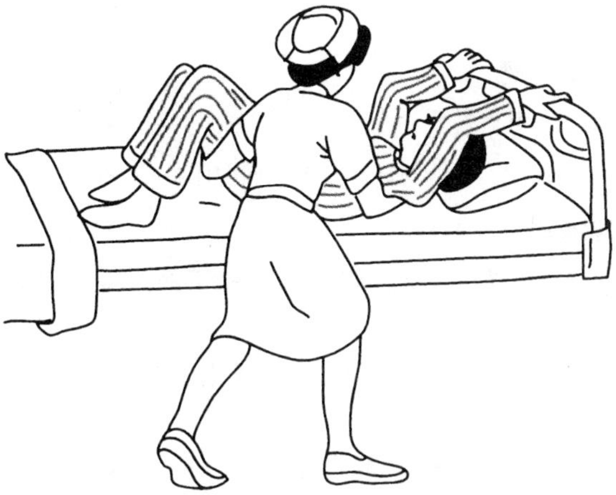

**图 12－22　单人协助患者移向床头法**

### （五）注意事项

1. 操作前注意评估患者的病情和活动能力。在保证安全的情况下，尽量鼓励患者配合护士的移动。

2. 在操作过程中注意灵活运用人体力学的原理。在抬起和移动患者的过程中，护士应保持脊柱挺直，使用腿部和臀部肌肉的力量；而不要采取弯腰、扭腰等姿势，以保护腰部肌肉，防止损伤。

3. 翻身、移动患者前后应注意妥善安置患者身上的各种管道，防止受压、扭曲、脱落等。

4. 对于手术后的患者，移动前应注意先固定好伤口处的敷料；如果敷料已经浸湿，应先更换敷料后再移动，移动过程中注意保护伤口，避免受压。

5. 对于行牵引术的患者，翻身移动的过程中不可改变牵引的位置、力量和方向。

6. 对于颅脑手术的患者，移动过程中应避免头部的剧烈震动，防止发生脑疝。

## 二、轮椅搬运患者的方法

### （一）目的

协助不能下地但能坐起的患者外出检查、治疗和活动等。

### （二）评估

1. 评估患者的年龄、病情、意识状态、活动能力及有无特殊活动限制等。

2. 评估轮椅的各配件是否完好，包括坐垫、靠背、脚踏板、刹车等。

（三）操作前准备

1. 用物准备　轮椅、靠垫、根据气候准备毛毯等保暖用物。

2. 患者准备　了解使用轮椅的目的及配合的方法。

3. 环境准备　地面干燥、无障碍物，环境宽敞，便于患者和护士移动。

（四）操作步骤　（表 12-3）

**表 12-3　轮椅搬运患者的方法**

| 步骤 | 要点说明 |
|---|---|
| 1. 评估患者情况 | |
| 2. 准备：洗手，戴口罩，准备用物 | |
| 3. 推轮椅至患者床旁，核对患者并解释 | ● 取得合作 |
| 4. 将轮椅推至患者身体健侧的床尾，椅背与床尾平齐，面向床头 | ● 方便患者下床后转身坐入轮椅 |
| 5. 翻起轮椅的脚踏板，将轮椅制动 | ● 防止患者坐下时轮椅移动 |
| 6. 护士一手托患者肩部，一手扶患者，协助患者坐起，双脚下垂，披上外衣，穿好鞋袜 | ● 观察患者有无头晕等不适感 |
| 7. 护士面向患者，双手环抱患者的腰部；患者的手扶在护士的肩上，慢慢下床，立于床旁 | |
| 8. 护士环抱患者的腰部，双脚分开，屈髋屈膝，下蹲，协助患者坐入轮椅（图 12-23） | ● 如病情允可，也可让患者自己手扶轮椅的把手，坐入轮椅中 |
| 9. 放下脚踏板，盖上毛毯 | ● 注意保暖 |
| 10. 整理床单位，推患者至目的地 | ● 注意安全，观察病情变化 |
| 11. 从轮椅返回病床时，同样推轮椅至床尾，将轮椅制动，翻起脚踏板 | |
| 12. 护士双脚前后分开，屈髋屈膝，双手环抱患者腰部，协助患者站起，坐于床旁 | |
| 13. 协助患者躺下，取舒适卧位 | |
| 14. 整理床单位，推走轮椅，洗手，记录 | |

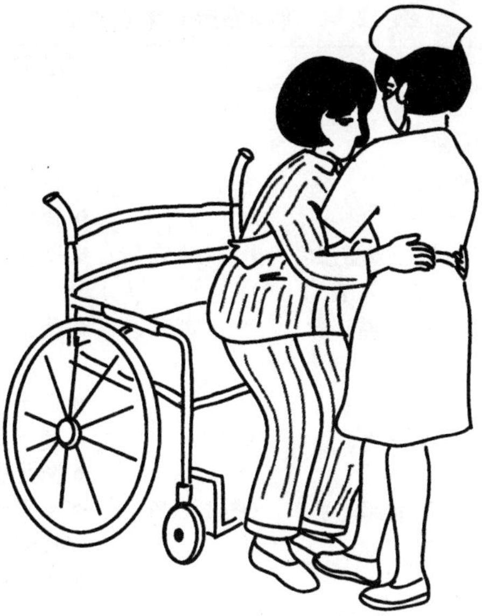

图 12－23 协助患者坐入轮椅的方法

（五）注意事项

1. 操作前护士应评估患者的活动能力，选择合适的搬运工具。

2. 如患者需持续吸氧，应先准备好氧气袋，连接好氧气管道，防止运送过程中发生缺氧。

3. 在患者上下轮椅的过程中，一定要注意将轮椅固定，防止患者坐下或起来的时候跌倒。

4. 患者身体应坐于轮椅的正中，身体向后靠，勿前倾，手紧抓轮椅的把手，必要时可用约束带将患者约束于轮椅上。

5. 推行过程中观察患者有无头晕、面色苍白等不适，及时发现病情变化。

6. 推至下行坡路时，应注意减慢速度，必要时可让轮椅背在前，缓慢下行。

## 三、平车搬运患者的方法

（一）目的

协助病情较重，由于疾病或治疗限制不能行走和坐起的患者去检查、治疗及出入院等。

（二）评估

1. 评估患者的年龄、病情、意识状态、活动能力及有无特殊活动限制等。

2. 评估平车的各配件是否完好，包括床垫、车轮、刹车等。

（三）操作前准备

1. 用物准备　平车，车上铺好大单，必要时准备中单和橡胶单。

2. 患者准备　了解使用平车的目的及配合的方法。

3. 环境准备　地面干燥、无障碍物，环境宽敞，便于患者和护士移动。

（四）操作步骤　（表 12－4）

**表 12-4 平车搬运患者的方法**

| 步骤 | 要点说明 |
|---|---|
| 1. 评估患者情况 | |
| 2. 准备：洗手，戴口罩，准备用物 | |
| 3. 推平车至病房，核对患者并解释 | ● 取得合作 |
| 4. 移开床旁桌椅 | ● 提供足够的空间，便于操作 |
| 5. 松开被尾，协助患者穿好衣服，妥善安置患者身上的各种导管 | ● 防止导管脱落或液体返流 |
| 6. 协助患者移向一侧床边（具体方法参考表 12—1） | |
| 7. 调整床或平车的高度，使两者高度保持一致 | ● 便于搬运 |
| 8. 搬运患者 | |
| A. 挪动法 | ● 适于病情较轻，能在床上配合活动者 |
| （1）将平车大轮端靠床头，紧贴一侧床边，固定平车和床 | ● 便于患者头部枕于大轮端<br>● 防止患者挪动过程中平车和床移动 |
| （2）协助患者依次将上身、臀部和下肢挪向平车；（图 12-24） | ● 从平车返回病床时，则应先挪下身，再挪上半身 |
| B. 单人搬运法 | ● 用于体重较轻、但不能挪动的患者 |
| （1）将平车大轮端靠床尾，平车与床尾呈钝角放置，固定平车和床 | ● 缩短搬运距离<br>● 提供足够的空间，便于操作 |
| （2）护士两脚前后分开，屈髋屈膝，一手从患者腋下抱住患者上半身，一手置患者大腿下，抱起患者，转身，放于平车上（图 12-25） | ● 如病情允许，可让患者双手环抱于护士颈后 |
| C. 双人搬运法 | ● 用于体重较重、不能配合活动的患者 |
| （1）同单人搬运法 | ● 便于搬运 |
| （2）将患者的双手放于胸前 | |
| （3）两名护士站于床的同侧，一名护士将手置于患者的颈肩下和腰下，另一护士双手分别置于患者的臀下和膝下，同时抬起患者，前臂用力翻转患者，使患者身体尽量靠近护士（图 12-26） | ● 两名护士动作应协调一致<br>● 使重力线尽量落在支撑面内，增加稳定性，防止患者发生意外 |
| （4）两护士步伐一致地将患者抬至平车上，放下 | |
| D. 三人搬运法 | ● 用于体重较重、不能配合活动的患者 |
| （1）～（2）同双人搬运法 | |
| （3）三名护士站于床的同侧，其中一名护士托住患者的颈、肩部，一名护士托起患者的腰、臀部，另一名护士则托住患者的下肢，三人同时抬起患者，前臂用力翻转患者，使患者身体尽量靠近护士（图 12-27） | |
| （4）三名护士步伐一致地将患者抬至平车，放下 | |
| E. 四人搬运法 | ● 用于颈椎、腰椎损伤的患者 |
| （1）～（2）同双人搬运法。 | |
| （3）一名护士站于床头，托起并固定患者颈部其他三名护士同三人搬运法，分别托住患者的颈、肩部、腰、臀部和下肢，同时抬起患者并翻转，使患者身体尽量靠近护士 | ● 四人动作应协调一致，整个搬运过程中始终保持患者脊柱在一条水平线上 |
| （4）四名护士步伐一致地将患者抬至平车，放下 | |
| F. 中单搬运法 | ● 用于体重和病情较重的患者 |
| （1）将中单铺于患者腰部和臀部的下面 | ● 中单应牢固，能够承重 |
| （2）将平车大轮端靠床头，紧贴一侧床边，固定平车和床 | |
| （3）两名护士分别站于床头和床尾，托住患者的头颈部和下肢，另两名护士则站于平车和病床的两侧，紧抓中单的四个角，同时抬起患者，移向平车（图 12-28） | |
| 9. 协助患者取舒适体位，盖好毯子 | |
| 10. 整理床单位为暂空床，推患者至目的地 | |

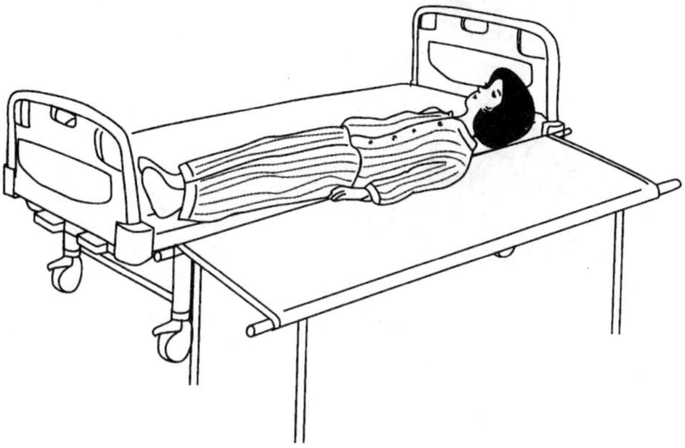

图 12－24　挪动患者的方法

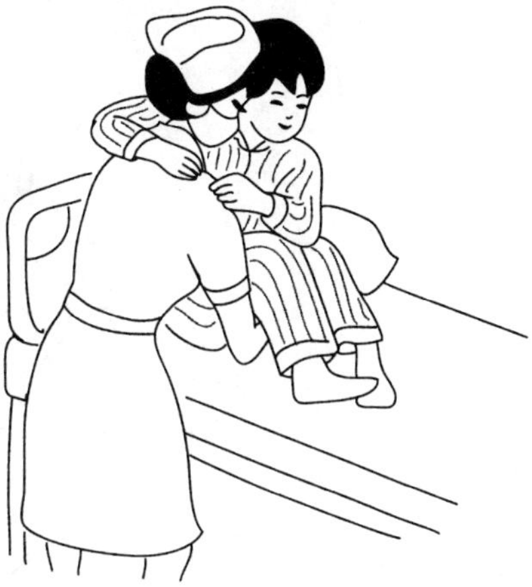

图 12－25　单人搬运法

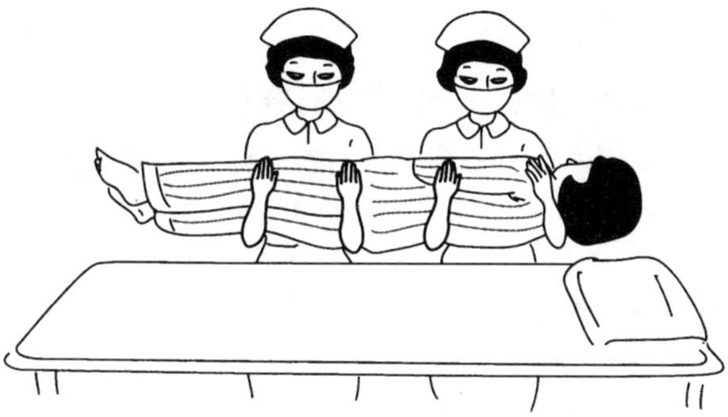

图 12－26　双人搬运法

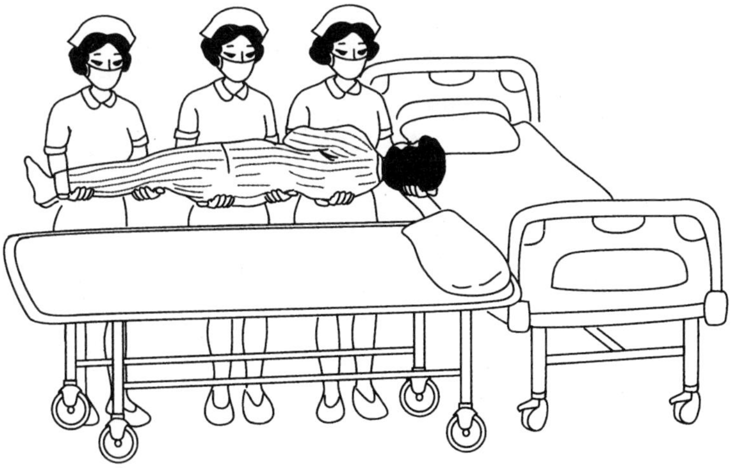

图 12－27　三人搬运法

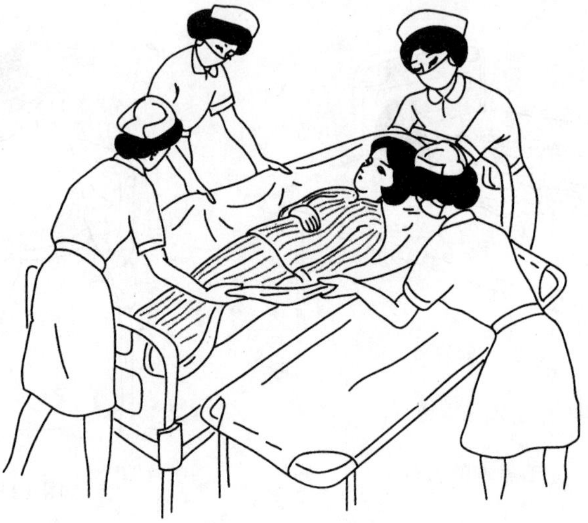

图 12-28　中单搬运法

（五）注意事项

1. 操作前仔细评估患者的病情和活动能力，选择合适的搬运方法。

2. 操作过程中，合理运用人体力学的原理，保证患者安全，防止护士受伤。

3. 注意使患者卧于平车的正中央，头枕于大轮端，因为在转弯及推车行进的过程中，大轮端较为平稳，颠簸少。

4. 护士应站于患者的头侧推车，注意观察患者有无头晕、面色苍白等不适，及时发现病情变化。

5. 护士在推平车时应使小轮在前，因为转弯的时候小轮比大轮灵活。

6. 护士推平车的速度不可过快，尤其是在下坡的时候，防止碰撞。

7. 推车至上下坡时，护士应使患者头部处于较高的位置，以减少患者的不适感。

（万巧琴）

# 第十三章　患者的舒适与安全

**学习目标**

完成本章学习后，学生应能

1. 解释舒适、不舒适、疼痛的概念。
2. 列举影响舒适的因素。
3. 复述促进患者舒适的护理原则。
4. 举例说明疼痛患者的反应。
5. 识别疼痛的原因及影响因素。
6. 列举对疼痛患者的护理措施。
7. 描述影响患者安全的因素及防范措施。
8. 列举促进患者睡眠的措施。
9. 列举活动受限的原因及对机体的影响。

舒适与安全是人类的基本需要，涉及生理、心理、社会等各个方面。在正常情况下，个体通过自主或不自主地调节自身的功能，可满足自己舒适的需要。而在病理情况下，患者的平衡状态被破坏，安全感消失，常处于不舒适状态。作为护理人员，应为患者提供一个舒适的环境，及时消除各种影响患者舒适的因素，以满足患者舒适与安全的需要。

## 第一节　舒　适

### 一、概　述

（一）舒适

舒适（comfort）是身心健康、轻松、自在、满意、没有焦虑、没有疼痛的一种自我感觉。最高水平的舒适表现为心理稳定、心情舒畅、精力充沛、感到安全和完全放松，生理和心理需要均能得到满足。用整体的观点解释舒适，包括四个相互关联的方面：① 生理舒适：指身体上舒适的感觉。② 心理舒适：指人的自我意识，包括信仰、尊重、生命价值等得到满足。③ 社会舒适：指个体、家庭和社会的相互关系融洽和谐。④ 环境舒适：指围绕人体的外在事物，如温度、湿度、光线、声音等适宜。这四个方面相互联系、相互影响，其中任何一个方面出现问题，都会影响其他方面的舒适。

（二）不舒适

不舒适（discomfort）指个体身心不健全或有缺陷、对生活不满、身心负荷过重的一种自我感觉。当人的基本生理需要不能全部满足，周围环境有不良刺激，或身体某部分出现病理改变时，可能会感到疼痛，对舒适的感觉程度逐渐下降，不舒适最终取代舒适。

不舒适表现为烦躁不安、紧张、精神不振、失眠、消极失望、以及身体无力，难以坚持日常生活与工作。疼痛是不舒适中最严重的症状。

舒适与不舒适之间没有截然的分界线，个体每时每刻都处在舒适与不舒适之间连线的某一点上，且不断变化着。由于舒适与不舒适是个体的主观感觉，每个人根据自己的生理、心理、社会、精神、文化背景的特点和经历，对舒适与不舒适有不同的解释和体验，护士很难准确地估计患者的舒适或不舒适程度。在护理工作中，只有通过仔细观察患者的表情和行为，认真倾听患者的主诉或亲友提供的线索，收集客观资料，进行科学分析，才能正确评估患者舒适或不舒适的程度。

## 二、影响患者舒适的因素

（一）生理方面

1. 疾病　疾病本身会引起机体不适，如恶心、疼痛、咳嗽、饥饿、口渴、腹胀等，其中疼痛最常见、最严重。

2. 个人卫生不良　患者因疾病而致自理能力受限，无法完成必要的自我清洁工作，若得不到良好的护理，可导致卫生不良，口臭、头发及皮肤有污垢、汗臭、瘙痒等而影响患者的舒适。

3. 姿势及体位不当　如关节过度屈曲、伸张，或身体某部位长期受压，或由于某些疾病造成的强迫体位，使患者肌肉酸痛、关节疲劳，影响患者的舒适。

4. 局部压迫　患者因疾病无法随意翻身、活动，或因使用过紧的绷带、石膏等，使局部的皮肤、肌肉、关节受压，而影响患者的舒适。

（二）心理方面

1. 焦虑、恐惧　患者因患病，心理上承受很大压力，如担心疾病的危害、感到无助、害怕手术及治疗等。

2. 自尊受损　患者经常担心受到医务人员的冷落，得不到亲友及工作人员的照顾与关心，而感到自己不被重视与尊重，使自尊心受到损害。

（三）社会方面

1. 缺乏支持系统　与家人隔离或被亲朋好友忽视，缺乏经济支持等。

2. 角色适应不良　担心家庭、孩子或工作等，出现角色行为冲突、角色行为紊乱，而使患者不能安心养病，影响疾病的康复。

3. 生活习惯的改变　住院后，各种生活习惯改变，作息时间紊乱，患者都会感到不舒适。

（四）环境方面

1. 陌生的环境　新住院患者常会因进入陌生的环境，缺乏安全感而紧张、不安。

2. 物理环境不良　如不适宜的温湿度、光线、颜色，噪声干扰，通风不良而致室内空气不洁等，都会影响患者的舒适。

## 三、促进患者舒适的护理原则

患者由于受到疾病、心理、社会、外界环境等多种因素的影响，经常处于不舒适的状态。护士应加强观察，及时发现影响患者舒适的因素，采取有效的措施，满足患者对舒适的需要。

（一）预防为主，促进舒适

护士应熟悉舒适的影响因素，对患者身心两方面进行全面评估，做到预防为主，积极促进患者舒适。如协助重症患者保持个人卫生，采取舒适的卧位，建立良好的病室环境，让患者感觉安全舒适。此外，护士的言行对患者的心理舒适有很大的影响。护士要有良好的服务态度，尊重患者，了解患者的心理需要，不断听取患者对治疗、护理的意见，并鼓励他们积极主动地参与护理活动。

（二）加强观察，及时发现影响舒适的因素

不舒适属于自我感觉，客观评价比较困难，尤其是重症患者，若出现言语沟通障碍，更难表达自己的感受。这就需要护士细心的观察，通过观察患者的非语言行为，判断患者不舒适的程度，并通过科学的分析，估计影响舒适的因素。

（三）采取有效措施，消除或减轻不舒适

对身体不适的患者，可针对诱因采取有效措施，消除或减轻不舒适。如对尿潴留的患者，可采取适当的方法诱导排尿，必要时行导尿术，以解除膀胱高度膨胀引起的不舒适。

（四）给予心理支持，缓解患者不舒适感

对心理社会因素引起不舒适的患者，护士可采用不作评判的倾听方式，使患者郁积在内心的苦闷、压抑得以宣泄；通过有效的沟通，正确指导患者调节情绪；与家属及单位及时联系，取得支持，共同做好患者的心理护理。

## 四、疼痛患者的护理

（一）疼痛的概念

疼痛是临床上最常见、最重要的症状。1979 年国际疼痛研究协会将疼痛定义为：疼痛是一种令人不快的感觉和情绪上的感受，伴随着现有的或潜在的组织损伤。

疼痛是一种主观感觉，是机体对有害刺激的一种保护性防御反应，它警告机体正在遭受某种伤害性刺激，提醒机体摆脱这种刺激的伤害。有学者认为，疼痛是痛感觉和痛反应两个成分的结合。痛感觉是一种意识现象，属于个人的主观知觉体验，受人的心理、性格、经验、情绪和文化背景的影响。痛反应是机体对疼痛刺激产生的一系列生理病理变化，表现为：① 生理反应：面色苍白、出汗、肌肉紧张、血压升高、呼吸心跳加快、恶心呕吐、休克等。② 行为反应：烦躁不安、皱眉、咬唇、握拳、身体蜷曲、呻吟、哭闹、击打等。③ 情绪反应：紧张、恐惧、焦虑等。

（二）疼痛的发生机制

疼痛的发生机制非常复杂。痛觉感受器为位于皮肤和其他组织内的游离神经末梢，各种伤害性刺激作用于机体达到一定程度时，可引起受损部位的组织释放某些致痛物质，如组织胺、缓激肽、5-羟色胺、乙酰胆碱、$H^+$、$K^+$、前列腺素等，这些物质作用于痛觉感受器，产生痛觉冲动，并迅速沿传入神经传导至脊髓，通过脊髓丘脑束和脊髓网状束上行，传至丘脑，投射到大脑皮质的一定部位而引起疼痛。

人体的多数组织都有痛觉感受器，它们分布在皮肤及深部组织内。传入神经纤维中的 Aδ 纤维与传导快痛有关，C 纤维与传导慢痛有关。大脑皮质是疼痛的感觉和反应发动的高级中枢。

目前，关于疼痛产生机制的理论中常用的为闸门控制理论。该理论认为，疼痛的存在及其强度有赖于神经的活动。在脊髓后角胶状质内有类似闸门的“装置”，是一种控制疼痛感觉信号输入的闸。当有信号经小直径纤维如痛觉 Aδ 纤维或 C 纤维输入时，此闸就会打开，将信号传至中枢以引起疼痛的感觉反应。反之，闸门关闭，则疼痛感觉无法达到意识层面，故不会有疼痛的感觉。而大直径神经纤维活动有使闸门关闭的倾向，阻断小直径纤维所传递的冲动。皮肤有许多粗神经纤维，利用刺激皮肤的措施，如按摩、冷热敷、触摸、针灸、经皮神经电刺激等，增加大纤维活动量，可减少疼痛的感觉。此外，脑干可调节感觉的输入。如个体接受适量或过量的感觉刺激，脑干会传出冲动关闭闸门且抑制疼痛冲动的传递。反之，缺乏感觉的输入，脑干就不会抑制疼痛冲动，闸门打开而疼痛即可被传递。应用此原理，可以用某些方式输入感觉，如分散注意力、引导幻想及想象，从而达到减轻疼痛的目的。

由于疼痛感受器在身体各部位的分布密度不同，对疼痛刺激的反应敏感度也有所不同。皮肤表面神经末梢密集，对疼痛最敏感；其次为动脉管壁、肌肉、关节、肌腱筋膜等；其他大部分深层组织和内脏器官只有稀疏的神经末梢分布，对疼痛的敏感度较弱。

（三）引起疼痛的原因及影响因素

1. 疼痛的原因

（1）温度刺激：身体的体表接触过高或过低的温度，均会损伤组织，受伤的组织释放组胺等化学物质，刺激神经末梢，导致疼痛。高温可引起灼伤，低温会致冻伤。

（2）物理损伤：刀切割、针刺、碰撞、身体组织受牵拉、肌肉受压、挛缩等，均可使局部组织受损，刺激神经末梢而引起疼痛。同时，物理损伤引起的缺血、瘀血等可促使组织释放化学物质而加剧疼痛，并使疼痛时间延长。

（3）化学刺激：化学物质如强酸、强碱，不仅直接刺激神经末梢，导致疼痛，而且化学灼伤与高温灼伤一样，使被损组织释放化学物质，再次作用于痛觉感受器，使疼痛加剧。

（4）病理改变：疾病造成体内某些管腔堵塞，组织缺血缺氧，空腔脏器过度扩张，平滑肌痉挛或过度收缩，局部炎性浸润等可引起疼痛。

（5）心理因素：心理状态不佳、情绪紧张或低落、愤怒、悲痛、恐惧等都能引起局部血管收缩或扩张而导致疼痛。如神经性疼痛常因心理因素引起。此外，疲劳、睡眠不足、用脑过度可导致功能性头痛。

2. 影响疼痛的因素　人体对疼痛的感受和耐受力有很大的差异，同样性质、同样强度的刺激可引起不同个体的不同疼痛反应。人体所能感受到的最小疼痛称为疼痛阈（pain threshold）。个体所能忍受的疼痛强度和持续时间称为疼痛耐受力（pain tolerance）。疼痛阈或疼痛耐受力既受年龄、疾病等生理因素影响，也受个人经验、文化修养、情绪、个性及注意力等心理社会因素的影响。

（1）年龄：年龄是影响疼痛的重要因素之一，个体对疼痛的敏感程度随年龄而不同。婴幼儿不如成人对疼痛敏感，随着年龄的增长，对疼痛的敏感性也随之增加。老年人对疼痛的敏感性又逐步下降。

（2）社会文化背景：患者所处的社会环境和文化背景，可影响患者对疼痛的认知评价，进而影响其对疼痛的反应。若患者生活在鼓励忍耐和推崇勇敢的文化背景中，往往更能耐受疼痛。患者的文化教养也会影响其对疼痛的反应和表达方式。

（3）个人经历：包括个体以往对疼痛的经验，及个体对疼痛原因的理解和态度。个体对任何一种单独刺激所产生的疼痛，都会受到以前类似疼痛经验的影响。如经历过手术疼痛的患者对即将发生疼痛的不安心情会使其对痛觉格外敏感。儿童对疼痛的体验取决于父母的态度，父母对子女轻微外伤大惊小怪或泰然处之，对该儿童成年后的疼痛体验有一定影响。

(4) 注意力：个体对疼痛的注意程度会影响其对疼痛的感受。当个体注意力高度集中于其他事物时，疼痛会减轻或消失。如运动员在赛场上受伤时可能对疼痛毫无感觉，比赛结束后才感到疼痛。松弛疗法、听音乐、看电视、愉快交谈等均可分散患者对疼痛的注意力，而减轻疼痛。某些精神治疗镇痛，就是利用分散注意力可以减轻疼痛的原理。

(5) 情绪：情绪可改变患者对疼痛的反应。积极的情绪可减轻疼痛，而消极的情绪可使疼痛加剧。如焦虑使疼痛加剧，而疼痛又会增加焦虑情绪。

(6) 疲乏：当患者十分疲乏时，对疼痛的感觉加剧，而疼痛耐受力降低。这种情况对于长期慢性疾病的患者尤为明显。当睡眠充足，得到很好休息后，疼痛感觉减轻，反之则加剧。

(7) 个性心理特征：疼痛的程度和表达方式常常因个体气质、性格的不同而有很大的差别。自控力和自尊心较强的人，表现出的耐受性较高；善于表达情感的人，主诉疼痛的机会较多。

(8) 患者的支持系统：疼痛患者常依靠家属的支持、帮助或保护。经历疼痛时，如有家属或亲人陪伴，可以减轻患者的孤独和恐惧感，从而减轻痛感。

### (四) 疼痛患者的护理

1. 评估　个体对疼痛感受的差异性较大，影响因素较多，对疼痛的描述也不尽相同。因此，护士应以整体的观点看待疼痛患者，进行全面的个体化评估。

(1) 疼痛的部位：详细了解疼痛部位，对疾病的诊断非常重要。一般疼痛的部位就是病变的所在部位。有些患者疼痛部位比较明确，如外伤、骨折等。有些患者疼痛不易明确定位。护士应尽量让患者准确指出疼痛的部位。如有多处疼痛，应询问是否同时发生，是否对称，它们之间有无联系。

(2) 疼痛的时间：包括疼痛是间歇性还是持续性的、持续时间、有无周期性或规律性。6 个月以内可缓解的疼痛称为急性疼痛；持续 6 个月以上的疼痛称为慢性疼痛，常表现为持续性、顽固性和反复发作性。

(3) 疼痛的性质：可分为刺痛、灼痛、钝痛、触痛、酸痛、压痛、胀痛、剧痛、隐痛、绞痛或锐痛等。疼痛是一种主观感觉，描述疼痛性质时，尽量让患者用自己的话表达。

(4) 疼痛的程度：应用评估工具测评患者的疼痛程度。

1) 评估工具：护士应根据患者的年龄和认知水平选择疼痛的评估工具，常用的评估工具如下：

① 数字评分法（numerical rating scale，NRS)：用数字代替文字表示疼痛的程度。将一条直线等分 10 段，按 0～10 分评估疼痛程度。0 分表示无痛，10 分表示剧痛，患者可选择其中一个能代表自己疼痛感受的数字，表示疼痛程度。此评分法适用于疼痛治疗前后效果测定对比。

② 文字描述评分法（verbal descriptors scale，VDS)：把一条直线等分成五份，每个点表示不同的疼痛程度，0＝无痛，1＝微痛，2＝中度疼痛，3＝重度疼痛，4＝剧痛，不能忍受。患者可根据自身疼痛的程度，选择合适的描述。

③ 视觉模拟评分法（visual analogue scale，VAS)：用一条直线，不作任何划分，仅在直线的两端分别注明不痛和剧痛，患者根据自己对疼痛的实际感觉在线上标记疼痛的程度。这种评分法使用灵活方便，患者有很大的选择自由，不需要仅选择特定的数字或文字。

④ 面部表情测量图（图 13－1）：适用于 3 岁以上的儿童。图示六个面孔代表不同疼痛程度，儿童可从中选择一个面孔来代表自己的疼痛感受。

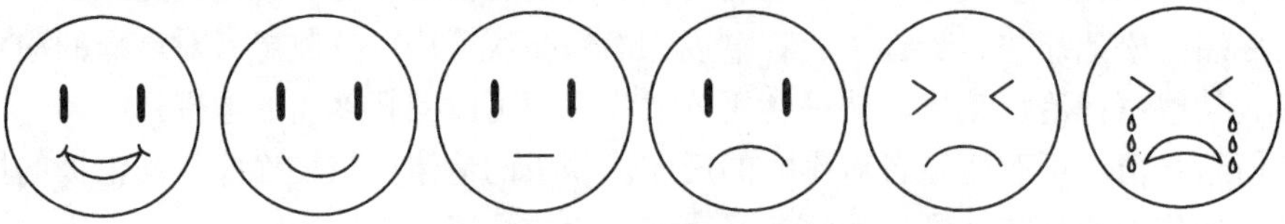

**图 13－1　面部表情测量图**

2）疼痛程度：世界卫生组织将疼痛程度分为四级，见表 13－1。

**表 13－1　疼痛程度分级**

| 分级 | 临床表现 |
| --- | --- |
| 0 级 | 无痛 |
| 1 级（轻度疼痛） | 有疼痛感但不严重，可忍受、睡眠不受影响 |
| 2 级（中度疼痛） | 疼痛明显、不能忍受、睡眠受干扰、要求用镇痛药 |
| 3 级（重度疼痛） | 疼痛剧烈、不能忍受、睡眠严重受干扰，需要用镇痛药 |

评估疼痛程度时，护理人员还应观察患者的表情、动作、睡眠等情况，如疼痛剧烈会使患者面部表情极度痛苦、皱眉、咧嘴或咬牙、呻吟或呼叫、大汗淋漓、辗转难眠等，这些也可作为评估疼痛程度的参考指标。

（5）疼痛的表达方式：护士应注意观察患者的各种反应，如儿童常用哭泣、面部表情和身体动作表达，成人多用语言描述。

（6）影响疼痛的因素：了解哪些因素可引起、加重或减轻疼痛。

（7）疼痛对患者的影响：疼痛是否伴有呕吐、头晕、发热、虚脱等症状；是否影响睡眠、食欲、活动等；是否出现愤怒、抑郁等情绪改变。

2. 疼痛患者的护理措施　止痛的方法很多，可根据不同患者和不同情况联合使用多种止痛方法。同时，还应注意为患者提供舒适、安静、安全的环境，提供良好的护理，以减少导致疼痛加重的因素。

（1）非药物性止痛

1）物理止痛：应用冷、热疗法可减轻局部疼痛。此外，理疗、按摩与推拿也是临床上常用的物理止痛方法。

2）针灸止痛：根据疼痛的部位，针刺不同的穴位以达到止痛的目的。针灸对神经性疼痛的效果有时优于药物疗法。

3）分散注意力：分散患者对疼痛的注意力，可减少其对疼痛的感受强度，可采用的方法有：

① 参加活动：组织患者参加有兴趣的活动，能有效地转移其对疼痛的注意力。如唱歌、游戏、看电视、愉快的交谈、下棋等。对病儿来说，护士的爱抚、微笑、有趣的故事、玩具等都能有效地转移注意力。

② 音乐：运用音乐分散对疼痛的注意力是有效的方法之一。优美的旋律对降低心率、

减轻焦虑和抑郁、缓解疼痛等都有很好的效果。应根据患者的不同特点和喜好，选择不同类型的音乐。

③ 有节律按摩：嘱患者双眼凝视一个定点，引导患者想象物体的大小、形状、颜色等。同时在患者疼痛部位或身体某一部分皮肤上作环形按摩。

④ 深呼吸：指导患者进行有节奏的深呼吸，用鼻深吸气，然后慢慢从口将气呼出，反复进行。

⑤ 指导想象：诱导性想象是让患者集中注意力想象一个意境或风景，并想象自己身处其中，可起到松弛和减轻疼痛的作用。

⑥ 松弛疗法：患者集中注意力，使全身各部分肌肉放松，可减轻疼痛强度，增加对疼痛的耐受力。有规律的放松对于由慢性疼痛所引起的疲倦及肌肉紧张效果明显。

4）心理护理

① 建立信赖关系：只有与患者建立相互信赖的友好关系，患者才会无保留地把自己的真实感受告诉护士，以根据患者的具体情况，采取相应的护理措施。

② 尊重患者对疼痛的反应：有些患者害怕别人对自己在疼痛时的行为反应不理解，不了解他的痛苦，或不能接纳他的困境，这些担心会引起患者的不安和焦虑，而加重疼痛程度。因此，护士应鼓励患者表达其疼痛的感受及对适应疼痛所作的努力，帮助患者及家属接受其行为反应。

③ 减轻心理压力：紧张、焦虑、恐惧或对康复失去信心等，均可加重疼痛的程度，而疼痛的加剧又反过来影响情绪，形成不良循环。护理人员应以同情、安慰和鼓励的态度支持患者，设法减轻患者的心理压力。

（2）药物止痛：是目前解除疼痛的重要措施之一。护理人员应掌握药理知识，了解患者身体状况和有关疼痛治疗的情况，正确运用镇痛药物。镇痛药物种类很多，在应用药物止痛时应注意以下几个方面：

1）在诊断未明确前不能随意使用镇痛药，以免掩盖症状，延误病情。

2）对慢性疼痛的患者应掌握疼痛发作的规律，最好在疼痛发生前给药，要比疼痛发生后给药效果好、用量小。

3）患者所需的护理活动应安排在药物显效时限内，使其易于接受。

4）当疼痛缓解或停止时应及时停药，防止不良反应及耐受性，某些药物长期应用可致成瘾，更应慎用。

对于癌症疼痛的药物治疗，目前临床普遍推行 WHO 所推荐的三阶梯止痛方案。其目的是逐渐升级，合理应用镇痛剂，以缓解疼痛。其原则为按药效的强弱依阶梯顺序使用；使用口服药；按时、联合服药；用药剂量个体化。其方法为：① 第一阶段：主要针对轻度疼痛的患者。选用非阿片类药物、解热镇痛药、抗炎类药，如阿司匹林、布洛芬、对乙酰氨基酚等。② 第二阶段：主要适用于中度疼痛的患者，若用非阿片类药物止痛无效，可选用弱阿片类药物，如可待因等。③ 第三阶段：主要用于重度和剧烈性癌痛的患者。选用强阿片类药，如吗啡、哌替啶等药物。④ 辅助用药：在癌痛治疗中，常采取联合用药的方法，即加用一些辅助药以减少主药的用量和不良反应。常用辅助药有：非甾体抗炎药，如阿司匹林弱安定类，如地西泮等；强安定类，如氯丙嗪等；抗抑郁药，如阿米替林等药物。

在癌痛治疗中，近年出现了一些新观点给药法。根据药物的半衰期按时给药，使血药浓度长时间维持在一定水平，在镇痛效果的同时起到预防为主的作用；提倡口服给药途径；药物剂量个体化；应用PCA装置（又称患者控制止痛法，Patient-Controlled Analgesia），即采用数字电子技术，通过编制一定程序和输液泵来控制止痛剂的用量，缩短给药间隔，减少不良反应；硬膜外注射法（epidural analgesia）是将吗啡或芬太尼等药物注入椎管内，提高脑脊液中止痛剂的浓度，且作用时间持久，这种方法对剧痛者效果明显，也是目前临床应用较广泛的镇痛方法。

## 第二节　安　全

在马斯洛人类基本需要层次论中，安全的需要位于最基本的生理需要之后，是第二层次的需要。每个人都有安全的需要，对于患者来说尤为重要。

### 一、影响住院患者安全的因素及防范措施

#### （一）物理性损伤

物理性损伤包括机械性、温度性、压力性、放射性损伤等。

1. 机械性损伤　常见的机械性损伤有跌倒、撞伤等，护士应加强防范。如对意识不清、躁动不安、偏瘫患者及婴幼儿应使用床档或约束带等保护具进行保护，以防坠床的发生；对年老体弱、活动不便或长期卧床初次下床活动的患者应注意搀扶，防止跌倒的发生；病室地面应注意保持干燥、整洁，物品放置稳妥；通道、楼梯等进出口处应避免堆放杂物，防止发生撞伤、跌倒；患者常用物品应放在方便患者拿取处；走廊、浴室、厕所应设置扶手，供患者行走不稳时使用。浴室和厕所还应设置呼叫系统，以利患者必要时使用；在精神科病房，应注意将刀片、剪刀等锐器收藏好，不让患者接触到。

2. 温度性损伤　常见的温度性损伤有热水袋、热水瓶所致的烫伤；易燃易爆物品，如氧气、煤气、酒精、汽油等所致的各种烧伤；各种电器如烤灯、高频电刀等所致的灼伤；应用冰袋等所致的冻伤等。护理人员在应用冷热疗时，应严格掌握操作原则，注意观察局部皮肤的变化，鼓励患者及时反映不适，患者附近备有可触及的呼叫装置，以便必要时应用；对于小儿、意识不清、使用镇静剂的患者，在做冷热疗期间应有专人陪伴；对易燃易爆物品应妥善保管，并设有防火措施，护理人员应熟练掌握各种灭火器的使用方法；对医院内各种电器设备应经常检查维修。

3. 压力性损伤　常见的压力性损伤有因长期受压所致的压疮；因打石膏或用夹板固定过紧形成的局部压疮；因高压氧舱治疗不当所致气压伤等。因此，对长期卧床患者应定时翻身、按摩，以促进受压部位的血液循环；注意观察石膏夹板固定患者局部皮肤的变化；应用高压氧舱治疗时，应掌握适应证，治疗时逐渐加压或减压，并注意观察不良反应。

4. 放射性损伤　在进行放射性诊断和治疗过程中，如处理不当，可致放射性皮炎、皮肤溃疡坏死等，甚至导致死亡。因此，在使用X线及其他放射性物质进行诊断或治疗时，要对在场人员采取适当的保护措施，如穿铅衣外套、手套等进行保护。对于接受放射性诊断或治疗的患者，应尽量减少患者身体不必要的暴露，保持照射野的标记，同时正确掌握照射剂量和时间。对患者进行教育，保持接受照射部位皮肤的清洁干燥，避免搔抓、用力擦拭和用肥皂擦洗皮肤等。

#### （二）化学性损伤

化学性损伤通常是由于药物使用不当或错用引起。因此，护理人员应该具备基本的药理

知识，严格执行药物管理制度，在执行药疗时，严格执行“三查七对”。同时还应该向患者及家属讲解有关安全用药的知识。

（三）生物性损伤

生物性损伤包括微生物及昆虫等。病原微生物侵入人体诱发各种疾病，将直接威胁患者的安全。护理人员应严格执行消毒隔离制度，遵守无菌技术操作原则，加强对危重患者的护理，增强患者的抵抗力。

昆虫伤害也较多见，如蚊、蝇、虱、蚤、蟑螂等对人体的伤害。昆虫叮咬不仅严重影响患者的休息和睡眠，还可致过敏性伤害，甚至传播疾病。故应采取措施，予以消灭，并加强防范。

（四）心理性损伤

患者对疾病的认识和态度、患者与周围人们的情感交流、医护人员对患者的行为和态度等均可影响患者的心理，甚至导致心理性损伤的发生。护理人员应注意对患者进行有关疾病知识的教育，引导患者对疾病采取正确乐观的态度。同时，护理人员应以高质量的护理取得患者的信任，建立良好的护患关系，并帮助患者与其他医务人员、病友之间建立一个和睦的人际关系。

在影响患者安全的因素中，无论是物理性、化学性、生物性或心理性损伤，如果是由于医务人员言谈及行为上的不慎而造成患者生理或心理上的损伤，均为医源性损伤。如个别医务人员对患者不够尊重，在交谈时用语不当而冒犯了患者，或使用语言不够准确，造成患者对疾病、治疗等的误解而情绪波动，加重病情；工作不负责任，发生医疗差错事故，给患者心理及生理上造成痛苦，重者甚至危及生命；或因工作方法不当，造成医院内感染。因此，医院应加强医务人员的素质教育，强调良好的服务态度，并制定相应的杜绝差错事故的措施。

## 二、保护具的应用

保护具（protective devices）是用来限制患者身体或机体某部位的活动，以达到维护患者安全与治疗效果的各种器具。

（一）目的

1. 防止小儿、高热、谵妄、昏迷、躁动及危重患者因虚弱、意识不清或其他原因而发生坠床、撞伤、抓伤等意外，确保患者安全。

2. 确保治疗、护理的顺利进行。

（二）评估

1. 患者的年龄、意识、生命体征、肢体活动度、局部皮肤等情况。

2. 患者与家属对保护具使用目的及方法的了解情况、配合程度。

（三）操作前准备

1. 用物准备　根据需要准备床档、约束带、支被架等。

2. 患者准备　患者及家属了解使用保护具的重要性、安全性，并能配合。

3. 护士准备　衣帽整洁，了解患者病情，解释恰当。

4. 环境准备　环境安静、舒适、安全。

（四）常见保护具的使用方法

1. 床档（bedside rail）　主要预防患者坠床。医院常用的床档有多种。

（1）多功能床档（图 13－2）：使用时插入两侧床缘，不用时插于床尾。必要时可将床档取下垫于患者背部，做胸外心脏按压时使用。

（2）半自动床档（图 13－3）：可按需升降。

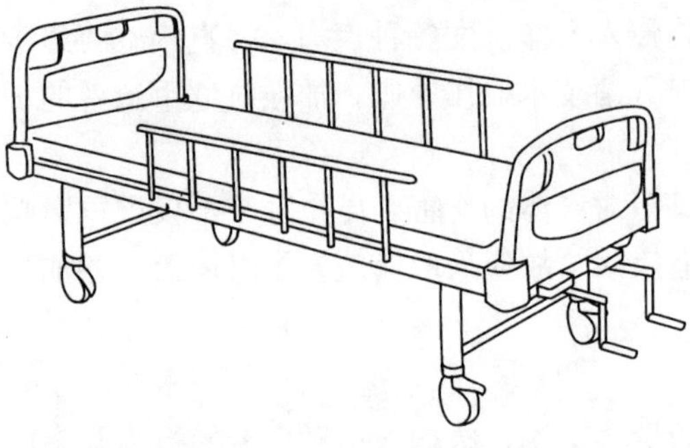

图 13－2　多功能床档

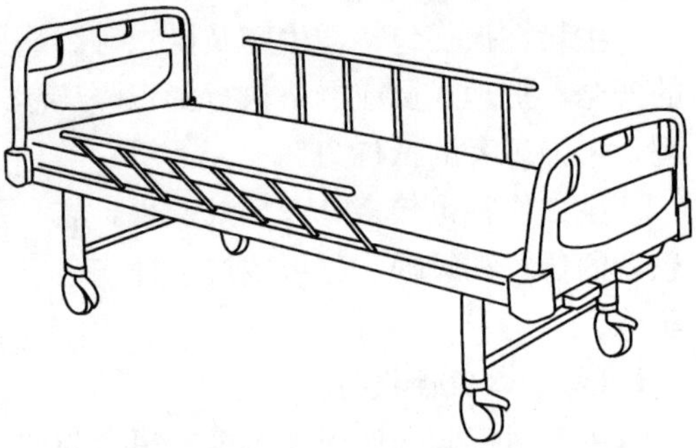

图 13－3　半自动床档

（3）木杆床档（图 13－4）：使用时将床档稳妥固定于两侧床边。床档中间为活动门，操作时将门打开，平时关闭。

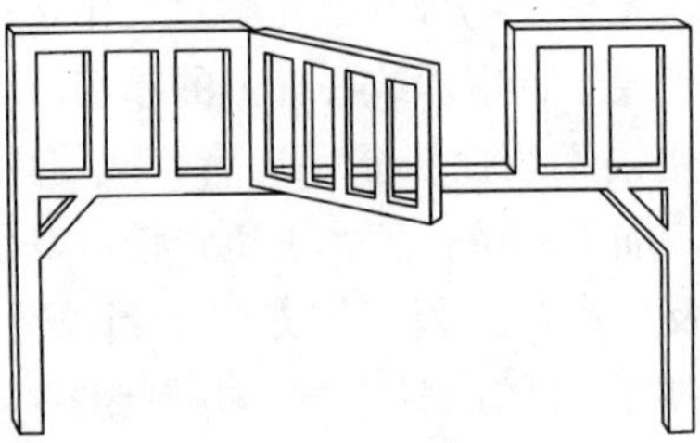

图 13－4　木杆床档

2. 约束带（restraints）　是一种保护患者安全的装置，用于躁动、有自伤或坠床危险或治疗需要固定身体某一部位，限制身体及肢体活动的患者。

（1）宽绷带约束：常用于固定手腕和踝部。使用时，先用棉垫包裹手腕部或踝部，再用宽绷带打成双套结（图 13－5），套在棉垫外稍拉紧，以使肢体不脱出（图 13－6），以不影响血液循环为宜。然后将带子系于床缘上。

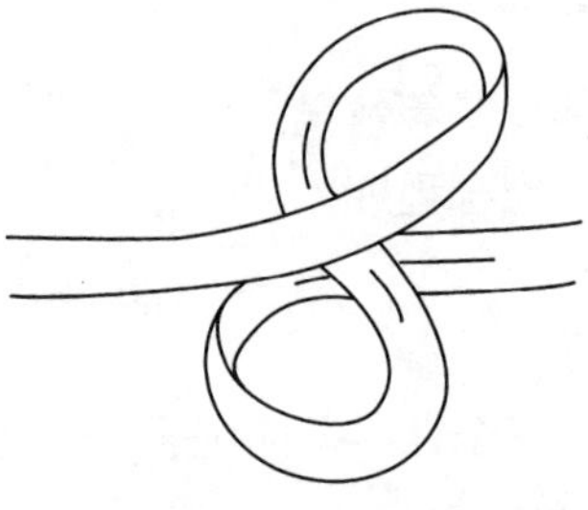

图 13－5　双套结

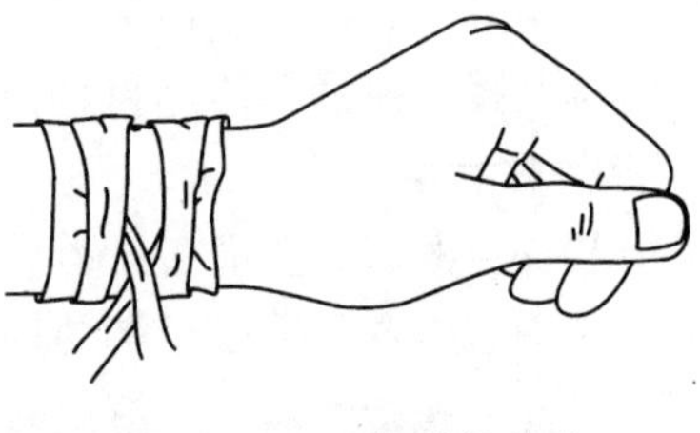

图 13－6　宽绷带约束法

（2）肩部约束带：用于固定肩部，限制患者坐起。肩部约束带用宽布制成，宽 8cm，长 120cm，一端制成袖筒（图 13－7）。使用时，患者两侧肩部套上袖筒，腋窝衬棉垫，两袖筒上的细带在胸前打结固定，把两条较宽的长带尾端系于床头（图 13－8），必要时将枕头横立于床头。也可将大单斜折成长条，作肩部约束（图 13-9）。

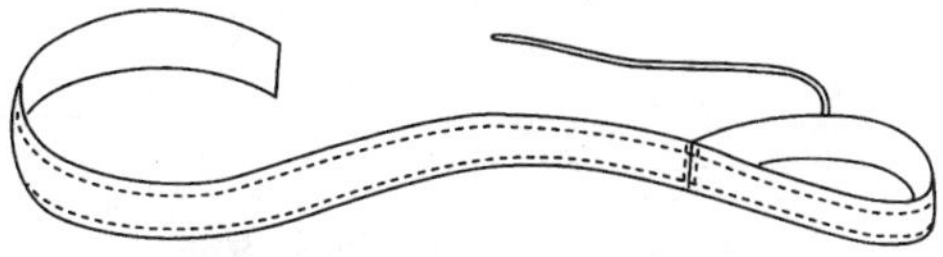

**图 13-7　肩部约束带**

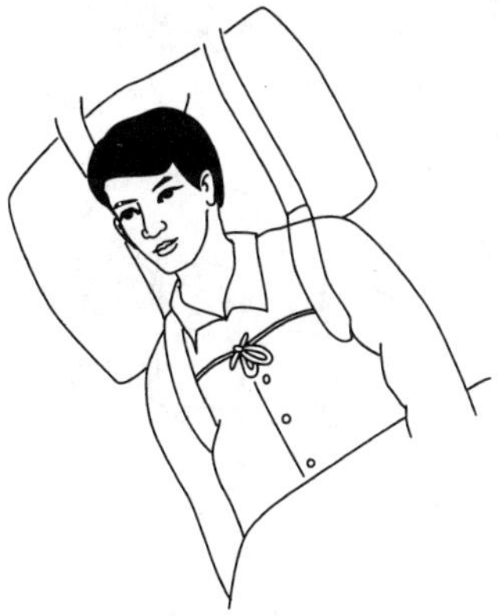

**图 13-8　肩部约束带固定法**

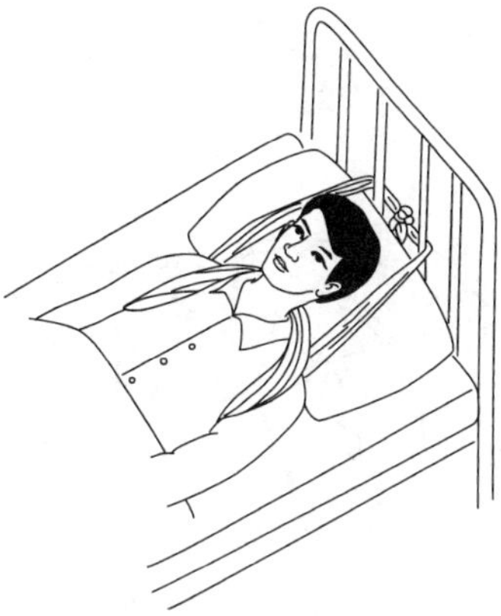

**图 13-9　肩部大单固定法**

（3）膝部约束带：用于固定膝部，限制患者下肢活动。膝部约束带用宽布制成，宽 10cm，长 250cm，宽带中部相距 15cm 分别钉两条两头带（图 13-10）。使用时，两膝衬棉垫，将约束带横放于两膝上，宽带下的两头带各固定一侧膝关节，再将宽带系于床缘（图 13-11）。也可用大单进行固定（图 13-12）。

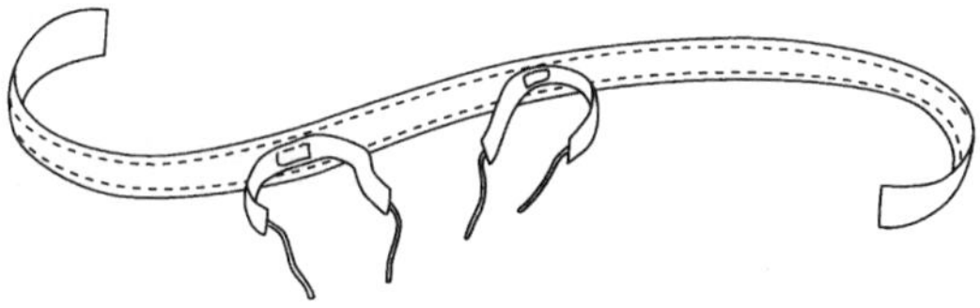

**图 13-10　膝部约束带**

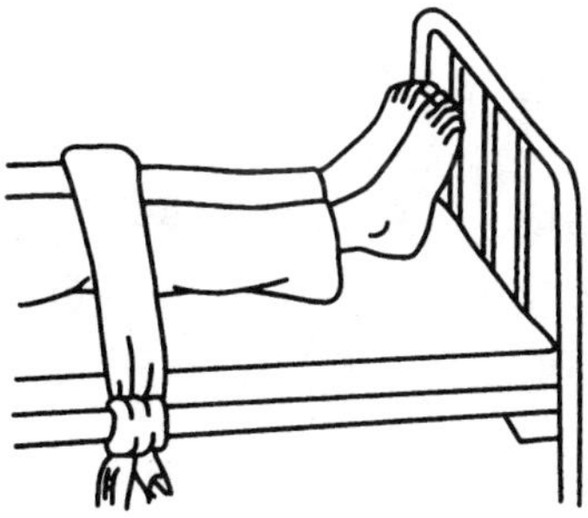

**图 13-11　膝部约束带固定法**

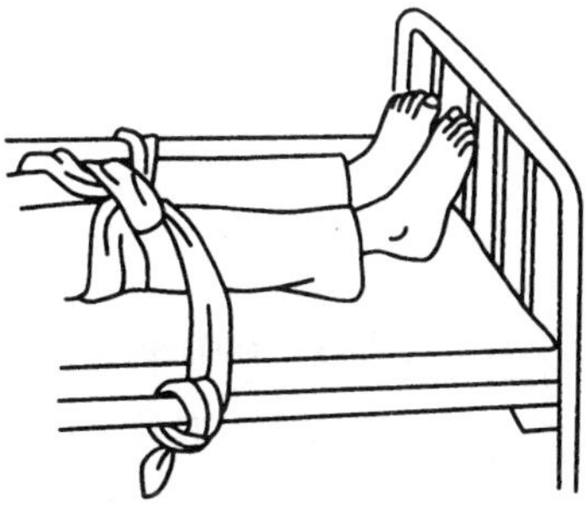

**图 13-12　膝部大单固定法**

（4）尼龙搭扣约束带：操作简便、安全。可用于固定手腕、上臂、膝部、踝部。约束带由宽布和尼龙搭扣制成（图 13－13）。使用时，在被约束部位衬棉垫，将约束带放于关节处，对合约束带上的尼龙搭扣，松紧适宜，然后将带子系于床缘。

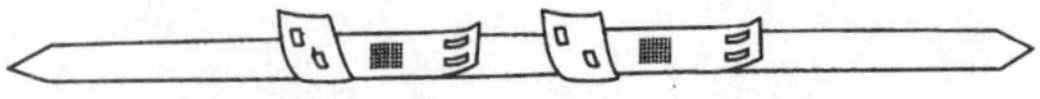

**图 13－13 尼龙搭扣约束带**

3. 支被架（overbed cradle）（图 13－14）：主要用于肢体瘫痪或极度衰弱的患者，防止盖被压迫肢体，影响肢体的功能位置，而造成永久性伤害。也可用于烧伤患者的暴露疗法而需要保暖时。使用时，将架子罩于防止受压的部位，盖好盖被（图 13－15）。

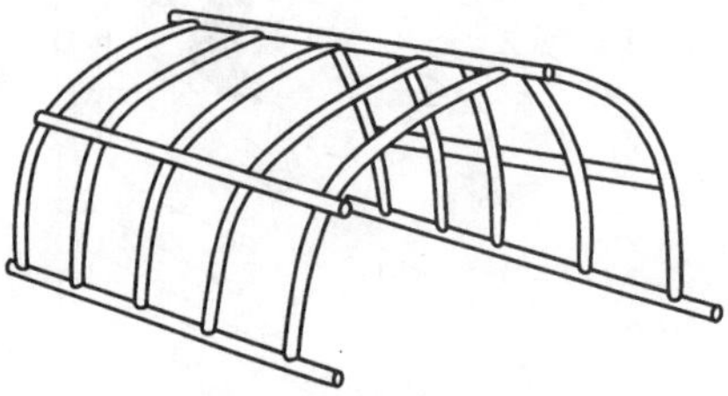

**图 13－14 支被架**

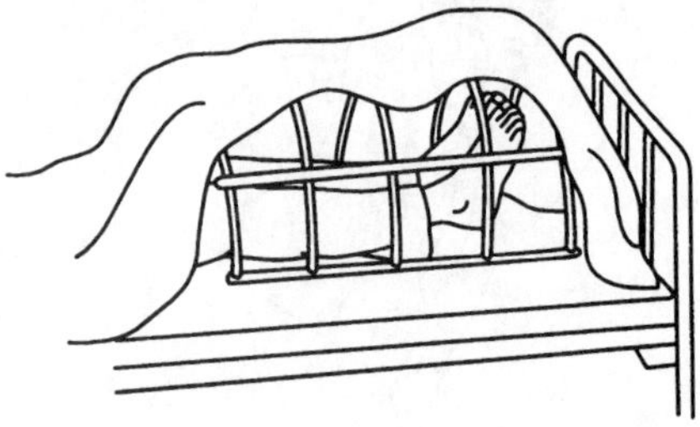

**图 13－15 支被架使用法**

（五）注意事项

1. 严格掌握保护具应用的适应证，维护患者的自尊。

2. 保护具只能短期使用，用时使肢体处于功能位置，并协助患者翻身，保证患者安全、舒适。

3. 使用约束带时，带下应垫衬垫，固定应松紧适宜。

4. 注意观察受约束部位的血液循环，每 15 分钟一次；定时松解，每 2 小时一次，必要时进行局部按摩，以促进血液循环。

5. 记录使用保护具的原因、时间、观察结果、护理措施和解除约束的时间。

6. 健康教育

（1）向患者及家属介绍约束带使用的必要性，消除其心理障碍。

（2）介绍保护具应用的操作程序，说明操作要领及注意事项，防止并发症的发生。

## 第三节 休息、睡眠与活动

休息、睡眠与活动是人类最基本的生理需要，是维持人体健康的必要条件。患者在患病期间，通过适当的休息与活动，可使机体处于最佳的生理和心理状态。护理人员应为患者创造一个良好的休息环境，并应根据患者的具体情况，协助和指导患者进行适当的活动，预防各种并发症的发生，使其早日康复。

### 一、休 息

休息是指在一段时间内相对地减少活动，使身体各部分放松，没有紧张、焦虑，处于一种良好的心理状态，以恢复精力和体力的过程。休息是维护健康的重要条件，不仅影响人的生理状况，而且影响人的心理、情绪、记忆力、注意力等，休息对疾病的康复也起着十分重要的作用。

健康人需要适当的休息，缺少休息可产生一系列疲倦、全身无力、注意力不集中、工作效率下降等现象，严重者还会导致机体健康水平下降，甚至生病。休息可以减轻或消除人体的疲倦和劳累，使人恢复体力和精力，保持健康的体质。同时，休息可以维持机体生理调节的规律性，促进机体的生长发育。患病时，适当的休息十分必要，因疾病本身就是一种压力，更需要动员全身心来维护其生理和心理的完善。患者生病住院时除生理上的不适外，心理上容易出现焦虑，加之在一个新的环境中，陌生的面孔、各种特殊的声响、一些令人产生痛苦的操作、休息中经常受到打扰等，都会给患者增添较大的精神负担和压力。患者在患病期间，如能得到良好的休息，则会使体力和精力尽快得到恢复。因此，护理人员应为患者建立一个有利于休息的生理、心理环境，促进患者早日康复。

休息的方式很多，获得休息的方法因人而异，并不像人们通常认为的只有坐下来或躺下来才是休息，它包括了运动后的静止，或工作中的片刻休息。对不同人而言，休息有不同的含义，例如对从事脑力劳动的人来说，他的休息方式可以是散步、打球、游泳等；而对于运动员，他的休息反而是读书、看报、听音乐。

（一）休息的先决条件

1. 生理上的舒适　生理上的舒适对促进患者休息非常重要。因此，在休息之前必须将患者身体上的不舒适减至最低程度。护理人员应为患者提供各种舒适服务，包括解除或控制疼痛、协助搞好个人卫生、提供舒适的体位、保持环境温湿度适宜、减少噪音和异味、调节睡眠时所需的光线和声音等。

2. 心理上的放松　患者由于生病住院，而无法满足社会及职业对其个人角色的需要，加之对医院环境及医务人员的陌生，对自身疾病的担忧等，患者常常会出现紧张和焦虑。因此，护理人员要耐心地与患者沟通，了解患者的心理问题，并运用恰当的知识和技能，满足患者的各种需要，消除其紧张和焦虑，保持情绪稳定，以使患者得到良好的休息。

3. 充足的睡眠　得到休息的最基本的先决条件是充足的睡眠。虽然每个人所需要的睡眠时间有较大的差别，但都有最低限度的睡眠时数，满足了一定的睡眠时数，才能达到真正的休息。一个人如不能满足其最低限度的睡眠时数时，常会出现易怒、精神紧张并伴有全身疲劳，在这种情况下，患者很难得到放松。因此，护理人员应了解睡眠生理，解决患者的睡眠问题，以促进患者早日康复。

（二）促进患者休息的护理措施

1. 满足休息的三个基本条件　生理上舒适、心理上无紧张和焦虑、保证基本的睡眠时数。

2. 解除焦虑　协助新入院患者熟悉环境、消除陌生感。在护理中应恰当地向患者解释病情、各种治疗以及各种化验结果，使患者能安心治疗，并争取主动配合。另外，取得家属合作，共同消除患者的孤独感，从而减轻患者的心理负担，合理安排探视及陪床时间，既要保证治疗的正常进行，又要满足患者对亲情的需要。

3. 医院环境的控制　尽量给患者提供一个安静、舒适的环境，保持室内适当的温湿度、减少各种噪音，遇到重危及抢救患者，如果条件允许尽可能在单间内进行，尽量减少环境中不良因素对患者的刺激。

4. 有计划地安排各种诊疗活动　为保证患者的休息，各种治疗和护理应相对集中，无特殊要求时，尽量集中在白天完成。

5. 尊重患者的休息习惯与方式　因患者的年龄、性别、生活习惯、受教育程度及个人爱好的不同，对休息和放松的方式与需求也各不相同。护士在制定护理计划和促进患者休息时，应充分考虑这些因素，以满足患者的合理要求。

## 二、睡　眠

睡眠和觉醒是人类和其他高等动物生来就有的生理过程。人的一生中有三分之一的时间要用在睡眠上。通过睡眠，人的精力和体力得到恢复，睡眠后可保持良好的觉醒状态。

睡眠是一种知觉的特殊状态，虽然人对周围环境的反应能力降低，但并未完全消失，人们在睡眠中，对特殊刺激会产生选择性的知觉，甚至被惊醒，而是否被惊醒则与刺激来源的音量、强度及刺激源对个人是否有特殊意义有关。如熟睡的母亲可能被其宝宝的哭声惊醒，但却听不到电话铃声。睡眠是一种周期现象，睡眠的周期是循环式发生的，一般一天一次。因此，可以将睡眠定义为周期发生的知觉的特殊状态。

### （一）睡眠生理

1. 睡眠的分期　睡眠具有两种不同的时相状态。一是脑电波呈现同步化慢波的时相，称为慢波睡眠（slow wave sleep，SWS），或称非速动眼（nonrapid eye movement，NREM）睡眠；二是脑电波呈现去同步化快波的时相，称为快波睡眠（fast wave sleep，FWS），或称速动眼（rapid eye movement，REM）睡眠。睡眠过程两个时相互相交替。

（1）慢波睡眠：可分为4个时相。

第Ⅰ时相：为过渡期，在所有睡眠时相中睡得最浅，并认为是从清醒到入睡的过渡阶段，只维持几分钟，很容易唤醒。此时相生理活动开始减慢，但脑电图（EEG）显示的一些特点与清醒时相同。

第Ⅱ时相：睡眠逐渐加深，但仍易被唤醒，大约持续10～20分钟。此时相生理活动继续变慢，肌肉逐渐放松。

第Ⅲ时相：为熟睡期，大约持续15～30分钟。此时相肌肉完全放松，心跳缓慢，血压下降，难以唤醒。

第Ⅳ时相：为深睡期，大约持续10分钟。全身松弛。无任何活动，体内激素大量分泌，人体组织愈合加快，遗尿和梦游可能发生，极难唤醒。

（2）快波睡眠：其睡眠的特点是眼球快速转动，脑电图活跃，与清醒时极为相似。肌电图反应肌张力极低，是睡眠各时相中最低者，并伴有像瘫痪时大肌肉所具有的那种不活动的状态。出现这种静止状态是由于脑干中的特有神经元过度极化的原因。因此，在快波睡眠中，躯干基本上是松弛状态，但体温、血流及脑的耗氧量均有增加。心率、血压和心输出量也有增加，经常接近于清醒时的水平。

睡眠各阶段的变化见表13-2：

**表 13－2　睡眠各阶段变化**

| 睡眠分期 | 临床表现 | 生理变化 | 脑电图 |
| --- | --- | --- | --- |
| 第Ⅰ时相 | 入睡的过渡阶段，可被外界的声响或说话声惊醒 | 全身肌肉松弛，呼吸均匀，脉搏减慢 | 低电压 α 节律，频率为 8～12 次/秒 |
| 第Ⅱ时相 | 进入睡眠状态，但仍易被惊醒 | 全身肌肉松弛，呼吸均匀，脉搏减慢，血压、体温下降 | 出现快速宽大的梭状波，频率为 14～16 次/分 |
| 第Ⅲ时相 | 睡眠逐渐加深，需要巨大的声响才能使之觉醒 | 肌肉十分松弛，呼吸均匀，心跳缓慢，血压、体温继续下降 | 梭状波与 δ 波交替出现 |
| 第Ⅳ时相 | 为沉睡期，很难唤醒，可出现梦游和遗尿 | 全身松弛，无任何活动，脉搏、体温继续下降，呼吸缓慢均匀，体内分泌大量激素 | 缓慢而高的 δ 波，频率为 1～2 次/秒 |
| REM 期 | 眼肌活跃，眼球迅速转动，梦境往往在此阶段出现 | 心率、血压、呼吸大幅度波动，肾上腺素大量分泌。除眼肌外，全身肌肉松弛，很难唤醒 | 呈不规则的低电压波形，与第Ⅰ时相相似 |

值得指出的是，睡眠中一些时相对人体具有特殊的意义。如在 NREM 第Ⅳ时相的睡眠中，体内可分泌大量的生长激素，其功能是促进合成作用，减少蛋白质的分解，加速受损组织的愈合。REM 睡眠与幼儿神经系统的成熟有关，且有利于精力的恢复，同时对保持精神和情绪上的平衡十分重要。因为这一时期的梦境都是生动的、充满感情色彩的，此梦境可减轻、缓解精神压力，使人将忧虑的事情从记忆中消除。

2. 睡眠时相的周期　睡眠时相是周期发生的，睡眠本身由几个周期组成（图 13－16）。每一周期都含有从 60～120 分钟不等的（平均为 90 分钟）有顺序的睡眠时相，成人平均每晚出现 4～6 个睡眠时相周期。

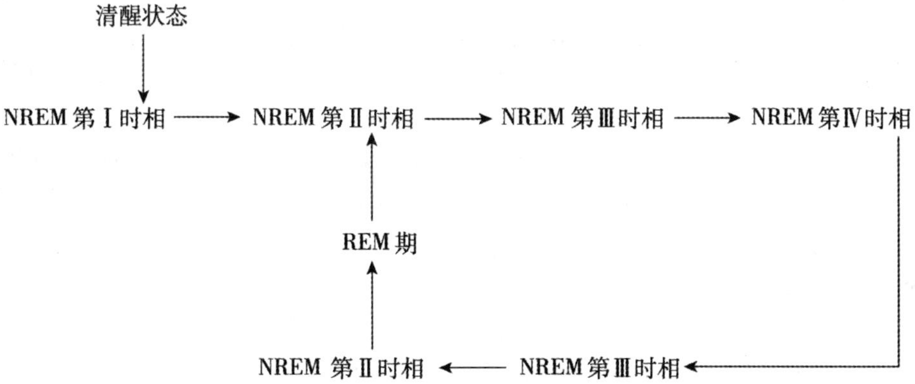


**图 13－16　睡眠周期**

在睡眠时相周期的任一阶段醒而复睡时，都需从头开始依次经过各期。在睡眠周期中，每一时相所占的时间比例，随睡眠的进行而有所改变。刚入睡时，NREM 第Ⅲ、Ⅳ时相则会相应地缩短。因此，大部分 NREM 睡眠发生在上半夜，REM 睡眠则多在下半夜。

睡眠时相周期在白天小睡时也会出现，但慢波睡眠和快波睡眠时间根据白天小睡的时间而定。上午小睡，是后半夜睡眠的延续，快波睡眠所占比例较大，慢波睡眠的时间减少。下午小睡，慢波睡眠比例增多。下午的睡眠会减少晚上睡眠时慢波睡眠的时间。

### （二）影响睡眠的因素

1. 生理因素

（1）年龄：随着年龄的增长，人的睡眠时间逐渐减少。

（2）疲劳：适度的疲劳有助于入睡，但过度的精力耗竭反而会因为太累而无法入睡。

（3）昼夜节律性：每个人的“睡眠-觉醒”具有生物钟式的节律性，节律的破坏会影响睡眠，通常需要 3～5 天才能恢复正常。

（4）内分泌变化：如妇女月经前期或月经期常常会出现嗜睡现象。

2. 病理因素　身体的舒适是获得睡眠的先决条件，许多疾病及其症状影响身体的舒适而影响睡眠，因此，入睡前必须减轻或去除身体的不适，如疼痛、饥饿、腹胀、呼吸困难等。

3. 心理因素　任何强烈的情绪，如害怕、焦虑、喜悦、悲哀等都可能造成失眠。患者由于对疾病的诊断、治疗感到焦虑、不安和恐惧，而产生心理压力等，也会影响其睡眠。

4. 环境因素　睡眠环境的变化可以改变睡眠状况，研究发现，在新环境中 NREM 和 REM 睡眠的比例会有所变化，主要为 REM 减少，入睡时间延长，觉醒的次数增加等。

5. 其他因素

（1）食物的影响：一些食物的摄入也会改变睡眠状况。如 L-色氨酸广泛存在于各种食物中，肉类、乳制品和豆类中含有较多 L-色氨酸，这种物质能促进入睡，被认为是一种天然的催眠剂。对于睡眠不佳者，鼓励其睡前喝一杯热奶可以帮助入睡。饱饭后发困也是 L-色氨酸的作用所致。再有，少量饮酒也能促进放松和睡眠，但大量饮酒却会抑制 REM 睡眠。咖啡由于含有咖啡因，会干扰睡眠，使人兴奋，浓茶亦有与咖啡相同的作用，故对于睡眠状况不好的人，应避免在睡前 4～5 小时饮用这类饮料。

（2）寝前习惯的改变：寝前习惯的改变也可影响睡眠，不少人睡前有洗热水澡、喝牛奶、阅读报纸、听音乐等习惯，如果这些习惯被改变，则可能使睡眠发生障碍。

（3）药物的影响：药物也会影响睡眠型态。如长期服用安眠药，停药后往往会导致对药物的依赖或使睡眠障碍更加严重。

### （三）常见睡眠障碍

1. 失眠（insomnia）　是睡眠障碍中最常见的一种，主要表现为难以入睡、睡眠中多醒或早醒。患者通常主诉没有休息好，清醒时或白天感到疲乏、昏昏欲睡、激动不安；眼睛有黑圈，经常打呵欠；有轻度的一过性眼球震颤，轻微手颤。依据有无诱发因素，可将失眠分为原发性失眠（primary insomnia）和继发性失眠（secondary insomnia）。原发性失眠是一种慢性综合征，继发性失眠常因精神紧张、环境不适、身体障碍等引起。用 EEG 记录发现在上半夜占优势的 NREM 第Ⅲ、Ⅳ时相，在失眠患者中减少了。

2. 睡眠过多（hypersomnia）　指睡眠时间过长或长期处于想睡的状态。引起睡眠过多的原因还不十分清楚，通常认为与进食失调和病态的肥胖有关，也可见于心理失调，如忧郁的患者。EEG 研究表明，睡眠过多尽管延长了总的睡眠时间，但睡眠时相的周期进展和每一时相所占的百分比均在正常范围内。

3. 发作性睡眠（narcolepsy） 是一种特殊的睡眠失调，特点是控制不住的短时间的嗜睡。在发作性睡眠的人中，约有70%的人会出现猝倒现象，表现为肌张力部分或全部失去，导致严重跌伤；约有25%的人在发作性睡眠时有生动的、充满色彩的幻觉。这种睡眠常在饭后或单调无趣的情况下及一天快结束时发作。猝倒发作常因情绪急剧变化，太高兴或是太悲伤而引起。目前认为发作性睡眠是异相睡眠失调。

4. 睡眠型呼吸暂停（sleep apneas） 是一种在睡眠间发生自我抑制、没有呼吸的现象，可分为中枢性和阻塞性呼吸暂停两种类型。中枢性呼吸暂停是由于中枢神经系统功能不良造成，见于颅脑损伤、药物中毒等；阻塞性呼吸暂停则出现在严重的、频繁的、用力的打鼾或喘息之后，由上呼吸道阻塞病变引起。肥胖者脂肪堆积在咽部、舌根部阻塞气道，也可引起。

5. 其他

（1）梦游：主要见于儿童。常发生于NREM的第Ⅲ、Ⅳ时相，可能与遗传、性格、神经功能失调有关。梦游发生时，患者可下床走动，甚至完成一些复杂的动作，然后继续上床睡觉，醒后对梦游过程不能回忆。在梦游期间，梦游者的全身功能是清醒时的最低水平。

（2）遗尿：多见于儿童，与大脑未发育完善有关，睡前饮水过多或过度兴奋也可诱发。

**（四）睡眠障碍患者的护理**

1. 睡眠型态的评估 护理人员应通过患者及家属，收集有关睡眠的资料，重点了解以下情况：

（1）每晚习惯睡多长时间？

（2）通常什么时间就寝？

（3）一天中通常小睡几次，都在什么时间？

（4）睡眠前的习惯，如：① 吃些点心或饮料；② 洗漱活动；③ 阅读或看电视；④ 放松活动的形式；⑤ 是否使用安眠药；⑥ 睡眠时有无陪伴；⑦ 床的种类；⑧ 枕头高低及被褥的厚薄情况；⑨ 是否需要小灯；⑩ 声响情况。

（5）入睡需要多长时间？

（6）睡着后是否容易被惊醒，是否会打鼾？

（7）夜间醒来的次数和原因；

（8）睡眠过程中有无异常情况：如失眠、梦游、说梦话等；

（9）晨起后是否会觉得睡眠很好。

2. 促进患者睡眠的护理措施

（1）创造良好的物理环境：患者休息的环境应以清洁、安静、安全为原则。睡前根据需要调节好病室内的光线、温度、湿度；保持卧具清洁、干燥，棉被厚薄适宜，枕头高度合适；减少外界环境对患者视、嗅、听、触等感觉器官的不良刺激；多人同住病室应用布帘或屏风等分隔，以创造隐私的环境。

（2）解除患者身体的不适：采取一切有效措施，减少患者的痛苦与不适，促进患者自然入睡。如疼痛时酌情给予镇痛剂，解除腹胀、尿潴留等。为患者做好晚间护理，如协助患者洗漱、排便；检查身体各部位引流管、牵引、敷料的情况，必要时更换敷料；帮助患者处于正确的睡眠姿势。

（3）满足患者的睡眠习惯：护理人员应尽可能地满足患者就寝前的一些常规习惯，如睡前淋浴或洗漱、阅读、听广播、做健身操、吃少量食物、喝牛奶或热饮料等，以促进患者的睡眠。

(4) 合理安排护理时间：执行护理措施时，应尽量减少对患者的干扰并做到“四轻”。常规的护理措施都应安排在白天，当遇有特殊情况，必须在睡眠期间采取某些护理措施时，则应将活动安排尽量间隔 90 分钟，以减少患者经常醒来，因为 90 分钟是一个正常睡眠周期所需要的时间。

(5) 加强心理护理：患者住院后，由于陌生的环境及陌生的医务人员，离开亲人的孤寂感以及对各种检查、诊断、治疗的各种顾虑等，都严重影响患者的睡眠。因此护理人员要通过观察，了解、关心和体贴患者，多与患者交谈，建立良好的信任关系。帮助他们消除恐惧和焦虑，恢复平静、稳定的情绪，以提高睡眠的质量。

(6) 健康教育：与患者一起谈论有关休息与睡眠的知识和问题，使其了解身心放松是保证休息与休眠的前提条件，并明确休息与睡眠对人体的重要作用；了解睡眠紊乱的原因和避免其发生的可能方法；鼓励患者建立规律的日常生活习惯，养成良好的睡眠习惯，如白天应参加适量锻炼，晚间睡前可略活动，白天不要过多睡眠，清晨按时起床，不要用脑过度。睡前不能吃得过饱、饮水不宜过多、不喝浓茶和咖啡等。

(7) 合理使用药物：对于一些失眠的患者，当所有促进睡眠的方法都无效时，可应用镇静催眠药物，但须注意防止药物依赖和抗药性，避免长时间连续用药，用药的同时结合其他促进睡眠的措施，最终帮助患者建立良好的睡眠型态。

(8) 对症护理：对于睡眠过多的患者，指导其控制饮食，减轻体重，增加有益和有趣的活动，并限制睡眠的时间；对于发作性睡眠的患者，应选用药物治疗，并指导其学会自我保护，注意发作先兆，减少意外发生；对于睡眠型呼吸暂停的患者，指导其采取正确的睡眠姿势，以保持呼吸道通畅；对于梦游者，注意防护，将卧室中的危险物移开，必要时关窗、锁门；对遗尿者，于晚间限制其饮水量，并于睡前督促其排尿。

## 三、活　动

### (一) 活动的意义

人们通过饮水、进食、排泄等活动来满足基本的生理需要；通过学习和工作来满足自我实现的需要；通过身体活动来维持呼吸、循环、消化及骨骼肌肉的正常功能；通过思维活动维持个体意识和智力发展，防止大脑功能退化。一个人每天适量的活动，可以保持良好的肌肉张力、促进身体各部位的弹性、增强全身活动的协调性；同时还可促进消化、促进睡眠、控制体重、减少肥胖的发生；而且活动还有助于解除心理压力，减慢老化过程和减少慢性疾病的发生。通过适当的活动，人体会自觉身体强壮并能较好地适应体内、外各种因素的改变，维持身体的健康，且会精神焕发，增强自信。所以，活动对维持人体的健康非常重要。

人患病后，正常的活动会受到疾病的影响而减少，特别是在病情较重的时期，往往会影响机体各系统的功能及患者的心理状况，无论对疾病的恢复还是情绪状态的稳定都会带来很大的影响。因此，护理人员除了要帮助患者很好地休息之外，还应从其身心需要出发，协助患者进行适当活动，以预防并发症的发生，促进康复。

### (二) 活动受限的原因

机体的运动有赖于肌肉、骨骼、关节及分布于这些结构上的神经和血管的完整性，所以当身体由于疾病或先天性的问题而影响肌肉、骨骼、关节和相关的神经或血管时，均会影响正常的活动功能。一般活动受限的常见原因包括：

1. 生理因素

（1）疼痛：许多疾病所带来的疼痛会限制患者的活动，如手术患者常常因伤口疼痛而不敢动，或因疼痛而限制了关节的活动范围。

（2）损伤：关节、骨骼、肌肉的损伤，如扭伤、挫伤、骨折等，都会导致受伤肢体活动受限。

（3）神经功能受损：这种损伤会严重地甚至是永久性地改变人体的活动能力。如重症肌无力、瘫痪患者。

（4）严重疾病：如心肺疾病引起供氧不足，严重的营养不良或极度肥胖所致的全身无力，均使活动受到影响。

（5）身体残疾：先天性畸形或其他残障，如失明等可使活动受限。

（6）医护措施的限制：如骨折者上石膏后活动受限，大面积心肌梗死患者需绝对卧床休息。

2. 心理因素　一些心理极度忧郁的患者和某些患有精神病的患者由于精神紊乱，脱离了正常的思维活动，影响了正常的机体活动，如精神分裂症的木僵状态患者等。

（三）活动受限对机体的影响

1. 对皮肤的影响　长期卧床不活动可导致皮肤的抵抗力下降，皮肤易受损或形成压疮。详见“压疮的预防及护理”。

2. 对骨骼和肌肉组织的影响　人体骨骼、肌肉组织长期不活动，会导致全身软弱无力、腰背痛、骨质疏松、关节僵硬、挛缩、变形等，严重的会导致运动系统功能的丧失。

3. 对心血管系统的影响　长期卧床的患者，对心血管系统的影响主要为体位性低血压与血栓形成。

（1）体位性低血压：长期卧床的患者，第一次起床时往往会感到虚弱、眩晕。发生眩晕的一部分原因是肌肉无力，而另一部分原因则是由于体位性低血压所致。体位性低血压是当人体突然直立时，小动脉尚未收缩，而造成血压突然下降。另外，长期卧床的患者，血液循环量下降，头部供血不足，也可导致眩晕。

（2）深静脉血栓形成：机体不动的时间愈长，发生深静脉血栓的危险性愈高。这是因为长期卧床的患者，由于姿势不良或关节的长期屈曲，可出现静脉血液循环不畅，如果循环不良的时间超过人体组织受损的代偿时间，血管内膜就会受损。同时，长期不动的患者还会出现血容量不足，而血液中血浆部分的减少比血细胞部分的减少要多，导致血液黏滞度增加，血流速度减慢；又因腿部肌肉收缩不够，以致静脉内血流速度下降。这些情况同时发生时，就会形成血栓。血栓形成的危险在于发生肺栓塞。

4. 对呼吸系统的影响　长期卧床不动，导致呼吸系统的两大合并症是坠积性肺炎和二氧化碳滞留。原因是患者长期卧床，胸部扩张受阻，使有效通气减少。卧床还会使呼吸道内分泌物排除困难，呼吸道内堆积着大量黏液，干扰气道内纤毛排除异物的功能，患者由于虚弱，又无足够的力量将黏液咳出，这种情况持续存在，将会发生坠积性肺炎。肺部的有效通气量减少再加上分泌物的蓄积，将会干扰氧气的正常交换，导致二氧化碳滞留。

5. 对消化系统的影响　由于活动量的减少和疾病的消耗，患者往往出现厌食，所摄入的纤维和水分减少，同时胃肠道的蠕动减慢，患者常出现便秘。有的患者不习惯在床上排便，并且辅助排便的腹肌和肛提肌肌张力下降，使得便秘更加严重。出现便秘时，患者往往伴有头痛、眩晕、食欲下降、腹胀。严重的便秘可导致粪便嵌塞，使排便更加困难。

6. 对泌尿系统的影响　长期卧床的患者，由于排尿姿势的改变，会影响正常的排尿活动。正常情况下，当处于站姿或坐姿时，能使会阴部肌肉放松，同时肌肉下压刺激排尿。平躺时，上述情况改变，出现排尿困难，若长期存在，膀胱膨胀造成逼尿肌过度伸展，机体对膀胱胀满的感觉性减弱，形成尿潴留。由于机体活动量减少，尿液中的钙磷浓度增加，因同时伴有尿潴留，进而可形成泌尿道结石。另外，由于尿潴留，正常排尿对泌尿道的冲洗作用减少，大量细菌繁殖，致病菌可由尿道口进入，上行到膀胱、输尿管和肾，造成泌尿道感染。

7. 对心理、社会方面的影响　长期卧床往往会给患者带来一些心理社会方面的问题。患者常出现焦虑、恐惧、失眠、自尊的改变、愤怒、挫折感等。此外，有些制动患者容易在情绪上出现波动，甚至会在行为上处于敌对好斗的状态。

（四）影响患者活动的因素

1. 年龄　年龄是决定机体所需要及所能耐受活动程度的重要因素。如婴幼儿活动以学习爬、坐、走及双手握力为主；幼儿期以跑、跳跃等活动为主，并表现出协调性；青少年期精力旺盛，大多选择户外活动及剧烈的身体运动；成年期生理及心理已经发育成熟，社会活动增加，身体运动常选择户外散步、慢跑等运动；老年期因身体逐渐老化，其身体活动和社会活动均减少。

2. 性别　由于生长发育及体力的差别，运动方式大多男女有别，通常女性所做运动不如男性激烈。

3. 心肺功能状态　心肺功能不良会影响患者的活动。因活动会增加机体对氧的需求量，给呼吸系统带来压力，如肺部有感染或其他疾患时，则不能适应大量的活动。同时，活动还会加重心脏负担，不恰当的运动可加重原有的心脏疾病，甚至可导致心脏骤停。活动还会使血压上升，因此，活动前应测量血压，如有异常，应对活动的方式及活动量予以调整。

4. 骨骼肌肉的状态　机体若要完成日常的各种活动，除具有健康的骨骼组织以外，还应具有良好的肌力。肌力程度一般分为0～5级。

5. 关节功能状态　机体若要正常活动，还必须具有良好的关节功能。在观察关节的功能状况时，通过主动运动和被动运动，观察关节的活动范围有无受限，是否有关节僵硬、变形，活动时关节有无声响或疼痛不适。主动运动是让患者自己移动每个关节，做关节的屈伸收展等活动。被动运动是由护理人员协助移动患者的每个关节。

6. 机体活动能力　机体活动能力影响患者的活动。通过对患者日常活动情况的观察来判断其活动能力。如观察其行走、穿衣、梳头、洗漱等，对其完成情况进行综合评价。一般机体的活动功能可分为5度（表13-3）：

**表13-3　机体活动能力分度**

| 分度 | 表现 |
|---|---|
| 0度 | 完全能独立，可自由活动 |
| 1度 | 需要使用设备或器械（如拐杖、轮椅） |
| 2度 | 需要他人的帮助、监护和教育 |
| 3度 | 既需要有人帮助，也需要设备和器械 |
| 4度 | 完全不能独立，不能参加活动 |

7. 患病情况　患者的患病情况对其活动能力有很大影响。如截瘫、昏迷、骨折、大手术后的患者，则只能卧床，活动几乎完全受限。疾病的性质和严重程度可限制机体的活动，评估疾病的程度有助于合理安排患者的活动量。另外，在评估活动情况时，还应考虑患者的治疗需要。如骨折患者，要求患肢制动。

8. 心理社会状况　心理社会状况可影响患者对活动的态度和兴趣，从而影响活动的完成。如患者心情压抑、焦虑，对活动缺乏热情甚至产生恐惧心理，则会影响其活动量。反之，其心境开朗，对各种活动积极、热情，对疾病的治疗充满信心，则会很好地完成各种活动，使护理计划顺利完成。

（五）满足患者活动的护理措施

根据患者活动的能力，可将患者的活动分为被动运动和主动运动。对于躯体活动受限的患者，在活动中可采用被动运动的方式，并鼓励患者尽力配合，使关节和肌肉得到最大范围的锻炼。对于可离床活动的患者，可选用主动运动的方式，采用徒手方式或利用简单的器械完成。

1. 选择合适的卧位　患者卧床时，体位应舒适、稳定，全身尽可能放松，以减少肌肉和关节的紧张。

2. 保持脊柱的正常生理弯曲和各关节的功能位置　脊柱对行走、跑跳时产生的震动具有缓冲作用，并对脊髓和脑组织起着重要的保护作用。长期卧床患者，如果床板不平，褥垫太薄而又缺少活动，脊柱就会因长期受压而损伤变形，失去弹性和正常的缓冲功能。因此，卧床患者应注意在颈部和腰部以软枕支托，如病情许可，还应经常变换体位，练习脊柱活动，以保持肌肉和关节的功能。各关节应尽量保持功能位，防止关节畸形和功能丧失。

3. 防止皮肤压疮形成　定时为患者更换卧位，并活动和按摩受压处皮肤，防止压疮的发生。

4. 全范围关节运动（range of motion，ROM）　指根据每一特定关节可活动的范围来对此关节进行屈曲和伸展的运动，是维持关节可动性、防止关节挛缩和粘连形成、恢复和改善关节功能的有效方法。ROM 可分为主动性 ROM 和被动性 ROM，主动性 ROM 指个体可以独立开始并完成全范围关节运动；被动性 ROM 指个体依靠护理人员才能开始并完成全范围关节运动。

被动性 ROM 练习的操作步骤见表 13-4：

**表 13-4　被动性 ROM 练习的操作步骤**

| 步骤 | 要点说明 |
|---|---|
| 1. 让患者采取自然放松的姿势，面向操作者，并尽量靠近操作者 | ● 利用人体力学原理，比较省力 |
| 2. 依次对颈部、肩、肘、腕、手指、髋、膝、踝、趾关节作外展、内收、伸展、屈曲、内旋、外旋等关节活动范围练习，各关节的活动形式和范围参见表 13-6、图 13-17、图 13-18 | ● 操作者在完成每个关节的活动时，应观察患者的反应 |
| 3. 每个关节每次可有节律地作 5～10 次完整的 ROM 练习 | |
| 4. 运动结束后，测量生命体征，协助患者取舒适的卧位，整理床单位 | |

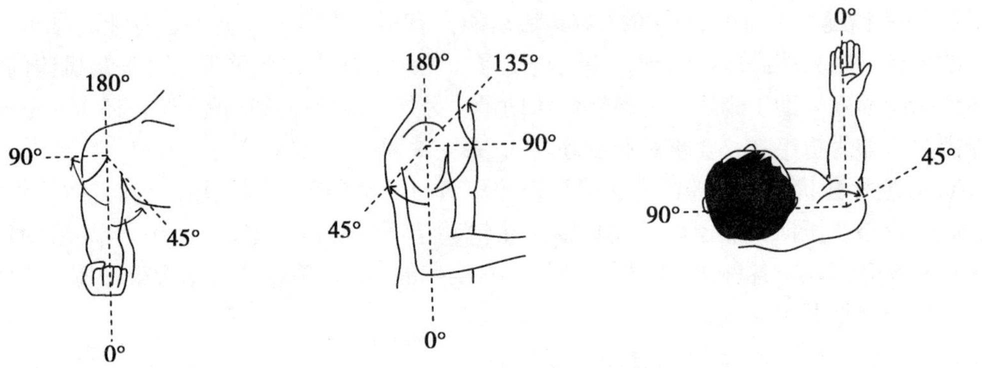


**图 13－17　肩关节的活动范围**

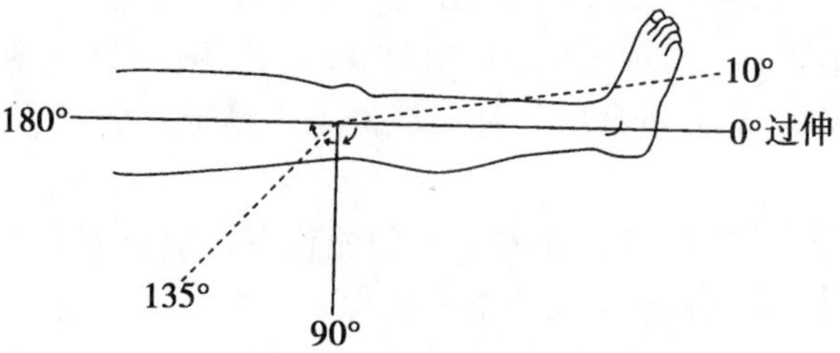


**图 13－18　膝关节的活动范围**

各关节的活动形式和范围见表 13－5。

**表 13－5　各关节的活动形式和范围**

| 活动部位 | 屈曲 | 伸展 | 过伸 | 外展 | 内收 | 内旋 | 外旋 |
|---|---|---|---|---|---|---|---|
| 脊柱 | 颈段前屈 35° | 后伸 35° | | | 左右侧屈 30° | | |
| | 腰段前屈 45° | 后伸 20° | | | | | |
| 肩部 | 前屈 135° | 后伸 45° | | 90° | 左右侧屈 30° | 135° | 45° |
| 肘关节 | 150° | 0° | 5°～10° | | 45° | | |
| 前臂 | | | | | | 旋前 80° | 旋后 100° |
| 腕关节 | 掌屈 80° | 背伸 70° | | 桡侧偏屈 50° | | 尺侧偏屈 35° | |
| 手 | 掌指关节 90° | | | 拇指屈曲 50° | | 过伸 45° | |
| | 近侧指间关节 120° | | | | | 屈曲 80° | |
| | 远侧指间关节 60°～80° | | | | | 外展 70° | |
| 髋 | 150° | 0° | 15° | 45° | | 40° | 60° |
| 膝 | 135° | 0° | 10° | | 30° | | |
| 踝关节 | 背曲 25° | 跖曲 45° | | | | | |

注：① 屈曲（flection）：关节弯曲或头向前弯；② 伸展（extension）：关节伸直或头向后仰；③ 伸展过度（hyperextension）：超过一般的范围；④ 外展（abduction）：远离身体中心；⑤ 内收（adduction）：移向身体中心；⑥ 内旋（internal rotation）：旋向中心；⑦ 外旋（external rotation）：自中心向外旋转

在进行 ROM 运动时，应注意：

① 根据患者的全身情况，进行 ROM 运动：对急性关节炎、骨折、肌腱断裂、关节脱位等患者进行 ROM 时，应与医生商量，以避免进一步损伤；若患者患有心脏病，应特别小

心观察其有无胸痛症状，因剧烈活动可诱发心脏病的发作。② 每个患者关节运动的范围不同，应依其反应来完成运动，当患者出现疼痛、疲劳、痉挛或有抵抗反应时，应停止操作。③ 在活动过程中，注意比较两侧关节活动情况，以了解其原来的关节活动程度。④ 在操作时患者关节前后应予以支托，活动关节时手应作环状或支撑关节远端的身体（图 13－19）。⑤ 健康教育：护理人员应向患者及家属介绍关节活动的重要性，讲解各关节活动的方法、活动强度及注意事项。鼓励患者利用健侧肢体帮助患侧肢体活动，并最终达到由被动运动方式转变为主动运动方式。

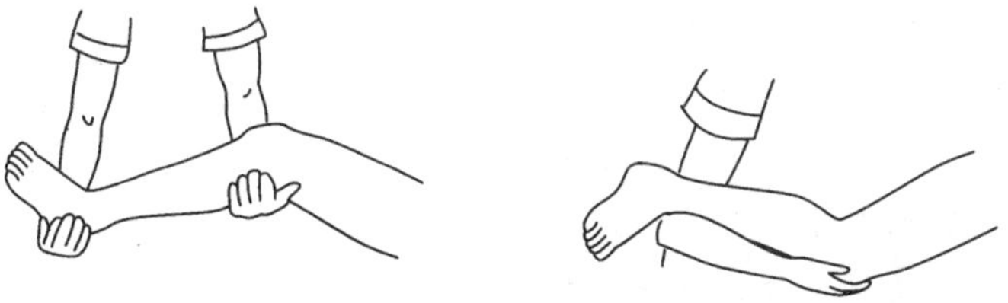

(1) 环状法　　(2) 支架法

**图 13－19　托腿部的方法**

5. 肌肉的等长运动和等张运动

（1）等长运动（isometric exercise）：可增加肌肉的张力而不改变肌肉的长度，因为不伴有明显的关节运动，故又称静力运动。例如膝关节完全伸直定位后，做股四头肌的收缩松弛运动，即为等长运动。常常用于患者受损后加强其肌肉力量的锻炼，一般维持在 6 秒以上较好。等长运动的优点是不引起明显的关节运动，可在肢体被固定时早期应用，以预防肌肉萎缩，在关节内损伤、积液、某些炎症存在的情况下应用。缺点是主要增加静态肌力，并有关节角度的特异性，即在某一关节角度下练习时，只对增加关节处于接近这一角度时的肌力有效。

（2）等张运动（isotonic exercise）：是指对抗一定的负荷作关节的活动锻炼，同时也可锻炼肌肉收缩，最为常用。因伴有大幅度关节运动，又称动力运动。常用方法为“渐进抗阻运动（progressive resistance exercise，PRE）”，即逐渐增加阻力进行练习，肌肉工作能力改进时，负荷量也随之增加。采用此法训练前，须先测定训练肌肉连续作 10 次等张运动的最大负荷量，即 10RM 量。先后用 10RM 量的 1/2、3/4 及全量各作 10 次抗阻运动，共三组运动，各组间休息 1 分钟，以便调整负荷，每日锻炼 1 次。其中第 1、2 组练习实为第三组练习的准备运动。每周复测 10RM 的值，据此增加负荷量。等张运动的优点是动态运动比较符合大多数日常活动的肌肉运动方式，同时有利于改善肌肉的神经控制。

进行肌肉练习时应注意：① 掌握运动量及频度，使每次练习达到肌肉适度疲劳，每次练习后有适当间歇，让肌肉充分复原，一般每日或隔日练习一次。② 肌肉练习效果与练习者的主观努力密切相关，须使患者充分理解、合作，并掌握练习要领。经常鼓励患者，并及时显示练习效果以增强其信心。③ 肌力练习不应引起明显疼痛。疼痛常为损伤信号，且反射性地引起前角细胞抑制，妨碍肌肉收缩，无法达到练习效果。④ 强力肌力练习前后，应作准备及放松运动。⑤ 有高血压、冠心病或其他心血管病变时慎用肌力练习，有较严重心血管病变者忌做肌力练习。

（井坤娟）

# 第十四章　患者的清洁卫生

**学习目标**

完成本章学习后，学生应能：

1. 列举口腔护理的目的和适应证。
2. 列举常用的漱口溶液及其作用。
3. 复述压疮的定义。
4. 列出压疮的好发部位及易患人群。
5. 阐述压疮的预防措施。
6. 描述压疮的分期及临床表现。
7. 按规程为患者进行口腔护理和床上擦浴。

保持身体的清洁和舒适是每个健康人均可满足的基本需要之一，是维持和获得健康的重要保证。清洁可清除微生物以及其他污垢，防止细菌繁殖，促进血液循环，有利于体内废物排泄，并使人感到愉快、舒适。患者清洁的需要同健康人一样，甚至更为强烈，但因疾病所致，有时无法自行满足。为满足患者清洁卫生的需要，护士应正确评估患者的健康状况，同患者一起探讨，找出适合患者病情的清洁方法并给予帮助，预防感染与并发症。患者的清洁卫生包括：口腔护理、头发护理、皮肤护理、会阴护理等。

## 第一节　口 腔 护 理

### 一、口腔的生理解剖特点

口腔由颊、硬腭、软腭及舌组成，口腔内覆盖由鳞状上皮细胞构成的黏膜，并且含有牙齿和唾液腺等组织。口腔具有说话、辅助呼吸、咀嚼食物、水解多糖类及润滑等重要功能。

口腔由于其特殊的生理结构和特点，常常是病原微生物侵入人体的主要途径之一。因为口腔内的温度、湿度和食物残渣适宜微生物的生长繁殖。正常人的口腔内存有一定数量的致病菌和非致病菌。处于健康状态时，由于机体抵抗力强，饮水、进食、刷牙和漱口等活动，可对细菌起到一定的清除作用，因此一般不发病。当患病时，由于机体抵抗力降低，饮水、进食减少，为细菌在口腔内迅速繁殖创造了条件，常可引起口腔的局部炎症、溃疡，还可致口臭，影响人与人之间的正常交往，影响食欲及消化功能，导致其他并发症的发生。有些患者长期应用激素和抗生素，易发生真菌感染。因此，采取有效的方法，保持和促进口腔的清洁卫生十分重要。

## 二、口腔的评估

对口腔卫生状况的评估有利于确定现存的或潜在的口腔卫生问题，为确立护理计划、并提供恰当的护理措施提供依据，以减少口腔疾患的发生。

(一) 口腔卫生习惯及自理能力的评估

了解患者日常清洁口腔的情况，如刷牙、漱口或清洁义齿等，经常使用的牙膏、牙刷及其他口腔清洁用品，了解患者是独立完成口腔清洁活动还是需要他人协助。

(二) 口腔卫生知识的评估

评估患者对口腔卫生重要性的认识程度及对预防口腔疾病知识的了解程度。

(三) 口腔情况评估

1. 口唇的色泽、湿润度，有无干燥、裂口、出血及痂皮等。
2. 口腔黏膜的颜色、完整性，有无炎症、疱疹，有无溃疡面等。
3. 牙龈的颜色，有无出血、萎缩及肿胀等。
4. 牙齿的数量，有无义齿、龋齿、空洞、牙垢、牙结石等。
5. 舌的颜色、湿润度，有无溃疡、肿胀，舌苔的颜色及厚薄等。
6. 腭部、悬雍垂、扁桃体的颜色，有无肿胀、分泌物等。
7. 口腔的气味，有无氨臭味、烂苹果味等。

正常人口唇红润，口腔黏膜光洁呈粉红色，舌苔薄白，牙齿、牙龈无疼痛，口腔无异味。

(四) 配戴义齿患者口腔评估

对于配戴义齿的患者，除了应对其口腔进行常规的评估外，还应评估义齿的情况及配戴情况。取下义齿前，先观察其是否配戴合适，有无连接过紧，说话时是否容易滑下。取下义齿后，观察义齿的内套，有无结石、牙斑、食物残渣等，检查牙齿表面有无破损、碎裂。取下的义齿应放在冷水杯内，避免损坏。

## 三、口腔的清洁与护理

(一) 日常口腔卫生指导

与患者讨论口腔卫生的重要性，定时检查口腔卫生情况。教导患者养成每天晨起、晚上临睡前刷牙、餐后漱口的习惯，晚上刷牙后不应食入对牙齿有刺激性或腐蚀性的食物。

1. 清洁用具　选择牙刷应尽量选用外形较小，不使用已磨损和硬毛的牙刷；牙刷应每隔三个月更换一次；牙膏应不具有腐蚀性；药物牙膏一般能抑制细菌的生长，起到预防龋齿和治疗牙齿过敏的作用，可根据需要选用。

2. 刷牙方法　正确的刷牙方法是上下刷牙法。将刷毛面放于牙齿及牙龈沟上，刷毛与牙齿成45°角，快速环形震颤，每次只刷2～3颗牙，刷完一个部位再刷邻近部位。前排牙齿的内面，可用牙刷毛面的前端环形震颤刷洗（图14－1），刷上下咬合面时，牙刷可横向来回刷洗。另一种方法是沿齿缝上下刷洗，从齿龈到牙齿末端纵向刷洗，牙齿的内、外咬合面都应刷洗干净。每次刷牙时间不少于3分钟。刷完牙齿后再刷舌面，由里向外，轻轻地用牙刷刷或用棉签擦拭，最后漱口，直到口腔完全清洁为止。

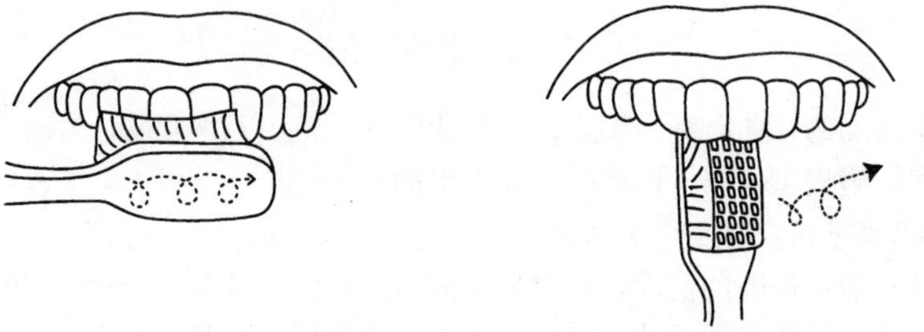

（1）牙齿外表面的刷牙方法　　（2）牙齿内表面的刷牙方法

**图 14－1　正确刷牙法**

3. 牙线剔牙法　尼龙线、丝线、涤纶线均可作牙线材料，每日剔牙两次，餐后立即进行较好。牙线具体的使用方法见图 14－2。

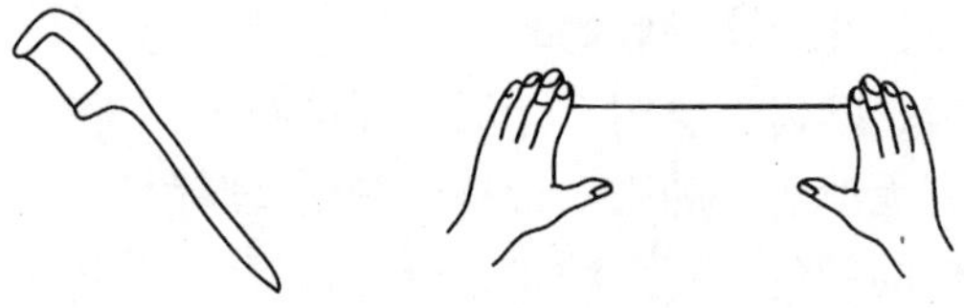

牙签线　　使用丝线或尼龙线作牙线

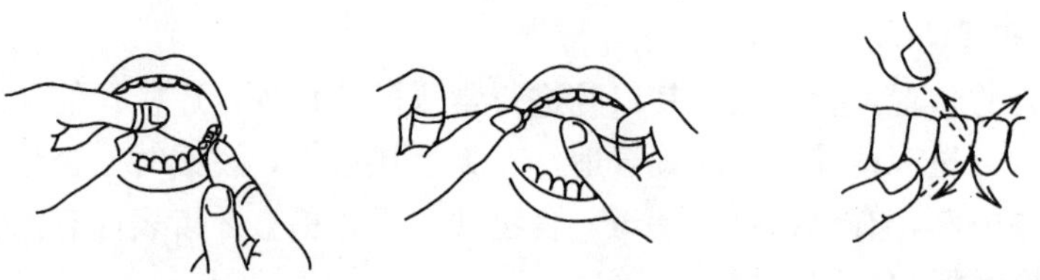

（1）用拉锯式轻轻将牙线越过相邻牙接触点　　（2）将牙线压入牙缝　　（3）将线用力弹出，每个牙缝反复数次

**图 14－2　牙线剔牙法**

（二）义齿的清洁与护理

使用义齿者，白天要持续配戴，这样可增强牙齿的咀嚼功能，同时也能保证谈话时具有良好的口腔外观。晚上将义齿摘下，可减少对软组织和骨质的压力。一般先取上面的义齿，后取下面的义齿，置于容器内，用冷开水冲洗刷净，待患者漱口后戴上或浸泡于清水中备用（昏迷患者的义齿应浸于清水中保存）。浸泡义齿的清水应每日更换。义齿不可浸泡在乙醇或热水中，以免变色、变形和老化。每餐后也应清洗义齿，每天至少清洁舌头和口腔黏膜一次，并按摩牙龈部。

（三）特殊口腔护理方法

对于禁食、高热、昏迷、术后、口腔有疾患以及其他生活不能自理的患者，应酌情选用漱口溶液，按医嘱进行特殊口腔护理。

1. 目的

（1）保持口腔的清洁、湿润，使患者舒适，预防口腔感染等并发症。

（2）防止口臭、牙垢，促进食欲，保持口腔正常功能。

(3) 观察口腔黏膜和舌苔的变化、特殊的口腔气味，提供病情的动态信息。

2. 评估

(1) 患者的病情，神志是否清楚。

(2) 患者口腔状况：口腔的卫生状况，有无异味，有无活动义齿，有无溃疡、出血，长期应用激素或抗生素者有无真菌感染等。

(3) 患者的自理能力、心理反应及合作程度。

3. 操作前准备

(1) 用物准备

1) 治疗盘：治疗碗（酌情准备含有漱口溶液的棉球若干、棉球湿度以不可挤出液体为宜；弯血管钳、镊子)、压舌板、弯盘、吸水管、杯子、治疗巾、手电筒，需要时备张口器。

2) 外用药：如石蜡油、冰硼散、锡类散、西瓜霜、金霉素甘油、制霉菌素甘油等，酌情准备。

3) 常用漱口溶液：根据口腔 pH 值、药理作用选用，见表 14-1。

**表 14-1 常用漱口溶液及作用**

| 名称 | 作用 |
|---|---|
| 生理盐水 | 清洁口腔，预防感染 |
| 朵贝尔溶液（复方硼酸溶液） | 轻微抑菌，除臭 |
| 0.02%呋喃西林溶液 | 清洁口腔，广谱抗菌 |
| 0.02%洗必泰溶液 | 清洁口腔，广谱抗菌 |
| 1%～3%过氧化氢溶液 | 遇有机物时，放出新生氧，抗菌除臭 |
| 1%～4%碳酸氢钠溶液 | 为碱性溶液，用于真菌感染 |
| 2%～3%硼酸溶液 | 为酸性防腐剂，改变细菌的酸碱度，抑菌 |
| 0.1%醋酸溶液 | 用于铜绿假单胞菌感染等 |

(2) 患者准备：向患者解释口腔护理的目的和方法。

(3) 护士准备：衣帽整洁，洗手，戴口罩。

(4) 环境准备：环境清洁安静，患者床旁无多余物品，方便护理操作。

4. 操作步骤　见表 14-2。

**表 14-2 口腔护理操作步骤**

| 步骤 | 要点说明 |
|---|---|
| 1. 携用物至患者床边，核对患者姓名、床号，并解释 | ● 尊重患者，取得合作 |
| 2. 体位：侧卧或仰卧，头偏向一侧，面向护士 | ● 防止患者误吸 |
| 3. 颌下围巾，置弯盘于口角旁（图 14-3） | ● 利于患者吐漱口液和唾液，保护床单、枕头不被弄湿、污染 |
| 4. 湿润口唇，并漱口 | ● 昏迷患者不可漱口，以免引起误吸 |
| 5. 检查口腔状况 | ● 检查口腔有无溃疡、出血点等 |
| 6. 擦洗：按顺序擦洗口腔各部位： | |
| 对侧牙齿外侧面、同法擦洗近侧 | ● 咬合上下齿，由内向门齿纵向擦洗 |
| 对侧牙龈和颊部、同法擦洗近侧 | ● 弧形擦洗 |
| 对侧牙齿上、下内侧面和咬合面、同法近侧 | |
| 硬腭部、舌面、舌下 | ● 勿触及咽部，以免引起恶心 |
| 7. 再漱口，并检查口腔状况，酌情涂药 | |
| 8. 整理用物和床单位，患者取舒适卧位 | ● 询问患者的感受，感谢患者合作 |
| 9. 处理用物，洗手，记录 | |

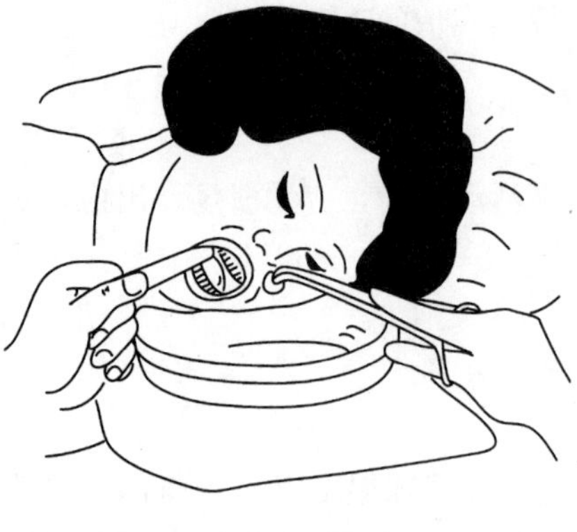

图 14-3 特殊口腔护理

5. 注意事项

(1) 擦洗时酌情正确使用压舌板，动作轻稳，防止损伤患者口腔黏膜及牙龈，特别对凝血功能差的患者更应注意。

(2) 棉球不要过干或过湿，注意夹紧棉球，勿遗留在口腔内。

(3) 昏迷患者禁忌漱口，棉球不可过湿，以防患者将溶液吸入呼吸道。需用张口器时，应从臼齿处放入，擦洗时须用血管钳夹紧棉球，每次一个，擦洗前后清点棉球，防止棉球遗留在口腔内。

(4) 传染病患者的用物按隔离消毒原则处理。

# 第二节 头发的护理

头发的清洁、整齐是人们日常清洁卫生的一项重要内容。经常梳理和清洗头发，可及时清除头皮屑及灰尘，使头发清洁。同时，经常梳头和按摩头皮，还可促进头皮血液循环，增进上皮细胞的营养，促进头发生长，预防感染发生。良好的头发外观还会影响个人的心态、维护其形象、增强自尊与自信。对于病情较重、日常生活能力下降的患者，护士应协助其进行头发护理。

## 一、头发的评估

1. 头发情况　观察毛发的分布、浓密程度、长度、颜色、脆性与韧性、卫生情况等，注意毛发有无光泽、发质是否粗糙、尾端有无分叉、头发有无虱虮、头皮有无瘙痒、抓痕、擦伤等情况。健康的头发应该有光泽、浓密适度、分布均匀、清洁、无头皮屑。头发的质地、生长和脱落常与机体的营养状况、激素分泌情况、创伤、高热、遗传因素、压力、忧虑、悲伤、使用药物等情况有关。

2. 头发护理知识与自理能力　患者及家属对有关头发清洁及护理知识的了解程度，患者的自理能力等。

3. 患者的病情及治疗情况。

## 二、头发的清洁与护理

(一) 床上梳头 (combing)

1. 目的

(1) 除去污秽和脱落的头皮屑，使头发整齐、清洁，减少感染机会。

(2) 按摩头皮，刺激头部血液循环，促进头发的生长和代谢。

(3) 维护患者的自尊和自信，建立良好的护患关系。

2. 评估

(1) 患者的病情、自理能力、梳头习惯、心理反应及合作程度。

(2) 患者头发的分布、浓密程度、长度、卫生情况。

3. 操作前准备

（1）用物准备：治疗巾、梳子（可由患者自备）、30%乙醇、纸袋（放脱落头发）。

（2）患者准备：根据病情允许，取平卧、半坐卧位或坐位。

（3）护士准备：衣帽整洁，洗手。

（4）环境准备：宽敞、明亮。

4. 操作步骤　见表14-3。

**表14-3　床上梳头操作步骤**

| 步骤 | 要点说明 |
|---|---|
| 1. 携用物至患者床边，核对患者并解释 | ● 尊重患者，取得合作 |
| 2. 体位：根据病情允许，取平卧、半坐卧位或坐位 | ● 方便操作 |
| 3. 只能平卧的患者，铺治疗巾于枕头上，协助患者把头转向一侧。可坐起或半坐卧位的患者，协助坐起，铺治疗巾于肩上 | ● 避免碎发和头皮屑掉落在枕头上 |
| 4. 将头发从中间梳向两边，左手握住一股头发，由发梢逐渐梳至发根，长发或遇有头发打结时，可将头发绕在示指上慢慢梳理，如头发纠集成团，可用30%乙醇湿润后，再慢慢梳理。同法梳理另一侧 | ● 避免过度牵拉，使患者不适 |
| 5. 根据患者喜好将长发编辫或扎成束 | ● 发辫不可扎得太紧，以免阻碍血液循环或产生疼痛 |
| 6. 头发梳理过程中，可用指腹按摩头皮 | ● 促进头皮的血液循环 |
| 7. 将脱落头发置于纸袋中，撤下治疗巾 | |
| 8. 整理用物和床单位，协助患者取舒适卧位 | |
| 9. 处理用物，洗手记录 | |

5. 注意事项

（1）动作应轻柔，避免强行牵拉，使患者疼痛。

（2）依次梳遍全部头发，梳理发型尽可能符合患者喜好。

（二）床上洗头（shampooing in bed）

长期卧床的患者，应每周洗发一次，如遇有头虱的患者须经过灭虱处理后再将头发洗净。

1. 目的

（1）去除头皮屑及污物，使头发整齐、清洁，减少感染机会。

（2）按摩头皮，刺激头部血液循环，促进头发的生长和代谢。

（3）使患者舒适，促进身心健康。

2. 评估

（1）患者的病情及治疗情况，病情允许方可操作。

（2）头发卫生情况，观察有无虱、虮及头皮损伤情况。

（3）患者及家属对头发清洁护理知识的了解程度及患者的合作程度。

3. 操作前准备

（1）用物准备：治疗盘内盛橡胶单、浴巾、毛巾、眼罩或纱布、别针、棉球2只（以不吸水棉花为宜）、橡胶马蹄形垫或洗头器、水壶（内盛40～45℃热水或按患者习惯调制）、水桶、洗发液、梳子、纸袋、镜子、护肤霜，必要时备吹风机。

(2) 患者准备：按需要给予便盆，协助患者排便。

(3) 护士准备：衣帽整洁，洗手。

(4) 环境准备：移开床旁桌、椅，使环境宽敞，关好门窗，调节好室温。

4. 操作步骤　见表14-4。

**表14-4　床上洗头操作步骤（以马蹄形垫洗头方法为例）**

| 步骤 | 要点说明 |
|---|---|
| 1. 携用物至床边，核对患者并解释洗头的目的 | ● 尊重患者，取得合作 |
| 2. 体位：患者取仰卧位，上半身斜向床边，将衣领松开向内折，将毛巾围于颈下，用别针别好 | |
| 3. 协助患者仰卧，头靠近床的一角，移枕于肩下，置马蹄形垫及大橡胶单于患者颈部，头部枕在槽中，马蹄形垫下端接盛水桶（图14-4） | ● 保护床单、枕头、衣服不被沾湿<br>● 颈部枕于突起处，防水倒流 |
| 4. 用棉球塞两耳，戴眼罩（或用纱布遮盖双眼） | ● 防止水流入眼及耳内 |
| 5. 用温水冲湿头发，均匀涂上洗发液，由发迹至脑后部反复揉搓，同时用手指指腹部揉搓头皮，再用温水冲洗 | ● 注意患者病情变化，如面色、脉搏、呼吸，若有异常应停止洗头 |
| 6. 解下颈部毛巾，擦干头发。取下眼罩和耳内棉球，用毛巾包好头发，擦干面部 | ● 及时擦干头发，勿使患者着凉感冒 |
| 7. 撤去马蹄形垫，协助患者卧床正中，将枕、橡胶单、大毛巾一起移至患者头下，用包头的毛巾揉搓头发，再用大毛巾擦干或电吹风吹干，然后用梳子梳理成患者习惯的发型 | ● 使患者舒适 |
| 8. 撤去用物，协助患者取舒适卧位，整理床单位，清理用物 | |
| 9. 处理用物，洗手记录 | |

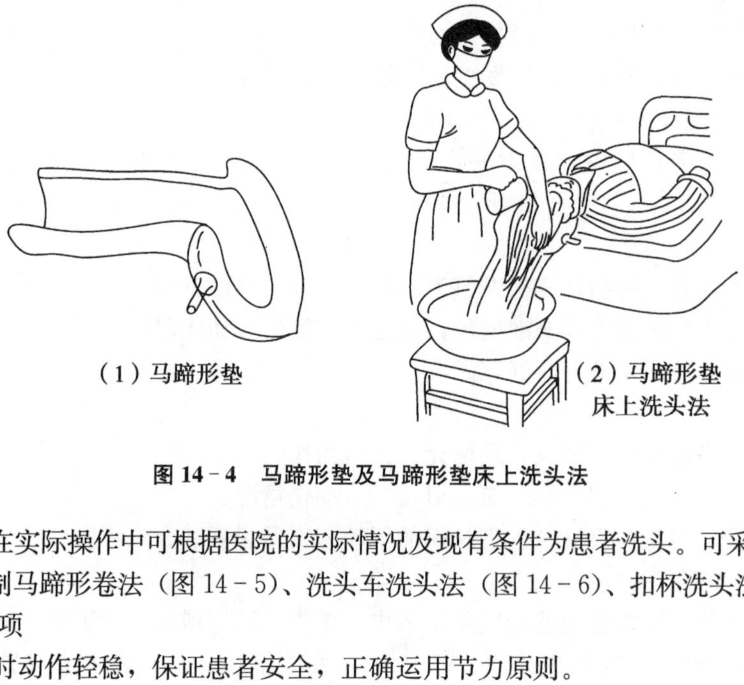


**图14-4　马蹄形垫及马蹄形垫床上洗头法**

护理人员在实际操作中可根据医院的实际情况及现有条件为患者洗头。可采用下列任意一种方法，如自制马蹄形卷法（图14-5）、洗头车洗头法（图14-6）、扣杯洗头法（图14-7）。

5. 注意事项

(1) 操作时动作轻稳，保证患者安全，正确运用节力原则。

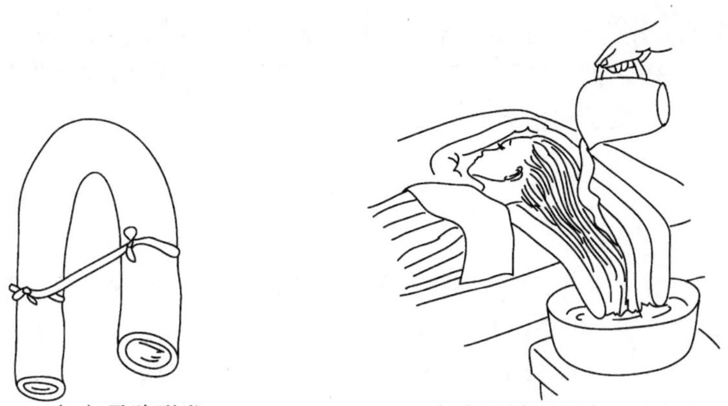

（1）马蹄形卷　　　　（2）马蹄形卷床上洗头法

**图 14－5　马蹄形卷及马蹄形卷床上洗头法**

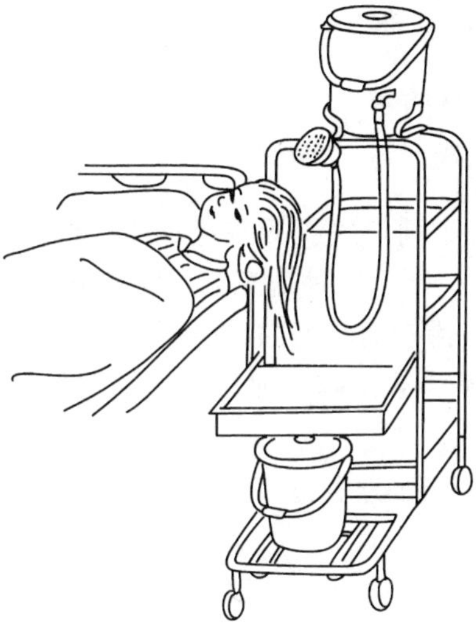

**图 14－6　洗头车床上洗头法**

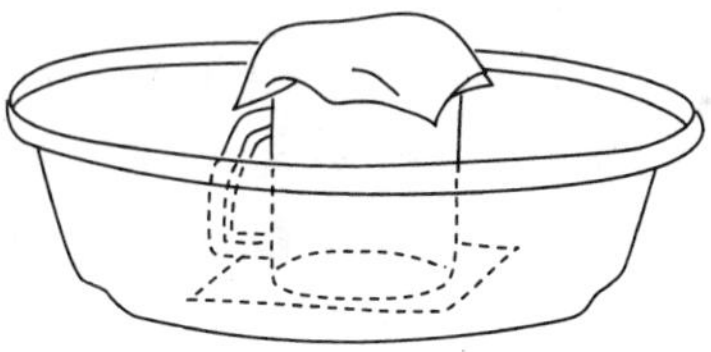

**图 14－7　扣杯洗头法**

(2) 控制室温，注意保暖。

(3) 注意保护被褥、衣服不被打湿，勿使水流入患者的眼、耳内，揉搓力量适中。

(4) 掌握水温，避免直接将水浇至头皮，造成烫伤。洗发后及时擦干头发以防患者着凉。

(5) 注意观察患者面色、脉搏、呼吸，有异常时停止操作。

（三）灭头虱与虮卵法

虱、虮是很小的昆虫，由接触传染，寄生于人体的不同部位。生长在头部的叫头虱，生长在身体的叫体虱、生长在阴部的叫阴虱。虱可致局部瘙痒，抓伤皮肤可致感染，还可传播疾病，如流行性斑疹伤寒、回归热等，发现患者有虱，应立即消灭，并做到彻底，把虱、虮卵一同杀灭。

灭头虱与虮卵前，若为男患者或儿童，应动员剃去头发，女患者应将头发剪短后再行灭虱，剪下的头发，应用纸包好烧毁。按洗头法做好准备，将头发分为若干小股，用纱布蘸30％含酸百部酊剂（即取百部 30g 放入瓶中，加 50％乙醇 100ml 或 65°白酒 100ml，再加纯乙酸 1ml 盖严瓶盖，48 小时后使用）按顺序擦遍头发，同时用手揉搓 10 分钟；然后用浴帽包住头发24小时后，用齿内嵌有少许棉花的篦子篦去死虱和虮卵，再清洗头发，如发现仍有活虱须重复用百部酊杀灭。最后患者用过的布类和接触过的隔离衣送高压灭菌处理；篦子上的棉花，用火焚烧；梳子和篦子消毒后刷净。

## 第三节　皮肤的护理

皮肤包括表皮、真皮和皮下组织三层。皮肤还有由表皮衍生而来的附属器，如毛发、皮脂腺、汗腺和指（趾）甲等。皮肤具有保护机体、调节体温、吸收、分泌、排泄及感觉等功能。

完整的皮肤具有天然的屏障作用，可避免微生物入侵。皮肤的新陈代谢迅速，其代谢产物如皮脂、汗液及表皮碎屑等，与外界细菌结合形成污垢，黏附于皮肤表面，如不及时清除，可刺激皮肤，降低皮肤的抵抗力，以致破坏其屏障作用，成为细菌入侵的门户，造成各种感染。皮肤的清洁与护理有助于维持身体的完整性，给人体带来舒适，预防感染，防止发生压疮及其他并发症，同时还可维护患者的自我形象，促进康复。

### 一、皮肤的评估

#### （一）颜色

肤色因人而异，不同种族的皮肤其黑色素含量不同，皮肤的颜色不同。相同种族的人，由于皮肤的血液循环有差异，皮肤的颜色也不同。以下是几种病态的皮肤颜色。

1. 苍白（paleness）　常见于休克或贫血患者，由于血红蛋白减少所致。

2. 发绀（cyanosis）　皮肤黏膜呈青紫色，主要为单位容积血液中还原血红蛋白量增高所致。发绀常见于口唇、耳廓、面颊、肢端等部位。

3. 发红（redness）　由于毛细血管扩张充血，血流加速和增多及红细胞含量增多所致。生理情况下见于运动、饮酒后。疾病情况下见于发热性疾病，如大叶性肺炎、肺结核、猩红热等。

4. 黄疸（jaundice）　皮肤、黏膜发黄，由于血中胆红素浓度增高所致，见于胆道阻塞等疾病。

5. 色素沉着（pigmentation）　由于基底层的黑色素增多，而致部分或全身皮肤色素加深。如果这些部位的色素明显加深，或者其他部位（如口腔黏膜）也出现了色素沉着，则具有诊断意义。

#### （二）温度

皮肤的温度主要取决于真皮层的血流量，常可提供炎症或循环异常的资料。如全身发热、局部有炎症时，血流量增加，则局部皮肤温度可升高，皮肤发红、发热；如休克、末梢循环不良时，由于末梢循环差，微循环障碍，则皮肤温度可降低，常表现为四肢湿冷。另外，皮肤温度的变化还可受室温的影响。

#### （三）柔软度和厚度

正常皮肤的柔软度主要受皮下脂肪量、饱满度、皮层的纤维弹性、湿润度和水肿等因素的影响，而皮肤的厚度主要受身体部位、年龄、性别、疾病等因素的影响。如手掌、脚掌皮肤较厚，而眼睑、大腿内侧皮肤则较薄；水肿患者因皮肤紧绷，使其弹性、柔软度和厚度降低。婴儿皮肤一般平滑、软、薄，而老年人皮肤则干燥、粗糙。

#### （四）弹性

可从前臂内侧提取一点皮肤，再放松时，如果皮肤很快复原，表明皮肤的弹性良好。一般老年人或脱水患者的皮肤有皱纹，提起少量皮肤再放松时，皮肤复原较慢。

（五）完整性

检查皮肤有无破损，有无斑点、丘疹、水疱和硬结。

（六）感觉

检查皮肤对冷、热、触觉、痛觉的反应。护士触诊时询问患者的感觉，如患者能感觉到护士手的冷和热，则为感觉正常；如患者对温度、压力、触摸没有反应，说明有全身性或局部性疾病；如患者皮肤发痒，多为皮肤干燥或过敏，或为皮肤炎症等。

（七）清洁度

根据体表出汗情况、皮脂分泌量及皮肤的污浊情况来评估清洁程度。

（八）湿度

用手触摸检查患者皮肤的潮湿或干燥，如皮肤较潮湿，应及时擦干汗液或更换衣服；如皮肤较干燥，应酌情涂抹润肤霜。

（九）气味

根据体表皮肤散发出的气味，可了解某些疾病情况及皮肤的清洁程度。如腋臭者、长期未洗澡者皮肤可散发出特殊的气味

## 二、皮肤的清洁与护理

保持患者皮肤清洁可满足患者生理、心理和社会需要，减少感染机会、促进舒适，有利于维持关节、肌肉的功能，维持自尊及自我形象，并有利于建立良好的护患关系。

（一）皮肤清洁指导

指导患者经常沐浴，特别是容易出汗的患者，防止皮肤潮湿而破损。对于皮肤干燥的患者，应酌情减少沐浴的次数。一般全身情况良好者可以盆浴或淋浴，妊娠7个月及以上的孕妇禁用盆浴。传染病患者的沐浴应根据病情、病种按隔离原则进行。对活动受限的患者可采用床上擦浴的方法。

指导患者选用恰当的清洁用品。① 浴皂：对于皮肤容易过敏的患者，应采用低过敏的浴皂。对于皮肤特别干燥或有破损者，可只用普通温水清洗。② 润肤剂：可在身体表面形成一层油脂面，防止水分蒸发，达到软化皮肤的作用。常用的润肤剂有羊毛脂和凡士林类护肤品。③ 爽身粉：可吸收多余的水分，减少皮肤摩擦，阻碍细菌生长。

（二）淋浴或盆浴

淋浴或盆浴（shower or tub baths）适用于全身情况较好，能自行完成沐浴过程的人。

1. 目的

（1）清洁皮肤，促进患者生理和心理上的舒适，满足患者对清洁和舒适的需要，增进健康。

（2）促进皮肤的血液循环，增进皮肤的排泄功能，预防皮肤感染和压疮等并发症。

（3）使肌肉得到放松，并增加患者活动的机会。

2. 操作要点　携带用物、送患者入浴室，调节室温在24～25℃以上，水温至40～45℃。浴室不应闩门，在门外挂“正在使用”的标记示意，如需要协助的患者，护士应进入浴室帮助沐浴。注意患者入浴室时间，若遇患者发生晕厥，应立即抬出，平卧、保暖并及时通知医生处理。盆浴时，应扶持患者进出浴室，防止患者滑倒，在浴盆中浸泡不可超过20分钟，浸泡过久，容易导致疲倦。

3. 注意事项

(1) 饭后须经1小时后方能进行淋浴或盆浴，以免影响消化。

(2) 淋浴或盆浴过程中防止患者受凉、晕厥、烫伤、滑倒等情况发生。

(三) 床上擦浴

床上擦浴（bed baths）适用于病情较重、长期卧床、活动受限、生活不能自理的患者。

1. 目的

(1) 清洁皮肤，满足患者对清洁和舒适的需要。

(2) 促进皮肤的血液循环，增进皮肤的排泄功能，预防皮肤感染和压疮等并发症的发生。

(3) 为护理人员提供观察和了解患者，并与患者建立良好护患关系的机会。

2. 评估

(1) 患者的皮肤情况，有无发红破损等异常情况。

(2) 患者的病情、合作能力。

(3) 患者的清洁习惯，对清洁卫生知识的了解程度。

3. 操作前准备

(1) 用物准备：治疗车上备脸盆2个，水桶2只（一只盛热水，水温40～45℃，另一只盛污水）；大毛巾、浴巾、浴液或浴皂、小剪刀、梳子、爽身粉、小毛巾2条、50%乙醇，清洁衣裤、清洁被服、根据需要备屏风、便盆。

(2) 患者准备：病情稳定，全身情况较好。

(3) 护士准备：衣帽整洁，洗手。

(4) 环境准备：调节室温在24～25℃以上，拉上窗帘或使用屏风遮挡。

4. 操作步骤　见表14-5。

**表14-5　床上擦浴操作步骤**

| 步骤 | 要点说明 |
|---|---|
| 1. 携用物至床边，核对并解释 | ● 尊重患者，取得合作 |
| 2. 环境准备：关门窗，调节室温在24～25℃以上，用屏风遮挡 | ● 防止着凉、保护隐私 |
| 3. 体位：将患者身体移向床缘，尽量靠近护士 | ● 注意节力原则 |
| 4. 床单位准备：根据病情放平床头及床尾支架，松开床尾盖被 | ● 方便操作 |
| 5. 水的准备：将盆放在桌上，倒入2/3满热水，测试水温 | |
| 6. 将湿毛巾包在右手上成手套状（图14-8） | ● 防止毛巾一端滴水，并可摩擦皮肤 |
| 7. 擦洗面部及颈部：依次擦洗眼（由内眦向外眦擦洗）、一侧额头、颊部、鼻部、人中、耳后、颌下直至颈部；同法擦洗另一侧 | ● 先用涂浴皂的湿毛巾擦洗，再用湿毛巾擦去皂液，最后用浴巾边按摩边擦干<br>● 注意洗净耳后、耳廓及颈部皮肤皱褶处 |
| 8. 擦洗上肢、胸、腹部：协助患者脱下上衣（先脱近侧，后脱对侧），按顺序依次擦洗两上肢、胸、腹部 | ● 有外伤者先脱健肢，后脱患肢<br>● 注意擦净腋窝等皮肤皱褶处 |
| 9. 擦洗背、臀部：协助患者侧卧背向护士，依次擦洗后颈部、背部、臀部，换上清洁上衣（先穿患肢，后穿健肢） | ● 观察皮肤有无异常，擦洗后可在骨隆突处用50%乙醇按摩 |
| 10. 擦洗下肢、足和会阴部：患者平卧，协助脱裤，擦洗两下肢，将盆移于足下，盆下垫大毛巾，洗净双足擦干。换水、盆及毛巾清洁外阴 | ● 注意擦净腹股沟等皮肤皱褶处 |
| 11. 为患者换上清洁裤子 | |
| 12. 整理床单位，协助患者取舒适卧位，必要时梳发、剪指甲及更换床单 | |

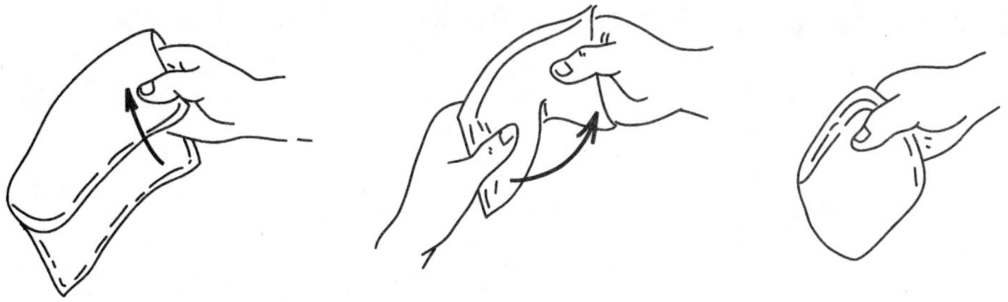

图 14-8 包小毛巾法

5. 注意事项

(1) 护士在操作时，要站在擦浴的一边，洗完一边后再转至另一边。注意运用节力原则。

(2) 操作时要关心体贴患者，保护患者的自尊，动作要敏捷、轻柔，减少翻动次数和暴露，防止受凉。

## 第四节 压疮的预防与护理

压疮（pressure sores）是身体局部组织长期受压，血液循环障碍，组织营养缺乏，致使皮肤失去正常功能，而引起的组织破损和坏死。压疮是临床常见的并发症。压疮最早称为褥疮（bed sores），来源于拉丁文“decub”，意为“躺下”，因此容易使人误解为压疮是“由躺卧引起的溃疡”。实际上，压疮可发生于长期卧床的患者，也可发生于无法站立而长久处于坐位（如坐轮椅）的患者。引起压疮最基本、最重要的因素是由于压迫而造成的局部组织缺血、缺氧，故称为“压力性溃疡”更合适，它强调了形成溃疡的主要原因。

压疮本身不是原发病，它大多是随着其他原发病未经很好地护理而造成的损伤。一旦发生压疮，不仅给患者带来痛苦，加重病情，延长康复的时间，严重时可因继发感染引起败血症而危及生命。因此，必须加强护理，减少压疮的发生。

### 一、压疮发生的原因

（一）局部性因素

1. 压力因素　压疮不仅可以由垂直压力引起，也可由摩擦力和剪切力引起，通常是2～3种力联合作用所致。

(1) 垂直压力（pressure）：当外界压力大于局部组织内微血管血压时，局部循环便会受到阻碍，使得细胞处于缺氧状态。如果缺氧状态持续2～4小时，细胞就会死亡而造成肌肉、皮下组织和皮肤溃烂，即可引起压疮。单位面积承受的压力越大，组织发生坏死所需时间越短。常见于截瘫、偏瘫、年老体弱等长期卧床或坐轮椅，局部使用石膏、绷带、夹板、牵引等患者。

(2) 摩擦力（friction）：是一个物体在另一个物体表面作相对运动时产生的。摩擦力作用于皮肤，易损伤皮肤的角质层。当患者在床上或轮椅上移动时，皮肤可受到床单或轮椅垫表面的逆行阻力摩擦。皮肤擦伤后，受潮湿、污染而发生压疮。

(3) 剪切力（shearing force）：是由两层组织相邻表面间的滑行而产生的进行性的相对移动所引起的，与体位有密切关系。如患者取半坐卧位身体下滑时，皮肤与床铺之间出现平行的摩擦力，加上皮肤垂直方向的重力，从而导致剪切力的产生（图 14－9）。

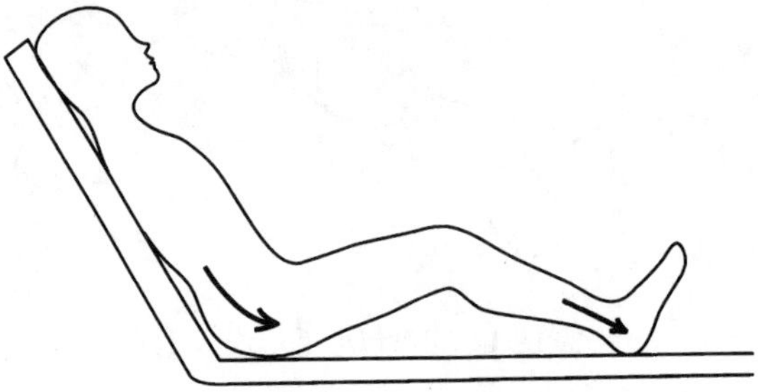

**图 14－9　剪切力形成图**

2. 局部外伤及感染　若皮肤不慎擦伤或撞破，易导致感染，使组织对缺氧的耐受力降低，如再加上前述压力时更易发生压疮。

3. 局部温度　局部组织温度升高使细胞代谢率增高，从而降低对缺氧的耐受性。

4. 局部湿度　皮肤浸润过度时，组织变得松软而脆弱。造成局部湿度升高的原因多为大小便失禁及局部透气不良，如穿纸尿裤、床上垫橡胶单等。

（二）全身性因素

1. 年龄　老年人机体活动减少，加之皮肤松弛干燥、缺乏弹性，皮下脂肪萎缩、变薄，皮肤易受到损伤。

2. 营养不良　使组织的修复能力、对缺氧的耐受力及对感染的抵抗力降低。由于长期营养不良者蛋白质合成减少，出现负氮平衡，皮下脂肪减少，肌肉萎缩，一旦受压，骨隆突处皮肤要承受外界压力和骨隆突对皮肤的挤压力，受压处缺乏肌肉和脂肪组织的保护，引起血液循环障碍，易出现压疮。

3. 贫血　贫血使血液输送氧气的能力降低，一旦循环受到阻碍时更容易造成缺氧。

4. 水肿　皮肤弹性差，抵抗力弱，容易破损、擦伤，形成压疮。

## 二、压疮的评估

（一）危险因素

护理人员可通过评分的方式，对患者发生压疮的危险性进行评估（表 14－6），评分≤16 分时，易发生压疮，分数越低，发生压疮的危险性越高。

**表 14－6　压疮危险因素评估表**

| 项目/分值 | 4 | 3 | 2 | 1 |
|---|---|---|---|---|
| 精神状态 | 清醒 | 淡漠 | 模糊 | 昏迷 |
| 营养状况 | 好 | 一般 | 差 | 极差 |
| 运动情况 | 运动自如 | 轻度受限 | 重度受限 | 运动障碍 |
| 活动情况 | 活动自如 | 辅助行走 | 依赖轮椅 | 卧床不起 |
| 排泄控制 | 能控制 | 尿失禁 | 大便失禁 | 二便失禁 |
| 循环情况 | 毛细血管再灌注迅速 | 毛细血管再灌注减慢 | 轻度水肿 | 中度至重度水肿 |
| 体　温 | 36.6～37.2℃ | 37.2～37.7℃ | 37.7～38.3℃ | ＞38.3℃ |
| 用药情况 | 未使用镇静剂或类固醇 | 使用镇静剂 | 使用类固醇 | 使用镇静剂和类固醇 |

（二）易患部位

压疮多发生在缺乏脂肪组织保护、无肌肉包裹或肌层较薄的骨隆突处及受压部位。根据卧位不同，受压点不同，好发部位也不同（图 14－10）。

1. 仰卧位　好发于枕骨粗隆、肩胛部、肘、脊椎体隆突处、骶尾部、足跟。

2. 侧卧位　好发于耳部、肩峰、髋部、膝关节的内外侧、内外踝。

3. 俯卧位　好发于颊部、肩部、女性乳房、男性生殖器、髂前上棘、膝部、脚趾。

4. 坐位　好发于坐骨结节。

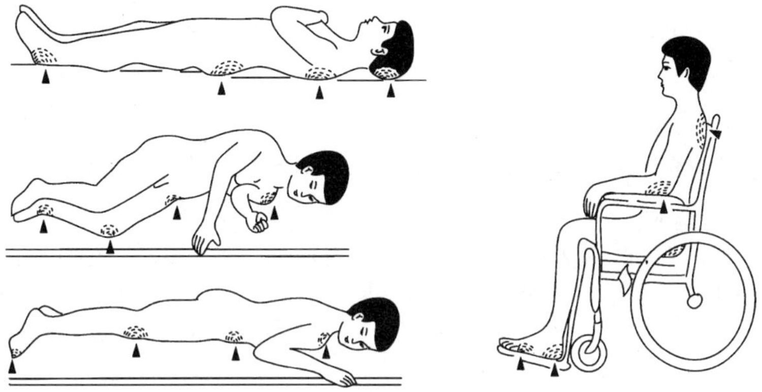

**图 14－10　压疮的好发部位**

## 三、压疮的预防措施

绝大多数压疮是能够预防的，但并非全部。例如严重负氮平衡的患者，因营养不良，损伤后自身修复较困难；神经科患者丧失感觉的部位，由于营养及循环不良，也很难防止压疮的发生。因此不能把所有的压疮都归咎于护理不当。但精心科学的护理，可以将压疮的发生降到最低程度，这就要求护士在工作中做到“六勤”即勤观察、勤翻身、勤按摩、勤擦洗、勤整理、勤更换。交接班时，仔细地交接患者局部皮肤情况及护理措施实施情况。

（一）避免局部组织长期受压

1. 定时翻身，减少对组织的压力　经常翻身是卧床患者最简单而有效地解除压力的方法。翻身的间隔时间视病情及受压处皮肤情况而定，一般每隔 2 小时翻身一次，对于昏迷患者或长期卧床患者尤其应注意，必要时 1 小时翻身一次，并建立床头翻身记录卡（表 14－7），翻身后应记录时间、体位及皮肤情况。经常翻身可使骨隆突部位交替承受身体的重量，减轻压迫。有条件的医院可使用电动翻身床、气垫床、水床等。

**表 14－7　翻身记录卡**

| 姓名： | 床号： | | |
|---|---|---|---|
| 日期/时间 | 卧位 | 皮肤情况及备注 | 执行者 |
| | | | |
| | | | |
| | | | |
| | | | |

2. 保护骨隆突处和支持身体空隙处　对易发生压疮的患者，可在身体空隙处垫软垫、海绵垫等，使支撑体重的面积加大；用软枕、海绵垫等架空骨隆突处，从而降低骨隆突部位皮肤所受到的压力。同时，可采用“支被架”，减轻盖被对足部的压力。也可使用柔软通气的垫圈置于骨隆突部位，减少骨隆突处皮肤与床垫的摩擦。垫圈充气应 1/2～2/3 满，不可充气过度。有条件的还可用羊皮垫，它具有抵抗剪切力及高度吸收水蒸气的性能，适用于长期卧床患者。还可垫海绵垫褥、气垫褥、水褥等。须注意的是，即使用这些垫褥，仍需经常变换卧位。

3. 正确使用石膏、绷带及夹板固定　对使用石膏、绷带、夹板、牵引等固定的患者，应仔细观察局部皮肤变化和肢端皮肤变化情况，认真听取患者反应，适当给予调节。衬垫应平整、柔软，松紧适宜，如发现石膏绷带过紧或凸凹不平，应立即通知医生，及时调整。

### （二）避免摩擦力和剪切力

摩擦易损害皮肤的角质层，所以应防止患者身体下滑。平卧位如需抬高床头，一般不应高于 30°。患者取半坐卧位时，注意防止身体下滑。协助患者翻身、更换床单及衣服时，避免拖、拉、推、拽的动作，应将患者抬离床面后再挪动位置，以免形成摩擦力而损伤皮肤。保持床单、被褥清洁、平整、无碎屑，以避免皮肤与床单、衣服皱折、碎屑产生摩擦。使用便盆时应协助患者抬高臀部，不可硬塞、硬拉，必要时在便盆边缘垫软纸或布垫，不可使用掉瓷或裂损的便器，以免擦伤皮肤。

### （三）保护皮肤，避免潮湿及其他不良刺激

保持患者皮肤和床单的清洁干燥是预防压疮的重要措施。根据需要每日用温水清洁皮肤。对皮肤易出汗的部位如腋窝、腘窝、腹股沟等，可使用爽身粉。对大、小便失禁的患者，应及时擦洗，及时更换，局部皮肤涂抹凡士林软膏。不可让患者直接卧于橡胶单或塑料单上，小儿要经常更换尿布。床铺保持清洁、干燥、平整、无碎屑。

### （四）促进局部血液循环

对长期卧床的患者，经常检查受压部位皮肤，每日进行全范围关节运动，维持关节的活动性和肌肉张力，促进肢体的血液循环，减少压疮的发生。患者变换体位后，对受压部位应进行按摩，以改善局部血液循环，起到预防压疮的作用。对于因受压而出现反应性充血的皮肤组织不主张按摩。因为如皮肤受压时间短，变换体位后一般在 30～40 分钟内恢复，不会使软组织损伤形成压疮，所以无需按摩。如果持续发红，则表明软组织已受损伤，此时如果按摩将导致更严重的损伤。对于长时间卧床的婴幼儿，臀部易受压或由于大、小便排泄的刺激而导致臀部发红的情况，可给予臀部烤灯法，以促进局部血液循环。

### （五）改善机体营养状况

营养不良既是导致压疮的内因之一，也是直接影响压疮愈合的因素。因此对易发生压疮的患者，在病情允许的情况下，应给予高蛋白、高热量、高维生素的饮食，保持正氮平衡。维生素 C 及微量元素锌在伤口的愈合中起着重要作用，对于易发生压疮者应给予补充。

### （六）鼓励患者活动

鼓励患者在不影响疾病治疗的情况下，积极进行主动和被动活动，防止因长期卧床而导致的各种并发症，尤其是对于运动障碍的患者，护士应协助患者被动活动或指导家属学会帮患者被动活动。对于活动时可能产生疼痛的患者，在不影响病情的情况下，可适当给予止痛药，便于其活动。

（七）健康教育

向患者及家属介绍压疮发生、发展及治疗护理的一般知识，如经常变换卧位的重要性等。指导患者的家属学会预防压疮的方法，如定时翻身，经常自行检查皮肤，保持身体及床铺的清洁卫生，利用简便可行的方法如软枕以减轻皮肤受压程度等，使患者及家属获得预防压疮的知识和技能，积极配合，参与护理活动。

## 四、压疮的治疗与处理

（一）压疮的临床分期

根据压疮的发展过程、严重程度和侵袭深度不同，分为四期。

1. 淤血红润期　为压疮的初期，受压部位出现暂时性血液循环障碍，组织缺氧，小动脉反应性扩张，局部充血，皮肤出现红、肿、热、麻木或有触痛，短时间内皮肤颜色不能恢复正常。此期皮肤的完整性未破坏，为可逆性改变，如及时去除致病原因，则可阻止压疮的发展。如继续受压，酸性代谢产物增多，血管、神经营养发生障碍，小静脉反应性扩张，局部淤血，皮肤呈现青紫，细胞开始变性，组织呈轻度硬结，此期若能及时处理，短时间内尚能自愈，但不主张局部用热，因加热可使细胞新陈代谢增加，反而使组织缺氧，促使病情加重。

2. 炎性浸润期　红肿部位如果继续受压，血液循环仍得不到改善，静脉血回流受阻，局部静脉淤血，毛细血管通透性增加，真皮及皮下组织肿胀、发绀加深，硬结明显。皮肤因水肿而变薄，表皮有水疱形成，此时极易破溃，破溃后，可显露出潮湿的疮面，患者有疼痛感。若及时解除受压，改善血液循环，清洁疮面，仍可防止压疮进一步发展。若不采取积极措施，压疮则继续发展。

3. 浅度溃疡期　此期表皮水疱逐渐扩大，水疱破溃后，可显露潮湿红润的疮面，真皮层有黄色渗出液，感染后表面有脓液覆盖，致使浅层组织坏死，溃疡形成，疼痛加剧。

4. 坏死溃疡期　为压疮严重期。坏死组织侵入真皮下层和肌肉层，感染可向周边及深部扩展，可深达骨面。坏死组织发黑，脓性分泌物增多，有臭味，严重者细菌入侵易引起败血症，造成全身感染。

（二）压疮的处理原则

1. 全身治疗　主要是积极治疗原发病，增加营养等治疗。良好的营养可增强患者的抵抗力和组织修复能力，因此在病情许可的情况下，增加蛋白质、维生素和微量元素的摄入；如果原发病是感染性疾病或局部感染明显应遵医嘱抗感染治疗以预防败血症。加强心理护理。

2. 局部治疗与护理

（1）瘀血红润期：此期护士应尽力治疗压疮，使之不再继续发展，除去致病原因，增加翻身次数，保持床铺平整、干燥、无碎屑，避免摩擦、潮湿和排泄物对皮肤的刺激。改善局部血液循环，加强营养的摄取以增加机体的抵抗力。可采用红外线、紫外线照射等方法。此时皮肤已受损，故不提倡局部按摩，以防造成进一步的损伤。

（2）炎性浸润期：此期应继续加强预防措施，增加翻身次数，防止局部继续受压、受潮，避免损伤继续发展；对小水疱应减少摩擦，防止破裂，让其自行吸收；大水疱应用无菌注射器抽出疱内液体，不必剪去表皮，然后涂消毒液，用无菌敷料包扎。根据情况还可选择采用红外线或紫外线照射等方法。

(3) 浅度溃疡期：应尽量保持局部清洁，目前临床多采用保湿敷料或贴膜，其目的是保持疮面的湿润，创造适宜的环境，以便于疮口愈合。感染的疮面应进行药物治疗，局部可涂擦0.02%的碘伏。

(4) 坏死溃疡期：此期应清洁疮面，去除坏死组织，操持引流通畅，促进愈合。如疮面有感染，可用无菌等渗盐水或1∶5000呋喃西林溶液冲洗疮面，抑制细菌生长，再用保湿敷料或贴膜。对溃疡较深、引流不畅者，可用3%过氧化氢溶液冲洗，以抑制厌氧菌的生长。对有窦道形成者，应配合医生放置引流管；对大面积深达骨骼的压疮，应配合医生清除坏死组织，植皮修补缺损组织。

压疮是全身、局部因素综合作用引起的皮肤组织变性、坏死的病理过程。因此要积极预防，采取局部治疗为主，全身治疗为辅的综合治疗措施。护理人员要充分地认识到压疮的危害性，了解其病因和发生发展规律，掌握其防治方法与技术，并且还要向患者及其家属讲解压疮各期的进展规律、临床表现以及治疗护理要点，使之能重视和参与压疮早期的各项护理，积极配合治疗，这样才能做好压疮的防治工作。

## 第五节　患者晨晚间护理

根据病情需要，为危重、昏迷、瘫痪、高热、大手术后或年老体弱的患者，于晨间及晚间所进行的生活护理，称为晨晚间护理。轻患者的晨晚间护理，可在护士指导与必要的协助下进行。

### 一、晨间护理

晨间护理（morning care）是基础护理的一项重要内容，护理人员应每天于清晨诊疗工作前给患者进行晨间护理，特别是病重、自理能力丧失或减弱的患者，使患者保持清洁，预防并发症，促使其身心舒适。

#### （一）目的

1. 使患者清洁、舒适，预防压疮及肺炎等并发症，保持病室的整洁。
2. 观察和了解病情，为诊断、治疗和护理计划的制订提供依据。
3. 进行心理护理及卫生宣传，促进身心健康，建立良好的护患关系。

#### （二）晨间护理内容

1. 对于能离床活动、病情较轻的患者，鼓励其自行洗漱，增强疾病康复的自信心。

2. 对于病情较重、不能离床活动的患者，如危重、高热、昏迷、瘫痪、大手术后或年老体弱者，护士应协助其完成晨间护理：

(1) 协助患者排便，帮助其刷牙、漱口，严重者给予特殊口腔护理，洗脸、洗手、梳头、翻身，检查皮肤受压情况，擦洗背部，进行背部皮肤护理。

(2) 整理床单位，必要时更换衣服、被套、大单。

(3) 观察病情，了解睡眠情况及有无病情变化。

(4) 进行心理护理，给予必要的卫生指导。

(5) 酌情开窗通风。

## 二、晚间护理

晚间护理（evening care）也是基础护理的一项重要内容，于晚间入睡前为患者提供的护理。

（一）目的

1. 使患者清洁、舒适、易于入睡。

2. 保持病房内安静、清洁，为患者创造良好的睡眠环境。

3. 观察和了解病情变化。

（二）晚间护理内容

1. 协助患者刷牙、漱口，严重者给予特殊口腔护理，洗脸、洗手，擦洗背部、臀部，用热水泡脚等，为女患者清洗会阴部，检查受压情况，观察有无压疮早期现象，按摩背部及骨隆突部位，进行预防压疮护理。根据情况更换衣服、床单，整理好床铺，协助排便。

2. 保持病室安静，减少噪声，酌情关闭门窗，关大灯、开地灯，根据情况增减毛毯或盖被，协助患者取舒适体位，创造良好的睡眠环境。

3. 经常巡视病房，了解患者睡眠情况，对于睡眠不佳的患者应按失眠护理，同时观察病情并酌情处理。

## 三、会阴部护理

会阴部护理是晚间护理的重要内容。在以下情况会阴护理尤为重要：生殖系统及尿道炎症、大小便失禁、皮肤受刺激或破损、分泌物过多或尿液浓度过高、有留置导尿管、产后及各种会阴手术后。患者自己清洁护理时，往往不易观察到会阴部皮肤的改变，护士协助患者使用便盆或进行会阴部护理时，可观察会阴部的情况及时作出评估。

护理会阴部时，首先应清洁尿道口，最后擦洗肛门。每擦拭一次，更换毛巾的不同部位。

会阴部具体护理方法如下：

1. 目的

（1）去除异味，预防与减少感染。

（2）防止皮肤破损，促进伤口愈合。

（3）促进患者生理和心理上的舒适，增进健康。

2. 评估

（1）会阴部有无异味、瘙痒，有无分泌物过多。

（2）会阴部皮肤有无破损、炎症、肿胀、触痛等。

（3）尿液有无异味、浓稠、颜色改变，排尿时有无不适。。

（4）有无大、小便失禁，有无留置导尿管，有无泌尿生殖系统或直肠手术等情况。

3. 操作前准备

（1）用物准备：便盆、屏风、橡胶单、中单、清洁棉球、大量杯、镊子、浴巾、毛巾、水壶（内有 38～42℃温水）、清洁剂或呋喃西林棉球。

（2）患者准备：病情稳定，取仰卧位。

（3）护士准备：态度和蔼，衣帽整齐，洗手、戴口罩。

（4）环境准备：调节合适室温。拉上床边隔帘或使用屏风遮挡，以尊重患者，保护患者隐私部位。

4. 操作步骤　见表 14－8。

**表 14－8　会阴部清洁操作步骤**

| 步骤 | 要点说明 |
|---|---|
| **男患者会阴部清洁** | |
| 1. 携用物至床旁核对后解释 | ● 尊重患者，取得合作 |
| 2. 患者取仰卧位。用浴巾遮挡患者 | ● 保护患者隐私 |
| 3. 戴上清洁手套，一手提起阴茎，一手取毛巾或碘伏棉球擦洗阴茎头部、下部和阴囊。擦洗肛门时，患者可取侧卧位，护士一手将肛门分开，一手用浴巾将肛门擦净 | ● 每擦洗一处需变换毛巾的位置或更换棉球<br>● 如患者有会阴部或直肠手术，应用棉球轻轻擦拭手术部位及会阴部周围 |
| 4. 穿好衣裤。整理床单位 | |
| 5. 整理用物，清洁处理。记录 | |
| **女患者会阴部清洁** | |
| 1. 携用物至床旁核对后解释 | ● 尊重患者，取得合作 |
| 2. 患者取仰卧位，用浴巾遮挡患者 | ● 保护患者隐私 |
| 3. 先将橡胶单和中单垫于患者臀下，放便盆于患者臀下（图 14－11） | ● 防止浸湿床单 |
| 4. 护士一手持装有温水的大量杯，一手持夹有棉球的镊子，边冲水边用棉球擦拭 | ● 由内向外：尿道口、阴道口，小阴唇，大阴唇，会阴，肛门 |
| 5. 冲洗后擦干各部位。撤去便盆和橡胶单、中单 | ● 每冲洗一处，均需更换棉球 |
| 6. 整理床单位，整理用物，清洁用物，记录 | |

5. 注意事项

（1）尊重患者，取得患者合作。

（2）注意保护患者隐私。

（3）注意观察会阴部有无异味，有无其他异常情况。

### 附：协助患者使用便器法

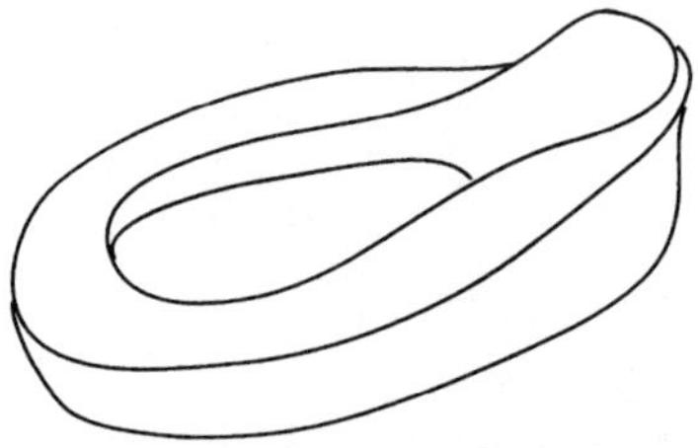

图 14－11　便盆

当患者不能去厕所排便，需在床上排尿、排便时，正确使用便器，对方便患者生活与舒适安全起着重要作用。

（一）便盆

便盆有搪瓷、塑料和金属三种，使用方法如下：

1. 便器必须清洁，气候寒冷时应先用热水冲洗（使之温热，盆内留少量水，使大便后易清洗，并可减少气味），将便盆外面擦干，携至床旁备用。

2. 协助患者脱裤，能配合的患者，嘱其抬起背部，屈膝，双脚向下蹬在床上，同时抬起臀部，护士一手抬起患者臀部，另一手将便盆置于臀下。如患者不能配合，应先将患者转向一侧，把便盆对着患者臀部，护士一手紧按便盆，另一手帮助患者向回转身至便盆上。病情允许时，可抬高床头，以减少患者背部疲劳。

3. 女患者可用手纸折成长方形，放于耻骨联合上方，以防尿液溅出污染被褥。给男患者递便盆时，应同时递给尿壶，禁用掉瓷便盆，以免损伤患者的皮肤。

4. 将手纸及信号灯开关放在近旁易取处，护士可离开在门外等候片刻。

5. 大便完毕，放平床头，嘱患者双脚蹬床，抬起臀部，擦净、取出便盆。协助患者穿裤，整理病床。必要时需观察排泄物性状、颜色、量及异常情况，留取标本送验，做好记录。

6. 及时倒掉排泄物，用冷水洗净便器（热水清洗，可使蛋白质凝固，不易洗净便器），放回原处，协助患者洗手，开窗通风。

（二）尿壶

尿壶有搪瓷和塑料两种 专为卧床男患者准备（女患者可用广口女式尿壶），使用方法如下：

1. 能自行排尿者，向其交代使用方法，取出尿壶时，要将壶颈向上倾斜，以防尿液溅出污染床单。

2. 排尿后根据需要观察尿液情况，测量尿量，并记录在记录单上。使用后的尿壶处理与便盆相同。

（三）接尿器

对未插留置导尿管的尿失禁患者，采用合适的接尿器。如男患者可采用阴茎套连接尿管引流至袋中，也可用一次性塑料袋接尿。女患者可采用橡胶奶头开口端固定于尿道口处，连接尿管将尿引流入贮水袋中。对此类患者每日应清洁、消毒外阴部，每日更换接尿管。

（杨　琴）

# 第十五章　冷热疗法

**学习目标**

完成本章学习后，学生应能：

1. 描述冷、热疗法的作用。
2. 列出影响冷、热疗法效果的因素。
3. 陈述冷、热疗法的使用禁忌。
4. 描述各种冷、热疗法的实施方法及注意事项。

冷热疗法是一种临床常用的物理治疗方法。利用低于或高于体温的物质作用于人体表面，通过皮肤内大量神经末梢传导到大脑皮质，反射性地引起皮肤和内脏器官的血管收缩或扩张，从而改变机体各系统的体液循环和新陈代谢活动，以达到治疗的目的，同时还可使患者感到身体舒适、情绪稳定。

冷热疗法虽然简便经济、又安全有效，但如果使用不当，有可能会造成严重的问题，如烫伤、冻伤等。为此，作为护理人员应及时有效地评估患者局部及全身的冷、热状况，正确实施冷、热疗法，防止不良反应的发生，促进患者舒适，以满足他们的身心需要。

## 第一节　概　述

温度感受器包括外周温度感受器和中枢温度感受器，分布于人体皮肤表面的为外周温度感受器，是游离的神经末梢，分为冷感受器和热感受器，当局部温度降低时，冷感受器兴奋，反之，温度升高时热感受器兴奋。冷热感受器在皮肤表面呈分散独立的点状分布，冷感受器位于真皮上层，热感受器位于真皮下层。冷感受器集中于躯干上部和四肢，数量是热感受器的4～10倍。故对温度刺激的反应，冷比热敏感。同时，两种感受器各自对一定范围的温度敏感，通常对于33～35℃的物体温度，没有任何温度感觉。当冷热感受器受到强烈地刺激时，皮肤的痛觉感受器也会兴奋，引起机体疼痛。

当皮肤冷热感受器受温度刺激后，游离的神经末梢发出冲动，经传入神经纤维传到大脑皮质的感觉中枢进行识别，再通过传出神经纤维发出指令，使机体产生行动，其传出途径有：① 通过交感神经来调节皮肤血管舒缩和汗腺的分泌；② 通过躯体神经改变改变骨骼肌的活动和紧张度；③ 通过体内腺体（如肾上腺髓质和甲状腺）的分泌活动调节机体的代谢水平。当刺激强烈时，神经冲动可不经大脑，只通过脊髓反射，从而使整个反射过程更迅速，以保护机体。

应用冷热疗法后，机体会产生相应的生理效应、继发效应和远隔效应。

（一）生理效应

从皮肤表面实施冷热疗法后，可使机体各系统器官产生一系列的生理反应（表15－1），而且冷、热疗法产生的生理效应是相对的。

**表 15－1　冷热疗法的生理效应**

| 项目 | 冷疗法 | 热疗法 |
|---|---|---|
| 血管 | *收缩 | *扩张 |
| 毛细血管通透性 | *降低 | *提高 |
| 血液黏稠度 | *增加 | *降低 |
| 血液流动 | *减缓 | *加快 |
| 淋巴回流 | *减少 | *促进 |
| 神经冲动的传导 | *减缓 | *促进 |
| 结缔组织的伸展性 | *降低 | *增强 |
| 细胞代谢 | *减缓 | *促进 |
| 耗氧量 | *降低 | *增加 |
| 体温 | *降低 | *升高 |

（二）继发效应

用冷或用热超过一定时间后，机体会产生与生理效应相反的作用，此种现象称为继发效应（secondary effect）。继发效应是机体为了避免长时间用冷或用热引起组织损伤的一种防御反应。如冷疗可使血管收缩，但持续用冷 30～60 分钟后，局部小动脉会出现扩张；同样持续用热 60 分钟后，局部小动脉也会出现收缩。为此，在实施冷热疗法时应正确掌握用冷或用热的时间，一般以 20～30 分钟为宜，如需反复使用，应间隔 1 小时，使局部组织血运得以恢复，以免产生继发效应而抵消了原有的生理效应。

（三）远隔效应

当身体某一部分用冷或用热时，生理效应不只局限于该部位，引起血管收缩或扩张，还会通过神经反射引起相邻或更远部位的血管收缩或扩张，此种现象称为远隔效应（distant effect）或交感性反应（consensual response，reaction）。远隔效应不如局部的直接反应强烈或快速，而且反应持续时间也相对较短。如右侧下肢热敷时，除了右下肢出现血管扩张外，左下肢也可见到相同的现象。

## 第二节　冷　疗　法

冷疗法（cryotherapy）是用低于人体温度的物质，作用于机体的局部或全身，以达到止血、止痛、消炎和退热目的的方法。

### 一、冷疗的作用

（一）控制炎症扩散

用冷可使局部毛细血管收缩，血流减慢，细胞的活力和代谢降低，从而控制炎症的扩散，常可用于炎症的早期，如鼻部软组织发炎早期，可采用鼻部冰敷以控制炎症的扩散。

（二）减轻局部充血和出血

用冷可使毛细血管收缩，血管通透性降低，从而减轻局部的充血和出血。常用于鼻出血和局部软组织损伤的早期。

（三）减轻疼痛

用冷可抑制细胞的活动，使神经末梢的敏感性降低而减轻疼痛；由于充血压迫神经末梢可致疼痛，而用冷后血管收缩，解除压迫而止痛。常用于牙痛和烫伤等的止痛。

（四）降温

冷直接和皮肤接触，通过物理作用，可将体内的热通过传导发散，从而降低体温。常用于高热、中暑患者。此外，脑外伤、脑缺氧患者，可利用局部或全身降温，减少脑细胞需氧量，有利于脑细胞功能的恢复。

## 二、影响冷疗效果的因素

（一）用冷方式

根据用冷过程中所使用的导热介质的不同，将用冷方式分为干冷法和湿冷法两种，应用湿冷比干冷疗法的效果好。使用干冷时，因存有空气，冷传导能力减低；而使用湿冷时，因水是冷的极佳导体，比空气传导冷的能力强且渗透力大，可达深层组织，故湿冷疗法时，温度应高于干冷疗法。

（二）用冷部位

皮下冷感受器比热感受器多 4～10 倍，故浅层皮肤对冷较敏感，另外，人体皮肤的薄厚分布不均，皮肤薄或经常不暴露的部位对冷有明显的反应。因此，为高热患者降温时，要将冰袋或冰囊放置于皮肤薄且有大血管分布的颈部、腋下、腹股沟等处。

（三）用冷时间

用冷时间一般为 10～30 分钟。用冷时间过长，可产生继发效应。

（四）用冷面积

冷效应与用冷面积成正比，全身用冷反应强，局部用冷反应弱。

（五）用冷对象

对象不同则用冷效果也不同，应根据病情和个体差异正确用冷，才能发挥冷疗作用。

（六）用冷频率

在身体的同一部位反复实施同一程度的冷刺激时，可使机体逐渐适应，导致冷疗的生理效应不断减弱，故在实施冷疗的过程中，应适当地缓慢降低用冷温度，以提高机体的适应能力。

（七）环境温度

应用冷疗法时，环境温度的高低会影响用冷的温度和效果。用冷的温度与环境的温度相差越大，机体对冷刺激的反应也越大，反之则越小。

## 三、冷疗的禁忌证

（一）慢性炎症或深部化脓性病灶

用冷可使局部毛细血管收缩，血流量减少，导致营养不良，并妨碍炎症的吸收。

（二）循环障碍者

用冷可加重局部血液循环障碍，导致局部组织缺血缺氧而变性坏死。

（三）水肿部位

用冷可使血管收缩，血流减少，影响细胞间液的吸收，故在水肿部位禁忌用冷。

（四）组织损伤、破裂

用冷可致血液循环不良，增加组织的损伤，影响伤口愈合。特别是大范围的组织损伤应禁止用冷。

（五）冷过敏者

对冷过敏者用冷时会出现过敏症状，如荨麻疹、关节疼痛等。

（六）禁用冷疗的特殊部位

1. 枕后，耳廓，阴囊处　用冷易引起冻伤。

2. 心前区　用冷易引起反射性心率减慢，心律不齐。

3. 腹部　用冷易引起腹泻。

4. 足底　用冷可使末梢血管收缩而影响散热，或反射性地引起一过性的冠状动脉收缩。对于高热降温者及心脏病患者应避免足心用冷。

## 四、冷疗方法

（一）局部用冷法

1. 冰袋、冰囊的使用

（1）目的：降温、止血、缓解局部疼痛。

（2）评估

1）患者年龄、病情、意识状态。

2）患者局部组织状态，局部有无破损、慢性炎症、血液循环不良、疼痛、肌肉痉挛等情况。

3）患者的自理能力、表达能力、合作程度及心理反应。

4）环境的温度。

（3）操作前准备

1）用物准备：冰块、脸盆、冷水、冰袋或冰囊（图 15－1）、布套、干毛巾、木槌（必要时备）。

2）患者准备：了解冰袋或冰囊使用的目的、部位、方法及注意事项，同意并正确配合使用。

3）环境准备：舒适、清洁。

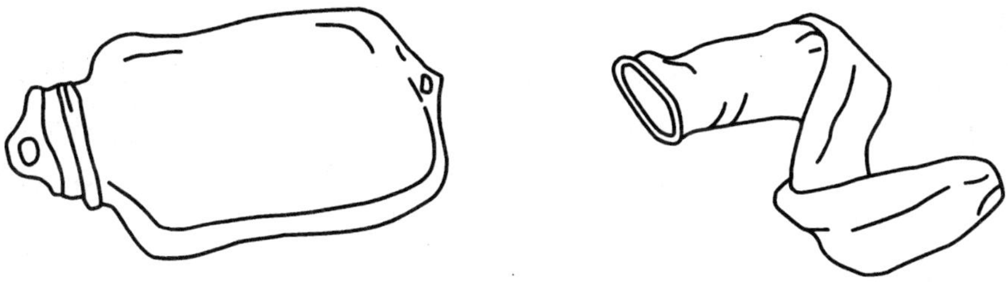

（1）冰袋　　（2）冰囊

**图 15－1　冰袋、冰囊**

（4）操作步骤（以冰袋为例）：见表 15－2。

**表 15-2 冰袋使用的操作步骤**

| 步骤 | 要点说明 |
|---|---|
| 1. 评估：见评估部分；核对患者并向患者解释操作的目的和方法 | ● 确认患者，了解病情，取得合作 |
| 2. 准备：洗手，戴口罩；准备用物 | |
| ① 检查冰袋有无破损，冰袋夹功能是否完好 | ● 防止漏水 |
| ② 将冰块砸成小块放入盆中，用冷水冲去棱角，装入冰袋 1/2 满，排气，夹紧冰袋口，干毛巾擦干，倒提冰袋检查无漏水后装入布袋 | ● 以免冰块棱角损坏冰袋，及刺激患者引起不适 |
| 3. 携用物至床旁，再次核对患者 | |
| 4. 将冰袋放置于患者所需部位 | ● 高热患者降温时，可置冰袋于患者前额、头顶或体表大血管处，如颈部、腋下、腹股沟等 |
| 5. 观察：随时观察疗效及不良反应，及冰袋的情况，需要时重新更换；正确掌握用冷时间，通常为 30 分钟 | ● 防止时间过久引起继发效应，影响疗效 |
| 6. 用毕，撤冰袋，协助患者取舒适卧位，整理床单位 | |
| 7. 操作后处理：将冰袋水倒净，清洁后，开口倒挂晾干，吹气入袋，夹紧塞子放阴凉处保存；布套清洁消毒晾干后备用；洗手，记录 | ● 以免冰袋的两层橡胶粘连<br>● 记录使用部位、时间、效果、患者反应；如为高热降温，30 分钟后测体温并记录在体温单上 |

（5）注意事项

1）给冰袋、冰囊等致冷物质包上布套。

2）注意随时观察冰袋、冰囊有无漏水，布套湿后应立即更换，如局部皮肤苍白、青紫或有麻木感，须立即停止使用，冰融化后，应及时更换。

3）冰袋压力不宜太大，以免阻碍血液循环，如放于前额部时，可将冰袋悬吊在支架上，以减轻局部压力，但冰袋必须与前额皮肤接触。

2. 化学冰袋　化学冰袋是利用冷却剂（十水硫酸钠）同另外 3 种盐类（如硫酸氢铵、硫酸氢钠、硝酸铵）的连锁溶解反应发生的负溶解热来持续发挥冷却作用的。在化学冰袋中将冷却剂和盐类分别包装于软质塑料袋中，或隔离包装于不透水的软质合成树脂包装袋中，因为是分别或隔离包装，两种没有直接接触，故不会产生化学反应，可以长期贮存。

使用时，用手揉合，将两种化学制剂充分混合，十水硫酸钠为结晶水，同第一种盐类反应产生负溶解热后，可以再同第二种，第三种盐类反应，使得负溶解热连续产生，故冷却温度持续时间长。使用过程中应随时观察塑料袋有无漏液现象，一旦闻到氨味，应立即更换，以防药液损伤皮肤，同时对于患处可酌情给予食醋或外科换药处理。

另外还有一种无毒、无味内装有凝胶或其他化学的冰冻介质的化学冰袋。使用时将化学冰袋放入电冰箱中吸冷，由凝胶状态转变为固态，4 小时后可取出置于所需部位，在常温下吸热，持续 2 小时左右，又由固态转变为凝胶状态，周而复始，可反复使用。

3. 冰帽与冰槽　常用于头部降温，防止脑水肿，并可降低脑细胞的代谢，减少其需氧量，提高脑细胞对缺氧的耐受性（图 15-2）。

使用时，患者去枕，铺橡胶单及中单于患者头下，以免弄湿床单；同时用海绵垫垫于患者后颈部及耳廓处，防止冻伤。治疗过程中，每30分钟测量一次体温，保持肛温在33℃左右，不低于30℃；随时观察患者的反应，如有无耳廓部位发紫、麻木、冻伤，及心率变化和心律失常的发生，一旦发生，应停止治疗，报告医生。

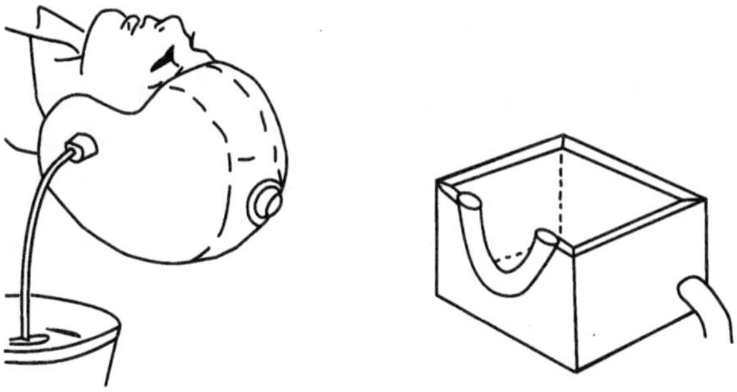

（1）冰帽　　（2）冰槽

**图15-2　冰帽、冰槽**

4. 冷湿敷法　即将毛巾等敷布浸入冰水后，用钳子等将其拧至不滴水，敷于患处。

使用时，为了维持冷疗适当的温度，每2～3分钟更换一次敷布；治疗过程中注意观察局部皮肤的颜色，防止冻伤；一旦在有伤口部位作湿冷敷，应按无菌操作进行，冷敷结束后，按换药法处理伤口；一般冷敷时间为15～20分钟，不宜过久以防产生继发效应。

（二）全身用冷法

即应用酒精或温水进行全身拭浴，以达到全身冷疗的作用。常用于高热患者的降温。

1. 酒精拭浴　酒精是一种挥发性液体，擦浴时在皮肤上迅速蒸发，吸收和带走机体大量的热，并刺激皮肤血管扩张，因此散热效果较强。

（1）目的：为体温在39.5℃以上的高热患者降温。

（2）评估

1）患者年龄、病情、意识状态、体温情况。

2）患者局部组织状态，局部有无破损、慢性炎症、血液循环不良、疼痛、肌肉痉挛等情况。

3）患者的自理能力、表达能力、合作程度及心理反应。

4）环境的温度和隐蔽程度。

（3）操作前准备

1）用物准备：治疗盘中放治疗碗（内盛25％～35％酒精100～200ml，温度27～37℃）、冰袋及布套、热水袋及布套、小毛巾、大浴巾、衣裤、酌情备屏风、便器。

2）患者准备：了解酒精拭浴的目的、部位、方法及注意事项，同意并正确配合使用。

3）环境准备：舒适、清洁，关闭门窗，必要时围屏风。

（4）操作步骤：见表15-3。

**表 15-3　酒精拭浴的操作步骤**

| 步骤 | 要点说明 |
| --- | --- |
| 1）评估：见评估部分；向患者及家属解释目的和方法，必要时协助患者排空二便 | ● 确认患者，了解病情，取得合作 |
| 2）准备：洗手，戴口罩；备齐用物 | |
| 3）携用物至床旁，再次核对患者；关闭门窗，屏风遮挡<br>4）松开被尾 | ● 操作过程中需暴露患者，应注意保暖和保护患者的隐私 |
| 5）置冰袋于患者头部 | ● 可防止由于拭浴时表皮血管收缩所致的头部充血 |
| 6）置热水袋于患者足下 | ● 不仅有利于散热，而且可减少头部充血，使患者感觉舒适 |
| 7）按顺序拭浴：<br>① 脱上衣，松裤带；暴露拭浴部位，垫大浴巾于拭浴部位下面<br>② 将用酒精浸湿的小毛巾拧至半干，缠于手上呈套状，以离心方向拍拭全身，用大浴巾擦干 | ● 防止弄湿床单；利用酒精的挥发性及刺激皮肤血管扩张散热降温 |
| ③ 拍拭顺序<br>颈部及上肢：平卧，颈部侧面→肩→上臂外侧→前臂外侧→手背→侧胸→腋窝→上臂内侧→前臂内侧→手掌→大浴巾擦干；同法拭另一侧<br>背部：翻身侧卧，露出背部，下垫大浴巾→拍拭全背→臀部→大浴巾擦干→更换上衣<br>下肢：平卧，协助脱裤暴露一侧下肢，下垫大浴巾→拭髋部→下肢外侧→足背→腹股沟→下肢内侧→内踝→臀下→下肢后侧→足跟→大浴巾擦干；同法拭另一侧，更换裤子 | ● 擦拭时动作要轻，由上至下，从一侧到另一侧 |
| 8）拭毕，移去热水袋，协助患者取舒适卧位，整理床单位 | ● 如体温降至38℃以下，取下冰袋 |
| 9）操作后处理：清洁、消毒整理用物，洗手记录拭浴时间及患者的反应；拭浴后30分钟，测量体温并记录在体温单上 | |

（5）注意事项

1）因酒精拭浴散热效果较强，血液病患者及新生儿禁忌使用。

2）酒精温度为27～37℃，避免过冷的刺激使大脑皮质更加兴奋，进一步促使横纹肌收缩，致使体温继续上升。

3）拭浴时，以拍拭方式进行，不用摩擦方式，因摩擦易生热。

4）腋窝、肘窝、腹股沟、腘窝等体表有大血管丰富处，应适当延长时间，以增加散热；胸前区、腹部及足底禁忌擦拭，以免引起不良反应。

5）拭浴过程中，应随时观察患者情况，如出现寒战、面色苍白、脉搏及呼吸异常时，应立即停止，并及时与医生联系

6）擦浴的全过程不宜超过20分钟，注意保暖。

温水拭浴常用于高热患者的降温。用低于患者皮肤温度的水拭浴，通常为27～37℃，通过传导的方式，以及皮肤接受冷刺激后血管初期收缩，后期扩张散热，以达到降低体温的目的。操作步骤同酒精拭浴。

2. 医用冰毯全身降温仪　医用冰毯全身降温仪（简称冰毯机）降温法是利用半导体制

冷原理，将水箱内蒸馏水冷却后，通过主机工作与冰毯内的水进行循环交换，促使毯面接触皮肤进行散热，从而达到降温的目的。具有操作简单、制冷迅速、确切的特点。冰毯机全身降温法分单纯降温法及亚低温治疗法两种。前者主要用于高热及其他降温效果不佳者；后者主要用于重型颅脑损伤患者。

使用时，在毯面上覆盖中单，协助患者脱去上衣，嘱其将整个背部贴于冰毯上；随时观察和询问患者的反应及生命体征，尤其是呼吸情况；如实施亚低温治疗时，应注意颅内压的情况，有条件者可采用颅内压监护装置，动态观察颅内压的变化，以防止脑灌流不足。

## 第三节 热 疗 法

热疗法（heat therapy）是指用高于人体体温的物质，作用于机体的局部或全身，以达到促进血液循环、消炎、解痉和舒适的目的的方法。

### 一、热疗的作用

（一）促进浅表炎症消退

用热可使局部血管扩张，改善血液循环，增强新陈代谢和白细胞的吞噬功能。因而在炎症早期用热，可促进炎性渗出物的吸收和消散；炎症后期用热，可促进白细胞释放蛋白溶解酶，以溶解坏死组织，有助于坏死组织的清除与组织的修复。如踝关节扭伤出血 48 小时后可应用热湿敷，以促进关节软组织淤血的吸收和消散。

（二）减轻深部组织充血

用热使体表血管扩张，血流量增加，因此，深部组织血流量减少，从而减轻深部组织充血。

（三）缓解疼痛

用热可降低感觉神经的兴奋性，以提高疼痛阈值；改善血液循环，以加速组胺等致痛物质的排出；消除水肿，以解除对局部神经末梢的压力；松弛肌肉、肌腱和韧带组织，以解除肌肉痉挛和关节强直。以上作用均可解除或减轻疼痛。

（四）保暖

用热可促进血液循环，使患者感到温暖舒适。可用于危重、小儿、老年及末梢循环不良患者在寒冷气候下的保暖。

### 二、影响热疗效果的因素

（一）用热方式

用热方式分干热法和湿热法两种。使用干热时，因存有空气，热传导能力减低，使用湿热时，因水是热的极佳导体，比空气导热力强且渗透力大，可达深层组织，故湿热疗效比干热强，所以在使用湿热疗法时，水温须比干热疗法低。如干热使用温度一般为 50～70℃；湿热一般为 40～60℃。

（二）用热时间

用热时间一般为 10～30 分钟。用热时间过长，可产生继发效应。

（三）用热部位

人体皮肤的薄厚分布不均，皮肤薄或经常不暴露的部位对于热有明显的反应。

（四）用热面积

热效应与用热面积成正比，热敷面积较大，则热的反应就较强，反之则较弱。

（五）用热对象

用热对象不同，对热的敏感性也不同。同一温度对敏感性不同的患者有不同的反应，如昏迷、瘫痪、循环不良的患者，其局部存在感觉障碍，对热的敏感性差，应防止烫伤。另外，同一个患者长期使用同一温度的刺激，对热敏感性也会逐渐降低。

（六）用热频率

在身体的同一部位反复实施同一程度的热刺激时，可使机体逐渐适应，导致热疗的生理效应不断减弱，故在实施热疗的过程中，应适当地缓慢降低用热温度，以提高机体的应激能力。

（七）环境温度

应用热疗法时，环境温度的高低会影响用热的温度和效果。例如，环境温度高于或等于身体温度时，传导散热效果减低，就需相对降低用热温度。

## 三、热疗的禁忌证

（一）未经确诊的急性腹痛

因用热能缓解疼痛，从而掩盖病情真相而贻误诊断及治疗，并且热疗法会促进炎症过程，有引发腹膜炎的危险。

（二）面部危险三角区感染

因面部危险三角区血管丰富，且和颅内海绵窦相通的面前静脉血管内无静脉瓣，热疗可使该处血流量增多，导致细菌及毒素进入血液循环，促使炎症扩散，造成颅内感染和败血症。

（三）脏器出血

因用热使局部血管扩张，增加脏器的血流量和血管的通透性而加重出血。

（四）软组织损伤或扭伤早期

软组织损伤或扭伤后24～48小时内，如局部用热可促进血液循环，从而加重皮下出血、肿胀和疼痛。

（五）恶性肿瘤

治疗部位有恶性肿瘤时不可实施热疗法。因用热会加速细胞活动、分裂及生长，从而加重病情。

（六）金属移植物

治疗部位有金属移植物者禁忌用热。因为金属是热的良导体，用热易造成烫伤。

## 四、热疗方法

热疗法包括干热疗法和湿热疗法。

（一）干热法

1. 热水袋

（1）目的：保暖、解痉、缓解局部疼痛，增加舒适。

（2）评估

1）患者年龄、病情、意识状态。

2）患者局部组织状态，局部有无破损、开放性伤口；局部皮肤的温度、颜色，有无感觉障碍及对热刺激的敏感性等情况。

3）患者的自理能力、表达能力、合作程度及心理反应。

4）环境的温度。

（3）操作前准备

1）用物准备：热水袋及布套、热水（≥70℃，1000～2000ml）、水温计、量杯、干毛巾。

2）患者准备：了解热水袋使用的目的、部位、方法及注意事项，同意并正确配合使用。

3）环境准备：舒适、清洁。

（4）操作步骤：见表15－4。

**表15－4　热水袋使用的操作步骤**

| 步骤 | 要点说明 |
| --- | --- |
| 1）评估：见评估部分；核对患者并向患者解释操作的目的和方法 | ● 确认患者，了解病情，取得合作 |
| 2）准备：洗手，戴口罩；准备用物 | |
| ① 检查热水袋有无破损，袋口塞子是否完好 | ● 防止漏水 |
| ② 测量水温，一般为60～70℃ | ● 对昏迷、局部知觉麻痹、麻醉未醒、小儿、老年人，水温应调至50℃左右 |
| ③ 灌入热水：放平热水袋，打开塞子→一手持热水袋袋口边缘，另一手灌入热水1/2～2/3满→排尽袋内空气（图15－3）→拧紧袋口塞子→擦干→倒提热水袋轻轻抖动无漏水后装入布套 | ● 排尽空气，以免影响热的传导<br>● 热水袋外加布套，不可直接接触皮肤，以免烫伤 |
| 3）携用物至床旁，再次核对患者 | |
| 4）将热水袋放置于患者所需部位 | |
| 5）随时观察疗效及不良反应，及热水袋的情况，需要时重新更换；正确掌握用冷时间，一般为30分钟 | ● 防止时间过久，产生热的继发效应 |
| 6）用毕，撤掉热水袋，协助患者取舒适卧位，整理床单位 | |
| 7）操作后处理：将热水袋倒净，开口倒挂晾干后，吹气入袋，拧紧塞子放阴凉处保存；布套清洁消毒后晾干备用 | ● 以免热水袋的两层橡胶粘连 |
| 8）洗手，记录 | ● 记录使用部位、时间、效果、患者反应 |

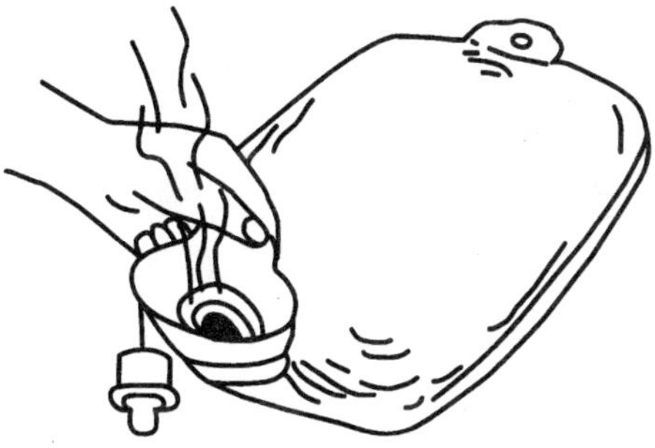

**图15－3　热水袋排气法**

(5) 注意事项

1) 护理人员应加强巡视，做好交班，并嘱咐患者和家属不可自行调节热水袋水温。

2) 随时观察疗效及不良反应，如发现皮肤潮红应立即停止使用，并在局部涂凡士林，以保护皮肤，如需要持续使用热水袋，当水温降低后应及时更换热水。

3) 对婴幼儿、老年人、感觉迟钝者等，使用热水袋时，可在热水袋布套外再包大毛巾，或置于两层盖被之间，以免烫伤。

2. 化学加热袋　化学加热袋是大小不等的密封的塑料袋，内盛铁粉、活性炭、食盐等化学物质，使用时，将化学物质充分混合，使袋内的化学物质发生反应而产热。

化学加热袋最高温度可达 76℃，平均温度为 56℃，可持续使用 2 小时左右。化学加热袋使用方法与热水袋相同，一定要加布套或包裹后使用。因化学加热袋内的化学物质反应初期热温不足，以后逐渐加热并有一高峰期，温度可达 70℃以上，此时要注意防止烫伤。必要时可加双层包裹使用。对老年人、小儿、昏迷、感觉麻痹者等不宜使用。

3. 烤灯　即选用不同功率的灯泡放置于治疗部位的上方或侧方，调节灯距，利用热的辐射作用于人体，使人体局部温度升高，以达到热疗的目的。

使用时，应选择合适灯泡的功率如手、足等小部位以 250W 为宜，胸、腹、腰背等部位可用 500～1000W 的大灯泡；一般灯距为 30～50cm，以温热为宜，防止烫伤；照射面颈，前胸部时，应用湿纱布遮盖眼部或戴有色眼镜，以保护眼睛；照射过程中，随时观察局部皮肤反应，以皮肤出现桃红色的均匀红斑为合适剂量，如为紫红色，应立即停止照射，涂凡士林，保护皮肤。照射时间一般为 20～30 分钟，照射结束后注意保暖，避免马上外出，以防止感冒。

(二) 湿热法

1. 热湿敷

(1) 目的：促进局部的血运、消炎、消肿、止痛、解痉。

(2) 评估

1) 患者年龄、病情、意识状态。

2) 患者局部组织状态，局部有无破损、开放性伤口；局部皮肤的温度、颜色，有无感觉障碍及对热刺激的敏感性等情况。

3) 患者的自理能力、表达能力、合作程度及心理反应。

4) 环境的温度。

(3) 操作前准备

1) 用物准备：小盆热水、水温计、热水瓶或热源；治疗盘内放弯盘、敷料 2 块（大小以略大于患处面积为宜）、长敷钳 2 把、凡士林、棉签、纱布、小橡胶单、治疗巾、棉垫；必要时备屏风、热水袋，有伤口者需加备无菌换药用物。

2) 患者准备：了解热湿敷使用的目的、部位、方法及注意事项，同意并正确配合使用。

3) 环境准备：舒适、清洁，关闭门窗，必要时围屏风。

(4) 操作步骤：见表 15-5。

**表 15-5 热湿敷法的操作步骤**

| 步骤 | 要点说明 |
|---|---|
| 1）评估：见评估部分；核对患者并向患者解释操作的目的和方法，协助患者排空二便 | ● 确认患者，了解病情，取得合作 |
| 2）准备：洗手，戴口罩；准备用物 | |
| 3）携用物至床旁，再次核对患者；关闭门窗，必要时围屏风 | ● 注意保暖和保护患者隐私 |
| 4）协助患者取舒适卧位，暴露治疗部位，下垫小橡胶单和治疗巾 | ● 防止床单弄湿 |
| 5）用棉签涂凡士林于热敷部位，上盖一层纱布 | ● 涂凡士林范围应大于热敷的面积，保护皮肤以免烫伤 |
| 6）将敷布浸于热水中，浸透；用两把长钳取出拧干，以不滴水为宜；抖开敷布，以手腕掌侧试温，不烫手为宜；敷于局部；上盖棉垫 | ● 热水温保持在 50～60℃；每 3～5 分钟更换一次敷布 |
| 7）随时询问患者温热程度，观察局部皮肤状况，持续 15～20 分钟 | ● 如患者感到烫热，可揭开敷布一角散热<br>● 防止时间过久，产生热的继发效应 |
| 8）热敷结束后揭下纱布，擦去凡士林，盖好治疗部位；协助患者取舒适卧位，整理床单位 | ● 如在伤口部位作热湿敷，应按无菌操作进行，热敷结束后，按换药法处理伤口 |
| 9）操作后处理：洗手，记录 | ● 记录热湿敷部位、时间、效果、反应 |

（5）注意事项

1）严密观察患者局部皮肤情况，及时听取患者的反应，以免烫伤。

2）面部湿热敷者，敷后 15 分钟方能外出，以防感冒。

2. 热水坐浴　即坐于配好药液的温水盆中，以达到减轻盆腔、直肠器官淤血的目的，常用于术后、会阴和肛门疾病，消除或减轻充血、炎症、水肿和疼痛，使局部清洁，患者感到舒适。

使用时，通常盆内盛温开水，水温为 40～45℃，可遵医嘱加入药液，如 1∶5 000 高锰酸钾溶液；坐浴时，将臀部全部泡入水中 15～20 分钟；在坐浴过程中，注意观察患者面色和脉搏，如患者主诉乏力、眩晕，应立即停止坐浴，扶患者上床休息；同时因热水坐浴有镇静、催眠作用，要防止患者跌倒，注意患者安全；如会阴和肛门部有伤口，应备无菌浴盆和溶液，坐浴后按换药法处理伤口；女患者月经期、妊娠后期、产后 2 周内、阴道出血和盆腔急性炎症均不宜坐浴，以免引起宫腔内感染。

3. 温水浸泡　指将肢体放入温水盆中，以达到消炎、镇痛、清洁和消毒伤口等作用。

使用时，通常温水温度为 40～45℃，可根据医嘱添加药物；浸泡过程中如需添加热水，应先将肢体移出盆外，以防烫伤；浸泡有伤口的肢体时，浸泡盆和浸泡液需无菌，结束后伤口按换药法处理；一般浸泡 15～20 分钟，浸泡毕需擦干肢体。

（金晓燕）

# 第十六章　生命体征的评估与护理

**学习目标**

完成本章学习后，学生应能：

1. 描述生命体征的产生及其机制。
2. 复述正常生命体征值的范围。
3. 描述生命体征的正常生理变化。
4. 列举生命体征的异常变化。
5. 列出体温过高及体温过低患者的护理措施。
6. 列出促进呼吸功能的护理措施。
7. 按规程测量生命体征。
8. 按规程为患者进行吸痰。

生命体征（vital signs）是体温、脉搏、呼吸和血压的总称。它们是机体内在活动的一种客观反映，是衡量机体身心状况的指标。正常人生命体征在一定范围内相对稳定，变化很小。但在病理状况下，其变化能极其敏感，所以通过对生命体征的观察，护士可以了解疾病的发生、发展及转归，从而作出护理诊断，制定护理计划，并为疾病的预防、诊断、治疗提供依据。因此，掌握生命体征的观察和护理是临床护理工作中非常重要的内容之一。

## 第一节　体温的评估与护理

体温（body temperature），也称体核温度（core temperature），即身体内部胸腔、腹腔和中枢神经的温度，比皮肤温度高且稳定；皮肤温度也称体表温度（shell temperature），低于体核温度，可随环境温度和衣着厚薄的变化而变化。生理学上的体温，系指平均体核温度而言，由于体核温度不易测量，所以在临床上通常用腋窝温度、口腔温度、直肠温度来代表体温。

### 一、体温的产生与调节

（一）体温的形成

体温是由三大营养物质糖、脂肪、蛋白质氧化分解而产生。三大营养物质在体内氧化时所释放的能量的50%以上迅速转化为热能，用来维持体温，并不断地散发到体外；其余不足50%的能量储存于三磷酸腺苷（ATP）内，供机体利用，最终仍转化为热能散发到体外。

（二）机体的产热与散热

1. 产热过程　机体的产热过程是细胞新陈代谢的过程。人体以化学方式产热，机体的热能主要产生于肝脏和骨骼肌。产生热量的主要因素有食物氧化、骨骼肌运动、交感神经兴奋、甲状腺素分泌增多和环境温度增加等。当机体处于寒冷环境中，散热量显著增加，机体便通过颤栗产热（即骨骼肌发生的不随意的节律性收缩产热）和非颤栗产热（主要以褐色脂肪组织代谢产热）两种形式来增加热量以维持体温。

2. 散热过程　人体通过辐射、对流、蒸发及传导等方式进行散热。人体最主要的散热器官是皮肤，占总散热量的70%；呼吸散热占29%；排尿、排粪也可散发部分热量。

（1）辐射（radiation）：是指一个物体表面通过电磁波的形式传至另一个与它不接触物体表面的一种方式。它是人体安静状态下处于气温较低环境中主要的散热方式。例如，人体在21℃的环境中和不着衣的情况下，约有60%的热量是通过辐射方式发散的。辐射散热量的多少取决于皮肤与周围环境的温度差及机体的有效辐射面积，温差值越大或有效辐射面积越大，则散热量越多。

（2）传导（conduction）：是通过直接接触使热由一物体传至另一温度较低的物体或在一物体内由分子传递，使热由较热的部位传至较冷的部位。传导散热取决于所接触物体的导热性能。一般与人体直接接触的物质如衣、被均属不良导体，所以机体深部的温度因传导散热量很少。由于水的导热性能好，临床上为高热患者使用冰袋、冰帽、冰（凉）水湿敷降温，就是利用传导散热的原理。

（3）对流（convection）：是指通过气体或液体的流动来交换热量的一种散热方式。例如热由身体传到凉爽的空气或水中。对流散热量取决于气体或液体的流动速度。它们之间呈正比关系。

（4）蒸发（evaporation）：是在液态变为气态的过程中，同时带走大量热量的一种散热方式。蒸发散热占总散热量的20%～30%。在33.8～35℃气温中，蒸发是主要的散热方式。蒸发散热有不感蒸发和发汗两种形式。不感蒸发占一定比例，人体24小时的不感蒸发量一般为1000 ml，其中通过皮肤蒸发的约为600～800 ml。临床上采用乙醇擦浴的方法为高热患者降温，就是利用乙醇蒸发散热的原理。

机体以不同方式散热的比例，随着身体情况和环境的温、湿度而改变。血管舒缩、出汗、寒战与呼吸等均与产热和散热有关。当外界温度低于人体皮肤温度时，机体大部分热量可通过辐射、传导、对流及部分蒸发的方式散热，当外界温度等于或高于人体皮肤温度时，蒸发就成为人体唯一的散热形式。

（三）体温调节

人体对体温的调节方式包括有两种：自主性（生理性）体温调节和行为性体温调节。

自主性体温调节是在下丘脑体温调节中枢控制下，机体受内外环境温度刺激，通过一系列生理反应，调节机体产热和散热，使体温保持相对恒定。行为性体温调节是人类有意识的行为活动，通过机体在不同温度环境中的姿势和行为改变而达到目的，如使用冷暖空气调节器、开关门窗、增减身体活动量及增减衣服等。因此，行为性体温调节是以自主性体温调节为基础的，是对自主性体温调节的补充。通常意义上的体温调节是指生理性体温调节，包括：

1. 温度感受器

（1）外周温度感受器：即分布于皮肤、黏膜和内脏中的游离的神经末梢，包括热感受器和冷感受器，它们分别可将热和冷的信息传向中枢。

（2）中枢温度感受器：是存在于中枢神经系统内的对温度变化敏感的神经元。分布于下丘脑、脑干网状结构、脊髓等部位，包括热敏神经元和冷敏神经元，可将热和冷的刺激传入中枢。

2. 体温调节中枢　体温调节中枢位于下丘脑。下丘脑前部和后部的功能各有不同。

（1）下丘脑前部：下丘脑前部为散热中心，散热中枢兴奋，加速体热的散发。其生理作用有：① 使血管扩张，皮肤表面的血流量增加，热量可经辐射方式散失；② 使出汗和呼吸速度增加，热量通过水分子蒸发散失；③ 细胞代谢降低，减少产热；④ 肌肉活动减少，防止产热过多。

（2）下丘脑后部：下丘脑后部为产热中枢，产热中枢兴奋，加速机体的产热。其生理作用有：① 血管收缩，减少辐射散热；② 通过交感神经直接抑制汗腺活动而减少出汗；③ 通过交感神经系统刺激肾上腺髓质，使肾上腺素分泌增加，提高组织代谢率，从而增加组织的氧化率；④ 寒战，增加产热。

## 二、正常体温及其生理变化

### （一）正常体温

临床上常以口腔、直肠、腋窝等处的温度来代表体温。在三种测量方法中，直肠温度最接近于人体深部温度，而日常工作中，采用口腔、腋下温度测量更为常见、方便。温度单位可用摄氏温度（℃）和华氏温度（℉）来表示。摄氏温度和华氏温度的换算公式为：℉＝℃×9/5＋32

℃＝（℉－32）×5/9

健康成人不同部位的正常体温的范围见表 16－1。

**表 16－1　成人体温平均值及正常范围**

| 部位 | 平均值 | 正常范围 |
|---|---|---|
| 口温 | 37.0℃（98.6℉） | （36.3～37.2℃，97.3～99.0℉） |
| 肛温 | 37.5℃（99.5℉） | （36.5～37.7℃，97.7～99.9℉） |
| 腋温 | 36.5℃（97.7℉） | （36.0～37.0℃，96.8～98.6℉） |

### （二）体温的生理变化

1. 年龄　婴幼儿的体温略高于成人，对新生儿尤其是早产儿，由于体温调节功能尚未发育完善，调节功能差，因而其体温易受环境温度的影响而变化，所以对新生儿应加强护理，做好防寒保暖措施；老年人体温略低于成人，与其基础代谢率低，活动减少有关。

2. 性别　成年女性的体温平均比男性高 0.3℃。女性排卵至经期前和妊娠早期时由于孕激素水平上升，可使体温轻度升高 0.2～0.3℃。

3. 昼夜差异　正常人的体温在 24 小时内呈周期性的变化，一般清晨 2～6 时最低，下午 1～6 时最高，这种昼夜周期性波动称为昼夜节律。

4. 环境　外界环境温度的高低直接影响体表温度。在环境温度为 23℃时进行测定，足部皮肤温度为 27℃，手部皮肤温度为 30℃，躯干温度为 32℃，额部温度为 33～34℃。当气温达 32℃以上时，皮肤温度的差别将变小。在寒冷的环境中，随着气温的下降，手、足部的皮肤温度降低最为显著。

5. 药物　麻醉药物抑制体温调节中枢和影响其传入路径的活动并能扩张皮肤血管，增加体热散失，降低机体对寒冷环境的适应能力。因此对于麻醉手术患者，在术中、术后应注意保暖。

6. 情绪　精神处于紧张状态，如烦恼、恐惧或情绪激动时，由于随之出现的无意识的肌紧张及刺激代谢的激素释放增多等原因，产热量可以显著增加，使体温升高。

7. 进食　进食后由于食物的特殊动力学作用可使体温升高，尤其是大量摄入蛋白质食物可增加食物在肝脏内的氧化，产热量增加。

8. 运动　肌肉活动时，代谢增强，产热量明显升高，可使体温升高。一般在室内安居的人较户外活动者体温低。临床上测量体温应在患者安静状态下测量，小儿测温时应防止哭闹。

## 三、体　温　计

1. 体温计的种类与构造　体温计有水银体温计、电子体温计、可弃式体温计、红外体温检测仪等。

（1）水银体温计：又称玻璃体温计，是最常用、最普通的体温计。分玻璃球和玻璃管两部分。玻璃球内装有水银，测试时水银遇热膨胀，升入带刻度的玻璃管中，其上升高度和受热程度成正比。球与管连接处有一狭窄部分，可防止水银自动降落，而且水银柱必须经过震荡才能下降，从而保证测试者能看到准确读数。为了能准确测量各部位的温度，根据所测量部位的特点设计了三种体温计，即口表（oral thermometer）、腋表（axillary thermometer）和肛表（rectal thermometer）（图 16－1）。不同体温计的玻璃球的大小和形状有一些差异，如口表的球部细长，腋表的球部长而扁，肛表的球部圆钝。

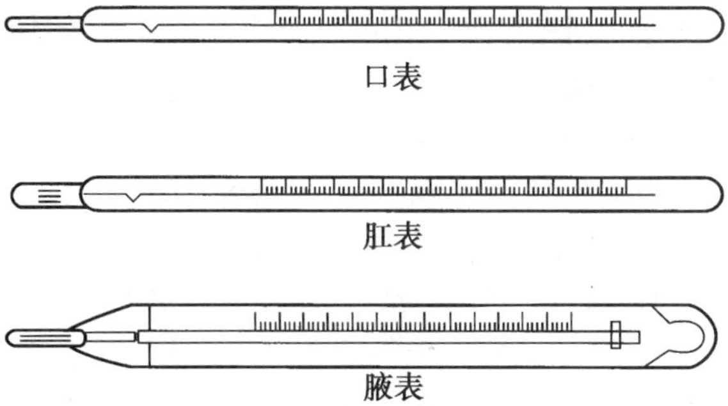


**图 16－1　各种水银体温表**

（2）电子体温计：采用电子感温探头来测量体温，测得的温度直接由数字显示，读数直观，测温准确，灵敏度高。分为集体用电子体温计和个人用电子体温计两种（图 16－2）。集体用电子体温计为防止交叉感染，需将探头放入外套内，使用后弃去外套。个人用电子体温计，其形状如钢笔，方便易携带，使用时，当体温计发出蜂鸣声，再持续 3 秒钟后即可读取温度。

（3）可弃式体温计：为单次使用的体温计，其构造为含有对热敏感的化学指示点薄片，测温时点状薄片即随机体的温度而变色，当颜色点从白色变成蓝色，最后的蓝点位置即为所测温度（图 16－3）。

（4）红外体温监测仪：采用红外测温原理及微处理器技术，通过专门设计的红外光学系统及高灵敏度的红外探测器，监测人体某一部位的表面的热辐射；通过光电转换，取得相应

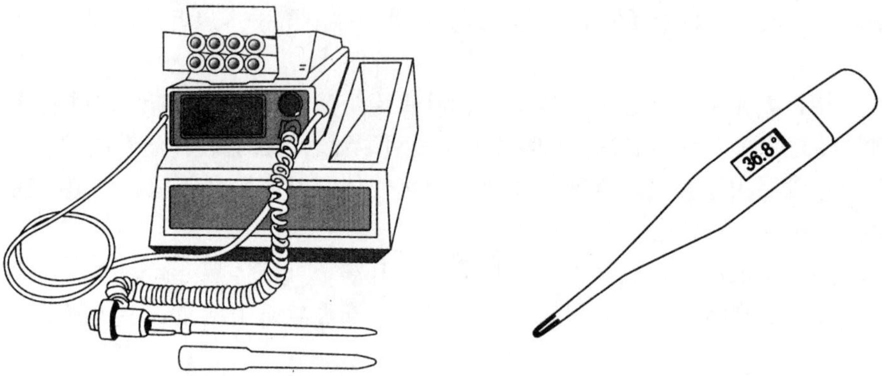


（1）集体用电子体温计　　（2）个人用电子体温计

**图 16－2　电子体温计**

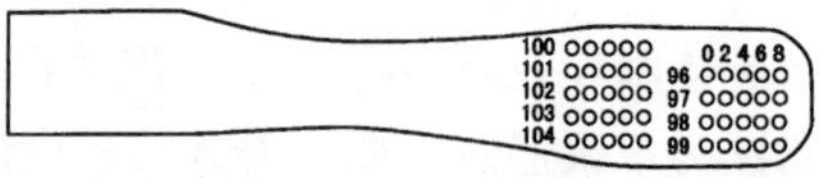


**图 16－3　可弃式体温计**

的电信号；由微处理器对相应的电信号进行分析处理，即可得到所监测的人体这一部位的表面温度。红外体温监测仪能完成上述功能，并直接显示出温度数值从而达到非接触测量人体体温的目的。

红外体温监测仪的特点是对人体的体表温度进行快速测定，测定的时间一般不超过 1 秒钟，测温快捷、准确、安全。目前临床应用的种类较多，有手持式和台式等，可以测量额头、手心、脸、耳等部位的温度。

2. 水银体温计的消毒与校对

（1）体温计的消毒：为防止由于测体温而引起交叉感染，应保证体温计的清洁，患者用过的体温计应进行消毒处理。传染患者应设专用体温计，并单独进行清洁消毒。

常用消毒液有：75％酒精、1％过氧乙酸、0.1％新洁尔灭。

将体温计用后全部浸于消毒液中，5 分钟后取出用清水冲净，擦干后放入另一盛有消毒液的容器中浸泡 30 分钟。之后，从消毒液中取出，用冷开水冲净、擦干，放于容器内备用。注意口表、腋表、肛表应分别清洗和消毒。

（2）体温计的校对：在使用新的体温计前，或定期消毒体温计后，应对体温计进行校对，以检查其准确性。方法是：① 将全部体温计的水银柱甩至 35℃以下；② 于同一时间放入已测好的 40℃以下的水内，3 分钟后取出检查；③ 若体温计之间相差 0.2℃以上者或水银柱有裂痕者则不合格，应取出不用；④ 将合格的体温计以纱布擦干，逐一放入清洁容器内备用。

## 四、体温的测量方法与记录

### （一）目的

1. 判断体温有无异常。

2. 动态观察体温的变化，分析热型及伴随症状。

3. 协助医生作出正确的诊断，为预防、治疗护理提供依据。

（二）评估

1. 患者的年龄、疾病类型、病情、抗生素的使用情况等，判断适宜采用何种测体温的方法。

2. 有无影响体温测量准确性的因素。若30分钟内有进食、活动、坐浴、冷热敷、情绪波动等，应过30分钟后再测量。

3. 患者的心理状态及合作程度。

（三）操作前准备

1. 用物准备

（1）清洁罐（盒）内备已消毒的体温计、另备一罐（盒）放测温后的污体温计、消毒液纱布。

（2）表、记录本、笔。

（3）若测肛温，另备润滑油、棉签、卫生纸。

2. 患者准备　向患者解释体温测量的目的和方法，助患者取正确体位。

3. 护士准备　按要求着装，洗手并擦干。

4. 环境准备　清洁、安静、安全。

（四）操作步骤　见表16-2。

**表16-2　体温测量操作步骤**

| 步骤 | 要点与说明 |
|---|---|
| 1. 携用物至患者床边，核对并解释 | ● 检查体温计是否完好，水银柱是否在35℃以下 |
| 2. 测量：根据病情选择合适的测温方法，并协助患者采取合适的卧位 | ● 可利用测温时间测脉搏和呼吸 |
| ▲测口温：测量时间3分钟<br>（1）将体温计水银槽一端斜放入患者的舌下热窝（图16-4） | ● 舌下热窝靠近舌动脉，是口腔中温度最高的部位，位于舌系带的两侧，左右各一 |
| （2）嘱患者闭紧嘴唇，用鼻呼吸（图16-4） | * 勿用牙咬体温计 |
| ▲测肛温：测量时间3分钟<br>（1）暴露肛门<br>（2）润滑肛表水银端，用手分开臀部 | ● 患者可侧卧、俯卧或屈膝仰卧，婴幼儿一般仰卧 |
| （3）将肛表旋转缓慢插入肛门3～4cm | ● 插入肛表勿用力，以免损伤肛门、直肠黏膜 |
| ▲测腋温：测量时间10分钟<br>擦干腋窝内汗液，将体温计放于腋窝紧贴皮肤，屈臂过胸，夹紧体温计（图16-5） | ● 腋下有汗有助于散热，影响体温的准确性<br>● 形成人工体腔，保证测量的准确性，不能合作者，应协助患者夹紧体温计 |
| 3. 测量结束，取出体温计 | ● 擦去口表上唾液、肛表上污物及润滑油 |
| 4. 读数<br>5. 记录 | ● 如体温异常应报告医生；如与病情不符，应重复测量 |
| 6. 整理床单位，协助患者取舒适体位 | |
| 7. 体温计消毒后用冷开水冲洗，甩至35℃以下，擦干备用 | |
| 8. 洗手，将体温值绘制于体温单上 | |

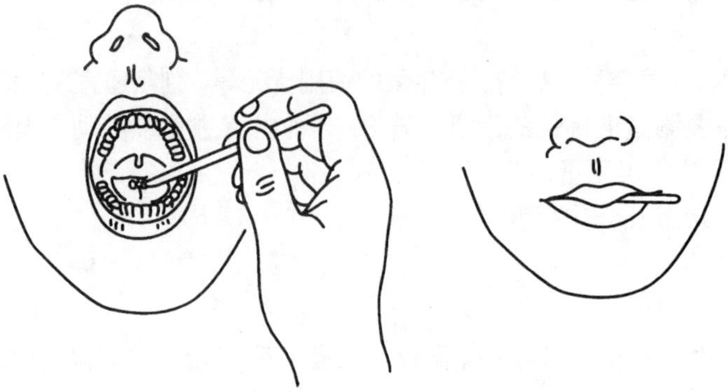

图 16－4　口表的应用

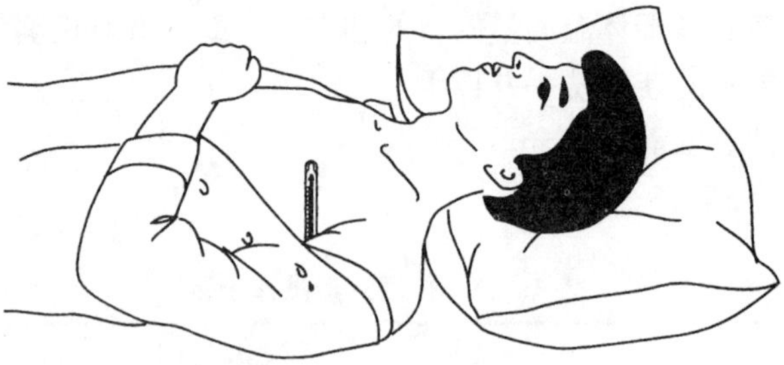

图 16－5　腋温测量法

（五）注意事项

1. 口温

(1) 婴幼儿、精神异常者、经口呼吸者、患口腔疾患、行口鼻手术者，不宜测量口温。

(2) 如患者曾进冷、热饮食或曾吸烟，须过 30 分钟后再行测量。

(3) 如不慎咬破体温计，应：① 立即清除玻璃碎屑，以免损伤唇、舌、口腔、食管、胃肠道黏膜；② 口服蛋清或牛奶，以保护消化道黏膜延缓汞的吸收

2. 直肠温　多用于婴儿、昏迷与不合作的患者。

(1) 直肠手术、腹泻或直肠疾病患者禁由直肠测温。

(2) 某些心脏病患者不宜采用直肠测温，因肛表的插入肛门可引起迷走神经兴奋，导致心律不齐。

(3) 如为躁动患者、精神病者及婴幼儿，护士必须在旁守候，并用手扶住肛表，以防折断发生意外。

3. 腋温

(1) 腋下有创伤、手术、炎症，肩关节受伤或过度消瘦腋窝不能夹紧温度计者，不宜测量腋温。

(2) 如腋下有汗液，应擦拭干燥、稍停片刻后再测，因腋下有汗液可影响测体温的准确性。

4. 测量体温前后，应清点体温计的数目，检查有无破损。甩表时要用腕部的力量，不可触及其他物品，以防撞碎；切忌将体温计放入热水中清洗或沸水中煮，并且消毒液的温度

要在 40℃以下，以免引起体温计爆裂。

## 五、异常体温的观察与护理

（一）体温过高

体温过高是指个体的体温升高至其正常体温范围以上的状态，又称病理性体温升高。分为两种，一种是调节性体温升高，一种是非调节性体温升高，前者称为发热（fever，pyrexia），后者称为过热（hyperthermia）。

发热是机体在致热原的作用下，使下丘脑的体温调节中枢的调定点上移而引起的调节性体温升高，产热增加而散热减少，导致体温升高超过正常范围。一般而言，当腋下温度超过 37℃或口腔温度超过 37.5℃，一昼夜体温波动在 1℃以上可称为发热。发热可以分为感染性发热和非感染性发热两类。

过热是指调定点并未发生移动，而是由于体温调节障碍（如体温调节中枢损伤），或散热障碍（如皮肤鱼鳞病和环境高温所致的中暑等）及产热器官功能异常（如甲状腺功能亢进）等，体温调节机构不能将体温控制在与调定点相适应的水平上，是被动性的体温升高。

1. 发热程度　根据体温升高的程度不同，可将发热分为以下几种，以口腔温度为例：

低热：37.3～38℃；

中等度热：38.1～39℃；

高热：39.1～41℃；

过高热：超过 41℃。

2. 发热的过程及临床表现　发热一般经历以下三个时期：

（1）体温上升期：此期产热大于散热。主要表现为皮肤苍白、畏寒、皮肤干燥。体温上升可有两种形式，一种是体温在几小时内突然上升达 39～40℃以上称为骤升；另一种是体温逐渐上升在数日内达高峰，称为渐升。

（2）高热持续期：此期体温上升达高峰之后保持一段时间，即产热和散热在较高水平上趋于平衡。主要表现是皮肤潮红、灼热、口唇干燥、呼吸和脉搏加快、头痛、头晕、食欲不振、全身不适、软弱无力。

（3）退热期：由于病因消除，致热原的作用逐渐减弱或消失，体温中枢的调定点逐渐降到正常水平。此期散热大于产热，体温恢复至正常水平。主要表现为皮肤潮湿、大量出汗。体温下降也有两种方式，一种是体温突然退至正常，称为骤退；另一种是逐渐恢复至正常，称为渐退。对于体温骤退者，由于短时间内大量出汗，体液大量丧失，易出现血压下降、脉搏细速、四肢厥冷等虚脱或休克现象，护理中应加强观察。

3. 热型　将体温绘制在体温单上，互相连接，就构成了体温曲线，各种体温曲线的形状称为热型。某些发热性疾病具有独特的热型，通过观察可协助诊断。但须注意，由于目前抗生素的广泛使用（包括滥用）或由于应用（包括不适当的应用）解热药、肾上腺皮质激素等，使热型变为不典型。临床常见热型见图 16－6。

（1）稽留热：体温持续在 39～40℃左右，达数天或数月，波动的幅度很小，24 小时波动范围不超过 1℃。多见于大叶性肺炎、斑疹伤寒及伤寒高热期。

（2）弛张热：体温在 39℃以上，波动幅度大，24 小时内温差达 1℃以上，但体温在波动中始终未降到正常，常见于败血症、风湿热、化脓性疾病等。

（3）间歇热：体温骤升至 39℃以上，持续数小时，又迅速降至正常水平，无热期（间

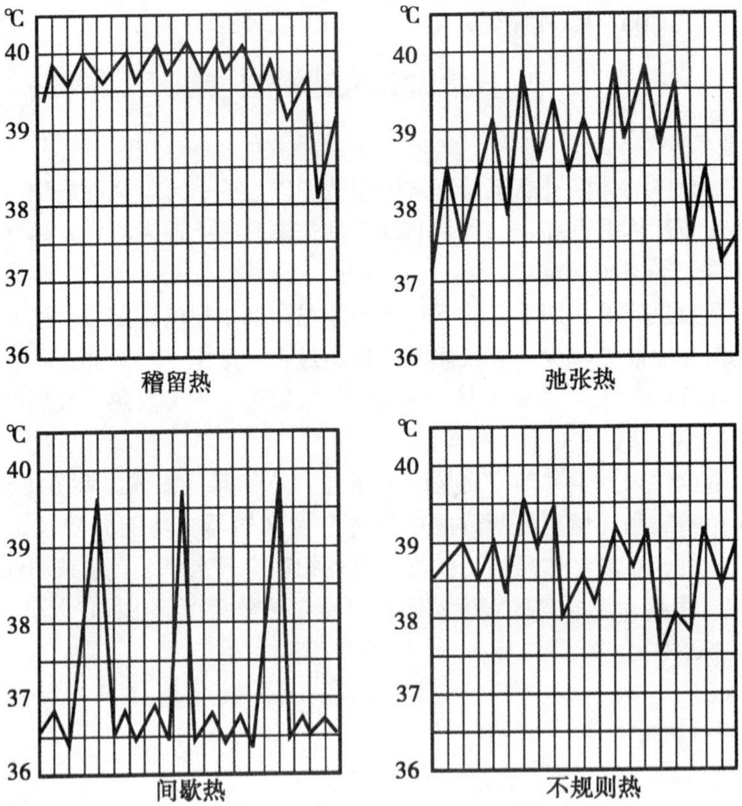


图 16－6　常见热型

歇期）可持续 1 天至数天，如此高热期与正常或正常以下体温期交替有规律地进行，多见于疟疾、急性肾盂肾炎等。

（4）不规则热：是一种常见热型，体温变化不规律，且持续时间不定，常见于流行性感冒、肿瘤患者发热等。

4. 体温过高患者的护理

（1）加强病情观察：定时监测体温，一般每 6 小时测 1 次，高热时应每 4 小时测量一次，待体温恢复正常 3 天后，改为每日测量 1～2 次。观察并记录患者的发热类型、程度和经过，以及呼吸、脉搏、血压的变化情况。注意对患者的出入液量及治疗效果的观察。

（2）降温：发热是身体的一种防御机制，对于原因不明的发热患者，若体温不太高，可不急于解热，以免延误诊断和治疗。对于高热或持续发热的患者，则应在治疗原发病的同时，采取适当的降温措施。一般体温在 39℃以下可通过提供合适的环境如加强通风、调整盖被、限制活动等增加患者的舒适感；体温在 39℃以上常选用的降温方法是物理降温或药物降温。物理降温法包括局部和全身冷疗。局部冷疗通过传导方式散热，常采用冷毛巾、化学制冷袋、冰袋疗法，全身冷疗可采用温水擦浴、乙醇拭浴方法（见冷热疗法）。药物降温应按医嘱准确给药。药物或物理降温 30 分钟后应测量体温一次，并做好记录和交班。

（3）补充营养和水分：高热患者的消化吸收能力降低，而机体的分解代谢增加。因此，应给予高热量、高蛋白、高维生素、易消化的流质或半流质食物。鼓励患者少量多餐，以补充高热的消耗，提高机体的抵抗力。鼓励患者多饮水，每日 2500～3000ml，对不能进食者，给予静脉输液或鼻饲，以补充高热消耗的大量水分，并促进毒素和代谢产物的排出。

(4) 加强临床护理，促进患者舒适：① 口腔护理：发热时由于唾液分泌减少，口腔黏膜干燥，且抵抗力下降，有利于病原体生长、繁殖，易出现口腔感染。应在晨起、餐后、睡前协助患者漱口，保持口腔清洁；对昏迷患者可采用特殊口腔护理方法以保证患者的口腔卫生；② 皮肤护理：退热期，患者往往大量出汗，应随时擦干汗液，更换衣服和床单，条件允许应洗头、洗澡以保持皮肤的清洁、干燥，但要防止其受凉；长期高热患者，需预防压疮的发生；③ 卧床休息：高热者应绝对卧床休息，低热者可酌情减少活动，适当休息，以减少能量的消耗，有利于机体康复。同时，提供适宜的室温，保持空气流通及环境安静。

(5) 心理护理：发热的各阶段，会出现不同的临床症状，导致患者出现紧张、恐惧的心理，护士应经常巡视患者，针对患者的心理反应，给予耐心解释，使患者对体温的变化和伴随的症状有充分的了解，以缓解其紧张情绪。

(二) 体温过低

体温过低是指个体处于体温低于正常范围的状态。当身体的热量散失过多，产热减少，或体温调节中枢受损时，体温会降至正常以下。

1. 体温过低的程度

轻度：32～35℃；

中度：30～32℃；

重度：30℃；

致死温度：23～25℃。

2. 体温过低的症状和体征　轻度寒战、皮肤发凉、苍白（中度）；血压降低、心率减慢、心律不齐、严重者心跳停搏；呼吸变慢、尿量减少、意识紊乱，晚期可能出现昏迷。

3. 体温过低患者的护理

(1) 环境：提供合适的温度环境，维持室温在22～24℃左右。

(2) 保温措施：给予毛毯、棉被、电热毯、添加衣服，防止体温散失，摩擦身体表面等方法有助于使体温升高。提供热水袋可将热传导至人体。另外，给予热饮、提高机体温度。

(3) 加强监测：持续监测体温的变化，至少每小时测量一次，直至体温恢复至正常且稳定，注意呼吸、脉搏、血压的监测及病情变化的观察。

(4) 病因治疗：去除引起体温过低的原因，使体温恢复正常。

(5) 健康教育：教会患者避免导致体温过低的因素，如营养不良、衣服穿着过少、供暖设施不足、某些疾病等。

## 第二节　血压的观察与护理

### 一、血压形成的原理及影响因素

血压（blood pressure，BP）是指血管内流动的血液对单位面积血管壁所施加的侧压力。一般所说的血压是指体循环的动脉血压。当心室收缩时，主动脉内的压力急剧升高，在收缩的中期达到最高值，称为收缩压（systolic pressure）；心室舒张时，血压降低，在舒张末期血压降至最低值，称为舒张压（diastolic pressure）。二者之差为脉压（pulse pressure）。测量血压是判断心功能与周围血管阻力的最好方法。

（一）血压形成的原理

在保证正常血容量的前提下，心脏射血和外周阻力是形成血压的两项基本因素。此外，动脉管壁的顺应性也能影响动脉血压。心脏射血时产生的能量一部分以动能的形式克服阻力推动血液流动，一部分以势能的形式使主动脉和大动脉管壁弹性扩张。当心室舒张时，主动脉壁弹性回缩再将势能转化为动能来推动心舒期的血液流动维持一定的舒张压。

（二）影响血压的因素

1. 心脏每搏输出量　在心率、外周阻力不变的情况下，如果心脏每搏输出量增大，心脏收缩期射入主动脉的血量也增加，收缩压也明显增高。由于主动脉和大动脉被扩张的程度大，心舒期弹性回缩力也大，血液向外周流动的速度加快，到心舒末期，大动脉存留的血量有所增加，舒张压升高，但不如收缩压升高明显，因而脉压增大。因此，收缩压的大小主要反映每搏输出量的大小。

2. 循环血量和血管容积　正常情况下，只有循环血量和血管容积相适应，才能保持一定水平的体循环充盈压，它是形成血压的重要前提。循环血量减少时，如果血管系统的容量改变不大，血液对动脉的压力减小而使血压降低。在另一些情况下，如果循环血量不变而血管系统容量增大，也会造成动脉血压的下降。

3. 主动脉和大动脉的顺应性　由于主动脉和大动脉的弹性贮器作用，动脉血压的波幅明显小于心室内压的波动幅度。随着年龄的增长，血管的弹性减弱，顺应性变小，大动脉的弹性贮器作用减弱，脉压增加。

4. 心率　在心脏每搏输出量、外周阻力不变的情况下，心率增快，心室舒张期缩短，心室舒张期内流向外周的血量减少，使心室舒张末期主动脉内存留的血量增多，舒张压明显升高由于动脉血压升高可使血流速度加快，因此心室收缩期内仍有较多的血液从主动脉流向外周，收缩压升高，但不如舒张压明显，故脉压减少。相反，心率减慢时，舒张压下降明显，脉压增大。因此，心率的快慢主要影响舒张压的高低。

5. 外周阻力　在心输出量不变而外周阻力增大时，心舒期中血液向外周流动的速度减慢，心舒期存留在主动脉中的血量增多，舒张压明显升高。在心缩期，由于动脉血压升高使血流速度加快，收缩压的升高不如舒张压明显，脉压减少。因此，舒张压的高低主要反映外周阻力的大小。

在完整的机体中，血压由以上 5 个因素相互调节，调节中枢是位于脑干的血管运动中枢。

## 二、血压的生理变化及异常

血压通常以肱动脉血压为标准，用毫米汞柱（mmHg）或千帕（kPa）作为计量单位。安静时，正常成人的收缩压为 90～140mmHg，舒张压为 60～90mmHg。正常脉压为 30～40mmHg。

（一）血压的生理变化

血压可随年龄、体重、性别及其他生理状况而改变。

1. 年龄　不同年龄组人群的平均血压各不相同，见表 16－3。

**表 16－3　各年龄组的平均血压**

| 年龄组 | 平均血压（mmHg） | 年龄组 | 平均血压（mmHg） |
|---|---|---|---|
| 1个月 | 84/54 | 14～17岁 | 120/70 |
| 1岁 | 95/65 | 成年人 | 120/80 |
| 6岁 | 105/65 | 老年人 | 140～160/80～90 |
| 10～13岁 | 110/65 | | |

2. 性别　青春期前的男女血压差别不显著，成年女子的血压比男子约低5mmHg；更年期后女性血压又逐渐升高，与男性差不多。

3. 昼夜及睡眠　血压常在清晨最低，然后逐渐升高，到午后或黄昏最高。睡眠不佳时血压可稍高。

4. 部位　左右两臂血压不相等，右臂收缩压常高于左臂10～20mmHg，其原因是右侧肱动脉来自主动脉弓的第一大分支无名动脉，而左侧肱动脉来自主动脉的第三大分支左锁骨下动脉，由于能量消耗使得右侧血压略比左侧高。下肢收缩压一般比上肢高20～40mmHg，其原因与股动脉管径较肱动脉粗，血流量大有关。

5. 环境　寒冷环境，由于末梢血管收缩，血压可略有升高；在高温环境中，由于皮肤血管扩张，血压可略有下降。

6. 体型　高大、肥胖者血压较高。

7. 体位　站立位血压高于坐位血压，坐位血压高于卧位血压。但是，对于长期卧床的患者或应用某些降压药物后，由卧位改为立位时，可能会出现体位性低血压，表现为血压下降，头晕等。

8. 其他　运动时，心输出量增加，血压增高；愤怒、恐惧等情绪变化可使交感神经兴奋，血管收缩，血压升高。另外，吸烟、饮酒、服用药物等都可对血压产生一定影响。

（二）异常血压

1. 高血压（hypertension）　高血压是最常见的心血管疾病，目前基本上采用1999年2月世界卫生组织（WHO）和国际高血压联盟（ISH）高血压治疗指南中对高血压的定义为（表16－4）：未服抗高血压药的情况下，成人收缩压≥140mmHg和（或）舒张压≥90mmHg，被称为高血压。

**表 16－4　血压水平分类**

| 类别 | 收缩压（mmHg） | 舒张压（mmHg） |
|---|---|---|
| 理想血压 | <120 | <80 |
| 正常血压 | <130 | <85 |
| 正常高值 | 130～139 | 85～89 |
| 1级高血压 | 140～159 | 90～99 |
| 　亚组（临界高血压） | 140～149 | 90～94 |
| 2级高血压（“中度”） | 160～179 | 100～109 |
| 3级高血压（“重度”） | ≥180 | ≥110 |
| 单纯收缩期高血压 | ≥140 | <90 |
| 　亚组：临界收缩期高血压 | 140～149 | <90 |

备注：患者收缩压与舒张压属于不同的级别时，应按两者中较高的级别分类

2. 低血压（hypotension） 一般认为血压低于 90/60～50mmHg 且有明显的血容量不足的表现，如脉搏细速、心悸、头晕等，即可诊断为低血压。常见于休克、大出血、急性心力衰竭等患者。

3. 脉压异常 脉压增大的情况可见于主动脉瓣关闭不全、主动脉粥样硬化、甲状腺功能亢进、动静脉瘘等患者；脉压减小可见于心包积液、缩窄性心包炎、末梢循环衰竭等患者。

## 三、血压测量工具

血压计与听诊器常作为一般测量血压的器械。临床常用的有水银血压计、无液血压计和电子血压计（图 16-7）。

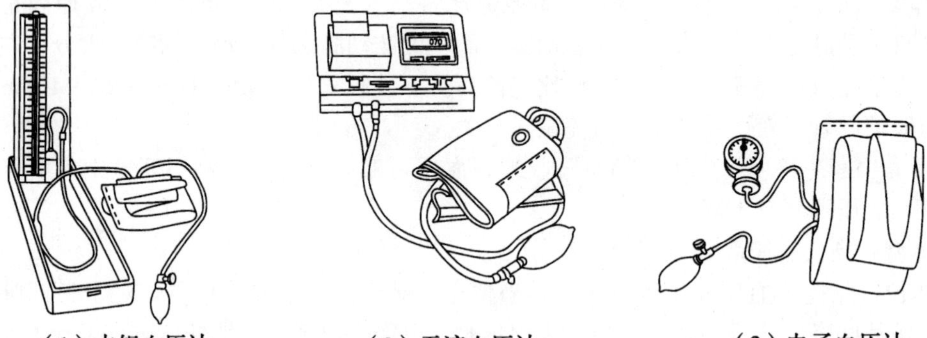

（1）水银血压计　（2）无液血压计　（3）电子血压计

**图 16-7 血压计的种类**

1. 水银血压计 又称汞柱式血压计，目前临床上多采用此种血压计，由玻璃管、标尺、水银槽三部分组成。在血压计盒盖内固定一根玻璃管，管面上标有双刻度（标尺）0～300 mmHg（0～40kPa），玻璃管上端盖以金属帽与大气相通，玻璃管下端和水银槽（贮有水银 60g）相通。水银血压计的优点是测得数值可靠，但较笨重且玻璃管容易破裂。

2. 无液血压计 又称弹簧式血压计，它有一袖带（同水银血压计）与有刻度的圆盘表相连接，表上的指针指示压力数值。

3. 电子血压计 电子血压计的袖带中的传感器收集血压声音，并使之转变为电信号，仪器又将电信号变为响声与闪光，使指针移动。电子血压计使用时不用听诊器，而且在数秒钟内便可得到读数。

## 四、血压测量方法（以上肢血压测量法为例）

（一）目的

1. 判断血压有无异常。

2. 监测血压的动态变化，间接了解循环系统的功能情况。

3. 协助诊断，为预防、治疗、康复、护理提供依据。

（二）评估

1. 患者的年龄、性别、意识以及目前的病情、治疗情况、合作程度。

2. 测量前患者如有吸烟、活动、情绪波动等情况，应休息 30 分钟后再测量。

3. 患者有无偏瘫及功能障碍。

（三）操作前准备

1. 用物准备　治疗盘内备血压计、听诊器、笔、记录纸。检查血压计是否完好；打开气门，检查水银柱的弯月面是否对准零点；充气，检查血压计是否漏气。

2. 患者准备　体位舒适，无影响血压测量的因素。

3. 护士准备　衣帽整洁，洗手。

4. 环境准备　整洁、安静、光线充足。

（四）操作步骤　见表16－5。

**表16－5　血压测量操作步骤**

| 步骤 | 要点说明 |
|---|---|
| 1. 携用物至床前，核对，解释 | ● 尊重患者，取得合作 |
| 2. 体位：手臂位置（肱动脉）与心脏同一水平，坐位平第四肋；卧位时平腋中线 | ● 若手臂位置高于心脏水平，测得的血压偏低；反之，则偏高 |
| 3. 褪去一侧衣袖，手掌向上，肘部伸直 | ● 衣袖过紧影响血流使测血压的准确性降低测量血压时一般以右上肢为准 |
| 4. 放妥血压计，开启水银槽开关，驱尽袖带内的空气<br>5. 将袖带缠于上臂中部，其下缘距肘窝2～3cm,，松紧度以能插入一指为宜（图16－8） | ● 太紧可使血管在袖带未充气前已受压，使血压测量偏低；过松可使袖带充气时呈球状，有效面积减少，使血压测量值偏高 |
| 6. 置听诊器：将胸件放在肘窝脉搏明显处，一手固定 | ● 胸件勿塞入袖带内 |
| 7. 打气：关闭气门，手握加压气球，打气至脉搏消失后再加压20～30mmHg | ● 打气不可过快过猛，以免水银溢出和患者不适 |
| 8. 放气：以水银柱每秒下降4 mmHg的速度缓慢放气，注意水银柱下降所至的刻度及肱动脉搏动声音的变化 | ● 放气太慢使静脉充血，测得舒张压偏高；放气太快未听清声音变化，易猜测血压值 |
| 9. 读数：当听到的第一声搏动时汞柱所指的刻度即为收缩压；当搏动音突然变弱或消失时，汞柱所指刻度即为舒张压 | ● 眼睛视线保持于水银柱弯月面同一水平<br>● WHO规定，以动脉消失音为舒张压<br>● 血压听不清或异常应重测。重测时，待水银柱降至“0”点，稍等片刻后再测量 |
| 10. 测毕，彻底放松气门活塞，解去袖带并排尽其中空气，血压计盒盖右倾45°，使水银全部流回槽内，整理后将血压计放入盒内，盖上盒盖，妥善放置 | ● 避免玻璃管破裂，水银溢出 |
| 11. 协助患者取舒适体位 | |
| 12. 洗手，记录：以分数式表示：收缩压/舒张压 mm-Hg | ● 当变音与消失音差10mmHg以上时，两读数都应记录：收缩压/变音/消失音 mmHg |

注：测量血压时听到的一系列声音称为科罗特科夫音（Korotkoff'ssounds）。第一个清晰的声音叫做第1相，其相应的水银柱刻度为收缩压数值，以后声音变响；到第Ⅱ相，声音低弱，且可消失，声音消失称为听诊无音间隙，是由于袖带压力减小，血管口径大小的改变引起振动，以至声音变钝；第Ⅲ相，因为袖带压力降低，血液在心脏收缩期通过动脉，声音变为清晰，与第一音相似；第Ⅳ相，因为袖带内压力较动脉内压力低，声音再次变为低弱；第Ⅴ相，声音消失，因为动脉在整个心动周期均开放。一般以动脉搏动声突然变弱或消失为舒张压

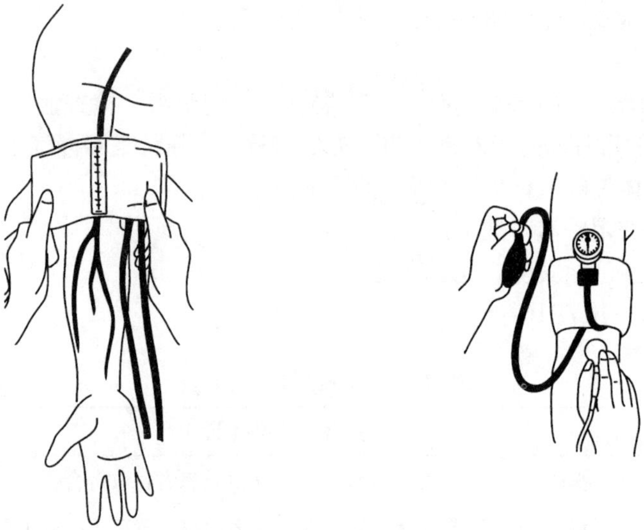

图 16-8　血压计的使用

（五）注意事项

1. 血压计要定期检查和校正，以保证其准确性，应放置平稳，切勿倒置或震动。

2. 充气不可过猛、过高，用后驱尽袖带内空气，卷好。橡皮球应放于血压计盒内固定位置，以防玻璃管被压碎。关闭水银柱开关，如水银柱里出现气泡，应调节或检修，不可带着气泡测量。

3. 如需重测血压时，应在下一次测量之前排空袖带内气体，汞柱降至“0”，且使前臂静脉恢复正常循环半分钟以上。

4. 如果听不清血压的声音，指导被测者在袖带尚未充气前抬高臂部，并在袖带充气后握拳与松拳反复 8～10 次。这些动作可降低静脉压，使血压声音更为清晰。

5. 需密切观察血压的患者，应做到四定：即定时间、定部位、定体位、定血压计。

6. 对偏瘫患者、乳腺癌根治术后患者，应在健侧手臂上测量。上肢烧伤或有其他情况不宜使用上肢者，或者要进行上下肢测量对比以了解病情者，可测量下肢血压。测量腘动脉血压时，患者取俯卧位、侧卧位或平卧位，将袖带缠在大腿下端近腘窝处。测下肢血压时袖带要宽。

7. 防止由血压计本身造成的误差。如水银不足时，测得血压偏低；水银柱上端通气小孔被阻塞，空气进出困难，可造成收缩压偏低，舒张压偏高的现象。

8. 用电子血压计测量血压时，将袖带缠于上臂，使传感器位于脉搏明显处，再充气至收缩压以上。当压力降低时，表针下降，到达收缩压数值时开始闪红光并发出响声。声和光一直持续到舒张压数值处，然后同时消失。

## 第三节　脉搏的观察与护理

### 一、脉搏的产生

随着心脏节律地收缩和舒张，动脉内的压力发生周期性的变化，从而引起动脉管壁产生有节律的搏动，称为动脉脉搏（arterial pulse），简称脉搏（pulse）。

## 二、脉搏的生理变化及异常

检查脉搏时，需注意脉搏的速率（即脉率）、节律、强弱或大小、波形及动脉壁的情况。

### （一）脉率

脉率是每分钟脉搏的次数，正常情况下与心率一致，与呼吸的比例约为 4∶1～5∶1。健康成人脉率变化的幅度很大，可在 60～100 次/分范围内。脉率受许多生理因素的影响可在一定范围内波动。

1. 影响脉率的因素

（1）性别：正常成人在安静状态下，女性比男性稍快，约相差 7～8 次/分。

（2）年龄：年龄越小，脉率越快，初生婴儿约为 140 次/分，儿童约为 90 次/分，老年人稍慢，平均 55～60 次/分，到高龄时有轻度增加。

（3）体型：体表面积越大，脉率越慢，所以身材细高者常比矮胖的人脉率慢。

（4）疾病：血压降低时，在代偿期心脏试图增加排血量而使脉率加快，血压恢复正常后，脉率也随之减慢，逐渐恢复正常。体温升高者常伴有脉率增加，一般体温每升高 1℃，脉率增加 12～18 次/分。

（5）其他：脉率在日间较快，睡眠时较慢；体力劳动后、饭后、精神兴奋及情绪紧张时脉率会增快。

2. 异常脉率

（1）速脉：成人脉率超过 100 次/分称为速脉。常见于发热、疼痛、贫血、甲状腺功能亢进、心功能不全等患者。

（2）缓脉：成人脉率小于 60 次/分称为缓脉。常见于颅内压增高、房室传导阻滞、阻塞性黄疸、甲状腺功能减退等患者。

### （二）脉搏的节律

脉搏的节律（即脉律）是左心室收缩状况的反映。正常人脉律是均匀规则，间隔时间相等。但在正常小儿、青年和一部分成年人，可见窦性心律不齐，其特征性表现是吸气时脉搏增快，呼气时脉搏减慢。

1. 间歇脉　在一系列正常规则的脉搏中，出现一次提前而较弱的脉搏，其后有一次较正常延长的间歇（代偿间歇），称为间歇脉。每隔一个或两个正常搏动后出现一次过早搏动，则前者称为二联律，后者称为三联律。可见于各种器质性心脏病如心肌病、心肌梗死等患者；正常人在精神兴奋、体位改变、过度疲劳时会偶尔出现间歇脉。

2. 绌脉（脉搏短绌）　指在单位时间内脉率少于心率，称为脉搏短绌。表现为心律完全不规则，心率快慢不一，心音强弱不等。常见于心房纤颤的患者，其原因是由于心肌收缩力强弱不等，有些心输出量少的搏动可产生心音，但不能引起周围血管的搏动，在这种情况下，测量脉搏时，应同时计数心率。

### （三）脉搏的强弱

脉搏的强弱或大小决定于动脉充盈度和周围血管的阻力，即与心脏每搏输出量及脉压大小有关。

1. 洪脉（full pulse）　当心脏每搏输出量增加，周围动脉阻力较小时，则脉搏强而大，称为洪脉。可见于高热、甲状腺功亢进、主动脉瓣关闭不全等患者。

2. 细脉（small pulse） 当心脏每搏输出量减少，周围动脉阻力较大，动脉充盈度较低时，脉搏弱而小，扪之如细丝，称为细脉或丝脉，可见于心功能不全、主动脉瓣狭窄等患者。

3. 交替脉（alternant pulse） 指一种节律正常，而强弱交替出现的脉搏。主要由于心室收缩强弱交替出现而导致心肌受损的一种表现，常见于高血压性心脏病、冠状动脉粥样硬化性心脏病等患者。

4. 水冲脉（water hammer pulse） 脉搏骤起骤落，急促而有力。主要由于收缩压偏高，舒张压偏低时脉压增大所致。触诊时，如将患者手臂抬高过头并紧握其手腕掌面，就可感到急促而有力的冲击。

5. 奇脉（paradoxical pulse） 在吸气时脉搏明显减弱甚至消失称为奇脉。常见于心包积液或缩窄性心包炎。它是心包填塞的重要体征之一。奇脉的产生主要与左心室搏出量的变化有关。正常人吸气时肺循环血容量增加，回心血量也增加，使肺循环向左心回流的血液量较呼气时无明显改变，左心室每搏输出量也无明显变化，因此吸气、呼气时脉搏强弱无显著变化。病理状态下，吸气时肺循环血容量有所增加，但由于心脏受损，致使体循环向右心回流的血量不能相应增加，结果使肺静脉血液流入左心室的量较正常时减少，左心室搏出量减少，所以脉搏变弱甚至不能触及。

（四）动脉壁的情况

经触诊可以感觉到动脉管壁的性质。例如在正常情况下，桡动脉管壁光滑、柔软且富有弹性。若动脉管壁变硬，丧失弹性，触诊时呈条索状，可见于早期动脉硬化者。

## 三、脉搏的测量方法与记录

测量脉搏时，一般选择较表浅的动脉，最常用的是桡动脉。在某些情况下，不能检查桡动脉时，可检查颞动脉、耳前动脉、颈动脉、肱动脉、股动脉、足背动脉等（图 16－9）。

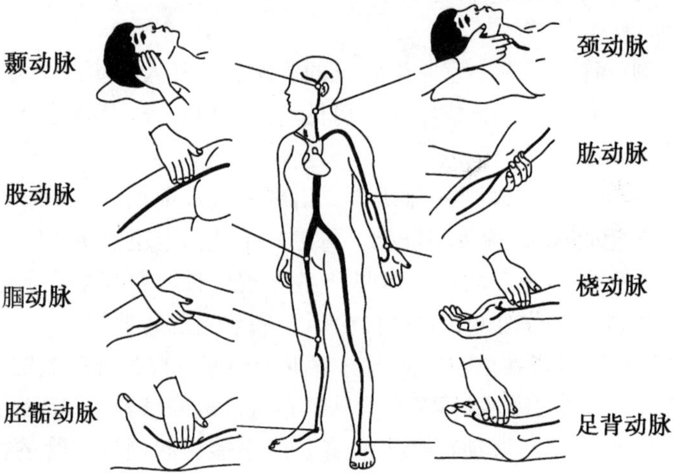


**图 16－9 常用诊脉部位**

（一）目的

1. 判断脉搏有无异常。

2. 通过监测脉搏的变化，间接了解心脏状况。

3. 协助诊断，为预防、治疗、康复、护理提供依据。

（二）评估

1. 患者的一般情况及心理状态、合作态度。

2. 是否存在影响脉搏测量的因素。

（三）操作前准备

1. 用物准备　表、记录本、笔，必要时备听诊器。

2. 患者准备

（1）体位舒适，情绪稳定。

（2）测脉搏前若有剧烈活动、紧张、恐惧、哭闹等，应休息 20～30 分钟后再测量。

3. 护士准备　着装整齐，洗手。

4. 环境准备　整洁、安静、安全。

（四）操作步骤　以测桡动脉为例，见表 16－6。

**表 16－6　脉搏测量操作步骤**

| 步骤 | 要点说明 |
|---|---|
| 1. 携用物至床前，核对并解释 | ● 尊重患者，取得合作 |
| 2. 协助患者取舒适体位，腕部伸展 | ● 偏瘫患者应选择健侧上肢 |
| 3. 以示指、中指、无名指的指端按在桡动脉表面，压力大小以能触及脉搏为宜 | ● 不可用拇指诊脉，因为拇指本身的脉搏易与患者的脉搏混淆 |
| 4. 计数：数 30 秒，结果乘以 2 即得脉率。脉搏短绌时，由 2 名护士同时测量，一人听心率，另一人测脉率，由听心率者发出“起”或“停”口令，计时 1 分钟（图 16－10） | ● 异常脉搏、危重者需测 1 分钟<br>● 当脉搏细弱数不清时，可用听诊器听心尖搏动，计数 1 分钟心率代替脉率 |
| 5. 整理床单位，安置患者于舒适卧位 | |
| 6. 洗手，记录，并绘制于体温单上 | ● 脉搏短绌的记录方式为：心率/脉率，例如 102/70 次/分 |

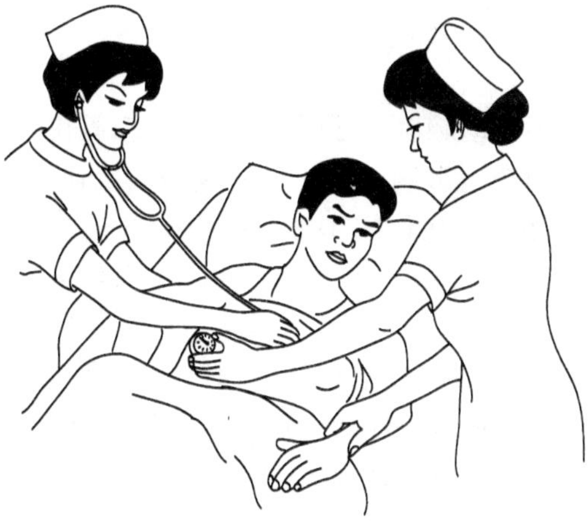

**图 16－10　脉搏短绌测量法**

## 第四节　呼吸的观察与护理

机体与外界环境之间进行气体交换的过程，称为呼吸（respiration）。呼吸是维持机体新陈代谢和其他功能活动所必需的基本生理过程之一。

呼吸系统包括呼吸道和肺两部分。呼吸道由鼻、咽、喉、气管、支气管及其分支构成。

以环状软骨为界，又分为上、下呼吸道，喉以下为下呼吸道。肺是呼吸系统中最重要的器官，位于胸腔内纵隔的两侧，分为左肺和右肺，每个肺表面均被覆胸膜，肺是气体交换的主要部分。

## 一、正常呼吸及生理变化

### （一）呼吸过程

呼吸的全过程由三个互相关联的环节组成。即外呼吸、气体在血液中的运输及内呼吸。

1. 外呼吸（external respiration） 也称肺呼吸。指外界环境与血液之间在肺部进行的气体交换，包括肺通气和肺换气两过程。

肺通气指通过呼吸运动使肺与外界环境之间的气体交换。呼吸道是肺通气时气体进出肺的通道，同时还具有加温、加湿、过滤和清洁吸入气体以及引起防御反射等保护作用。

肺换气指肺泡与血液之间的气体交换。交换的结果是肺循环毛细血管的血液不断地从肺泡中获得氧，排出二氧化碳，使得静脉血变成动脉血。

2. 气体运输（gas transport） 通过血液循环将氧由肺运送到组织细胞，同时将二氧化碳由组织细胞运送到肺。

3. 内呼吸（internal respiration） 也称组织呼吸。即组织换气，指血液与组织细胞之间的气体交换。交换方式同肺换气，交换的结果是体循环毛细血管的血液不断地从组织中获得二氧化碳，放出氧气，使得动脉血变成静脉血。

### （二）呼吸调节

1. 呼吸中枢调节 在中枢神经系统中，产生和调节呼吸运动的神经细胞群称为呼吸中枢，它们分布于脊髓、延髓、脑桥、间脑、大脑皮质等部位，正常呼吸运动是在各级呼吸中枢的相互配合下实现的。延髓和脑桥是产生基本呼吸节律性的部位。大脑皮层可控制低位脑干呼吸神经元的活动，以完成说话、唱歌、哭笑、咳嗽、吞咽等活动，还可在一定限度内随意控制呼吸，如屏气、加深加快呼吸等。

2. 呼吸的反射性调节

（1）化学感受性呼吸反射：动脉血氧分压（$PaO_2$）、二氧化碳分压（$PaCO_2$）和氢离子浓度 $H^+$ 的改变可对呼吸运动产生影响，称化学性调节。当血液中 $PaCO_2$ 升高，$H^+$ 升高，$PaO_2$ 降低时，刺激化学感受器，从而作用于呼吸中枢，引起呼吸加深加快，以维持 $PaO_2$、$PaCO_2$ 和 $H^+$ 的相对稳定。其中 $PaCO_2$ 在呼吸调节过程中有较大作用，$PaCO_2$ 降低可引起呼吸暂停，$PaCO_2$ 升高可刺激外周和中枢的化学感受器，反射性的使呼吸加快加深，严重的可引起肌肉强直，甚至惊厥，引起二氧化碳麻醉，从而导致呼吸停止。

（2）肺牵张反射：由肺的扩张和缩小所引起的吸气抑制或兴奋的反射，称肺牵张反射，又称黑-伯反射。即当肺扩张时可引起吸气动作的抑制而产生呼气；当肺缩小时可引起呼气动作的终止而产生吸气。属于一种负反馈调节机制。能使吸气不致过长、过深，促使吸气转为呼气。以维持正常的呼吸节律。

（3）呼吸肌本体感受性反射：指呼吸肌本体感受器传入冲动引起的反射性呼吸变化。当呼吸肌负荷增加，可加强呼吸肌的收缩力量，使呼吸运动相应的增强。

（4）防御性呼吸反射：包括咳嗽反射（cough reflex）和喷嚏反射（sneeze reflex）。喉、气管和支气管黏膜上皮的感受器受到机械或化学刺激时，可引起咳嗽反射。鼻黏膜受到刺激时，可引起喷嚏反射。以达到排除呼吸道刺激物和异物的目的。因此，它们是对机体具有保护作用的呼吸反射。

（三）正常呼吸及其生理变化

1. 正常呼吸　正常健康成人平静呼吸时，呼吸频率约16～20次/分，节律规则，呼吸运动均匀无声且不费力（表16-7）。男性及儿童以腹式呼吸为主，女性以胸式呼吸为主。呼吸率与脉率之比为1∶4～1∶5。

2. 生理变化　呼吸受许多生理因素的影响而在一定范围内波动。

（1）年龄：年龄越小，呼吸频率越快（新生儿的呼吸频率约44次/分）。

（2）性别：同年龄的女性呼吸频率比男性稍快。

（3）运动：肌肉的活动（如剧烈的运动）可使呼吸加快，呼吸也会因说话、唱歌、哭、笑以及吞咽、排泄等动作而有所变化。

（4）情绪：强烈的情绪变化，如害怕、恐惧、愤怒、紧张等会刺激呼吸中枢，引起呼吸加快或屏气。

（5）其他：如环境温度升高和海拔增加，均会使呼吸加深加快。

## 二、常见的呼吸异常

（一）频率异常

1. 呼吸过速（tachypnea）　指成人呼吸频率超过24次/分，也称气促（表16-7），可见于强体力活动、发热、疼痛、贫血、甲状腺功能亢进、心功能不全等患者。

2. 呼吸过缓（bradypnea）　指成人呼吸频率低于12次/分，表浅但规律，也称呼吸减慢（表16-7），见于麻醉剂或镇静剂过量、颅内压增高等。

（二）深度异常

1. 深度呼吸　是一种深而规则的大呼吸，又称库斯莫（Kussmaul's）呼吸（表16-7）。见于糖尿病酮症酸中毒、尿毒症时的酸中毒等。

2. 浅表呼吸　是一种浅表而不规则的呼吸，有时呈叹息样。见于呼吸肌麻痹，某些肺与胸膜疾病，也可见于濒死的患者。

（三）节律异常

1. 潮式呼吸（陈-施呼吸）　是一种周期性的呼吸异常，其周期约为0.5～2分钟。其特点是呼吸由浅慢逐渐变为深快，然后再由深快到浅慢，之后呼吸暂停5～30秒，再开始又一次重复，循环往复如潮水起伏式的呼吸节律（表16-7）。潮式呼吸是由于呼吸中枢的兴奋性降低，使调节呼吸的反馈系统失常所致，只有当严重缺氧、二氧化碳积聚到一定程度时，才能刺激呼吸中枢，使呼吸恢复或加强；当体内积聚的二氧化碳呼出后，呼吸中枢又失去了有效的刺激，呼吸又再次减弱，继而暂停。潮式呼吸常表明患者呼吸衰竭、濒临死亡。多发生于中枢神经系统疾病的患者，如脑炎、脑膜炎及某些中毒状态，如糖尿病酮症酸中毒、巴比妥类药物中毒等。

2. 间断呼吸（毕奥呼吸）　表现为呼吸和呼吸暂停交替出现。其特点是有规律的呼吸几次后，突然停止呼吸，短暂的间隔后又开始呼吸，如此周而复始。其产生机制同潮式呼吸（表16-7）。

**表 16－7　正常和异常呼吸**

| 种类 | 呼吸型态 | 特点 |
| --- | --- | --- |
| 正常呼吸 | 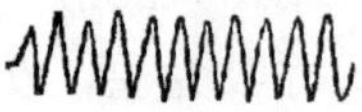 | 规则、平稳 |
| 呼吸增快 | 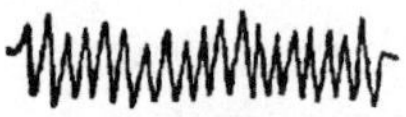 | 规则、快速 |
| 呼吸减慢 | 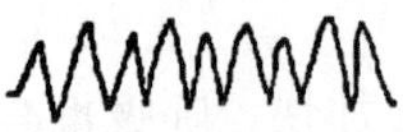 | 规则、缓慢 |
| 深度呼吸 | 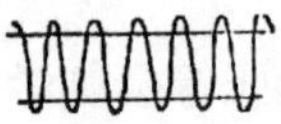 | 深而大 |
| 潮式呼吸 | 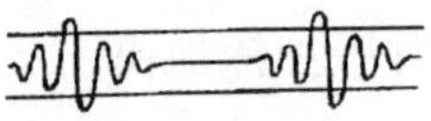 | 潮水般起伏 |
| 间断呼吸 | 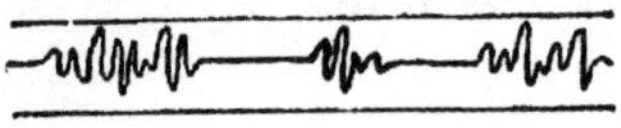 | 呼吸和呼吸暂停交替出现 |

（四）声音异常

1. 蝉鸣样呼吸　其特点是吸气时产生一种极高调的似蝉鸣样的声音，可见于喉头水肿、喉头异物等患者，因声带附近阻塞，使空气吸入发生困难所致。

2. 鼾声呼吸　由于气管或支气管内有较多的分泌物蓄积，呼吸时发生粗大的鼾声，多见于昏迷患者。

（五）形态异常

1. 胸式呼吸减弱，腹式呼吸增强　肺、胸膜或胸壁的疾病，如肺炎、胸膜炎、肋骨骨折，肋骨神经痛等产生剧烈的疼痛时，均可使胸式呼吸减弱，腹式呼吸增强。

2. 腹式呼吸减弱，胸式呼吸增强　腹膜炎、大量腹水、肝脾极度肿大、腹腔内巨大肿瘤等，可使膈肌下降受限，引起腹式呼吸减弱，胸式呼吸增强。

（六）呼吸困难

呼吸费力称为呼吸困难。呼吸困难时患者常用辅助肌帮助呼吸，鼻翼扇动，口唇青紫；严重者不能平卧，呈端坐呼吸。临床上可分为：

1. 吸气性呼吸困难　其特点是吸气困难，吸气时间延长，有明显的三凹症（吸气时胸骨上窝、锁骨上窝、肋间隙出现凹陷）。主要是由于上呼吸道部分受阻，气流不能顺利进入肺，吸气时呼吸肌收缩，肺内负压极度增高导致。常见于气道阻塞、气管异物、喉头水肿等。

2. 呼气性呼吸困难　其特点是呼气费力，呼气时间延长。主要是由于下呼吸道部分梗阻，气流呼出不畅导致。常见于支气管哮喘、阻塞性肺气肿。

3. 混合性呼吸困难　其特点是吸气、呼气均感到费力，呼吸频率增加。主要是由于广泛性肺部病变使呼吸面积减少，影响换气功能导致。常见于重症肺炎、广泛肺纤维化、大片肺不张、大量胸腔积液等。

## 三、呼吸的测量方法与记录

（一）目的

1. 判断呼吸有无异常。
2. 动态监测呼吸变化，了解患者呼吸功能情况。
3. 协助诊断，为预防、治疗、康复、护理提供依据。

（二）评估

1. 患者的一般情况及心理状态、合作态度。
2. 有无影响呼吸测量的因素。

（三）操作前准备

1. 用物准备　表（有秒针）、记录本、笔、必要时备棉花。
2. 患者准备　体位舒适、情绪稳定。保持自然呼吸状态。
3. 护士准备　洗手，戴口罩。
4. 环境准备　整洁、安静、安全。

（四）操作步骤　见表 16-8。

**表 16-8　呼吸测量操作步骤**

| 步骤 | 要点说明 |
|---|---|
| 1. 携用物至床边，核对 | ● 由于呼吸可受意识控制，所以测呼吸时应尽量不使患者察觉 |
| 2. 协助患者取舒适卧位 | |
| 3. 护士将手放于患者的诊脉部位似诊脉状，观察患者的胸、腹起伏状况 | |
| 4. 观察呼吸频率（一起一伏为一次呼吸）、深度、节律、音响、形态及有无呼吸困难 | ● 呼吸微弱或危重者，可用少许棉花置于鼻孔前，观察棉花被吹动的次数，数 1 分钟 |
| 5. 计数：正常呼吸测 30 秒，乘以 2 | ● 小儿、呼吸异常者测 1 分钟 |
| 6. 记录，绘制于体温单上 | |

（五）注意事项

1. 观察呼吸时，女性患者应观察胸部的起伏，男性患者和儿童应观察腹部的起伏。
2. 保持患者的自然呼吸状态，在患者不知觉的情况下测量。

## 四、促进呼吸功能的护理方法

（一）有效咳嗽

有助于气管、支气管内过多的分泌物的排出，保持呼吸道通畅。护士应指导患者掌握有效咳嗽的正确方法。患者取坐位或半坐卧位，身体前倾，双手抱一个枕头，有助于膈肌上升，深吸气后屏气 3～5 秒，然后患者腹肌用力，同时用手抓紧支撑物（脚或枕），用力做爆破性咳嗽，将痰咳出。

（二）背部叩击

用手叩打胸背部，借助振动，使分泌物松脱而易于排出体外。患者取坐位或侧卧位，操作者的手呈背隆掌空状态，即手指指腹并拢，使掌侧呈杯状，以手腕力量，从肺底自下而上，由外向内、迅速而有节律地叩击背部，同时鼓励患者咳嗽。注意叩击时不可在裸露的皮肤、肋骨上下、乳房、心脏和骨突（如脊柱、肩胛骨、胸骨）等部位叩打。

（三）体位引流

使患者处于一种特定体位，利用重力促使支气管小分支内的分泌物向较大的分支中引流，以便咳出的方法，称为体位引流。主要适用于支气管扩张、肺脓肿等大量浓痰者，可起到重要的治疗作用。

不同体位适用不同部位分泌物的引流：如高半坐位可促使肺上叶分泌物的引流；由一侧卧位转为仰卧位再转为另一侧卧位，利于肺中叶引流；头低足高位利于肺下叶引流，可将患者的髋与腿横放于床上，头和胸悬于床侧，患者的头枕在屈曲的前臂上，前臂放在地面（或矮椅）的枕垫上以支撑身体，此种体位由于头与胸低于髋与腿，腹腔内容物易将横膈推上而促进引流。对不能耐受这种体位的患者，可用枕头垫高腹部，患者取俯卧位，使髋部高于头和胸。

根据患者情况，体位引流每日可安排 2～4 次，每次 20～30 分钟。心力衰竭、高血压病、牵引、刚施行手术后、极度疼痛以及应用人工呼吸机的患者，禁忌进行体位引流。

在体位引流过程中，如患者出现头晕、面色苍白、出冷汗、血压下降等，应立即停止引流。同时，应注意观察和记录引流液的色、质、量。如引流液大量涌出，应防止窒息；如引流液每日小于 30ml，可停止引流。

当痰液黏稠不易引流时，可先采用雾化吸入或给祛痰药的方法稀释痰液，以利于痰液排出。

体位引流和拍打之后，随即进行深呼吸与咳嗽，以利排出松脱的分泌物。吸氧患者在进行体位引流和拍打时应停止给氧。

（四）吸痰法

当患者处于不能清理呼吸道中的分泌物或阻塞物以维持呼吸道通畅的状态时，即清理呼吸道无效时，通常可利用负压机械吸引，协助患者清理呼吸道。护士应观察并记录吸出物及患者对吸引的反应。对于呼吸道分泌物多的患者应勤做口腔护理。

吸痰装置包括中心负压装置（中心吸引器）和电动吸引器两种，利用负压吸引的原理，连接导管吸出痰液（图 16－11、图 16－12）。目前各大医院均设有中心负压装置，使用时只需接上吸痰导管，开启开关，即可吸痰，十分方便。电动吸引器主要由马达、偏心轮、气体过滤器、压力表、安全瓶、贮液瓶等组成，接通电源后，可使瓶内呈现负压而将痰液吸出。

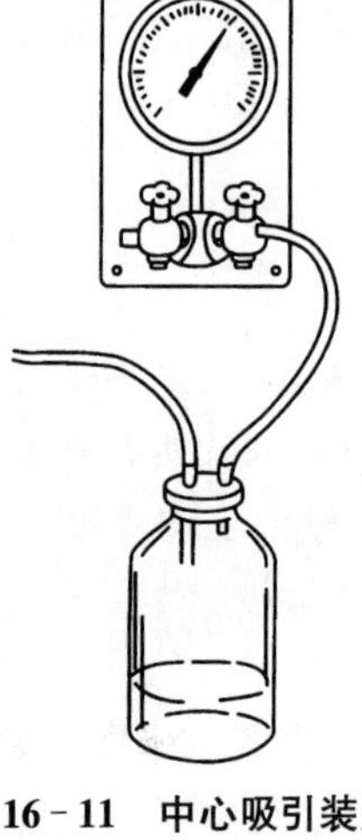

**图 16－11　中心吸引装置**

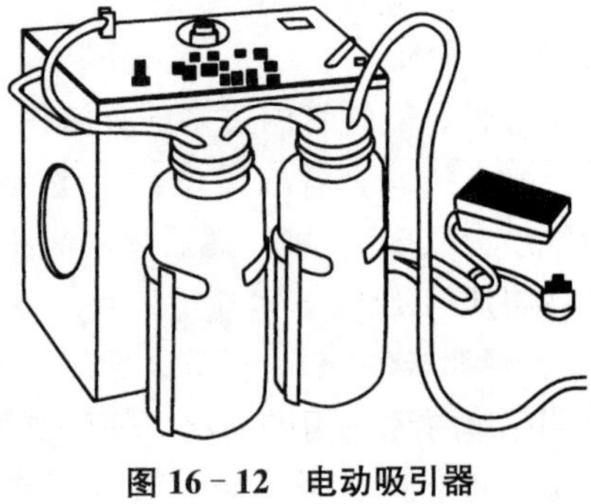

**图 16－12　电动吸引器**

在紧急情况下，可用50ml注射器连接导管进行抽吸痰液。

1. 目的　清除呼吸道分泌物以保持呼吸道的通畅，预防并发症。

2. 评估

(1) 判断患者有无将分泌物排出的能力。

(2) 判断患者有无呼吸困难，听诊是否有痰鸣音。

(3) 患者的一般情况、心理状态及合作程度。

3. 操作前准备

(1) 用物准备：电动吸引器、玻璃瓶（内盛消毒液，用来消毒吸引器上的玻璃接管）。治疗盘内置2个有盖的容器（1个盛无菌生理盐水，1个盛放已消毒的吸痰管数个）、弯盘、消毒纱布、无菌血管钳及镊子。必要时备以压舌板、开口器、舌钳等。

(2) 患者准备：了解操作目的，愿意合作。

(3) 护士准备：着装整齐，洗手，戴口罩。

(4) 环境准备：整洁、安全。

4. 操作步骤　见表16-9。

**表16-9　吸痰操作步骤**

| 步骤 | 要点及说明 |
|---|---|
| 1. 携用物至床边，核对并解释 | ● 确认患者，取得合作；若患者意识不清，应向患者家属解释 |
| 2. 接通电源，检查吸引器性能并连接，调节负压 | |
| 3. 检查患者口鼻腔，取下活动义齿 | ● 以利吸引 |
| 4. 体位：头部侧转，昏迷患者应协助其张口 | ● 若口腔吸痰有困难，可鼻腔吸引 |
| 5. 连接吸痰管，试吸少量生理盐水 | ● 同时湿润吸痰管 |
| 6. 一手折住吸痰管，一手用镊子夹持吸痰管插入口腔咽部，先吸口咽部的分泌物，再吸气管内的分泌物 | ● 插管时不要有负压，若气管切开吸痰，注意无菌操作，先吸气管切开处，再吸口鼻处 |
| 7. 放松吸痰管，由深部左右旋转、边向上提拉吸痰管，边吸净痰液 | ● 动作轻、稳，每次吸痰不超过15秒<br>● 痰液黏稠，可配合叩击、雾化吸入 |
| 8. 吸痰管退出后，抽吸生理盐水 | ● 以防痰液堵塞吸痰管 |
| 9. 重复上述步骤 | ● 一根吸痰管只用一次 |
| 10. 吸痰完毕，关上吸引器开关，将吸引器管接头放置消毒溶液内保留 | ● 吸痰管重新消毒或统一处理后丢弃，吸痰的玻璃接管插入盛有消毒液的玻璃瓶中浸泡 |
| 11. 安置患者于舒适卧位，整理床单位，必要时做口腔护理 | |
| 12. 洗手，记录 | |

5. 注意事项

(1) 每次吸引时间不宜超过15秒，连续吸引总时间不超过3分钟。吸引负压不可过大，一般成人40.0～53.3kPa；儿童＜40.0kPa，以免损伤呼吸道黏膜。

(2) 操作时动作准确、轻柔、敏捷，吸痰过程中观察呼吸、吸出物的性状，观察黏膜有无损伤。

(3) 吸痰前后可增加氧气的吸入。

(4) 储液瓶内吸出液应及时倾倒，瓶内液体不能超过瓶体的 2/3 量，以免将液体吸入气泵内损坏机器。

(5) 吸引器及贮液瓶要定时消毒，痰液（在吸痰前吸痰瓶中放含氯消毒剂，最终比例为 1∶1000）消毒后再倾倒。

（景钦华）

# 第十七章　饮食与营养

**学习目标**

完成本章学习后，学生应能：

1. 复述热能、营养、基础代谢、鼻饲法、要素饮食的概念。
2. 描述各类营养素的基本功能。
3. 描述营养状况的评估内容与方法。
4. 按要求记录患者的出入量。
5. 列出医院的基本饮食、治疗饮食、试验饮食的种类、原则及适用范围。
6. 描述鼻饲法的适应证和注意事项。
7. 按规程正确执行鼻饲法。
8. 描述要素饮食的适用证、禁忌证和护理要点。

人类为了维持健康，需要不断从食物中获得营养。营养（nutrition）是指生物从外界摄入食物，在体内经过消化、吸收、代谢，以满足其自身生理功能和从事各种活动需要的生物学过程。均衡的饮食和全面的营养能保证机体正常的生长发育、组织更新，维持机体的各种生理活动，提高机体抵抗力和免疫力。合理调配饮食不仅可以预防疾病，也是治疗营养缺乏性疾病的主要手段。护士应具备一定的饮食与营养方面的知识，能正确评估患者的营养状况，以及时发现患者营养方面的问题，为患者提供行之有效的护理措施，满足患者的营养需要。

## 第一节　人体对营养的需要

### 一、营养对人体健康的重要性

饮食是人最基本的生理需要之一，是营养的来源。食物中具有营养功能的物质称为营养素（nutrient），它通过食物获取并在人体内被利用，以满足生命活动的需要。人体需要的营养素有六大类，即蛋白质、脂类、碳水化合物、矿物质、维生素和水。它们构成机体组织，供给机体能量，满足生理活动的需要。饮食和营养与人体健康关系非常密切，合理的营养是维持人体健康的重要物质基础。因此，饮食与营养在健康维护方面发挥着十分重要的作用。

饮食与营养不当可引起疾病，人体患病时又常常伴有不同程度的代谢变化和营养不良。合理调配饮食、加强营养、补充额外损失和消耗的营养素，可以辅助治疗、促进康复。因此，饮食与营养不仅能预防疾病，而且对促进疾病的康复也起着十分重要的作用。

## 二、热　能

人体的一切活动都与体内的能量代谢分不开。热能（heat energy）由摄取食物的化学能转变而来，是供给机体维持生命、生长发育以及从事各种活动所需的能量。

（一）热能单位

热能的基本单位以焦耳（J）或卡（cal）表示，营养学常用千焦（kJ）、兆焦（MJ）或千卡（kcal）。1卡是指1g水从15℃升到16℃所需的热量。千卡和千焦的换算关系为：1千卡=4.184千焦；1千焦=0.239千卡。

（二）热能来源

人体内的高能营养素有蛋白质、脂肪和碳水化合物，也被称为“热能营养素”。它们在体内经过酶的催化作用，进行生物氧化作用后，实际提供的热量分别是：蛋白质约4kcal/g，脂肪约9kcal/g，碳水化合物约4kcal/g。

为了保证人体正常的功能，三大热能营养素应按适当的比例进行搭配，一般蛋白质所供应的热能应占总热能的10%～14%，脂肪占20%～25%，碳水化合物占60%～70%。

（三）决定人体热能需要量的主要因素

人体每时每刻都在消耗热能，热能的需要受年龄、性别、生长速度、活动程度等因素影响。决定热能需要量的主要因素如下。

1. 基础代谢　指人体在清醒、空腹、安静的状态下，在适宜的环境中（气温18～25℃），维持最基本的生命活动所需的热量。单位时间内人体每平方米体表面积所消耗的基础代谢热量称为基础代谢率（basic metabolism rate，BMR）。正常情况下，人体的基础代谢率比较稳定。在相同年龄、性别、体重的正常成人中，85%的人其基础代谢率在正常平均值的±10%以内。

影响基础代谢的因素主要包括以下几个方面。

（1）体表面积：体表面积越大，散热面积越大。儿童越小，相对体表面积越大，基础代谢率也越高。体重相同的两个人，瘦高者的基础代谢率比矮胖者高。

（2）年龄：生长期儿童基础代谢率最高，青春期是又一个代谢率较高的时期，但成年后随年龄增长代谢率缓慢下降。

（3）性别：相同年龄和体表面积的女性基础代谢率比男性低5%左右。

（4）营养状态：长期热能摄入不足、营养不良者基础代谢率较低。禁食10天后，基础代谢率可降低25%。

（5）内分泌：对基础代谢率影响最大的内分泌激素是甲状腺激素。甲状腺功能亢进者，基础代谢率可比正常平均值增加40%～80%。

（6）体温：体温每升高1℃，基础代谢率约增加13%。高热时，基础代谢率可增高20%～30%。

2. 食物的特殊动力作用　机体由于摄取食物而引起体内能量消耗增加的现象，即为食物的特殊动力作用（specific dynamic action，SDA），亦称为食物的热效应。这种能量消耗增加开始于摄食后不久，一般3～4小时后恢复正常。不同营养素的特殊动力作用不一，其中以蛋白质的特殊动力作用最大，相当于其本身所供热量的30%左右，脂肪约4%～5%，碳水化合物约5%～6%，三者的混合膳食增加的能量消耗相当于总热量的10%。

3. 体力活动　从事各种劳动及生活活动所消耗的能量是人体能量消耗的主要部分。劳动强度越大，能量消耗越多。WHO将职业劳动强度分为轻、中、重三个等级，我国目前也将过去的五个等级调整为三级。能量消耗的多少除了与劳动强度相关外，还与劳动持续时间及劳动熟练程度等因素有关。因此，同一工种的个体之间能量消耗也会存在很大差异，而且每个人在8小时之外的体力活动的变动范围较大，很难依据某一工种较准确地判断其热能消耗。因此，对于上述劳动强度分级只能是热能需要量的一般参考范围。

4. 生长发育　儿童和孕妇所消耗的能量还应加上生长发育所需要的能量。体内每增加1 g新组织约需4.78 kcal能量。孕妇除供给胎儿生长发育的能量外，还应包括自身生殖系统发育的特殊需要。乳母则应补偿乳汁分泌所需的能量，每天约200kcal。

成年人的能量需要量是基础代谢、食物特殊动力作用和日常活动三方面消耗的热量之和。按中国营养学会的推荐标准，我国成年男子每日的热能供给量为10.0～17.5MJ，成年女子为9.2～14.2MJ。

## 三、营　养　素

### （一）蛋白质

蛋白质（protein）是生命的基础。它不仅是一种产能营养素，而且是机体合成多种具有特殊生理功能物质的原料。构成人体蛋白质的氨基酸有20种，根据营养功能可分为两类：一类为必需氨基酸（essential amino acid，EAA），是指机体不能合成或合成不足，必须从食物中获取的氨基酸，包括亮氨酸、异亮氨酸、色氨酸、赖氨酸、蛋氨酸、苯丙氨酸、苏氨酸、缬氨酸8种，婴幼儿尚需加上组氨酸；另一类为非必需氨基酸（non-essential amino acid），是指机体可以利用体内已有的物质自行合成的氨基酸。蛋白质中所含必需氨基酸的量及其比例决定其营养价值。

1. 生理功能

（1）构成人体的组织细胞：蛋白质是构成各类细胞原生质的主要物质。

（2）具有特殊的生理功能：如维持血浆胶体渗透压、酶的催化作用、激素的生理调节作用、血红蛋白的运载作用、肌纤维蛋白的收缩作用、抗体的免疫作用、胶原蛋白的支架作用等。

（3）供给热能：体内的蛋白质代谢非常活跃，虽然各种蛋白质更新时间长短不一，一个70 kg的成人每天约有400 g蛋白质通过更新，为机体提供热能。

（4）体内其他含氮物质的合成原料：嘧啶、嘌呤、肌酸、胆碱等体内重要的含氮化合物，都需要氨基酸做原料。

2. 供给量　我国建议蛋白质每日供给量为男性90g/d，女性80g/d，或者其供给热能占总热能的10%～14%。儿童、青少年每日供给量为1.5g/kg，婴儿为3.5～4.0g/kg。蛋白质不足，可引起营养不良，表现为体重下降、皮下脂肪消失、抵抗力降低，儿童可出现生长停滞；严重者可全身水肿或严重消瘦，伴有多种生理功能紊乱，甚至危及生命。

3. 食物来源　肉类、鱼类、蛋类、奶类及豆制品中蛋白质含量较高，谷类居中，根茎类和蔬菜类较低。

### （二）脂肪

脂肪（fat）是人体重要的供能营养素，包括中性脂肪和类脂质。类脂质是溶于脂肪或脂肪溶剂的物质，主要包括磷脂和胆固醇。中性脂肪为一分子甘油与三分子脂肪酸合成的甘油三酯。根据化学成分不同，脂肪酸又可分为饱和脂肪酸和不饱和脂肪酸。不饱和脂肪酸一般在体内不能合成，必须由食物供给，称为必需脂肪酸。

1. 生理功能

(1) 供能与储能：脂肪是产热最多的营养素，也是体内主要的储能物质。当人在饥饿时首先动用脂肪补充热能，以避免体内蛋白质的消耗。

(2) 构成身体组织：类脂质是构成细胞的必需成分，如磷脂、胆固醇与蛋白质构成生物膜，膜磷脂的流动性对膜的生物学功能有重要意义。

(3) 促进脂溶性维生素的吸收：脂溶性维生素 A、维生素 D、维生素 K 等均不溶于水，食物中的脂肪可促进这些维生素的溶解吸收。

(4) 维持体温，支持和保护脏器：脂肪是热的不良导体，可阻止体表散热，对机体有保温作用。脂肪作为组织器官的填充物，支持和保护机体内各脏器、组织及关节等。

(5) 改善食物的性状：脂肪可增加食物美味，促进食欲。另一方面，脂肪在胃内的排空时间较长，增强饱腹感。

(6) 合成活性物质：必需脂肪酸是合成前列腺素、白三烯等体内活性物质的原料。这些活性物质参与炎症发生、平滑肌收缩、血小板凝聚、免疫反应等多种过程。

2. 供给量　饮食中脂肪供给量因饮食习惯和季节有一定的差异，一般成人需要量为50g/d。脂肪供给的热量应占总热量的20%～25%，不宜超过30%。长期食用高脂肪饮食可引起超重、肥胖，进而易患高血压、高脂血症，甚至诱发冠心病等。

3. 食物来源　植物油、动物性脂肪和坚果类食品脂肪含量较高，谷类食品中含量较少，水果中含量甚微。

### (三) 碳水化合物

根据人体利用情况，膳食中的碳水化合物（carbohydrate）分为两类：一类是可以被人体消化吸收与利用的糖类；另一类是人体不能消化吸收，但对人体健康有益的膳食纤维。两者对人体健康均有重要意义。前者是人体的必需营养素，后者是人体的膳食必需成分。

1. 生理功能

(1) 糖类的生理功能：① 供给热能：糖是人体主要的供能营养素。如大脑活动需要有相对恒定的血糖供能。否则，须由氨基酸进行糖异生，故机体供糖充足可节约蛋白质；② 构成神经组织和细胞：所有神经组织和细胞核中都含有碳水化合物，如 RNA 中的核糖、DNA 中的脱氧核糖等；③ 保肝解毒：肝中的葡萄糖醛酸可结合毒性物质及其代谢物排出体外，糖原贮存充分，有助于肝脏发挥较强的解毒功能；④ 抗生酮作用：三羧酸循环是蛋白质、脂肪和糖彻底氧化、释放能量的途径，但三羧酸循环的必要物质，如草酰乙酸，要由糖代谢供给。糖供应不当或不足时，脂肪氧化不完全而形成酮体，酮体积聚于体内过多而致酮症酸中毒，若不加以处理，将导致昏迷或死亡。

(2) 膳食纤维的生理功能：① 通便：膳食纤维可刺激肠壁，促进肠蠕动，通过强吸水性来增大粪便体积，因此利于排便，及时清除肠道内有害物质；② 降低血清胆固醇：膳食纤维可吸附胆酸，从而促进肝内胆固醇代谢转变为胆酸排出；③ 降低餐后血糖及防止热能摄入过多：膳食纤维增加食糜的黏度，使胃排空速度减慢，并使食糜与消化酶的接触减少，而使餐后血糖升高较平稳，同时也影响其他营养物质的消化吸收；④ 吸附某些化学物质：膳食纤维能吸附某些洗涤剂食品、添加剂、农药等化学物质，有利于健康。

2. 供给量　糖类的供热量占总热量的 60%～70%为宜，过多可导致龋齿、动脉硬化、心脏病和肥胖；过少可导致低血糖。中国营养学会制定了中国居民不同能量摄取者膳食纤维的推荐摄入量，低能量组 24.13g/d（13.4g/1000kcal），中能量组 29.36g/d（12.23g/1000kcal），高能量组 34.59g/d（12.35g/1000kcal）。

3. 食物来源　糖类主要来源于谷类、薯类和根茎类食物，其次还有各种食用糖，此外蔬菜水果中含有少量单糖，但含有丰富膳食纤维。

（四）矿物质

矿物质（mineral）又称无机盐。组成人体的无机元素有数十种，这些元素在人体内的含量以及人体对它们的需要均不同。据此将人体矿物质分成常量元素和微量元素两类。前者是指人体中含量占人体重量 0.01%以上，每人每日需要量在 100mg 以上的元素，包括钙、镁、钠、钾、磷、硫、氯、氟等；后者是指人体中含量占人体重量 0.01%以下的元素，包括铁、铜、碘、锰、钴、锌、钼、铬等。它们是人体所必需的营养素，基本资料见表 17-1。

**表 17-1　人体所需的各种矿物质**

| 矿物质 | 生理功能 | 推荐摄入量 | 缺乏的影响 | 食物来源 |
|---|---|---|---|---|
| 钙（Ca） | 1. 构成骨骼、牙齿<br>2. 维持肌肉、心脏、神经的正常活动<br>3. 参与凝血过程<br>4. 降低毛细血管和细胞膜的通透性<br>5. 激活多种酶 | 成人 800mg；孕妇、乳母 1000～1200 mg | 1. 婴幼儿佝偻病、牙齿发育不良<br>2. 成人骨质软化、老人骨质疏松<br>3. 神经、肌肉应激性差 | 奶及奶制品、虾皮、鱼、海带、坚果类、豆类、绿色蔬菜、骨粉、蛋壳粉 |
| 磷（P） | 1. 构成骨骼、牙齿<br>2. 构成细胞成分<br>3. 活化代谢物质<br>4. 调节能量释放<br>5. 组成多种辅酶<br>6. 调节酸碱平衡 | Ca/P 比值 1∶1.5 最佳，一般成人 700mg | 1. 低磷血症<br>2. 耗竭综合征 | 广泛存在于动、植物食品中 |
| 铁（Fe） | 1. 组成血红蛋白、肌红蛋白、细胞色素<br>2. 参与氧的运输和组织呼吸<br>3. 促进生物氧化还原反应 | 成年男性 15mg；女性 20mg；孕妇、乳母 25mg | 缺铁性贫血 | 动物血和肝脏、黑木耳、海带、瘦肉、家禽、鱼、干豆、绿色蔬菜等 |
| 碘（I） | 合成甲状腺素的主要原料 | 成人 150μg；孕妇、乳母 200μg | 1. 怀孕 6 个月至出生后 1 年缺碘可致呆小症<br>2. 儿童及成人甲状腺肿大 | 海产品 |
| 锌（Zn） | 1. 促进生长发育和组织修复<br>2. 促进免疫功能<br>3. 促进食欲<br>4. 参与构成多种酶<br>5. 促进维生素 A 代谢和生理功能 | 成人 15mg；孕妇及乳母 20 mg | 1. 生长发育迟缓，性成熟受抑制<br>2. 厌食、味觉异常及异食癖<br>3. 伤口愈合不良 | 海产品、牛肉及其他红色肉类、豆类、坚果类等 |

### （五）维生素

维生素（vitamin）是人体为维持正常的生理功能而必须从食物中获得的一类微量有机物质。根据维生素的溶解性能分为水溶性与脂溶性两类。水溶性维生素包括维生素 B 族和维生素 C，它们溶于水，易被人体吸收，但不能在体内储存，缺乏时症状出现较快，应在每日所进的食物中供给所需量。脂溶性维生素包括维生素 A、D、E、K，它们溶于脂肪及脂溶剂，在小肠内吸收，体内可大量储存，缺乏时症状发展缓慢。当脂肪吸收发生障碍时，脂溶性维生素的吸收也受到影响。人体所需的各种维生素见表 17－2。

**表 17－2　人体所需的各种维生素**

| 维生素 | 生理功能 | 每日供给量 | 维生素缺乏的影响 | 食物来源 |
|---|---|---|---|---|
| 维生素 A | 1. 维持夜视力<br>2. 维护上皮细胞完整性<br>3. 促进生长发育 | 1～15 岁 500～800μg；青春期、成人、孕妇 800～900μg；乳母 1200μg | 1. 夜盲症、干眼病<br>2. 上皮干燥、角化及增生<br>3. 呼吸道感染增加<br>4. 影响胎儿发育 | 动物肝、未脱脂乳和乳制品、蛋类、绿色及黄色蔬菜等 |
| 维生素 D | 促进钙磷吸收 | 成人 5μg；孕妇 5～10μg，乳母、60 岁以上者 10μg | 1. 佝偻病、骨质软化症、骨质疏松症<br>2. 低钙性手足抽搐症 | 鱼肝油、动物肝脏、海鱼、奶油、禽蛋类等 |
| 维生素 E | 1. 抗氧化作用<br>2. 保持红细胞的完整性<br>3. 参与 DNA、辅酶 Q 及血红蛋白的合成 | 成人 10mg；孕妇、乳母 14mg | 1. 红细胞膜溶血<br>2. 肌营养不良<br>3. 尿肌酸排出量增高 | 植物油、谷类、坚果类、绿色蔬菜等 |
| 维生素 K | 1. 合成凝血因子，促进凝血<br>2. 参与合成骨钙蛋白 | 成人 20～100μg | 出血倾向、出血性疾病 | 肠内细菌合成；绿色蔬菜、内脏、肉类与奶类 |
| 维生素 $B_1$ | 1. 是羧化酶和转酮酶的辅酶，参与代谢过程<br>2. 调节神经系统的功能 | 成人男性 1.4mg；女性 1.3mg | 脚气病 | 动物内脏、瘦肉、豆类、酵母、坚果类、未过度碾磨的谷类 |
| 维生素 $B_2$ | 主要以黄素辅酶参与多种物质的氧化还原反应 | 成人男性 1.4mg；女性 1.2mg | 舌炎、口角炎、唇炎、眼睑炎、鼻侧脂溢性皮炎、阴囊炎等 | 蛋、瘦肉、乳类、谷类、豆类、鲜绿蔬菜、藻类等 |
| 维生素 PP | 多种酶的辅酶，在体内代谢作为递氢体和递电子体 | 成人男性 12～17 mg；女性 11～16 mg；孕妇 18mg；乳母 21mg | 癞皮病、失眠、记忆减退、抑郁等 | 肉类、鱼类、乳类、蔬菜 |
| 维生素 $B_6$ | 多种酶的辅酶，参与氨基酸的代谢及某些神经递质的合成 | 成人 1.2mg | 脂溢性皮炎、失眠、易激惹等，婴儿还可生长发育不良、贫血等 | 肉类、蔬菜、水果、坚果类及谷类 |
| 维生素 $B_{12}$ | 提高叶酸利用率，促进红细胞发育和成熟 | 成人 2.4μg，<br>孕妇 2.6μg，<br>乳母 2.8μg | 恶性贫血 | 肉类（包括内脏）、鱼类、贝壳、禽蛋类、乳类、发酵品 |

续表

| 维生素 | 生理功能 | 每日供给量 | 维生素缺乏的影响 | 食物来源 |
|---|---|---|---|---|
| 叶酸 | 1. 促进红细胞合成<br>2. 有助于 DNA 和 RNA 的合成 | 成人 3.1μg/kg | 巨红细胞性贫血 | 动物内脏、绿叶蔬菜、发酵豆制品等 |
| 维生素 C | 1. 参与胶原和细胞间质的合成<br>2. 促进类固醇激素、肾上腺素等的合成<br>3. 促进铁的吸收及伤口的愈合<br>4. 提高机体抵抗力<br>5. 参与脂溶性药物的代谢 | 成人为 100mg，孕妇 100～130mg，乳母 130mg | 1. 坏血病<br>2. 伤口不易愈合<br>3. 骨钙化不良 | 新鲜蔬菜和水果，如韭菜、菠菜、柿子椒、橘柑类、猕猴桃、酸枣、山楂等 |

（六）水

水对人的生命至关重要，是人体赖以维持最基本生命活动的物质。因此，水是一种非常重要的营养素。

1. 生理功能

（1）构成人体组织：水是构成人体组织的重要成分，分布在身体各种组织中，血液、泪液、汗液及各种消化液的含水量在 90%以上，肌肉、心脏、肝脏、肺和脾脏内的含水量在 60%～80%之间，骨骼中也含有 20%左右的水分。

（2）溶解、运送代谢和营养物质：水是体内进行各种生化反应的媒介，是各种水溶性营养素和代谢物质的溶剂，代谢产物和废物通过水才能被运送和排出体外。

（3）调节体温：产热营养素在水的帮助下进行生化反应产生热量，一部分热量用于维持体温，其余部分则从毛细血管排出，维持体温在 37℃左右。

（4）润滑作用：细胞外液具有良好的润滑作用。如眼泪可防止眼球干燥，关节腔滑液能减少关节活动时的摩擦。

（5）维持消化吸收功能：胃肠道内的食物必须依靠消化液才能进行消化吸收，而消化液中水的含量约为 90%。

2. 供给量　一般成人每天需要的水量为 2000～3000ml，且因季节、气候、劳动强度和饮食情况而不同。

3. 来源　主要来源是饮用水、饮料等，其次来自于食物中所含的水分。

## 第二节　医院饮食及护理

### 一、医院饮食

饮食治疗已成为一种重要的治疗手段。根据病情的需要和饮食目的的不同，医院饮食可分为基本饮食、治疗饮食和试验饮食三大类。

（一）基本饮食

基本饮食（basic diet）适用于一般患者的饮食需要，通常包括普通饮食（general diet）、软质饮食（soft diet）、半流质饮食（semi-liquid diet）和流质饮食（liquid diet）四种。医院常用的基本饮食见表 17－3。

**表 17－3　医院基本饮食**

| 饮食种类 | 适用范围 | 饮食原则 | 供给方法 |
|---|---|---|---|
| 普通饮食 | 消化道正常、体温正常、病情较轻或疾病恢复期的患者，无需饮食限制者 | 营养平衡，美观可口，易消化、无刺激性；但油煎、胀气食物及强烈调味品应限制 | 一日三餐，总热能为 9.20～10.88MJ（2200～2600kcal），蛋白质 70～90g |
| 软质饮食 | 消化不良、低热、咀嚼不便者，老人、幼儿以及术后恢复期的患者 | 营养平衡，食物碎、软、烂，易咀嚼，易消化，少油炸，少油腻，少用粗纤维蔬菜和强烈刺激的调味品。如软饭，面条，切碎、煮烂的菜、肉等 | 一日 3～4 餐，总热能 9.20～10.04MJ（2200～2400kcal），蛋白质 60～80 g，脂肪 50g 以下 |
| 半流质饮食 | 中等发热、体弱、吞咽不便、口腔疾患、消化不良、手术后的患者 | 营养平衡，质细软，易消化，易咀嚼及吞咽，少纤维。如粥、蒸鸡蛋、肉末、豆腐等 | 一日 5～6 餐，总热能 6.28～8.37MJ（1500～2000kcal），蛋白质 50～70g |
| 流质饮食 | 病情危重、高热、吞咽困难、口腔疾患、大手术后和急性消化道疾患的患者 | 食物呈液状，易吞咽，易消化，无刺激性。如乳类、米汤、豆浆、稀藕粉，果汁、肉菜汁等 | 一日 6～7 餐，总热能 3.5～5.0MJ（836～1195kcal），蛋白质 40～50g |

（二）治疗饮食

治疗饮食（therapeutic diet）是指针对营养失调及疾病的状况而调整总热量或个别营养素的摄入量，以达到辅助治疗或治疗目的的饮食。医院常用的治疗饮食见表 17－4。

**表 17－4　治疗饮食**

| 饮食种类 | 适用范围 | 饮食原则及用法 |
|---|---|---|
| 高热量饮食 | 甲状腺功能亢进、高热、大面积烧伤、结核病及产妇等热能消耗较高者 | 在基本饮食的基础上加餐两次，普食者三餐间可加牛奶、豆浆、鸡蛋、藕粉、蛋糕等；半流食或流食者可加浓缩食品，如奶油、巧克力等。每日供给热量约 12.55MJ（3000kcal） |
| 高蛋白饮食 | 甲状腺功能亢进、结核病、肾病综合征、大面积烧伤、营养不良、低蛋白血症、贫血、大手术前后、癌症晚期及孕妇、乳母等长期处于消耗状态的人 | 增加蛋白质的摄入，按每日 1.5～2g/kg 供给，成人蛋白质总量为 90～120g，总热能为 10.46～12.55 MJ（2500～3000kcal） |
| 低蛋白饮食 | 急性肾炎、尿毒症、肝性脑病等患者 | 成人蛋白质总量在 40g/d 以下，视病情需要也可 20～30g/d |
| 低脂肪饮食 | 动脉硬化，高脂血症，肥胖症，冠心病，腹泻，肝、胆、胰疾患等患者 | 成人脂肪总量在 50g/d 以下，肝、胆、胰患者可少于 40g/d，尤其要限制动物脂肪 |

续表

| 饮食种类 | 适用范围 | 饮食原则及用法 |
| --- | --- | --- |
| 低盐饮食 | 急慢性肾炎、肝硬化伴腹水、重度高血压、心脏病、先兆子痫、水钠潴留等患者 | 成人进食盐量不超过 2g/d（含钠 0.8g），不含食物内自然存在的含钠量，忌用一切腌制食品，如香肠、咸肉、皮蛋、虾米等 |
| 无盐低钠饮食 | 同低盐饮食，但水肿较重者 | 无盐饮食，除食物内自然含钠量外，不放食盐烹调；低钠饮食，除无盐外，还需控制摄入食物中自然存在的含钠量在 0.5g/d。禁用含钠食物和药物，如馒头、油条、挂面、汽水、碳酸氢钠药物等 |
| 少渣饮食 | 伤寒、肠炎、腹泻、食管静脉曲张、肛门疾患、咽喉部及消化道手术等患者 | 介于半流食与软饭之间，选择含纤维素少的食物，所有食物切细、剁碎、煮烂 |
| 高纤维素饮食 | 便秘、肥胖症、高脂血症、糖尿病等患者 | 含纤维素多的食物，如芹菜、韭菜、粗粮、豆类等 |
| 低胆固醇饮食 | 动脉硬化、高胆固醇血症、冠心病、高血压等患者 | 成人膳食中胆固醇含量在 300mg/d 以下，少食动物内脏、脑、饱和脂肪、蛋黄、鱼子等 |

（三）试验饮食

试验饮食（testing diet）即在特定的时间内，通过调整饮食内容来协助疾病诊断和保证检查结果正确性的一种饮食。医院常用的试验饮食见表 17－5。

**表 17－5　试验饮食**

| 饮食种类 | 适用范围 | 饮食原则及用法 |
| --- | --- | --- |
| 潜血试验饮食 | 协助诊断有无消化道出血 | 试验前 3 天禁食肉类、肝类、动物血、蛋黄、含铁剂药物及大量绿色蔬菜，以防产生假阳性反应。可进食乳类、豆制品、菜花、马铃薯、大白菜等 |
| 胆囊造影饮食 | 检查胆囊、胆管有无疾病 | 检查前一日中午进食高脂肪餐，使胆囊收缩和排空；晚餐进食无脂肪、低蛋白、高碳水化合物饮食，晚餐后服造影剂，至次日上午禁食、禁水、禁烟。检查当日晨禁食，第一次造影时若胆囊显影良好，再吃高脂肪食物（如 2 个油煎鸡蛋），30～60 分钟后再摄片检查 |
| 甲状腺$^{131}$I 试验饮食 | 协助检查甲状腺功能 | 在检查前 2 周，忌吃海带、紫菜、卷心菜等含碘量高的食物及影响甲状腺功能的药物，禁用碘酒作局部消毒 |
| 葡萄糖耐量试验饮食 | 配合诊断糖尿病及糖尿病分型 | 试验前 3 天每天食用 300g 以上的碳水化合物。试验前禁食 10～12 小时，抽空腹血后让患者食用一个 100g 的馒头（含碳水化合物 75g），或喝下 150 g 的葡萄糖水，分别于 30 分钟内及 1、2、3 小时取血标本测血糖水平 |
| 肌酐试验饮食 | 判定肾小球滤过功能 | 食用 3 天试验饮食，每天蛋白质少于 40g，主食总量少于 300g |

## 二、饮食护理

（一）营养状况评估

营养状况的评估是整体健康评估的重要组成部分，以判断患者的营养状况，对患者进行有针对性的饮食疗法，促进患者的健康状况。

1. 饮食情况评估

（1）目前的饮食情况：收集患者的饮食资料，包括食欲、进食次数和时间、食物的数量和种类等；有无应用补品及补品的种类、剂量、服用时间、特殊制剂等情况。

（2）既往的饮食习惯：了解患者对食物的颜色、口味及烹调方法等有无特殊偏好，对餐具、用餐时间等有无特殊要求，对食物有无过敏及不耐受的情况，应用保健品等情况。

2. 影响因素评估

（1）生理状况：婴儿、青年人、孕妇及乳母对各种营养成分的要求较高；而老年人由于机体的活动逐渐减少，代谢率降低，各器官功能减退，每日所需的热能逐渐减少。另外，由于生理状况不同，人的饮食习惯也会改变。因此，膳食配制应考虑到不同生理状况的特殊需要，以更好地满足护理对象的营养需求。

（2）疾病与外伤：疾病与外伤也会影响患者的食欲和营养需求。患者多食欲不佳，而且由于发热、伤口愈合和感染等原因，其代谢增加，能量消耗增多，营养需求高于平时。如果患者自尿液、血液或引流液中流失大量的蛋白质、体液和电解质，则所需的营养更多。

（3）心理社会因素：患者的情绪状态对食欲影响也很大，如焦虑、恐惧、烦躁等强烈的情绪都会影响食欲和消化机能。清洁的进食环境，洁净美观的食品，良好的感官性状也可通过改善人的心理状态来增进食欲。

影响饮食与营养的社会因素较广泛，经济状况、文化背景、宗教信仰、社会环境、传播媒介等因素都可能从多方面影响个人的饮食习惯，有可能导致某种营养素的摄入过多或不足，甚至产生疾病。因此，护士应根据患者的心理社会状况进行饮食指导。

3. 身体状况评估

（1）身高和体重：身高和体重综合反映了机体的营养状况，常用实测体重与标准体重差值占标准体重值的百分数来评估营养状况，公式为：

$$\frac{\text{实测体重}-\text{标准体重}}{\text{标准体重}}\times 100\%$$

该值在上下浮动10%以内为正常范围，增加10%～20%为超重，超过20%为肥胖，减少10%～20%为消瘦，低于20%为明显消瘦。

我国常用的标准体重的计算公式为Broca公式的改良公式：

男性：标准体重（kg）＝身高（cm）－105

女性：标准体重（kg）＝身高（cm）－105－2.5

（2）皮褶厚度：又称皮脂厚度，是利用皮褶计测量一定部位的皮褶厚度，用来表示或计算皮下脂肪含量。三头肌是常用的测量部位，其标准值为男性12.5mm，女性16.5mm。

（3）身体征象：从毛发、皮肤、指甲、骨骼、肌肉等方面评估护理对象的基本营养状况，具体见表17－6。

**表 17-6 营养不良的身体征象**

| 身体部位 | 正常外观 | 营养不良的征象 |
|---|---|---|
| 毛发 | 浓密，有光泽，不易脱落 | 缺乏自然光泽，干燥稀疏，易脱落 |
| 口腔 | 口唇红润平滑、无肿胀或皲裂；牙齿光亮，无龋齿、疼痛；牙龈红润、无出血或肿胀 | 口唇苍白、干裂或肿胀；牙齿灰色或有斑点、易松动、有龋齿等；牙龈易出血、肿胀等 |
| 皮肤 | 有光泽、弹性好 | 干燥、弹性差或粗糙脱屑，肤色过浅或过深 |
| 指甲 | 粉红色，坚实 | 粗糙、无光泽、易断裂；反甲 |
| 肌肉和骨骼 | 肌肉结实，皮下脂肪丰满有弹性，姿态良好 | 肌肉松弛无力；皮下脂肪菲薄；肋间隙、锁骨上窝凹陷，肩胛骨和髂骨凸起 |

4. 生化评估　包括血、尿、便的生化检查，测量体内各种营养素的浓度，是评价人体营养状况较为客观的指标。可以通过测量血液、尿液中营养素或其他代谢产物的含量来评估患者的营养状态（表 17-7）。

**表 17-7 营养不良的分类**

| 临床和实验参数 | 轻度 | 中度 | 重度 |
|---|---|---|---|
| 血清蛋白（g/dl） | 2.8～3.2 | 2.1～2.7 | <2.1 |
| 总蛋白（mg/dl） | 200～250 | 100～200 | <100 |
| 总淋巴细胞计数（个/μl） | 1200～2000 | 800～1200 | <800 |
| 肝酐身高指数（%） | 60～80 | 30～60 | <30 |

（二）患者的饮食护理

1. 饮食指导　住院患者的饮食由医生根据病情确定，因此应对患者说明医院饮食的目的，食物种类，进餐时间、次数、量，禁忌选用的食物等，使患者能主动配合，纠正不正确的饮食习惯或饮食行为。护士还应指导患者作好饮食记录，详细记录近 1 周内所摄入食物的数量和种类，从而提供更为精确的每日营养素摄取量。

另一方面，人类的饮食方式、习惯、嗜好等多受地域、家庭、民族、宗教等影响，不同国家常常根据国情制定本国居民获得均衡营养的膳食指南。护士应普及饮食与营养的健康知识，在饮食健康教育中发挥作用，根据患者的经济状况、生活背景等，帮助患者选择食物，注意粗细、荤素合理搭配，均衡营养（表 17-8）。

**表 17-8 替代食物表**

| 拒吃食物 | 替代食物 |
|---|---|
| 肉、鱼、家禽 | 牛奶、乳制品、谷类、豆荚类、营养豆奶、坚果 |
| 牛奶、乳制品 | 深绿色蔬菜、豆荚类、营养豆奶、坚果 |
| 谷类 | 豆荚类、乳制品 |
| 豆荚类 | 乳制品、谷类 |
| 水果 | 蔬菜、谷类 |
| 蔬菜 | 水果、谷类 |

2. 协助患者进食

（1）进食前：① 病室整洁、舒适，空气流通、无异味，温湿度适宜；② 护理人员洗净双手，暂停非紧急的治疗、检查和护理；③ 按需要给予便器，用后及时拿开；④ 同室若有危重患者应以屏风遮挡，条件允许时可集体进餐，以促进食欲；⑤ 食具清洁；⑥ 注意食物色、香、味，在不违反治疗原则的基础上，尽量照顾患者的口味，探视者带来的食物经护士检查符合要求后方可食用；⑦ 督促或协助患者饭前洗手；⑧ 注意口腔卫生，督促或协助患者漱口，必要时做好口腔护理。

（2）进食时：① 核对患者及饮食单，督促和协助配餐员及时将饭菜准确无误地分发给每位患者；② 保持患者体位舒适，需要护士协助喂食者，采取坐位或半坐位，对俯卧或平卧的患者，将其头部转向一侧，以免食物呛入气管；对双目失明或眼睛被遮盖的患者，护士每次喂食物之前，应先告知患者，必要时可触动手臂，使患者有所准备；对于卧床但可自持餐具进餐的患者，可使用跨床小桌，在床上进餐（图 17－1）；③ 喂饭时尊重患者的饮食习惯，如进食的次序、速度、量、方法等；④ 满足患者特殊的饮食需要，对经口进食不足或无法经口进食的患者，可以采用管饲饮食或全胃肠外营养来补充必需的营养物质。

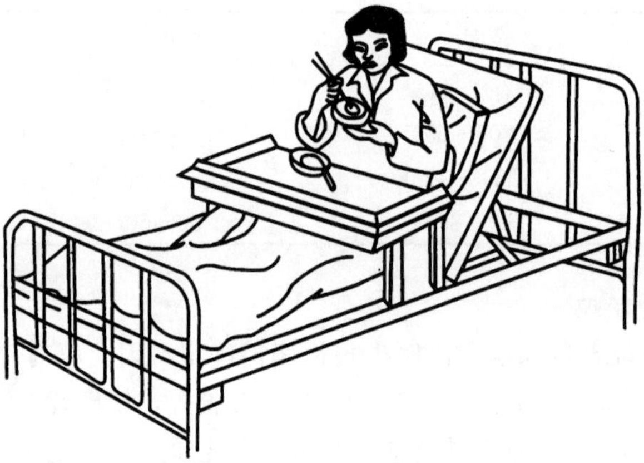

**图 17－1　床上进餐**

（3）进食后：① 及时清理餐具，督促或协助患者洗手、漱口或进行口腔护理，整理床单位；② 根据需要做好护理记录，评价患者的进食是否达到营养要求，及时将患者的意见反映给营养室；③ 对暂时禁食和延迟进食的患者做好交接班。

3. 记录出入量

（1）目的：了解病情、协助诊断、决定治疗方案。

（2）适应证：休克、严重烧伤、大手术后或心脏病、肾病、肝硬化腹水等。

（3）记录内容：① 液体入量，包括摄入的液体量、“隐藏”于食物中的水分（常用食物和水果的含水量见表 17－9、17－10）、代谢产生的水分（其中蛋白质＝40ml/100g、脂肪＝100ml/100g、碳水化合物＝100ml/100g）、治疗量（如输液量）；② 液体出量，包括尿量、无感丧失的水分（包括由呼吸蒸发及皮肤表面的出汗和蒸发的水分，约 750～1000ml/d）、粪便中的水分（约 150ml/d）、出血量、引流量、创面渗液量、呕吐物量、腹泻量等。

**表 17－9　医院常用食物含水量**

| 食物 | 单位 | 原料重量（g） | 含水量（ml） | 食物 | 单位 | 原料重量（g） | 含水量（ml） |
|---|---|---|---|---|---|---|---|
| 米饭 | 1 中碗 | 100 | 240 | 藕粉 | 1 大碗 | 50 | 210 |
| 大米粥 | 1 大碗 | 50 | 400 | 鸭蛋 | 1 个 | 100 | 72 |
| 大米粥 | 1 小碗 | 25 | 200 | 馄饨 | 1 大碗 | 100 | 350 |
| 面条 | 1 大碗 | 100 | 250 | 牛奶 | 1 大杯 | 250 | 217 |
| 馒头 | 1 个 | 50 | 25 | 豆浆 | 1 大杯 | 250 | 230 |
| 花卷 | 1 个 | 50 | 25 | 蒸鸡蛋 | 1 大碗 | 60 | 260 |
| 烧饼 | 1 个 | 50 | 20 | 牛肉 | | 100 | 69 |
| 油饼 | 1 个 | 100 | 25 | 猪肉 | | 100 | 29 |
| 豆沙包 | 1 个 | 50 | 34 | 羊肉 | | 100 | 59 |
| 菜包 | 1 个 | 150 | 80 | 青菜 | | 100 | 92 |
| 水饺 | 1 个 | 10 | 20 | 大白菜 | | 100 | 96 |
| 蛋糕 | 1 块 | 50 | 25 | 冬瓜 | | 100 | 97 |
| 饼干 | 1 块 | 7 | 2 | 豆腐 | | 100 | 90 |
| 煮鸡蛋 | 1 个 | 40 | 30 | 带鱼 | | 100 | 50 |

**表 17－10　各种水果含水量**

| 水果 | 重量（g） | 含水量（ml） | 水果 | 重量（g） | 含水量（ml） |
|---|---|---|---|---|---|
| 西瓜 | 100 | 79 | 葡萄 | 100 | 65 |
| 甜瓜 | 100 | 66 | 桃 | 100 | 82 |
| 西红柿 | 100 | 90 | 杏 | 100 | 80 |
| 萝卜 | 100 | 73 | 柿子 | 100 | 58 |
| 李子 | 100 | 68 | 香蕉 | 100 | 60 |
| 樱桃 | 100 | 67 | 橘子 | 100 | 54 |
| 黄瓜 | 100 | 83 | 菠萝 | 100 | 86 |
| 苹果 | 100 | 68 | 柚子 | 100 | 85 |
| 梨 | 100 | 71 | 广柑 | 100 | 88 |

（4）记录方法：① 用蓝钢笔填写出入液量记录单的眉栏项目；② 晨 7 时至晚 7 时前用蓝笔记录出入液量，晚 7 时至次晨 7 时前用红笔记录；③ 每班护士交班前进行出入液量小结，夜班护士于规定时间作 24 小时出入液量总结，并用蓝钢笔填写在体温单的相应栏目内。

# 第三节　特殊饮食护理

对不能经口进食的患者，为保证机体代谢所需的营养物质，预防和纠正营养不良，可通过经胃肠导管供给患者营养丰富的流质饮食或采用胃肠外营养。临床上较多采用经胃肠管饲饮食方法，管饲饮食（tube feeding）是通过导管将营养丰富的流质饮食或营养液、水、药物等注入胃肠道的方法。根据胃肠道插管的途径，可分为：鼻胃管（将导管经鼻腔插入胃内）、口胃管（将导管由口插入胃内）、鼻肠管（将导管由鼻腔插入小肠）、造瘘（将导管经造瘘口插入胃肠道，如食管造瘘、胃造瘘、空肠造瘘等）（图 17－2）。根据管饲饮食的构成成分，可将管饲饮食分为非要素饮食和要素饮食等。本节将重点介绍鼻胃管的管饲方法（鼻饲法）和要素饮食。

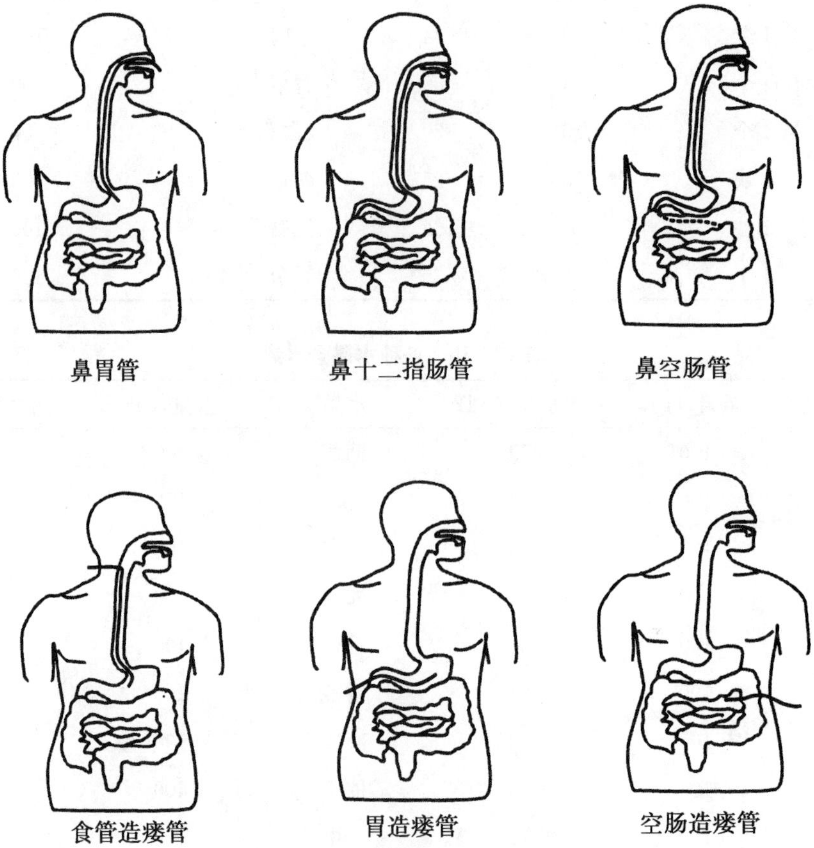


**图 17－2　管饲饮食的插管途径**

## 一、鼻饲法

鼻饲法（nasogastric gavage）是将导管经鼻腔插入胃内，从管内灌注流质饮食、水和药物的方法。

### （一）目的

保证患者摄取足够的营养物质和热量，预防和纠正营养不良。

（二）适应证

1. 不能经口进食者，如昏迷、破伤风、口腔疾患及口腔手术后的患者；

2. 病情危重的患者；

3. 早产儿；

4. 拒绝进食的患者。

（三）评估

1. 病情评估　评估患者的意识状态、鼻饲原因及鼻腔状况等，如果患者戴眼镜或有活动义齿，应取下并妥善放置。

2. 心理评估　评估患者对饮食需求的态度，对插胃管的心理反应，了解患者对鼻饲的合作程度。

3. 知识评估　评估患者饮食与营养方面的知识，特别是对鼻饲操作的认识。

（四）操作前准备

1. 用物准备　治疗盘内置治疗碗、无菌胃管、止血钳/镊子、弯盘、50ml 注射器、纱布、石蜡油、生理盐水（必要时）、松节油（必要时）、棉签、胶布、治疗巾、夹子、别针、压舌板、听诊器。另备适量温开水，鼻饲流食 200ml（38～40℃）；

2. 患者准备　向患者解释鼻饲的目的和方法；

3. 护士准备　洗手，戴口罩；

4. 环境准备　环境整洁安静，便于操作。

（五）操作步骤　见表 17－11。

**表 17－11　鼻饲法的操作步骤**

| 步骤 | 要点说明 |
|---|---|
| **插管前** | |
| 1. 核对：携用物至床边，核对并解释 | ● 尊重患者，取得合作；对昏迷患者，可向家属解释 |
| 2. 体位：半坐位或坐位；平卧或俯卧者，头偏向一侧 | ● 减少插管所致的呕吐反射，并使胃管易于进入胃内 |
| 3. 铺巾：取治疗巾垫于颌下，弯盘置颌下 | ● 避免弄湿或污染床单和枕头 |
| 4. 检查并清洁鼻腔：选择通畅一侧，用棉签蘸温水清洁鼻腔 | |
| 5. 测量胃管长度：并标记 | ● 相当于自鼻尖至耳垂再至剑突，或自前额发际至剑突的长度（图 17－3） |
| 6. 润滑：用液体石蜡油纱布润滑胃管前段 | ● 若患者对石蜡油不耐受，可用生理盐水 |
| **插管** | |
| 1. 清醒患者 | |
| 左手持纱布托住胃管，右手持止血钳夹住胃管前段，沿一侧鼻孔插入，至咽喉部时（14～16cm），嘱患者做吞咽动作，顺势送下胃管 | ● 观察患者反应，指导其配合 |
| 2. 昏迷患者 | |
| 插管前头向后仰（图 17－4），插至 15cm 时，将头部托起，使下颌靠近胸骨柄 | ● 因患者吞咽和咳嗽反射消失，不能合作，通过增大咽喉部通道的弧度（图 17－4），提高插管的成功率 |

续表

| 步骤 | 要点说明 |
| --- | --- |
| **确定胃管位置** | |
| 1. 抽：用空注射器抽出胃液 | ● 抽出无色的胃液 |
| 2. 听：将听诊器置于患者胃部，同时用空注射器向胃管内快速注入 10ml 空气 | ● 可闻及气过水声 |
| 3. 看：将胃管末端浸入水中看有无气泡逸出 | ● 如有大量气体逸出，表明误入气管 |
| **固定胃管** | |
| 用胶布固定胃管于鼻翼及颊部 | ● 松紧适度，防止胃管滑出，方便于患者活动 |
| **灌食** | |
| 1. 胃管开口端接注射器，先注入少量温开水 | ● 证实胃管在胃内，并通畅；同时湿润胃管 |
| 2. 缓慢注入鼻饲液 | ● 每次鼻饲量＜200ml，间隔时间＞2 小时 |
| 3. 注毕，再注入少许温开水 | ● 清洁胃管内部，避免食物存积于管腔 |
| 4. 胃管末端处理：将胃管开口端反折，用纱布包好，用别针固定于患者枕边 | |
| **操作后** | |
| 1. 整理床单位和用物，协助患者摆好体位 | ● 询问患者感受，并感谢其合作 |
| 2. 将注射器洗净放入治疗碗中 | ● 所有用物每日消毒一次 |
| 3. 洗手、记录：鼻饲的时间、种类、用量 | |

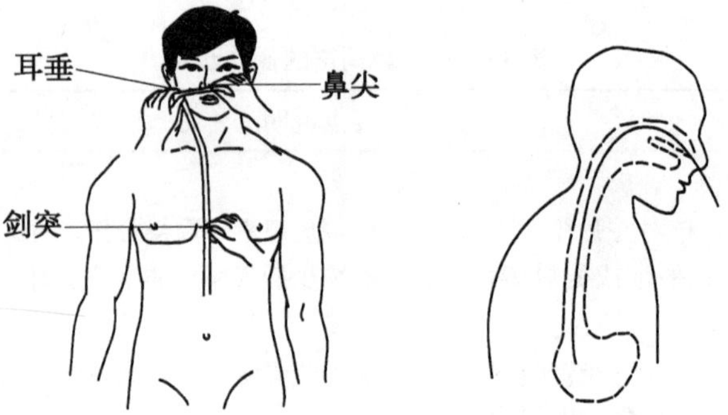


(1) 正面测量　　(2) 侧面插入位置

图 17－3　胃管插入长度

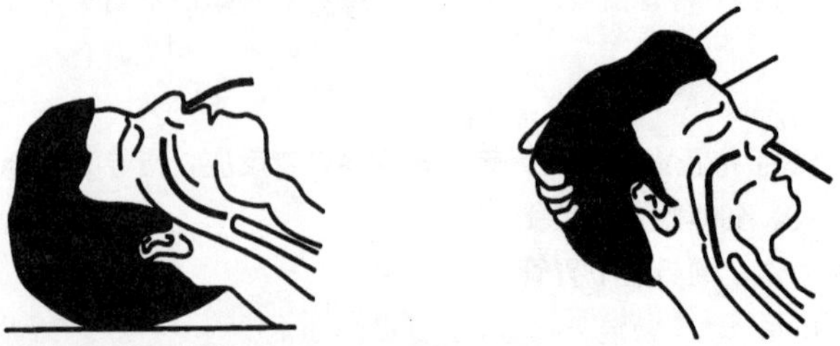

图 17－4　昏迷患者插胃管法

（六）注意事项

1. 插管动作应轻稳，特别是在通过食管三个狭窄处时，以免损伤食道黏膜。

2. 插管过程中密切观察患者反应，并给予相应处理。插管过程中若出现恶心，应暂停片刻，嘱患者深呼吸或做吞咽动作，随后迅速将管插入，减轻不适；若插入不畅，可查看是否盘在口中，将胃管抽回一小段，再轻轻向前推进；若有呛咳、呼吸困难、发绀等情况应立即拔出，休息片刻后重插。

3. 每次灌食前都应确保胃管在胃内。多次注入时须于注射器内液体尚未流完前进行，以免空气进入胃内，引起胀气；注射器抽吸鼻饲液时，反折胃管末端；防止液体流速过快，使胃膨胀，引起不适。

4. 需灌入药物时，应将药片研碎、溶解后再灌入。

5. 长期鼻饲者应每天进行口腔护理，胃管需每周更换（晚上拔出，翌晨再经另一鼻孔插入）。

## 二、要素饮食

要素饮食（elemental diet）是一种精制的无渣食物，含有人体所需的全部营养成分，无需消化即可直接被肠道吸收，包含游离氨基酸、单糖、主要脂肪酸、维生素、无机盐类和微量元素。要素饮食可提高患者对热能及氨基酸等营养素的摄入，从而改善营养状况，达到治疗目的。要素饮食可通过口服、鼻饲、胃或空肠造瘘等途径供给患者。

（一）适应证与禁忌证

1. 适应证

（1）消化系统疾患：如溃疡性结肠炎，Crohn 病，急、慢性胰腺炎，胃、十二指肠瘘，小肠或结肠瘘等；

（2）创伤及围手术期患者：如严重灼伤、多发性创伤和胃肠道手术前的术前准备及术后支持；

（3）脏器代谢功能障碍：如肝、肾衰竭。

（4）长期慢性消耗性疾病：如肿瘤所致的营养不良。

2. 禁忌证

（1）新生儿及婴幼儿；

（2）顽固性腹泻、肠梗阻、腹膜炎及消化道出血；

（3）短肠综合征慎用，应先行肠外营养支持，待肠道功能稳定后，再逐步过渡到要素饮食。

（二）护理要点

1. 保证要素饮食的质量

（1）护士配制要素饮食前应认真洗手，使用经过消毒的配制用具，配制过程严格执行无菌操作原则。

（2）配制好的要素饮食需保存于 4℃以下的冰箱内，防止被细菌污染，且须保证于当日用完，防止因放置时间过长而变质。

（3）每种要素饮食的具体营养成分、浓度、用量、滴入速度，应根据患者的具体病情，由临床医师、责任护士和营养师共同商议而定。一般原则是由低浓度、少量、慢速开始，逐步增加，待患者耐受后，稳定配餐标准、用量和速度。胃或空肠造瘘患者在滴注营养液时，原浆饮食的溶质浓度高，易产生溶质性脱水，因此两餐之间要供水 100～150ml；为防止空肠造瘘患者刚开始用混合奶时产生腹泻，初始时应先以糖水、米汤为主，以后逐渐增加。

2. 保证管道通畅

（1）鼻饲者：对于使用硅胶管的鼻饲患者要经常检查输液管有无折叠或漏液，注意观察硅胶管的长度，以免硅胶管随患者的吞咽而插入过深，每日用注射器冲洗管腔 1～2 次，以保证清洁，防止堵塞。

（2）胃、空肠造瘘者：注意管饲前后都应用温开水冲净管腔，以保证管道清洁通畅。

3. 保持溶液温度　要素饮食的口服温度约为 37℃，鼻饲或造瘘途径的温度约为 41～42℃。应用时注意保持液体温度，以防止患者因摄入冷溶液而产生腹痛、腹胀、腹泻等。

4. 密切观察，防止低血糖

（1）突然停止输入要素饮食液，患者会出现心慌、出汗、脉速、乏力等低血糖症状。因此，要加强巡视，防止管道堵塞或连接处脱开，导致溶液突然停止输入；在停用前应逐渐减少要素饮食量，以减少机体胰岛素的分泌。

（2）胃或空肠造瘘患者在滴注营养液时，当患者达到高营养水平时，间歇时间不可过长（0.5～1 小时），否则可引起低血糖；在给混合奶之前的过渡阶段，输葡萄糖液时要防止低血糖，可用输液泵调节滴速，保持均匀滴入。

5. 定期评估

（1）定期检查血糖和尿糖：大量快速滴入高渗葡萄糖液可引起高渗利尿，导致患者出现脱水、低钾、呕吐等症状；当尿量超过 1000ml 时，应考虑高糖血症，患者因而腹泻，丢失大量电解质，出现代谢紊乱，个别患者可有血糖增高、尿糖阳性。因此，要定期检查血糖和尿糖。

（2）定期检查大便潜血、出凝血时间、凝血酶原：要素饮食可改变肠道菌群，可致凝血功能障碍，表现为消化道出血、齿龈出血。因此，要定期检查大便潜血、出凝血时间、凝血酶原等。

（3）定期测量体重并检查氮排出量：营养液的输入量须根据患者体重与氮平衡情况进行调整，故需准确收集 24 小时尿标本，以检查氮排出情况，同时定期测量体重。

（4）定期检查肝功能、电解质等指标。

6. 用物处理

（1）输液瓶用清水冲净，每日煮沸消毒一次。

（2）硅胶管隔日进行一次彻底清洗（管外先用清水冲净，再泡于热开水内，用热肥皂液及清水冲洗内腔），然后煮沸 30 分钟或高压消毒灭菌。

（潘　杰）

# 第十八章　排泄活动的评估与护理

**学习目标**

完成本章学习后，学生应能：

1. 列举影响排尿、排便的因素。
2. 复述下列概念：
   尿失禁、真性尿失禁、假性尿失禁、压力性尿失禁、尿潴留、多尿、少尿、无尿、导尿术、留置导尿术、膀胱冲洗术；便秘、腹泻、肠胀气、灌肠术
3. 识别异常排尿、排便活动和异常尿液、粪便。
4. 能为排尿、排便异常的患者制定护理计划。
5. 陈述导尿术、灌肠术、膀胱冲洗术的目的、注意事项。
6. 正确执行导尿术、灌肠术和膀胱冲洗术操作。
7. 能结合病例，正确执行留置导尿术的操作。

人体通过皮肤、呼吸道、消化道及泌尿道排泄代谢废物，其中消化道和泌尿道是主要的排泄途径。排泄是机体将新陈代谢所产生的废物排出体外的生理活动过程，是人体的基本生理需要之一，也是维持生命的必要条件之一。许多因素可以直接或间接地影响人体正常的排泄功能，使机体出现健康问题。因此，护士应根据每个个体不同的排泄型态及影响因素，制定相应的护理计划，以满足患者的基本生理需要。

## 第一节　排尿活动的评估与护理

### 一、泌尿系统的结构与功能

泌尿系统由肾脏、输尿管、膀胱及尿道四部分组成。

（一）肾脏

肾脏（kidneys）是成对的实质性器官，位于脊柱两侧，右肾略低于左肾。肾脏的实质由肾单位组成，每个肾单位包括肾小球和肾小管两部分。血液通过肾小球的滤过作用生成原尿，再通过肾小管的重吸收和分泌作用产生终尿，由肾盂排向输尿管。肾脏的生理功能主要是：① 产生尿液、排泄人体代谢的终末产物（如尿素、肌酐、尿酸等含氮物质）、过剩盐类、有毒物质和药物；② 调节水、电解质及酸碱平衡，从而维持人体内环境的相对稳定；③ 肾脏还有内分泌的功能，如分泌促红细胞生成素、前列腺素、激肽类物质等。

（二）输尿管

输尿管（ureters）为一对连接肾脏和膀胱的细长肌性管道，左右各一，成人输尿管全

长约 25～30cm，其生理功能是通过输尿管平滑肌的蠕动刺激和重力作用，不断将尿液由肾脏输送至膀胱。

（三）膀胱

膀胱（bladder）为贮存尿液的有伸展性的囊性肌性器官，位于小骨盆内、耻骨联合的后方。其形状、大小、位置均随尿液充盈的程度而发生变化。空虚时，其顶部不超过耻骨联合上缘。充盈时，膀胱体与顶部上升，高出耻骨联合以上。膀胱的肌层由三层纵横交错的平滑肌组成，称为膀胱逼尿肌，收缩时可协助排尿，舒张时有利于贮尿。膀胱的主要生理功能是贮存尿液和排出尿液。一般膀胱内储存的尿液达 300～500ml 时，才会产生尿意。

（四）尿道

尿道（urethra）是排放尿液至体外的通道，起自膀胱尿道内口，末端直接开口于体表，称尿道外口。尿道内口周围有平滑肌环绕，形成膀胱括约肌（内括约肌），尿道穿过尿生殖膈处有横纹肌环绕，形成尿道括约肌（外括约肌），可随意志控制尿道的开闭。临床上将尿道穿过尿生殖膈的部分称为前尿道，未穿过尿生殖膈的部分称为后尿道。男性尿道长约 18～20cm；有两个弯曲，即耻骨下弯和耻骨前弯。耻骨下弯恒定无变化，而耻骨前弯则随阴茎位置不同而变化，如将阴茎上提 60°角，耻骨前弯即可消失；三个狭窄，即尿道内口、膜部和尿道外口；女性尿道长约 4～5cm，较男性尿道短、宽、直，富于扩张性，尿道外口位于阴蒂下方，与阴道口、肛门相邻，比男性更容易发生尿道感染，导尿时易误插入阴道。尿道的主要生理功能是将尿液从膀胱排出体外。男性尿道还与生殖系统有密切的关系。

（五）神经支配

支配膀胱和尿道的神经，主要来自腰骶部脊髓，故腰骶部脊髓是排尿反射的初级中枢。其支配的神经有盆神经、腹下神经、阴部神经。

1. 盆神经　是排尿反射的主要神经。其传入纤维可传导膀胱壁的充胀感觉，其传出纤维为副交感神经，兴奋时，可使膀胱逼尿肌收缩，内括约肌舒张，促成排尿。

2. 腹下神经　其传入纤维传导膀胱痛觉，其传出纤维为交感神经，兴奋时使膀胱逼尿肌舒张，内括约肌收缩，利于贮尿。

3. 阴部神经　在排尿时，阴部神经反射性抑制，可使尿道括约肌松弛。其传出纤维兴奋时，可使尿道括约肌收缩，阻止排尿。

（六）排尿过程

肾脏生成尿液是一个连续的过程，而排尿则是间歇进行的。只有当膀胱内的尿液贮存达到一定量时，才能引起排尿反射，使尿液排出体外。其过程为：肾脏生成尿液，使膀胱扩张，当膀胱内尿量充盈（成人达 400～500ml、儿童约 50～200ml）时，膀胱内压力上升至 3.43kPa，使膀胱壁的牵张感受器受压力的刺激而兴奋，冲动沿盆神经传入脊髓的排尿反射初级中枢（$S_2$～$S_4$），同时，冲动也通过脊髓上传到达脑干和大脑皮层的排尿反射高级中枢，产生尿意。如果环境条件允许，产生排尿反射，使盆神经兴奋，阴部神经抑制，膀胱逼尿肌收缩，内、外括约肌舒张，促使尿液排出体外；如果环境不适宜，则阴部神经兴奋，外括约肌仍收缩，排尿反射将受到抑制，从而阻止排尿。在排尿时，腹肌、膈肌、尿道海绵体肌的收缩均有助于尿液的排出。

## 二、排尿活动的评估

（一）影响排尿因素的评估

1. 心理因素　紧张、焦虑状态下，会影响阴部肌肉和膀胱括约肌的张力，出现尿频、尿急、尿失禁，有时也会抑制排尿出现尿潴留。排尿还受暗示的影响，听觉、视觉或其他身体感觉的刺激均可诱发排尿，如有的人听见流水声就想排尿。

2. 生理因素　① 年龄：婴儿大脑皮质发育不完善，无法由意识控制排尿，必须经过训练，形成条件反射后排尿。随年龄增大，神经系统逐渐成熟，才能随意控制排尿。老年人因膀胱肌肉张力减弱，贮尿功能变差，出现尿频、夜尿次数增加；② 性别：妇女在妊娠时，可因子宫增大压迫膀胱致使排尿次数增多。老年男性前列腺肥大压迫尿道，可出现排尿困难；③ 排泄习惯：规律性排尿，如晨起、睡前须排尿，婴儿在一定暗示因素下排尿等；④ 排尿姿势：有些人习惯坐马桶，有的人须蹲姿才能排尿，故手术后卧床不起的患者常有排尿方面的健康问题；⑤ 摄入液体与饮食：一般来说，如果其他影响体液的因素不变，液体的摄入量将直接影响尿量和排尿的频率，摄入多，尿量就多。摄入液体的种类也影响排尿，如咖啡、茶、酒类饮料有利尿作用；有些食物的摄入也会影响排尿，如含水量多的水果、蔬菜等可增加液体摄入量，使尿量增多。摄入含盐较高的饮料或食物则会造成水钠潴留，使尿量减少。

3. 病理因素　① 手术、损伤：外科手术、外伤均可导致失血、失液，若补液不足，机体处于脱水状态，尿量会减少。手术中使用麻醉剂可干扰排尿反射，改变患者的排尿形态，导致尿潴留；② 疾病：一些病理变化对泌尿系统均有直接或间接的影响。如神经系统的损伤和病变，使排尿反射的神经传导和排尿的意识控制障碍，出现尿失禁；肾脏的病变使尿液的生成障碍，出现少尿或无尿；泌尿系统的肿瘤、结石或狭窄也可导致排尿障碍，出现尿潴留；③ 肌肉张力：骨盆底部的肌肉张力、腹肌对排尿都有直接或间接的影响，易导致尿失禁或尿潴留。而膀胱的肌张力对排尿及贮尿均有影响，如长期留置尿管的患者，膀胱失去张力，膀胱壁的牵张感受器对排尿的刺激不敏感，无法形成神经反射作用，会影响排尿过程；④ 药物治疗：有些药物可直接影响排尿，如利尿剂会阻碍肾小管的再吸收，增加尿量；胆碱能药物可引发逼尿肌收缩促使排尿；止痛剂、镇静剂会影响神经传导而干扰排尿。

4. 环境因素　排尿须在一定的隐蔽环境中进行，如果环境不适宜，会影响排尿。如大病房住院患者，床上排尿会发生障碍，导致尿潴留。季节变化在一定程度上也会影响排尿，如夏季炎热，身体出汗量大，体内水分减少，血浆晶体渗透压升高，可引起抗利尿激素分泌增多，促进肾脏的重吸收，导致尿液浓缩和尿量减少；冬季寒冷，身体外周血管收缩，循环血量增加，体内水分相对增加，反射性地抑制抗利尿激素的分泌，而使尿量增加。

（二）尿液的评估

正常情况下，排尿受意识控制，无痛苦，无障碍，可自主随意进行。如果尿液或排尿型态发生变化时，常提示泌尿系统或相关系统发生病变。

1. 正常尿液的评估　正常尿液澄清、透明，呈淡黄色，比重在 1.015～1.025 之间，pH：5～7，呈弱酸性。尿液气味来自尿内的挥发性酸，静置一段时间后，因尿素分解产生氨，故有氨臭味。成人白天排尿 3～5 次，夜间 0～1 次，每次尿量约 200～400ml，24 小时尿量为 1000～2000ml。生理情况下，尿液的颜色和酸碱度与摄入的食物、服用的药物等有关。

2. 异常尿液的评估

(1) 尿量与次数：① 多尿（polyuria）：指24小时尿量超过2500ml者。常见于摄入液体过多时，以及糖尿病、尿崩症、肾衰竭等患者；② 少尿（oliguria）：24小时尿量少于400ml或每小时尿量少于17ml者。常见于发热、摄入液体过少以及心脏、肾脏功能衰竭等患者；③ 无尿（anuria）或尿闭（urodialysis）：24小时尿量少于100ml或12小时内无尿者。常见于严重休克、急性肾衰竭、药物中毒等患者；④ 膀胱刺激征，主要表现为尿频、尿急、尿痛。尿频（frequent micturition）指单位时间内排尿次数增多，主要是由于膀胱炎症或机械性刺激引起；尿急（urgent micturition）指患者突然有强烈尿意，不能控制，需立即排尿，主要是由于膀胱三角或后尿道的刺激，造成排尿反射活动特别强烈；尿痛（dysuria）指排尿时膀胱区及尿道产生疼痛，主要为病损区域受刺激所致。有膀胱刺激征时常伴有血尿。

(2) 颜色：① 血尿：血尿颜色的深浅，与尿液中所含红细胞量多少有关，尿液中含红细胞量多时呈洗肉水色。常见于急性肾小球肾炎、输尿管结石、泌尿系统肿瘤、结核及感染；② 血红蛋白尿：大量红细胞在血管内被破坏，形成血红蛋白尿，呈浓茶色、酱油样色。常见于溶血、恶性疟疾；③ 胆红素尿：尿液呈深黄色或黄褐色，振荡尿液后泡沫也呈黄色。见于阻塞性黄疸和肝细胞性黄疸；④ 乳糜尿：尿液中含有淋巴液，尿呈乳白色。见于丝虫病。

(3) 透明度：当尿液中含有大量脓细胞、红细胞、上皮细胞、细菌或炎性渗出物时，排出的新鲜尿液即呈白色絮状混浊，这种尿液在加热、加酸或加碱后，其浑浊度不变，见于泌尿系统感染。若尿液中含有大量尿盐，新鲜尿液也可出现白色絮状沉淀物使尿液混浊，但加热、加酸或加碱后，尿盐溶解，尿液即可澄清。

(4) 酸碱度：酸中毒患者尿液的 $pH>7$，呈强酸性；碱中毒患者尿液的 $pH<5$，呈强碱性。

(5) 气味：新鲜尿液有氨臭味，多提示有泌尿道感染。糖尿病酮症酸中毒时，因尿中含有丙酮，故有烂苹果气味。

(6) 比重：尿比重的高低主要取决于肾脏的浓缩功能。若尿比重经常在1.010左右，提示肾功能有严重障碍。

（三）常见的异常排尿形态

1. 尿潴留（retention of urine） 指尿液大量存留在膀胱内而不能自主排出。当尿潴留时，膀胱容积可增至3000～4000ml，膀胱高度膨胀，可至脐部。患者感下腹胀痛，排尿困难。体检可见耻骨上膨隆，扪及囊样包块，叩诊呈实音，有压痛。常见原因：

(1) 机械性梗阻：膀胱颈部或尿道有梗阻性病变，如前列腺肥大或肿瘤压迫尿道、尿道损伤等可造成排尿受阻。

(2) 动力性梗阻：膀胱、尿道无器质性梗阻病变，尿潴留是由于排尿功能障碍引起，如外伤、疾病或使用麻醉剂所致脊髓初级排尿中枢活动障碍或抑制，不能形成排尿反射。

(3) 其他：各种原因引起的不能用力排尿或不习惯卧床排尿，包括某些心理因素，如焦虑、窘迫使得排尿不能及时进行。由于尿液存留过多，膀胱过度充盈，致使膀胱收缩无力，造成尿潴留。

2. 尿失禁（incontinence of urine） 指排尿失去意识控制或不受意识控制，尿液不自主地流出。根据尿失禁的原因可分为：

（1）真性尿失禁：即膀胱稍有一些存尿便会不自主地流出，膀胱处于空虚状态。原因主要有：① 脊髓初级排尿中枢与大脑皮层之间联系中断，使排尿反射活动失去大脑皮层的控制，致膀胱逼尿肌无抑制性收缩。如昏迷、截瘫患者；② 因疾病因素造成支配括约肌的神经损伤，手术、分娩造成括约肌损伤。

（2）假性尿失禁（充溢性尿失禁）：即膀胱内贮存有尿液，当膀胱充盈达到一定压力时，即可不自主溢出少量尿液。当膀胱内压力降低时，排尿立即停止，但膀胱仍呈胀满状态，尿液不能排空。原因主要有：① 脊髓初级排尿中枢活动受抑制，引起神经性排尿功能障碍，常由于创伤、感染、肿瘤等；② 膀胱下尿路梗阻，如前列腺增生、尿道狭窄等。

（3）压力性尿失禁：当腹肌收缩，腹内压升高时（咳嗽、打喷嚏或运动），致不自主地有少量尿液排出。原因主要有：膀胱括约肌张力减低、骨盆底部肌肉及韧带松弛。多见于中老年女性、肥胖者。

## 三、排尿异常的护理

### （一）尿失禁患者的护理

1. 心理护理　尿失禁患者易出现自卑、丧失自尊、苦闷、忧郁等。他们对自己不能自主控制排尿而感到无能为力、无地自容。期望得到他人的帮助和理解，同时尿失禁也给生活带来许多不便。如床单、被褥的污染、房间异味等。护士应尊重、理解患者，设法消除房间及患者身上的异味，给予适当的安慰、开导和鼓励，使其树立恢复健康的信心，积极配合治疗和护理。

2. 皮肤护理　为避免皮肤受到刺激和破损，应加强皮肤的保护。床上应铺橡胶单和中单；经常用温水清洗会阴部皮肤，勤换衣裤、床单。也可使用尿垫、尿不湿等以保持局部皮肤的清洁干燥。根据皮肤情况，定时按摩受压部位，防止压疮的发生。

3. 外部引流　可酌情应用接尿装置引流尿液。女患者可用女式尿壶紧贴外阴部接取尿液；男患者可用尿壶接尿，也可用一次性薄膜保鲜袋接取尿液，1～2 小时观察尿量并更换一次。

4. 重建正常的排尿功能

（1）排尿反射的训练：安排排尿时间表。定时使用便器，建立规律的排尿习惯，初始时白天每隔 1～2 小时使用便器一次，夜间每隔 4 小时使用便器一次。以后间隔时间逐渐延长，以促进排尿功能的恢复。使用便器时，用手按压膀胱，协助排尿，注意用力要适度。

（2）保证摄入一定的液体：教育患者每日白天摄入液体量在 2000～3000ml（无病情禁忌如肾衰竭、心肺疾患）。一定的液体量可以增加对膀胱的刺激以促进排尿反射的恢复，还可预防泌尿系统的感染。入睡前限制饮水，减少夜间尿量，以免影响患者休息。

（3）骨盆底肌的锻炼：可以增强患者控制排尿的能力。训练时让患者取立、坐或卧位，试作排尿（排便）动作，先慢慢收紧盆底肌肉，再缓缓放松，每次 10 秒左右，连续 10 遍，每日进行数次，以不觉疲乏为宜。病情许可时，可做抬腿运动或下床走动，增强腹部肌肉的力量。

5. 导尿术　对长期尿失禁的患者，可行导尿术留置导尿，并定时放尿以锻炼膀胱壁肌肉张力。

### （二）尿潴留患者的护理

1. 心理护理　尿潴留患者易出现焦虑、紧张。护士应评估患者尿潴留的原因，安慰患者，若是非尿道梗阻所致的尿潴留，应及时采取有效的护理措施，解除患者的痛苦。

2. 提供有助患者排尿的护理措施

（1）隐蔽的排尿环境：关闭门窗，屏风遮挡，请无关人员回避。适当调整治疗和护理时间，使患者安心排尿。

（2）调整体位和姿势：协助卧床患者取适当体位，如抬高床头或坐起，尽可能使患者以习惯姿势排尿。对需绝对卧床休息或某些手术患者，应事先有计划地训练床上排尿，以免因不适应排尿姿势的改变而导致尿潴留。

（3）利用暗示诱导排尿：让患者听流水声或用温水冲洗会阴；热敷、按摩耻区及大腿内侧，可促进排尿。

（4）针刺疗法：可针刺中极、曲骨、三阴交穴或艾灸关元、中极穴等，刺激排尿。

3. 导尿术　经上述处理仍不能解除尿潴留时，可采用导尿术。

## 四、与排尿有关的护理技术

### （一）导尿术

导尿术（catheterization）是在严格无菌操作下，将导尿管经尿道插入膀胱引流尿液的技术。

1. 目的

（1）为尿潴留患者引流出尿液，以减轻痛苦。

（2）协助临床诊断：如留取未受污染的尿标本作细菌培养；测量膀胱容量、压力及检查残余尿；进行尿道或膀胱造影等。

（3）为膀胱肿瘤患者进行膀胱化疗。

2. 评估

（1）患者的病情、导尿的目的。

（2）患者的意识状态、心理反应，对导尿的认识及合作程度。

（3）膀胱充盈度及会阴部情况。

3. 操作前准备

（1）用物准备：① 治疗盘内备：无菌导尿包（内有治疗碗及弯盘各 1 个，尿管 10 号、12 号各 1 根，4 个碘伏棉球，血管钳 2 把，润滑油棉球瓶 1 个，标本瓶 1 个，洞巾 1 块，纱布 2 块）；外阴消毒用物（治疗碗 1 个，内盛 0.5%碘伏棉球 10 余个，血管钳 1 把，弯盘 1 个，手套 1 只或指套 2 只。男患者需备无菌纱布 2 块）；一般用物（无菌手套 1 双，小橡胶单和治疗巾 1 套或一次性尿垫 1 块，浴巾 1 条）；② 其他用物：治疗车 1 辆，便盆及便盆巾，屏风。

（2）患者准备：患者和家属了解导尿的目的、意义、过程和注意事项，并学会如何配合操作。如患者不能配合时，请人协助维持适当的姿势。

（3）护士准备：着装整齐，洗手，修剪指甲，戴口罩。

（4）环境准备：酌情关闭门窗，屏风遮挡。

4. 操作步骤　见表 18 - 1。

**表 18-1　导尿术操作步骤**

| 步骤 | 要点说明 |
| --- | --- |
| 1. 携用物至床边，核对患者并解释 | ● 尊重患者，取得合作 |
| 2. 体位和铺巾：协助患者脱对侧裤腿，盖在近侧腿上，并盖浴巾，取仰卧屈膝位，两腿略外展；将尿垫垫于患者臀下 | ● 保暖<br>● 保护床单不被污染 |
| ▲ 女患者导尿术 | |
| 3. 初步消毒外阴 | |
| (1) 戴手套：左手戴手套，右手持血管钳夹取棉球依次消毒 | ● 消毒原则：由外向内、自上而下 |
| (2) 擦拭顺序：阴阜→对侧大阴唇→近侧大阴唇→对侧小阴唇→近侧小阴唇→尿道口、阴道、肛门→尿道口 | ● 棉球应裹住血管钳尖；每个棉球限用一次；血管钳不可接触肛门区域 |
| (3) 撤物：脱下手套置于弯盘内，并将弯盘、治疗碗一并移至治疗车下层 | |
| 4. 打开导尿包：在患者两腿间打开内层治疗巾 | ● 嘱患者勿移动肢体，避免无菌区域被污染 |
| 5. 戴无菌手套，铺洞巾 | ● 扩大无菌区域，利于无菌操作 |
| 6. 润滑尿管：选择合适的导尿管，用石蜡油棉球润滑导尿管前段 | ● 可减轻尿管对黏膜的刺激和插管时的阻力 |
| 7. 再次消毒外阴：手法：一手拇指、示指分开并固定小阴唇，一手持血管钳夹取消毒液棉球，依次消毒；顺序：尿道口→两侧小阴唇内侧→尿道口 | ● 原则：由内→外→内，自上而下；消毒尿道口时停留片刻 |
| 8. 插管：一手继续固定小阴唇，另一手换钳后，夹取已润滑的导尿管轻轻插入 4～5cm，见尿液流出再插入 1～2cm，固定导尿管（图 18-1） | ● 嘱患者张口呼吸，有利于腹肌和尿道括约肌放松<br>● 注意观察患者的反应 |
| (1) 急性尿潴留导尿者：将尿液引入弯盘内，倒入床尾便盆内 | |
| (2) 留取无菌尿标本者：用无菌标本瓶接取中段尿 5ml，盖好瓶盖，置于治疗车上 | |
| (3) 导尿后需留置尿管者：见留置导尿术 | |
| 9. 拔管：导尿完毕，轻轻拔出导尿管，撤下洞巾，擦净外阴，脱去手套置弯盘内，撤出患者臀下的尿垫，放在治疗车下层 | |
| 10. 操作后处理：协助患者穿好裤子，整理床单位；清理用物，测量尿量，尿标本贴标签后送检；洗手，记录 | |
| ▲ 男患者导尿术 | |
| 1～2. 同女患者 | |
| 3. 初步消毒外阴：擦拭顺序：阴阜→尿道口→龟头→冠状沟→阴茎→阴囊 | ● 消毒原则：自上而下，从内到外 |
| 4～6. 同女患者 | |

续表

| 步骤 | 要点说明 |
| --- | --- |
| 7. 再次消毒外阴：手法：一手用无菌纱布裹住阴茎并提起，将包皮后推，暴露尿道口，顺序：尿道口→龟头及冠状沟→尿道口 | ● 原则：由内→外→内，螺旋擦拭 |
| 8. 插管：一手用无菌纱布固定阴茎，使之与腹壁成60°角（图18-2），用另一血管钳夹导尿管前端，垂直对准尿道口轻轻插入约20～22cm，见尿液流出后，再插入约1～2cm | ● 嘱患者张口呼吸，阴茎上提使耻骨前弯消失以利尿管插入 |
| 9～10. 均同女性导尿术 | |

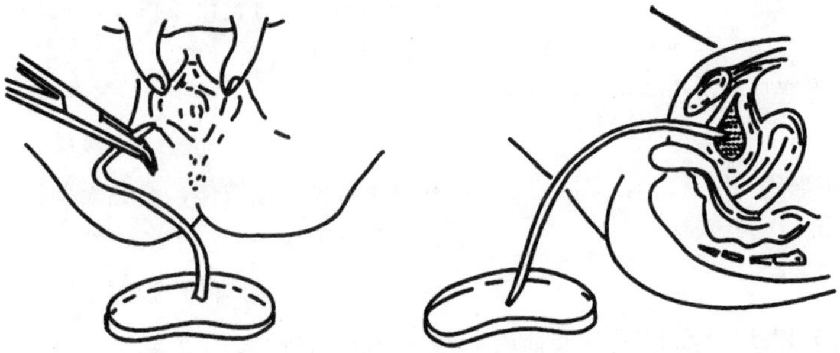

图18-1 女患者导尿法

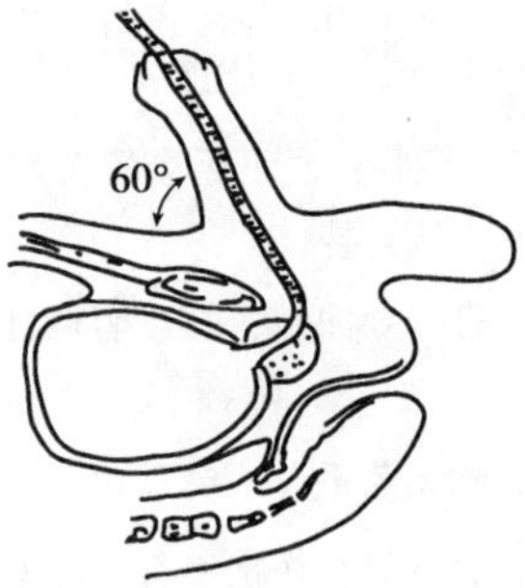


图18-2 男患者导尿法

5. 注意事项

(1) 用物必须严格消毒灭菌，并严格按照无菌操作规程进行。

(2) 老年女性尿道口回缩，插管时应仔细辨认，如误入阴道，应更换无菌尿管后重新插入。

(3) 选择合适的尿管，成人为：10～12号（橡胶）、16～22号（气囊）；儿童为：8～10号（橡胶）、8～14号（气囊）。

(4) 插管时动作要轻柔、缓慢，若遇阻力，应嘱患者休息片刻，张口呼吸后再缓慢插入，切勿强行插入，以免损伤尿道黏膜。

(5) 对膀胱高度膨胀的患者、极度衰弱者，放尿速度不可过快、过多，一次放尿不得超过1000ml，以免膀胱内压突然下降引起虚脱；另膀胱突然减压后，可引起膀胱黏膜急剧充血，发生血尿。

(6) 在导尿过程中，护士应注意询问患者感觉，观察面色、呼吸等情况。如出现面色苍白、呼吸急促、血压下降、血尿、剧烈腹痛等，应立即停止导尿术，报告医生及时处理。

(二) 留置导尿管术

留置导尿管术（retention catheterization）是在导尿后，将导尿管保留在膀胱内，引流尿液的技术。

1. 目的

(1) 抢救危重、休克患者时正确记录每小时尿量、测量尿比重，以密切观察患者的病情变化。

(2) 为盆腔手术前患者排空膀胱，避免术中误伤。

(3) 某些泌尿系统疾病手术后留置导尿管，便于引流和冲洗，并减轻手术切口的张力，促进切口的愈合。

（4）为尿失禁或会阴部有伤口的患者引流尿液，保持会阴部的清洁干燥。

（5）为尿失禁患者进行膀胱功能训练。

2. 评估

（1）患者的病情、留置导尿术的目的。

（2）患者的意识状态、心理反应、对导尿的认识及合作程度。

（3）排尿情况、膀胱充盈度及会阴部情况。

3. 操作前准备

（1）用物准备：同导尿术用物，另备无菌气囊导尿管1根，10ml无菌注射器1个，无菌生理盐水10～40ml，无菌集尿袋1副，别针。若用普通导尿管需备宽胶布。

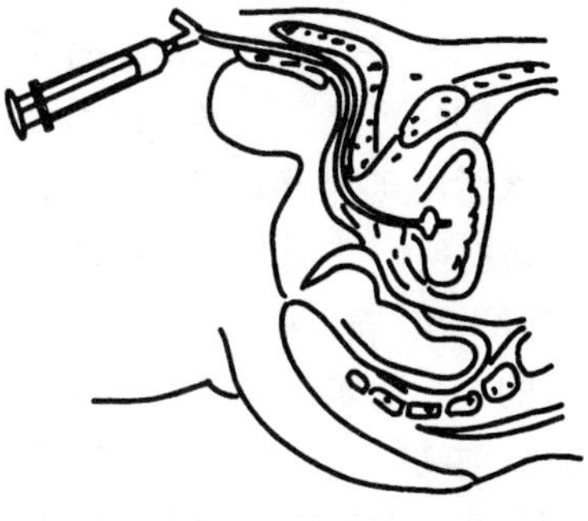

**图18-3　气囊导尿管固定法**

（2）患者准备：患者及家属了解留置导尿术的目的、过程和注意事项，学会在活动时如何防止导尿管脱落等，酌情剃除阴毛。

（3）护士准备：同导尿术。

（4）环境准备：同导尿术。

4. 操作步骤　见表18-2。

**表18-2　留置导尿管术操作步骤**

| 步骤 | 要点说明 |
|---|---|
| 1. 携用物至床边，核对患者并解释 | |
| 2. 同导尿术插入尿管，引出尿液 | |
| 3. 固定导尿管：排尿后，夹住导尿管末端，将血管钳连同尿管一并穿出洞巾 | |
| ▲ 双腔气囊导尿管固定法 | |
| （1）插入导尿管，见尿后再插入5～7cm。根据导尿管上注明的气囊容积向气囊内注入等量的生理盐水，轻拉导尿管有阻力感，即证实导尿管已固定于膀胱内（图18-3） | ● 导尿管前端有一个气囊，当注入一定量的气体或液体后可使导尿管固定于膀胱内，不易滑出 |
| （2）证实固定后，再向膀胱内送管少许 | ● 以免使膨胀的气囊卡在尿道口，造成黏膜损伤 |
| ▲ 胶布固定法 | |
| （1）女性：移开洞巾，脱手套，将准备好的胶布分别固定在阴阜、导尿管和两侧的大阴唇上（图18-4） | |
| （2）男性：移开洞巾，脱手套，将准备好的胶布固定在导尿管、阴茎两侧（图18-5） | ● 胶布不得直接贴在龟头上，以免损伤龟头表皮 |
| 4. 连接集尿袋：将导尿管尾端与集尿袋的引流管接头连接，开放导尿管 | ● 引流管要留出足够的长度，防止因翻身牵拉，使尿管滑出 |
| 5. 固定集尿袋：将集尿袋用别针固定在低于膀胱的高度（图18-6） | ● 防止尿液逆流引起泌尿系统感染 |
| 6. 操作后处理：协助患者穿好裤子，整理床单位，清理用物；洗手，记录 | |

5. 注意事项

(1) 反复向患者及其家属解释留置导尿管的目的和护理方法，使其认识到预防泌尿道感染的重要性。

(2) 保持引流通畅：引流管应放置妥当，避免受压、扭曲、堵塞等造成引流不畅。

(3) 防止逆行感染：① 保持尿道口清洁，女患者用0.5%碘伏棉球消毒外阴及尿道口，男患者用0.5%碘伏棉球消毒尿道口、龟头及包皮，每日1～2次；② 每日定时更换集尿袋，及时排空，并记录尿量，集尿袋及引流管位置应低于耻骨联合，以免逆行感染；③ 更换导尿管1次/周，硅胶导尿管可酌情延长更换时间；④ 教育患者多饮水，达到自然冲洗尿路的目的，发现尿液混浊、沉淀、有结晶时，应作膀胱冲洗，每周尿常规检查1次；⑤ 训练膀胱反射功能：拔管前采用间歇性夹闭导尿管方式，每3～4小时开放1次，使膀胱定时充盈和排空，促进膀胱功能的恢复；⑥ 患者离床活动时，导尿管及集尿袋应妥善安置。

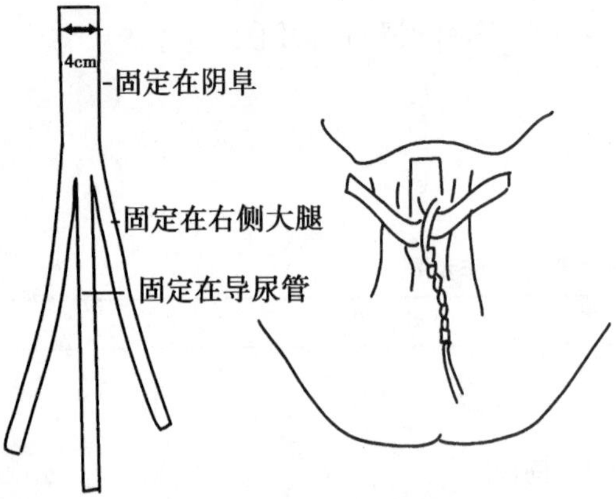


**图 18－4　女患者胶布固定法**

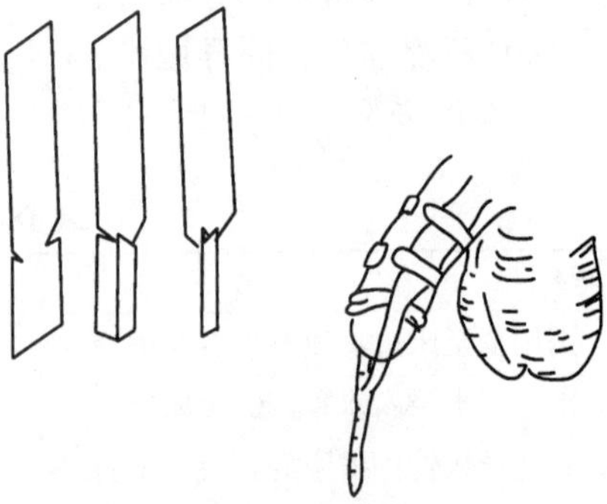

**图 18－5　男患者胶布固定法**

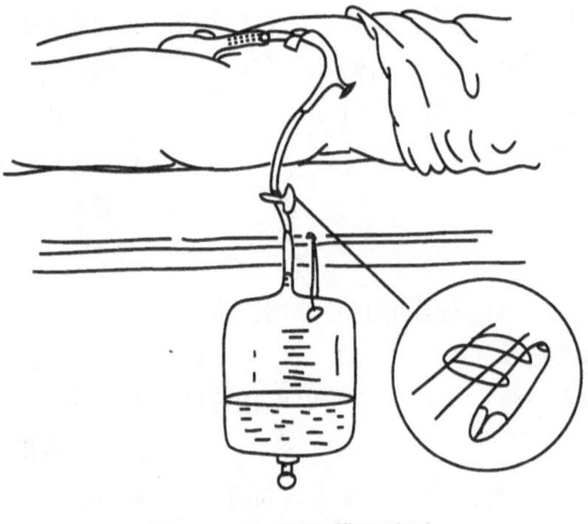

**图 18－6　集尿袋固定法**

(三) 膀胱冲洗术

膀胱冲洗术（bladder irrigation）是利用三通的导尿管，将溶液灌入到膀胱内，再借用虹吸原理将灌入的液体引流出来的方法。

1. 目的

(1) 对留置导尿管的患者，保持其尿液引流通畅。

（2）清除膀胱内血凝块、黏液、细菌等异物，预防感染。

（3）治疗某些膀胱疾病，如膀胱炎、膀胱肿瘤。

2. 评估

（1）患者的病情、膀胱冲洗的目的。

（2）患者的意识状态、心理反应、合作程度。

（3）尿液情况。

3. 操作前准备

（1）用物准备：① 开放式膀胱冲洗术：无菌治疗盘内置治疗碗 2 个，镊子 1 把，0.5%的碘伏棉球数个，纱布 2 块，无菌膀胱冲洗器，无菌集尿袋；② 密闭式膀胱冲洗术：无菌治疗盘内置治疗碗 1 个，镊子 1 把，0.5%的碘伏棉球数个，无菌膀胱冲洗装置 1 套，血管钳 1 把，开瓶器 1 个，输液器 1 套，输液架 1 个，输液瓶套，无菌集尿袋；③ 常用冲洗溶液：生理盐水，0.02%呋喃西林液，3%硼酸液，0.2%氯己定液，0.1%新霉素溶液。灌入溶液的温度为 38～40℃。若为前列腺肥大摘除术后患者，用冰生理盐水灌洗。

（2）患者准备：患者和家属了解膀胱冲洗的目的、过程和注意事项，学会在操作时如何配合。

（3）护士准备：同导尿术。

（4）环境准备：酌情屏风遮挡。

4. 操作步骤　见表 18－3。

**表 18－3　膀胱冲洗术操作步骤**

| 步骤 | 要点说明 |
|---|---|
| 1. 携用物至床边，核对患者并解释 | |
| 2. 排空膀胱：行导尿术，留置、固定导尿管，排空膀胱 | ● 有利药液与膀胱内壁充分接触，并保持有效浓度 |
| 3. 膀胱冲洗 | |
| ▲ 开放式膀胱冲洗术 | |
| （1）消毒：分开导尿管与集尿袋引流管接头连接处，用 0.5%的碘伏棉球分别消毒导尿管口和引流管接头，并用无菌纱布包裹 | ● 防止导尿管和引流管接头处污染 |
| （2）注液冲洗：取膀胱冲洗器吸取冲洗液，接导尿管，将一定量的冲洗液缓缓注入膀胱 | ● 每次注入 200～300ml 后，让冲洗液自行流出或轻轻抽吸；反复冲洗，直至流出液澄清；吸出液不再注入膀胱内 |
| ▲ 密闭式膀胱冲洗术（图 18－7） | |
| （1）准备冲洗溶液：用输液法将冲洗溶液启开、倒挂于输液架上、排气后夹闭 | ● 瓶内液面距床面约 60cm，以利于液体顺利滴入膀胱 |
| （2）连接冲洗装置：夹闭导尿管，打开冲洗装置包，分开导尿管与集尿袋的连接部分，用 0.5%碘伏消毒后，将 Y 形管的三端分别与集尿袋管、导尿管、冲洗液管连接 | ● 严格无菌操作，防止污染接口<br>● 若为三腔导尿管，可直接插入冲洗腔冲洗 |
| （3）排空膀胱：开放导尿管和引流管，排空膀胱 | ● 有利冲洗液滴入膀胱内，保持药效 |

续表

| 步骤 | 要点说明 |
| --- | --- |
| (4) 冲洗：夹紧引流管，开放冲洗管使溶液滴入膀胱，调节滴速，滴入200～300ml后或患者有尿意后，夹闭冲洗管，放开引流管，将冲洗液全部引流出来后，再夹闭引流管，如此反复冲洗 | ● 滴速60～80滴/分，不宜过快，以防患者尿意强烈，膀胱收缩，迫使冲洗液从尿道口流出<br>● Y形管须低于耻骨联合，以便引流彻底 |
| 4. 观察：询问患者感受，观察患者反应及引流性状 | ● 若流出的液量少于灌入的液体量，应考虑是否有血块或脓液阻塞，可增加冲洗次数或更换导尿管<br>● 患者若有不适，出现下腹剧痛或流出液中有鲜血时，应减慢冲洗或停止冲洗，通知医生处理，密切观察 |
| 5. 冲洗完毕：夹紧冲洗管和导尿管，分开Y形管，将导尿管与集尿袋分别消毒后连接，打开导尿管，保持引流通畅 | |
| 6. 固定：清洁外阴部，固定导尿管及引流管 | |
| 7. 操作后处理：协助患者取舒适卧位，整理床单位，清理用物；洗手、记录 | ● 记录冲洗液名称、冲洗量、引流量、引流液性质及冲洗过程中患者的反应等 |

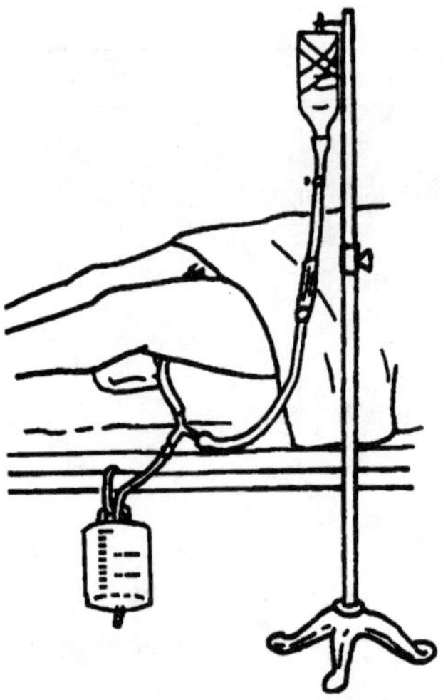

图18－7 膀胱冲洗术

5. 注意事项

(1) 严格无菌操作，防止泌尿系统感染。

(2) 滴入药物治疗时，应在膀胱内保留30分钟后才引出，以保证药物与膀胱黏膜的充分接触。

(3) 每天冲洗2～4次，每次冲洗量500～1000ml。

(4) 冲洗过程中密切观察患者反应及冲洗液性状，如有不适及时予以处理。如冲洗液引出有异常，应作详细记录（冲入量、引出量、引出液性状、颜色、患者的不适及处理）。

## 第二节 排便活动的评估与护理

### 一、大肠的结构和功能

#### (一) 大肠的解剖

人体参与排便运动的主要器官是大肠。大肠全长1.5m，起自回肠末端，止于肛门，分盲肠、结肠、直肠和肛管四个部分。

1. 盲肠（cecum） 为大肠与小肠的衔接部分，内有回盲瓣，起括约肌的作用，既可控制回肠内容物进入盲肠的速度，又可防止大肠内容物逆流。

2. 结肠（colon） 分升结肠、横结肠、降结肠和乙状结肠，围绕在小肠周围。

3. 直肠（rectum） 全长约16cm，上续乙状结肠，下移行于肛管。

4. 肛管（anal canal） 上续直肠下止肛门，长约4cm，由肛门内外括约肌所包绕。肛门内括约肌为平滑肌，有协助排便作用；肛门外括约肌为骨骼肌，是控制排便的重要肌束。

（二）大肠的生理功能

大肠的主要功能在于吸收水分、电解质和维生素；为消化后的残余物质提供暂时贮存所；利用肠内细菌制造维生素。

（三）大肠的运动形式

大肠的运动少而慢，对刺激的反应也较迟缓，其运动形式有以下几种：

1. 袋状往返运动　是空腹时最常见的一种运动形式，主要由环行肌无规律的收缩引起。使结肠袋中内容物向前后两个方向作短距离移动，并不向前推进。

2. 分节或多袋推进运动　是进食后较多见的一种运动形式，由一个结肠袋或一段结肠收缩推进肠内容物至下一结肠段。

3. 蠕动　是一种进行较快、推进作用较大的运动。由结肠收缩波完成，波前面的肌肉舒张，波后面的肌肉则保持收缩状态，使肠管闭合排空。对肠道排泄起重要作用。

4. 集团蠕动　是一种进行速度很快且前进很远的蠕动，起源于横结肠，强烈的蠕动波可将肠内容物推至乙状结肠和直肠。此蠕动每天发生 3～4 次，常见于早餐后 60 分钟内。它因两种反射刺激引起，即胃 - 结肠反射和十二指肠-结肠反射。该反射对肠道排泄有重要的意义，可利用此反射来训练排便习惯。

（四）排便过程

粪便从大肠内排出的过程称为排便。正常人的直肠腔内通常无粪便。当肠蠕动将粪便推入直肠腔时，刺激直肠壁内的感受器，冲动经盆神经和腹下神经传至脊髓腰骶段的初级排便中枢，同时上传到大脑皮质，引起便意和排便反射，通过盆神经传出冲动，使降结肠、乙状结肠和直肠收缩，肛门内括约肌不自主地舒张，同时，阴部神经冲动减少，肛提肌收缩，肛门外括约肌舒张，使粪便排出体外。此外，通过支配腹肌和膈肌的神经兴奋，使腹肌、膈肌收缩，腹内压增加，可促进粪便排出。

排便活动受大脑皮质的控制。正常人的直肠对粪便的压力刺激有一定的阈值，达到此阈值时即可产生便意。因此，个体通过一定时间的排便训练后，便可自主地控制排便。若经常有意识遏制便意，会使直肠逐渐失去对粪便压力刺激的敏感性，加之粪便在大肠内停留过久，水分被过度吸收，导致粪便干结，造成排便困难，这是产生便秘最常见的原因之一。

## 二、排便活动的评估

（一）影响排便因素的评估

1. 生理因素　① 年龄：2～3 岁以下的婴幼儿，大脑皮质发育不完善，神经肌肉系统发育不全，不能有效控制排便。老年人随年龄增加，腹壁肌肉张力下降，胃肠蠕动减慢，肛门括约肌松弛等因素导致肠道控制能力下降而出现排便功能的异常；② 排泄习惯：在日常生活中，许多人都有自己固定的排便时间；使用某种固定的便具；排便时从事某些活动如阅读等。当这些生活习惯由于环境的改变无法维持时，会影响正常排便；③ 饮食习惯：食物的种类、液体量的摄入对排便影响较大。纤维素较丰富的食物可增加肠蠕动，利于粪便排出；充足的水分可使粪便柔软易于排出；④ 活动型态：个体保持一定的活动量可维持肌肉的张力，刺激肠蠕动，有助于维持正常的排便功能。各种原因所致长期卧床、缺乏活动的人，可因肌肉张力减退、肠蠕动迟滞而导致排便困难。

2. 心理因素　是影响排便的重要因素。精神抑郁者身体活动减少，肠蠕动减慢而易发生便秘；而情绪紧张、焦虑者可导致迷走神经兴奋，肠蠕动增加而致腹泻。

3. 病理因素　① 疾病：肠道本身的疾病或身体其他系统的病变均可影响正常排便。如大肠癌、结肠炎可使排便次数增加；脊髓损伤、脑卒中等可致排便失禁；② 药物治疗：有些药物会造成腹泻或便秘，如缓泻剂可刺激肠蠕动、促使排便，而一些麻醉剂或止痛药可使肠蠕动减弱而导致便秘；某些治疗和检查会影响个体的排便活动，如腹部、肛门部位手术，会因肠壁肌肉的暂时麻痹或伤口疼痛而造成排便困难；胃肠X线检查常需灌肠或服用钡剂，也可影响排便。

4. 环境因素　排便须在一定的隐蔽环境中进行，如果环境不适宜，也会影响排便过程。

（二）粪便的评估

通常情况下，粪便的性质与性状可以反映消化系统的功能状况。护士通过对患者排便活动及粪便的评估，可及早发现和鉴别消化道疾患，有助于诊断和选择治疗、护理措施。

1. 正常粪便的评估　正常成人每日排便1～3次，每日量约100～300g，为成形软便，呈黄褐色，含少量黏液，有时伴有未消化的食物残渣，其气味由蛋白质经细菌发酵而产生。粪便的量和颜色随摄入食物的量及种类而变化，如进食少纤维、高蛋白质等精细食物者粪便量少而细腻；进食大量蔬菜、水果等粗粮者粪便量较多；进食大量绿叶蔬菜者粪便可呈暗绿色；进食动物血或铁制剂者粪便可呈无光样黑色。

2. 异常粪便的评估

（1）次数与量：成人每天排便超过3次或每周少于3次，婴幼儿每天排便超过5次，均应视为排便异常。急性腹泻患者大便量多而稀薄；慢性痢疾患者大便量少而稀薄。

（2）性状：粪便坚硬、呈栗子样，见于便秘患者；稀便或水样粪便常见于消化不良或急性肠炎患者；粪便常呈扁条形或带状，多见于肠道部分梗阻或直肠狭窄患者。

（3）颜色：柏油样便提示上消化道出血；陶土样便提示胆道梗阻；"米泔水"样便见于霍乱、副霍乱；暗红色血便提示下消化道出血；果酱样便见于肠套叠、阿米巴痢疾。

（4）气味：恶臭味大都因未消化的蛋白质与腐败菌作用，见于严重腹泻患者；腐败臭常见于下消化道溃疡、恶性肿瘤患者；腥臭味常见于上消化道出血的患者；酸臭味常见于消化不良。

（5）内容物：若粪便中混入或粪便表面附有血液、脓液或肉眼可见的黏液，提示消化道有感染或出血发生。肠道寄生虫感染患者的粪便中可查见蛔虫、蛲虫、绦虫节片等。

（三）常见的异常排便形态

1. 便秘（constipation）　指正常的排便形态改变，排便次数减少，排出过干过硬的粪便，且排便不畅、困难。可表现为：腹痛、腹胀、消化不良、乏力、食欲缺乏等全身症状，触诊腹部较硬实且紧张，有时可触及包块，肛诊可触及粪块。排便习惯不良、某些药物不合理的使用、食物中少纤维素或饮水量不足、长期卧床或活动减少、某些器质性病变、精神紧张等均可导致便秘的发生。

2. 粪便嵌塞（fecal impaction）　指粪便持久滞留堆积在直肠内，水分被过度吸收，大便坚硬不能排出，常见于慢性便秘的患者。可表现为：强烈便意，腹部胀痛，直肠肛门疼痛，肛门处有少量液体渗出，但不能排出粪便。引起的直接原因是：便秘未及时解除。粪便长时间滞留在直肠内，水分被持续吸收而乙状结肠排下的粪便又不断加入，最终使粪块变得又大又硬不能排出，发生粪便嵌塞。

3. 腹泻（diarrhea）　指正常排便形态改变，排便次数增加，排出松散稀薄的粪便或水样便。可表现为：腹痛、肠鸣、恶心、呕吐、乏力、有急于排便的需要和难以控制的感觉。

短时的腹泻可以帮助机体排出刺激物质和有害物质，是一种保护性反应。但持续、严重的腹泻，可使机体内的大量水分和胃肠液丢失，导致水、电解质和酸碱平衡紊乱。又因机体无法吸收营养物质，长期腹泻将导致机体的营养不良。进食不洁食物、胃肠道自身疾患、情绪紧张焦虑、使用泻剂不当、某些内分泌疾病如甲亢等均可导致肠蠕动增加，发生腹泻。

4. 排便失禁（fecal incontinence） 指肛门括约肌不受意识的控制而不自主地排便。可表现为：患者不自主地排出粪便。原因包括生理和心理两方面的因素，前者多见于神经肌肉系统的病变或损伤如瘫痪，胃肠道疾患等；后者多见于精神障碍、情绪失调等。

5. 肠胀气（flatulence） 指胃肠道内有过量气体积聚，不能排出。可表现为：腹部膨隆、腹胀、痉挛性疼痛、呃逆、肛门排气过多。当肠胀气压迫膈肌和胸腔时，可出现气急和呼吸困难。主要原因包括食入产气性食物过多、吞入大量空气、肠蠕动减少、肠道梗阻及肠道手术后。

## 三、排便异常的护理

### （一）便秘患者的护理

1. 重建正常的排便习惯 评估患者的排便形态，指导患者养成定时排便的习惯，共同确定一个适合自身的排便时间（早餐后最佳），每天固定在此时排便。不随意使用缓泻剂及灌肠等方法。

2. 饮食护理 合理安排膳食结构，多摄取蔬菜、水果、粗粮等高纤维食物；多饮水，病情许可时每日液体摄入量不少于2000ml；适当食用油脂类的食物。

3. 适当运动 按个人需要拟订规律的活动计划，并协助患者进行运动，卧床患者可进行床上活动，以增强腹肌和盆底部肌肉的力量，增加肠蠕动，促进排便。

4. 采取适当的排便姿势 卧床患者床上排便时，病情允许可采取坐姿或摇高床头，利用重力作用增加腹内压促进排便。对术后需绝对卧床患者，在手术前应有计划地训练床上排便。

5. 提供适当的排便环境 提供患者隐蔽的环境及充分的排便时间。如拉床帘或屏风遮挡，避开查房、治疗护理和进餐时间，以消除紧张情绪，利于排便。

6. 缓解症状 对便秘者，可根据具体情况采取腹部按摩、口服缓泻剂、简易通便等方法缓解症状。

7. 以上方法均无效时，遵医嘱给予灌肠。

8. 健康教育 教育患者及家属正确认识维持正常排便习惯的意义。指导患者正确使用缓泻剂，以及缓泻剂虽然可暂时缓解便秘，但长期使用或滥用又可使个体形成对缓泻剂的依赖，导致慢性便秘的发生。

### （二）粪便嵌塞患者的护理

1. 早期可使用栓剂 口服缓泻剂来润肠通便。必要时先行油类保留灌肠，2～3小时后再做清洁灌肠。

2. 晚期人工取便 在清洁灌肠无效后遵医嘱执行，护士戴手套，将涂润滑剂的示指慢慢插入患者直肠内，触到粪块，小心地破碎，取出。操作时动作应轻柔，避免损伤直肠黏膜，刺激迷走神经。操作中患者若有心悸、头昏时应立即停止。

3. 教育患者及家属排便的过程，及合理膳食、良好排便习惯对机体排泄的重要性。

（三）腹泻患者的护理

1. 卧床休息　可减少肠蠕动，对不能自理的患者应及时给予便盆，消除焦虑不安的情绪，使之达到身心充分休息的目的。

2. 去除病因　去除导致腹泻的原因，若为肠道感染，遵医嘱给予抗生素治疗。

3. 饮食护理　酌情给予清淡的流质或半流质食物，避免油腻、辛辣、高纤维食物。严重腹泻时可暂禁食。

4. 维持水和电解质平衡　鼓励患者饮水，遵医嘱给予口服补液或静脉输液，必要时给予止泻剂，防止水和电解质的紊乱。

5. 皮肤护理　维持肛周皮肤完整性，特别是婴幼儿、老人、身体衰弱者，每次便后用软纸轻擦肛门，温水清洗，并在肛门周围涂油膏保护皮肤。

6. 密切观察病情　评估排便形态，做好相应记录，必要时留取标本送检。同时应注意观察患者有无水和电解质的紊乱。病情危重者，还需注意生命体征的变化。

7. 心理护理　主动关心患者，提供舒适护理，及时协助患者更换衣裤、床单、被套和清洗沐浴，便盆清洗干净后，置于易取处，方便患者取用。

8. 健康教育　向患者讲解有关腹泻的知识，指导患者注意饮食卫生，养成良好的卫生习惯。

9. 隔离护理　如疑为传染病，则按传染病隔离原则护理。

（四）排便失禁患者的护理

1. 心理护理　排便失禁的患者常感到自卑和忧郁，期望得到理解和帮助。护理人员应尊重、理解患者，维护其尊严，给予心理安慰与支持，帮助其树立信心，配合治疗和护理。

2. 皮肤护理　及时更换污湿的衣裤、被单，保持床褥、衣服清洁；每次便后用温水清洗肛门周围及臀部皮肤，必要时，肛门周围涂油膏以保护皮肤，避免破损感染，床上铺橡胶单和中单或一次性尿布，保持局部皮肤清洁干燥。注意观察骶尾部皮肤变化，定时按摩受压部位，预防压疮的发生。

3. 重建控制排便的能力　评估患者排便时间，掌握排便规律，定时给予便器，促使患者按时自己排便；也可与医生协调定时应用导泻栓剂或灌肠，以刺激定时排便，训练排便反射。教育患者进行肛门括约肌及盆底部肌肉收缩锻炼。

4. 提供舒适的环境　包括物理环境和人文社会环境。前者主要是定时开窗通风，除去不良气味，保持室内空气清新；后者主要是从语言、行为等方面注重对患者的尊重和关爱。

（五）肠胀气患者的护理

1. 教育患者养成良好的饮食习惯，如细嚼慢咽，避免吞入大量空气；避免摄取产气多的食物及饮料。

2. 鼓励患者适当活动，促进肠蠕动，减轻肠胀气。

3. 轻微胀气时，可行腹部热敷或腹部按摩、针刺疗法。严重胀气时，遵医嘱给予药物治疗或行肛管排气。

## 四、与排便有关的护理技术

（一）灌肠法

灌肠法（enema）是将一定量的液体由肛门经直肠灌入结肠，以帮助患者清洁肠道、排便、排气或由肠道供给药物，达到诊断和治疗目的的方法。根据灌肠的目的可分为保留灌肠和不保留灌肠。不保留灌肠又根据灌入的液体量分为大量不保留灌肠和小量不保留灌肠。

1. 大量不保留灌肠

(1) 目的：① 清洁肠道，为肠道手术、检查或分娩作准备；② 解除便秘、肠胀气；③ 清除肠道内的有害物质，减轻中毒；④ 灌入低温液体，为高热患者降温。

(2) 评估：① 患者的病情、排便情况、灌肠的目的；② 患者的意识状态、心理反应和自理能力；③ 患者的肛门皮肤情况。

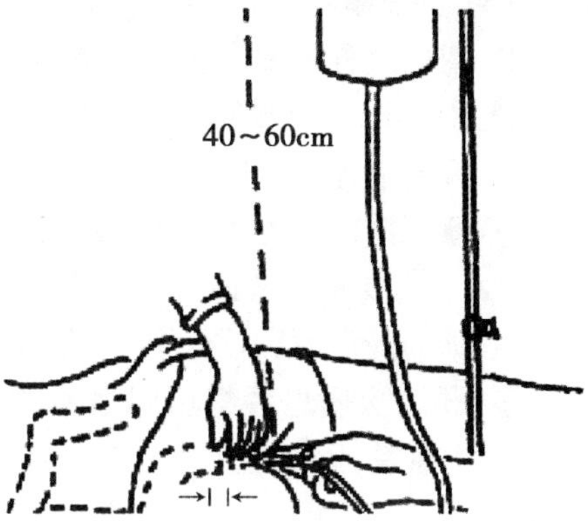


图 18-8 大量不保留灌肠

(3) 操作前准备：① 用物准备：治疗盘内备：灌肠筒一套或一次性灌肠袋（筒内盛灌肠液）、肛管、血管钳、润滑剂、棉签、卫生纸、弯盘、纱布、橡胶单、治疗巾、便盆、便盆巾、输液架、水温计、屏风；灌肠溶液：常用 0.1%～0.2% 的肥皂液、生理盐水。成人每次用量为 500～1000ml，小儿 200～500ml。溶液温度 39～41℃，降温时用 28～32℃，中暑者用 4℃；② 患者准备：了解灌肠的目的、过程和注意事项，并配合操作；③ 护士准备：着装整齐，洗手，修剪指甲，戴口罩；④ 环境准备：关闭门窗，屏风遮挡。

(4) 操作步骤　见表 18-4。

**表 18-4　大量不保留灌肠操作步骤**

| 步骤 | 要点说明 |
|---|---|
| 1. 携物至床旁核对患者并解释 | |
| 2. 体位：取左侧卧位，双膝屈曲，脱裤至膝部，臀部齐床沿，不能自我控制排便者可取仰卧位，臀下垫便盆 | ● 利用重力作用使灌肠液顺利流入乙状结肠和降结肠 |
| 3. 舒适：将小橡胶单和治疗巾垫于患者臀下。置弯盘于臀旁，盖好被子，只露臀部 | ● 保护床单不被污染<br>● 保暖，保护患者隐私 |
| 4. 挂筒：将灌肠筒挂于输液架上，筒内液面距肛门约 40～60cm（图 18-8） | ● 过高，压力过大，液体流入速度过快，不易保留，而且易造成肠道损伤 |
| 5. 排气：润滑肛管前端，连接肛管，排尽管内气体，夹紧橡皮管 | ● 润滑肛管可减少插入阻力，易于插管，减轻损伤 |
| 6. 插管：一手分开臀裂显露肛门，嘱患者深呼吸，另一手将肛管轻轻插入直肠 7～10cm，小儿插入约 4～7cm | ● 深呼吸使患者放松，易于插管；动作轻柔，防止损伤肠黏膜；如插入受阻，可退出少许，旋转后缓缓插入 |
| 7. 灌液：松钳，扶持肛管，使液体缓缓流入直肠 | ● 注意观察筒内液面下降情况和患者反应 |
| 8. 拔管：在灌肠液即将流尽时夹紧橡皮管，用卫生纸包裹肛管轻轻拔出，分离肛管，放入弯盘内，擦净肛门 | ● 避免空气进入肠道及灌肠液、粪便随管流出 |
| 9. 安置患者：协助患者取舒适卧位，嘱患者坚持 5～10 分钟后排便 | |
| 10. 协助排便：不能下床患者，给予便盆，将卫生纸放于易取处；对危重患者应协助其排便毕，取出便盆 | |
| 11. 整理：整理床单位，开窗通风，清理用物 | ● 保持病房的整洁，除去异味 |
| 12. 观察：大便性质、颜色、量 | ● 必要时留取标本送检 |
| 13. 洗手、记录 | ● 在体温单大便栏目内记录 |

（5）注意事项：

① 灌肠过程中如有腹胀或便意时，嘱患者做深呼吸。灌肠完毕，不宜立即排便，要让灌肠液保留 5～10 分钟。

② 插管前评估肛门有无痔疮、肛裂，插管时动作轻柔，注意患者反应。

③ 掌握溶液的浓度、温度、速度、压力和溶液量。伤寒患者灌肠时液量不得超过 500ml，压力要低，液面距肛门不得超过 30cm。

④ 如为降温灌肠，保留 30 分钟后再排便，便后 30 分钟测量体温并记录。

⑤ 肝性脑病患者禁用肥皂水灌肠，以减少氨的产生和吸收；充血性心力衰竭和水钠潴留患者禁用生理盐水灌肠；孕妇、急腹症、消化道出血、严重心血管疾病等患者禁忌灌肠。

⑥ 灌肠过程中密切观察患者反应，发现脉速、面色苍白、出冷汗或患者主诉剧烈腹痛、心慌时，应立即停止灌肠，报告医生给予及时处理。

2. 小量不保留灌肠

（1）目的：① 软化粪便，解除便秘；② 排出肠道内的气体，减轻腹胀；③ 适用于腹部或盆腔手术后的患者及危重患者、年老体弱、小儿、孕妇等。

（2）评估：① 患者的病情、排便情况、灌肠的目的；② 患者的意识状态、心理反应和自理能力；③ 患者肛门皮肤情况。

（3）操作前准备：

① 用物准备：治疗盘内备注洗器、量杯或小容量灌肠筒、肛管（12～16 号）、温开水 5～10ml，遵医嘱备灌肠液、血管钳、润滑剂、棉签、弯盘、卫生纸、橡胶单、治疗巾，另备便盆和便盆巾，屏风。常用灌肠溶液：“1、2、3”溶液（50％硫酸镁 30ml、甘油 60ml、温开水 90ml）；甘油或液体石蜡 50ml 加等量温开水；溶液温度为 38℃。

② 患者准备：同大量不保留灌肠。

③ 护士准备：同大量不保留灌肠。

④ 环境准备：同大量不保留灌肠。

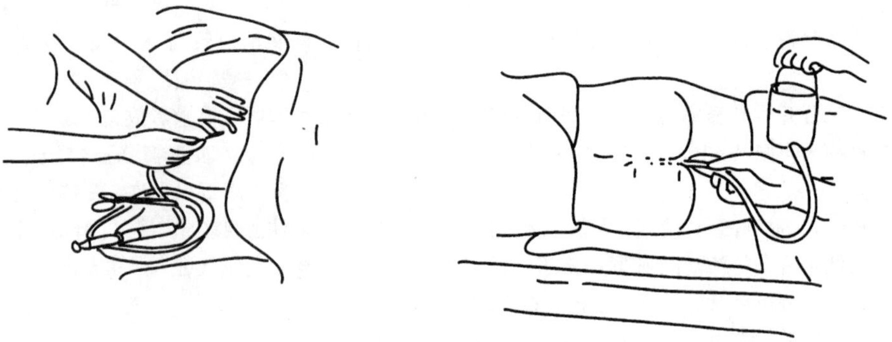

**图 18－9　小量不保留灌肠**

（4）操作步骤　见表 18－5。

**表 18-5　小量不保留灌肠操作步骤**

| 步骤 | 要点说明 |
| --- | --- |
| 1. 查对：同大量不保留灌肠 | |
| 2. 体位：同大量不保留灌肠 | |
| 3. 舒适：同大量不保留灌肠 | |
| 4. 准备注洗器：用注洗器抽吸药液，连接肛管，润滑肛管前端，排气夹管 | |
| 5. 插管：一手分开臀裂显露肛门，嘱患者深呼吸，另一手将肛管轻轻插入直肠 7～10cm | |
| 6. 注液：松钳，缓缓注入溶液（图 18-9）注毕夹管，取下注洗器再吸取溶液，松夹后再行灌注，如此反复直至溶液注完 | ● 注入速度不得过快，以免刺激肠黏膜，引起排便反射<br>● 更换注洗器时，防止空气进入肠道，引起腹胀 |
| 7. 灌毕：注入温开水 5～10ml，抬高肛管尾端，使管内溶液全部流入 | |
| 8. 拔管：反折肛管，用卫生纸包裹肛管轻轻拔出，分离肛管，放入弯盘内，擦净肛门 | |
| 9. 安置患者：协助取舒适卧位，嘱患者尽可能保留溶液 10～20min 后再排便 | ● 充分软化粪便，利于排出 |
| 10. 其余步骤同大量不保留灌肠 | |

（5）注意事项：

① 灌肠过程中如有腹胀或便意时，嘱患者做深呼吸。灌肠完毕，不宜立即排便，要让灌肠液保留 10～20 分钟。

② 插管前评估肛门有无痔疮、肛裂，插管时动作轻柔，注意患者反应。

③ 掌握溶液的浓度、温度、速度、压力和溶液量。使用小容量灌肠筒时，压力要低，液面距肛门不超过 30cm。

④ 急腹症、消化道出血、妊娠、严重心血管疾病等患者禁忌灌肠。

⑤ 灌肠过程中密切观察患者反应，发现脉速，面色苍白，出冷汗，腹痛，心慌时，应立即停止灌肠，报告医生给予及时处理。

3. 口服高渗溶液清洁肠道

（1）目的：清洁肠道。适用于直肠、结肠检查和手术前肠道准备。

（2）常用溶液：硫酸镁、甘露醇。

（3）方法：① 甘露醇法：患者术前 3 天进半流质饮食，术前 1 天进流质饮食，术前 1 天下午 2:00～4:00 口服甘露醇溶液 1500ml（20%甘露醇 500ml+5%葡萄糖 1000ml 混匀）。一般服用后 15～20 分钟即反复自行排便；② 硫酸镁法：患者术前 3 天进半流质饮食，每晚口服 50%硫酸镁 10～30ml。术前 1 天进流质饮食，术前 1 天下午 2:00～4:00，口服 25%硫酸镁 200ml（50%硫酸镁 100ml+5%葡萄糖盐水 100ml），然后再口服温开水 1000ml。一般服后 15～30 分钟，即可反复自行排便。

4. 保留灌肠　将药液灌入到直肠或结肠内，通过肠黏膜吸收达到治疗的目的。

（1）目的：镇静、催眠和治疗肠道感染。

（2）评估：① 患者的病情、肠道病变部位、治疗目的；② 患者的意识状态、心理状况及自理能力；③ 患者的合作程度。

（3）操作前准备：

① 用物准备：治疗盘内备小容量灌肠筒或注洗器，量杯，肛管（8～10 号），温开水 5～10ml，遵医嘱备灌肠液，血管钳，润滑剂，棉签，弯盘，卫生纸，橡胶单，治疗巾，屏风。常用溶液：药物及剂量遵医嘱准备，镇静催眠用 10%水合氯醛；肠道炎症用 2%小檗碱，0.5%～1%新霉素或其他抗生素溶液。灌肠溶液量不超过 200ml。溶液温度 39～41℃（摄氏度）。

② 患者准备：了解保留灌肠的目的、过程和注意事项，解尽大小便，配合操作。

③ 护士准备：同大量不保留灌肠。

④ 环境准备：同大量不保留灌肠。

（4）操作步骤　见表 18－6。

**表 18－6　保留灌肠操作步骤**

| 步骤 | 要点说明 |
| --- | --- |
| 1. 携物至床旁，核对患者并解释 | ● 取得合作，有利于药物在肠腔内保留、吸收 |
| 2. 体位：根据病变部位取左侧或右侧卧位，双膝屈曲，脱裤至膝部，臀部齐床沿 | |
| 3. 舒适：抬高臀部 10cm，将小橡胶单和治疗巾垫于患者臀下。置弯盘于臀旁，盖好被子，只露臀部 | ● 抬高臀部以防止药液溢出 |
| 4. 插管：同小量不保留灌肠法轻轻插入肛管 10～15cm，注入药液 | ● 为保留药液，肛管选择要细、插入要深，药液速度慢、量少；液面距肛门不超过 30cm |
| 5. 拔管：反折肛管，用卫生纸包裹肛管轻轻拔出，分离肛管，放入弯盘内，擦净肛门 | ● 暂时留置橡胶单及治疗巾于患者臀下 |
| 6. 保留药液：用卫生纸在肛门处轻轻按揉，嘱患者尽量保留溶液在 1h 以上 | ● 使药液充分吸收 |
| 7. 其余步骤同大量不保留灌肠 | |

（5）注意事项：

① 肠道抗感染以晚上睡眠前灌肠为宜，此时肠道活动减少，药液易于保留吸收，达到治疗目的。

② 慢性细菌性痢疾病变部位多在直肠或乙状结肠，取左侧卧位；阿米巴痢疾病变多在回盲部，取右侧卧位，以提高疗效。

③ 灌肠过程中如有腹胀或便意时，嘱患者做深呼吸。灌肠完毕，要让灌肠药液尽可能地保留 1 小时以上。

④ 为保留药液，灌肠时要掌握溶液的温度、浓度、速度、压力和溶液量，同时选择的肛管要细，插入要深以减少刺激。液面距肛门不超过 30cm。

⑤ 肛门、直肠、结肠等手术后患者及排便失禁者不宜做保留灌肠。

⑥ 灌肠过程中密切观察患者反应，发现脉速、面色苍白、出冷汗、腹痛、心慌时，应

立即停止灌肠，报告医生给予及时处理。

5. 简易通便法

(1) 目的：解除便秘。适用于老人、体弱和久病卧床的便秘者。

(2) 评估：① 患者的病情、便秘情况；② 患者的心理反应及合作程度。

(3) 操作前准备：

① 用物准备：通便剂，卫生纸，剪刀。

② 患者准备：了解简易通便的目的、过程和注意事项，配合操作。

③ 护士准备：同大量不保留灌肠。

④ 环境准备：注意隐蔽性。

(4) 操作步骤：

① 开塞露法：由甘油或山梨酸制成，装在塑料容器内。使用时将封口端剪去，先挤出少许液体润滑开口处，患者取左侧卧位，放松肛门外括约肌，将开塞露的前端轻轻插入肛门后，再将药液全部挤入直肠内（图 18－10），保留 5～10 分钟后排便。

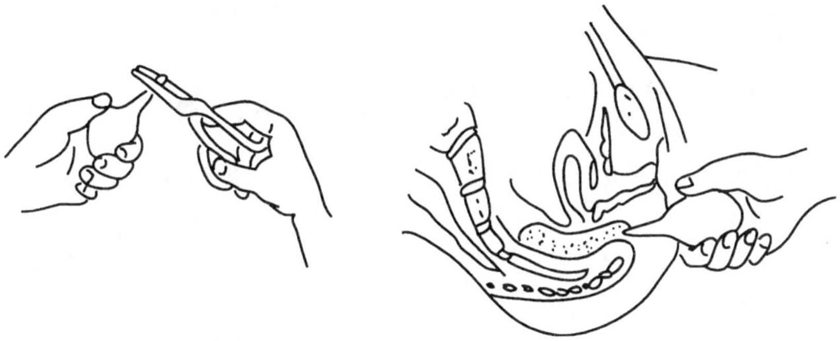

**图 18－10　开塞露法**

② 甘油栓法：由甘油和明胶制成的栓剂。使用时手垫纱布或戴手套，捏住甘油栓底部轻轻插入肛门至直肠内（图 18－11），抵住肛门处轻轻按摩，保留 5～10 分钟排便。

③ 肥皂栓法：将普通肥皂削成圆锥形（底部直径约 1cm、长约 3～4cm），使用时手垫纱布或戴手套，将肥皂栓蘸热水软化后轻轻插入肛门。有肛门黏膜溃疡、肛裂及肛门剧烈疼痛者，不宜使用肥皂栓通便。

6. 肛管排气法

(1) 目的：排出肠腔积气、减轻腹胀。

(2) 评估：① 患者肠胀气的程度，已采取的护理措施；② 患者的意识状态、心理反应及合作程度。

(3) 操作前准备：

① 用物准备：治疗盘内备肛管，玻璃接头，橡胶管，玻璃瓶（内盛水 3/4 满），瓶口系带，润滑油，棉签，胶布（1cm×15cm），别针，卫生纸，弯盘，屏风。

② 患者准备：了解肛管排气的目的、过程和注意事项，配合操作。

③ 护士准备：同大量不保留灌肠。

④ 环境准备：同大量不保留灌肠。

(4) 操作步骤：见表 18－7。

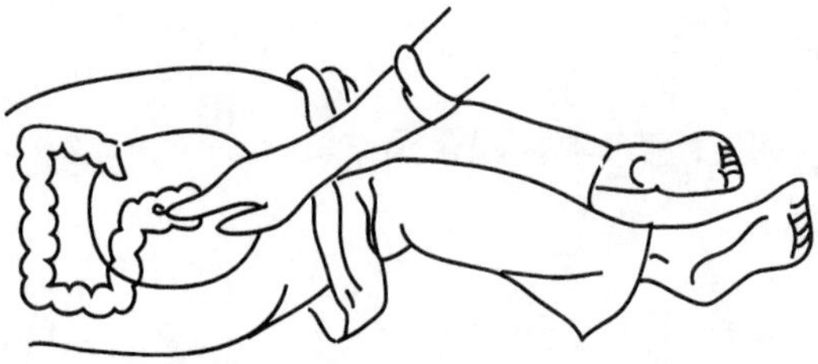

图 18-11　甘油栓法

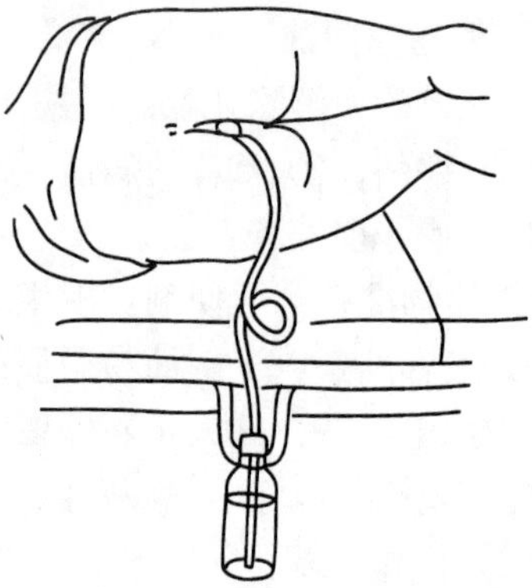

图 18-12　肛管排气法

表 18-7　肛管排气法操作步骤

| 步骤 | 要点说明 |
| --- | --- |
| 1. 携物至床旁，核对患者并解释 | |
| 2. 体位：取左侧或仰卧位，双膝屈曲，脱裤至膝部，臀部齐床沿，注意遮盖患者，只暴露肛门 | ● 维持自尊；保暖 |
| 3. 系瓶：将玻璃瓶系在床边，橡胶管一端插入玻璃瓶液面下，另一端与肛管相连 | ● 防止外界空气进入肠道，加重腹胀，同时便于观察气体排出量 |
| 4. 插管：润滑肛管前端，嘱患者张口呼吸，将肛管轻轻插入直肠 15～18cm | ● 减少肛管对肛门、直肠的刺激 |
| 5. 固定：用胶布将肛管固定，橡胶管留出足够长度，用别针固定在床单上（图 18-12） | ● 便于患者翻身 |
| 6. 观察：排气情况，如排气不畅，帮助患者更换体位或按摩腹部 | ● 若气体排出，可见瓶内液面下有气泡自管端逸出 |
| 7. 拔管：保留肛管不超过 20 分钟，拔出肛管，清洁肛门 | |
| 8. 协助患者取舒适体位，整理床单位，清理用物 | ● 询问患者腹胀有无减轻 |
| 9. 洗手、记录 | |

（5）注意事项：

① 排气过程中，应注意观察瓶液面下气泡逸出情况，如排气不畅，应更换体位或按摩腹部。

② 长时间留置肛管，会降低肛门括约肌的反应，甚至导致肛门括约肌永久性松弛。因此保留肛管时间不超过 20 分钟。需要时，2～3 小时后再行肛管排气。

（郭爱梅）

# 第十九章　药物疗法

**学习目标**

完成本章学习后，学生应能：

1. 陈述给药的原则及药物保管原则。
2. 列出影响药物疗效的因素。
3. 正确识别与给药有关的医学常用缩写用语。
4. 列举口服给药的注意事项。
5. 解释吸入法给药的原理。
6. 按规程完成三种吸入法给药的操作。
7. 描述注射法给药的原则。
8. 按规程进行各种注射法的操作。
9. 描述药物过敏反应原理、临床表现及抢救措施。
10. 阐述常用皮试液配制的方法。
11. 正确判断过敏试验的结果。
12. 简述破伤风抗毒素脱敏注射的步骤。

## 第一节　概　　述

药物治疗是临床上最常见的一种治疗方法。护士在药物治疗过程中发挥着重要的作用。护士是药物治疗的直接执行者，安全准确有效地给药，对患者获得最佳的治疗效果至关重要。因此，护士应了解有关的药理知识，熟练掌握正确的给药方法，以使患者得到最佳的药物治疗效果。

### 一、护士在药物治疗中的职责

药物治疗是一个连续的过程，这其中需要医生、药剂师、护士及患者的共同合作。其中药疗护理是这一过程中的重要环节。护士在给药过程中承担着以下几方面的职责：

1. 了解药物的相关知识，包括药物的用法、给药途径、安全剂量、不良反应、毒性反应、配伍禁忌等。

2. 正确运用给药技能，保证安全准确地给药。

3. 用药前评估患者的身心状态、药物史、过敏史、配合程度等情况；评估用药期间的身心反应及其他情况。

4. 记录患者用药期间的反应，并及时向医生提供准确信息。

5. 指导患者安全用药。

6. 维护用药者的权利，确保其安全与舒适。

7. 对有疑问的医嘱应“质疑”，拒绝提供不安全的药物。

8. 参与药物的保管、贮存。

## 二、药物的基本知识

### （一）给药的目的

药物治疗对恢复和维持人类健康有重要作用，通过给药可达到以下目的：

1. 治疗疾病及减轻症状　如抗生素可达到治疗感染性疾病的目的，而止痛药可减轻疼痛，缓解症状。

2. 预防疾病　各种疫苗、免疫增强剂、维生素等药物可提高机体免疫力，从而达到预防疾病的目的。

3. 协助诊断　一些检查利用某些药物的特殊性质与排泄特点协助诊断，如利用酚红的排泄检测肾功能。

4. 维持机体正常生理功能　休克、失血、失液时需及时补充液体、蛋白质和电解质，以维持机体的生理功能。

### （二）药物的基本作用

药物在人体内经过吸收、分布、代谢、排泄四个环节。药物进入人体后，分布到人体各个组织和器官，通过改变体液环境或与细胞膜上的受体作用，从而产生一系列的作用。

1. 治疗作用　是指符合用药目的或能达到防治效果的作用。例如，使用吗啡缓解患者的疼痛，使用氨茶碱治疗支气管哮喘等。一种药物可能同时具备多种治疗功能，如阿司匹林，它既能消炎、止痛、退热，又可以抑制血小板的聚集，降低心血管疾病的发生危险性。此外，多种药物同时使用时，药物间存在相互作用。

2. 不良反应　是指不符合用药目的，甚至给患者带来痛苦的反应。包括：① 不良反应是指药物在治疗剂量下出现与治疗目的无关的作用，属于药物固有的作用，一般症状较轻；② 毒性反应是对机体有损害性的不良反应。通常随着剂量增大或用药时间过长而加重。例如中毒剂量的吗啡可造成严重的呼吸抑制，甚至死亡；③ 后遗效应是指停药后血浆药物浓度已降至阈浓度以下时残存的生物效应。如服巴比妥类催眠药后，次日晨可能会出现宿醉现象；④ 特殊反应是指与药理作用无关，难以预料的不良反应，如变态反应。

### （三）药物的剂型

药物剂型依据不同的给药途径可分为：

1. 内服药　包括溶液、合剂、酊剂、片剂、散剂、胶囊等。

2. 注射药　包括水溶剂、油剂、混悬液、结晶、粉剂等。

3. 外用药　包括软膏、溶液、酊剂、搽剂、洗剂、滴剂、粉剂、栓剂等。

### （四）给药途径

目前临床上常用的给药途径有：

1. 口服给药法（oral administration）　是药物经口服至消化道，经胃、肠黏膜吸收入血液循环，从而达到局部或全身治疗效果。

2. 注射给药法（injection administration）　是将药物注射到身体组织中，经血液循环到达全身各处组织细胞，从而发挥疗效。常用的注射给药途径有：

（1）皮下注射法（hypodermic injection）：指将少量药液注入表皮与真皮之间的方法。

（2）皮内注射法（intradermal injection）：指将少量药液注入皮下组织的方法。

（3）肌内注射法（intramuscular injection）：指将一定量药液注入肌肉组织的方法。

（4）静脉注射法（intravenous injection）：指将无菌药物经静脉注入体内的方法。

3. 吸入给药法（inhalation administration） 挥发性药物或气体经口、鼻吸入呼吸系统中，达到局部或全身治疗的目的。

4. 局部给药法（topical administration） 药物经皮肤或黏膜吸收产生局部疗效的方法。黏膜给药常见的部位包括口腔、鼻黏膜、阴道、直肠等。

（五）影响药物疗效的因素

药物的疗效受到机体内外诸多因素的影响。了解和掌握这些因素的作用规律，有助于采取恰当的护理措施，以更好地发挥药物疗效，并防止或减少不良反应。影响药物疗效的因素归纳起来有以下几方面：

1. 药物方面 药物的用量、剂型、给药途径、药物的理化性质及是否联合用药对药物作用有明显影响。

（1）用量：药物用量在一定范围内与效应呈正比关系，即药量增加，效应随之增加，但当达到最大效应后，继续增加剂量，药物的效应不再提高，反而引起毒性反应。如洋地黄过量时可引起心律失常。

（2）剂型：剂型影响药物的吸收量或速率，从而影响药物作用的快慢和强弱，如与同类药物的注射针剂相比，口服药一般发挥疗效慢。

（3）途径：不同的给药途径可影响药物吸收速度和生物利用度。吸收速度：静脉＞吸入＞肌内注射＞皮下＞直肠黏膜＞口服＞皮肤。某些情况下，不同的给药途径会产生不同的药效，如口服硫酸镁产生导泻与利胆作用，而注射给药则产生镇静和降血压的作用。

（4）时间：药物在体内的血浆半衰期是给药间隔时间的参考依据。临床用药一般多采取连续多次给药，目的在于维持有效的血药浓度，同时避免发生毒性反应。

（5）联合用药：多种药物合用时可产生拮抗作用或协同作用。如异烟肼和乙胺丁醇合用时可增强抗结核作用，乙胺丁醇还可延缓异烟肼耐药性产生；而铁剂与四环素类药物同时使用时，会形成络合物而减少吸收。

（6）耐受性和药物依赖性：在连续用药后产生的药物反应性降低称为耐受性。在连续用药后会引起机体对药物的依赖性，如已产生了躯体性依赖，一旦停药会产生戒断现象，即成瘾性，如吗啡、杜冷丁等麻醉剂长期或反复使用后产生成瘾性。

2. 机体方面

（1）生理状态：患者的年龄、性别、体重、营养状态等都会影响药物在体内的代谢。通常幼儿和老年人用药剂量比成年人少；由于某些药物可能引起畸胎，或是通过乳腺排泌进入婴儿体内引起中毒，因此妇女在妊娠期和哺乳期用药要谨慎；一般来说，药物用量与体重呈正比；此外，营养状态差的患者由于肝药酶活性低，药物代谢速度减慢，易引起药物中毒。

（2）病理状态：肝肾功能不良与用药关系密切。肝功能不良时肝药酶活性降低，药物代谢速度变慢，造成药物作用时间延长或增强；肾功能不良者药物排泄减慢，半衰期延长。因此肝肾功能不良者，应注意用药时适当延长给药间隔时间和减少剂量，避免引起蓄积中毒。

（3）心理状态：心理因素在一定程度上影响药物的效应。患者情绪乐观，机体机能提高，各系统功能稳定，则药物治疗易收到良好的效果；反之，则影响药物疗效。因此，在给药过程中，要了解患者的情绪状态，帮助其调整情绪，使之能以积极的态度接受药物治疗，促进药效的发挥。同时，患者对药物的信赖程度也是影响药效的因素之一。如果患者认为药物治疗有效，信赖药物治疗，则可提高药物疗效，“安慰剂”的疗效正是心理因素影响的结果。但如果患者对药物治疗无信心，不但会自觉疗效不高，甚至会采取不配合的态度。此外，医护人员的语言、行为可影响患者的情绪及对药物的信赖程度。护士的言行可帮助患者树立治疗信心，提高患者对药物的信赖程度，同时给予患者情感上的支持，改善患者情绪，使其以积极的态度接受药物治疗，促进药物疗效。

此外，饮食与药物之间也存在着相互作用，因此在药物治疗的同时，要指导患者的饮食，以促进药物的吸收，增强疗效，避免降低疗效。

## 三、给药原则

为了确保在执行药物疗法时的准确与安全，护士在执行给药过程中必须严格遵守一定的给药原则。

### （一）按医嘱要求准确给药

1. 医嘱单上必须清楚地写明患者姓名、性别、年龄、床号、病历号；所给药物的名称、剂量、给药时间、用药方法以及开始和停止的日期和时间。医嘱上必须由医生本人签字。

2. 护士一般不执行口头医嘱。遇特殊情况时，如抢救、手术时可接受口头医嘱。在执行时，必须复述 1 次，与医生确认无误后方可执行，记录执行的时间，并保留用过的空安瓿，以备复查。医生要在最短的时间内将口头医嘱补写清楚，并签字。

3. 在执行过程中对医嘱或药物有任何疑问，应立即提出，询问明确后方可给药，避免盲目执行。

### （二）严格执行查对制度

在给药过程中，为确保给药的安全有效，必须做到“三查七对”。“三查”：指操作前、操作中、操作后均须进行查对。“七对”：指核对床号、姓名、药名、药物浓度、剂量、用法和用药时间。此外，还须检查药物的质量，对疑有变质或已超过有效期的药物，应放弃使用。

### （三）进行全面评估，确保用药安全

给药前护士应先了解患者的年龄、诊断、病情、心理状况以及所用药物的性状、作用、不良反应和应有的疗效。此外，还要了解患者的药物过敏史，必要时进行过敏试验，以确保安全。多种药物同时使用时，注意药物间的相互作用，是否存在配伍禁忌。同时，在用药期间需密切观察患者的反应，以采取有效的措施促进疗效及减轻药物不良反应。

### （四）掌握正确的给药方法和技术

熟练掌握给药技术是护士胜任药疗工作的一个必备条件。不同的给药方法有其相应的操作规程及要求，护士应运用正确的给药方法，使药物能准确及时地进入体内生效。同时，药物应做到现用现配，口服药备好后应及时分发，以避免药物发生化学反应及污染，降低药效。此外，护士应根据药物的半衰期，按药物代谢规律按时给药，以维持有效的血药浓度和发挥最大药效。不宜为了方便而随意更改给药时间。对于给药时间要求不太严格的药物可按临床常规的给药时间表（表 19 - 1）安排给药。

**表 19-1　给药有关的常用缩写**

| 缩写 | 中文译意 | 缩写 | 中文译意 |
|---|---|---|---|
| ID. | 皮内注射 | qd. | 每日一次 |
| H. | 皮下注射 | bid. | 每日两次 |
| IM. /im. | 肌内注射 | tid. | 每日三次 |
| IV. /iv. | 静脉注射 | qid. | 每日四次 |
| ivgtt | 静脉滴注 | qh. | 每小时一次 |
| po. | 口服 | q2h. | 每 2 小时一次 |
| Rp；Px | 处方/请取 | q4h. | 每 4 小时一次 |
| | | q6h. | 每 6 小时一次 |
| | | qm. | 每晨一次 |
| | | qn. | 每晚一次 |
| | | qo. d. | 隔日一次 |
| | | ac. | 饭前 |
| | | pc. | 饭后 |
| tab. | 片剂 | hs. | 临睡前 |
| comp. | 复方 | am. | 上午 |
| pil. | 丸剂 | pm. | 下午 |
| lot. | 洗剂 | 12n | 中午 12 时 |
| mist. | 合剂 | mn. | 午夜 |
| tr. | 酊剂 | st. | 立即 |
| pulv. | 粉剂/散剂 | gtt. | 滴 |
| ext. | 浸膏 | g | 克 |
| cap. | 胶囊 | ml | 毫升 |
| sup. | 栓剂 | | |
| syr. | 糖浆剂 | DC. | 停止 |
| ung. | 软膏剂 | prn | 需要时（长期） |
| inj. | 注射剂 | sos. | 需要时（限用一次，12h 内有效） |
| ad. | 加至 | | |

## 四、药物的管理

通常病房中设置有药柜，贮备一定数量的常用药物。对病房的药物管理要遵循下列原则：

1. 药柜应置于治疗室中清洁、光线充足的地方，设专人管理，定时检查，按规定进行领取和补充。

2. 分类放置　药物应按内服、外用、注射、剧毒等分类放置。毒麻药物依据“麻醉品管理办法”规定的原则严格管理，严格处方、单独存放、专人管理、加锁保存并有交班记录。

3. 标签明确　药品应有明确的标签，标签上要注明药物的名称、浓度和剂量。不同类的药品使用不同的标签，内服药用蓝边标签、外用药用红边标签、剧毒药用黑边标签。

4. 药物如有变色、沉淀、异味则不能使用，应及时退回中心药房或药库处理。新领药品应仔细核对无误方可收入病房药柜。

5. 不同性质的药品采用不同的保存方法

（1）对有期限限制的药物，应定期检查，按有效期先后次序使用。

（2）易被热破坏的药品，根据其性质和贮存条件的要求，置于干燥、阴凉处或冰箱内。

（3）易燃易爆的药品应单独存放，注意密闭保存于低温处，并远离火源。

（4）易挥发、潮解和风化的药物应密闭保存，用后注意盖紧瓶盖。

（5）易光解的药物应装在有色瓶内或放在有避光纸的药盒内，置于暗处保存。

## 第二节　口服给药法

口服给药法是最常用、最方便、较安全的给药方法。由于其服用方便，因此是患者乐于接受的一种药疗方法。但口服给药也存在吸收率低，药物生效慢的缺点，故应用时亦受到一定的限制，如一般急救时不宜采用。

医院内口服给药是一个连续的过程，包括摆药、发药和发药后的处理三个过程。

### 一、摆　药

目前医院内有两种摆药方式，一种是由病房护士摆药，另一种是中心药房摆药。在中心药房，由病房护士每天将摆药盘、服药单一起送到中心药房，由药房的药剂师负责摆药、核对，每次摆一天的药量，再由病房护士核对后取回，按时给患者用药。

### 二、发　药

#### （一）目的

按照医嘱的要求将药物及时、准确地发给患者，并协助患者安全、正确地服下药物，以达到减轻症状、治疗疾病、维持正常生理功能、协助诊断和预防疾病的目的。

#### （二）评估

1. 患者的病情、治疗情况以及服药的目的。

2. 患者年龄、意识状态及活动能力等。

3. 患者的吞咽能力，有无口腔或食管疾患以及是否有恶心、呕吐症状等。

4. 患者对服药必要性的认识及服药的依从性。

5. 患者是否有服药的相关知识。

#### （三）操作前准备

1. 用物　服药本、小药卡、药盘、药杯、药匙、量杯、滴管、研钵、湿纱布、包药纸、饮水管、治疗巾、水壶（内盛温开水）。

2. 患者　向患者解释服药的目的。

（四）操作步骤　见表19－2。

**表19－2　口服给药操作步骤**

| 步骤 | 要点说明 |
|---|---|
| 1. 评估：见评估部分 | |
| 2. 准备：洗手，戴口罩，准备用物 | |
| 3. 备药 | |
| (1) 核对药卡及服药本，按床号顺序将小药卡插入药盘内，放好药杯 | ● 严格执行三查七对制度 |
| (2) 依据药物的剂型不同，采取不同的取药方法 | ● 先备固体药，再备水剂和油剂 |
| ① 固体药用取药勺取药 | |
| ② 药量＞1ml的液体药用量杯取药 | ● 视线与所示药量的刻度应在同一水平线上（图19－1） |
| ③ 药量＜1ml时用滴管吸取（1ml＝15滴） | ● 在药杯内加入少量冷开水，以避免药液黏附在杯上<br>● 滴管尖与药液水平面成45°，将药液滴入药杯<br>● 量取不同种药液时应先洗净量杯或滴管 |
| (3) 全部药品配备完毕后再次核对，发药前请另一名护士再核对一次 | ● 确保备药无误 |
| 4. 发药 | |
| (1) 洗手、携带服药本、药盘、温开水 | |
| (2) 按床号顺序发药，核对床号、姓名、药物名称、剂量、浓度、时间、用法 | ● 呼唤患者姓名，得到准确应答后方可给药<br>● 同一患者的药物应一次取出药盘 |
| (3) 对自理服药困难者提供帮助 | ● 保证患者服下药物 |
| (4) 按需向患者及家属说明服药目的和注意事项 | ● 促进药效发挥并减少不良反应 |
| (5) 发药完毕对药杯进行消毒处理 | ● 防止交叉感染 |
| 5. 观察患者服药后的反应 | |

（五）注意事项

1. 备药时　同一个患者的多种固体药可放入同一个药杯中，口含片、粉剂等特殊药物用纸包好；如患者需同时服用几种药液，应将药液置于不同的药杯中。婴幼儿、鼻饲或食道静脉曲张患者所用的药物应研碎。

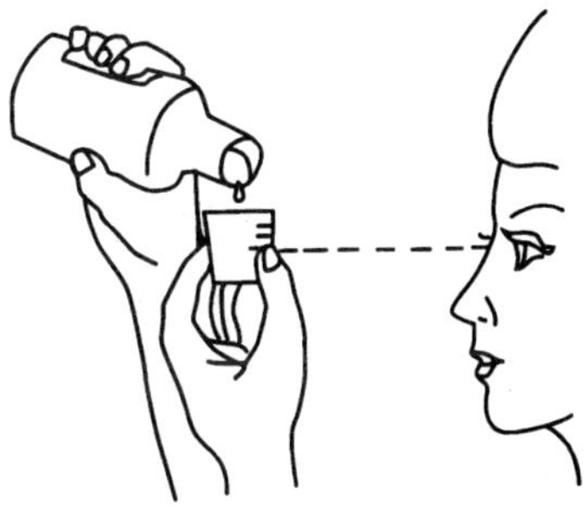

**图19－1　量取药液的方法**

2. 发药时　应亲自看到患者服药后方可离开；患者因故不在时，要妥善保管药物，并做好交班；更换药物或停药时应及时告之患者；当患者有疑问时，应重新核对，确定无误后方可服用。

3. 危重患者　应喂药；鼻饲者将研好的药粉溶解后，从胃管灌入，再以少量温开水冲胃管。

4. 做好用药指导　如① 服强心苷类药物前应先测脉率及节律，如脉率低于60次/分或节律不齐，应暂停服用，并报告医生；② 对牙齿有腐蚀作用或使牙齿染色的药物如酸剂、铁剂，服用时需避免与牙齿接触，可使用吸水管吸入，服后漱口；③ 服用对呼吸道黏膜有安抚作用的药物，服后不宜立即饮水，并应最后服用；④ 服用磺胺类药物后要多饮水，防止析出结晶堵塞肾小管。

## 第三节 吸入给药法

吸入给药法是利用雾化装置使药液分散成细小的雾滴，悬浮在气体中经口或鼻吸入呼吸系统，从而达到局部或全身治疗的目的。吸入给药起效快、用量小、不良反应轻。临床上常用的方法有超声雾化吸入法、氧气雾化吸入法和手压式雾化器吸入法。

### 一、超声雾化吸入法

应用超声波将药液变成细微的气雾，由呼吸道吸入，达到治疗效果的一种给药方法。

（一）超声雾化器的结构和工作原理

超声雾化器的结构如图 19－2 所示。超声雾化器主要功能部件包括水槽、晶体换能器、雾化罐、透声膜、电源和调节器。

超声雾化器的工作原理是将电能通过晶体换能器的震荡转化为超声波，超声波透过透声膜，破坏药液表面张力，使其变成细微的雾滴，通过导管的输送，随患者深吸气到达终末细支气管和肺泡。

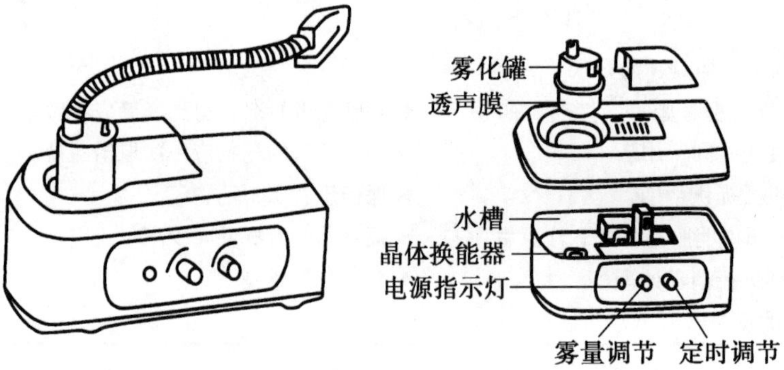


**图 19－2 超声雾化器**

（二）目的

1. 促进和改善呼吸功能　通过吸入抗感染、祛痰药物，消除炎症，稀释痰液，易于痰液排出；还可以通过吸入解痉药物，解除支气管痉挛，使气道通畅。

2. 预防呼吸道感染　通过吸入温暖、潮湿的气体，减少呼吸道刺激。常用于呼吸道烧伤、胸科手术后或配合人工呼吸器使用。

3. 可用于间歇吸入抗癌药物，治疗肺癌。

（三）评估

1. 病情及用药目的。

2. 呼吸系统状况。

3. 意识状态、自理能力、合作程度。

（四）操作前准备

1. 用物

（1）超声雾化吸入器。

（2）药物：按医嘱备药。常用药物有：① 控制感染：如庆大霉素、红霉素等；② 解除痉挛：如氨茶碱、沙丁胺醇等；③ 稀释痰液：如α-糜蛋白酶；④ 减轻呼吸道黏膜水肿：如地塞米松。

（3）其他用物：冷蒸馏水、水温计、治疗巾或毛巾一块。

2. 患者　了解超声波雾化吸入法的目的、方法、注意事项及配合要点；采取坐位、半坐位或侧卧位。

（五）操作步骤　见表19-3。

**表19-3　超声雾化吸入法操作步骤**

| 步骤 | 要点说明 |
|---|---|
| 1. 评估 | |
| 2. 洗手 | |
| 3. 连接雾化器各个部件 | ● 检查机器有无异常 |
| 4. 水槽内加入冷蒸馏水 | ● 水量以浸没雾化罐底部的透声膜为宜 |
| 5. 加药：核对后，将药液用生理盐水溶液稀释至30～50ml倒进雾化罐，将盖旋紧 | |
| 6. 核对：携用物至患者处，核对并解释 | ● 严格执行查对制度 |
| 7. 开始雾化： | |
| （1）协助患者取合适体位 | ● 坐位、半坐位或侧卧位 |
| （2）接通电源：先打开电源开关，预热3～5分钟 | |
| （3）调节雾量旋钮，使药液呈雾状喷出 | |
| （4）定时 | |
| （5）协助患者将口含嘴或面罩放好，指导其正确呼吸 | ● 如使用口含嘴，指导患者用嘴含口含嘴适当深吸气，用鼻呼气<br>● 如使用面罩，面罩罩住患者口鼻，以正常呼吸频率，用鼻适当深呼吸 |
| 8. 结束雾化 | |
| （1）取下口含嘴或面罩 | |
| （2）先关雾化开关，再关电源开关 | |

（六）注意事项

1. 水槽内无水或雾化罐内无药液时，不可开机工作。
2. 水槽内忌加入温水或热水，以免损坏晶片。
3. 使用过程中水槽内水温超过50℃时应关闭机器及时更换。
4. 每次治疗时间为15～20分钟。
5. 连续使用时，中间应间隔30分钟。

## 二、氧气雾化吸入法

氧气雾化吸入法是利用高速氧气气流使药液形成雾状，随患者吸气进入呼吸道而产生疗效的一种吸入给药的方法。

（一）氧气雾化器的工作原理

目前临床上使用的氧气雾化器有数种（图 19－3），但基本构造和作用原理大致相同。其工作原理是利用高速氧气气流通过毛细管管口时在管口附近产生的负压，将药液由接邻的小管吸出，所吸出的药液又被毛细管口高速气流撞击成细小的雾滴，呈雾状喷出。

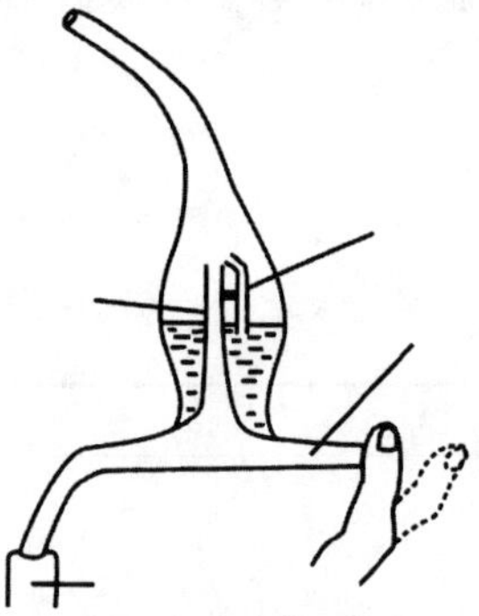

玻璃氧气雾化器

（1）

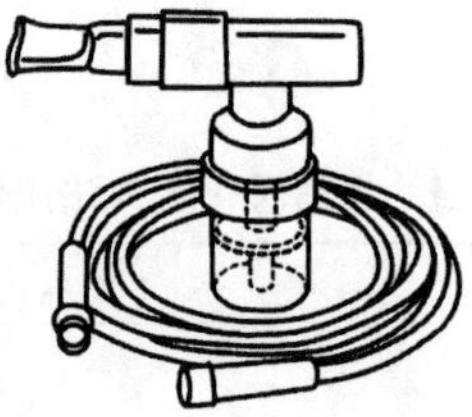

吸嘴式氧气雾化器

（2）

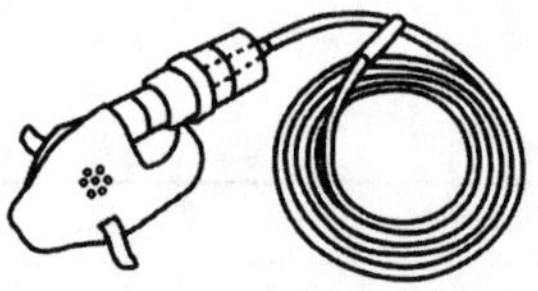

面罩式氧气雾化器

（3）

**图 19－3　氧气雾化器**

（二）目的

消除炎症，稀释痰液，解除支气管痉挛，减轻局部水肿。

（三）评估

参阅超声雾化吸入法的有关内容。

（四）操作前准备

1. 用物　氧气雾化吸入器、药液（按医嘱备）、氧气装置。

2. 患者　参阅超声雾化吸入法的有关内容。

（五）操作步骤　见表 19－4。

**表 19－4　氧气雾化吸入法操作步骤**

| 步骤 | 要点说明 |
|---|---|
| 1. 评估 | |
| 2. 洗手 | |
| 3. 把所需药液用蒸馏水稀释或溶解药物至 5ml，注入贮药瓶 | |
| 4. 连接好雾化器的进气口和氧气管 | ● 各部件连接紧密，勿漏气 |
| 5. 携用物至患者处，核对并解释，协助取合适体位 | ● 严格执行查对制度 |
| 6. 取下氧气装置上的湿化瓶，调整氧流量达 6～8L/min | ● 避免雾化瓶中液体将药液稀释 |
| 7. 协助患者将口含嘴或面罩放好，指导其正确呼吸（同超声雾化吸入法），至雾化药液吸完 | ● 提高药液的吸入量，更好发挥疗效 |
| 8. 吸毕，移去雾化器，再关闭氧气 | |
| 9. 协助患者漱口，取舒适体位 | |
| 10. 整理用物，面罩、口含嘴浸泡消毒 | ● 防止交叉感染 |
| 11. 记录治疗效果及反应 | |

（六）注意事项

1. 指导患者正确呼吸，以更好发挥疗效。

2. 使用时注意避免火源。

## 三、手压式雾化器吸入法

手压式雾化器（图 19－4）是将药液置于由适当的抛射剂制成的送雾器中，由于送雾器内腔为高压，将其倒置，用拇指按压顶部时，其内阀门即打开，药液便从喷嘴喷出。雾滴的平均直径为 2.8～4.3μm，由于其出速极快，故 80%的雾滴会直接喷到口腔及咽部黏膜。

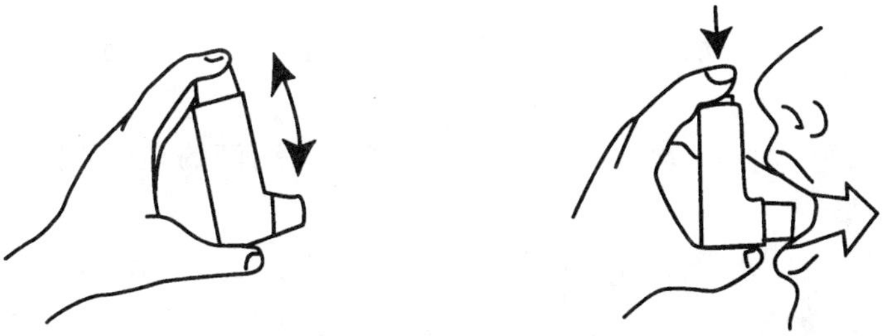

（1）　　（2）

**图 19－4　手压式雾化吸入器**

手压式雾化器携带方便，操作简单，患者可以在需要时及时缓解症状，但往往因为患者操作不当，喷出的药液不能充分进入呼吸道，而影响药物疗效。因此，要指导患者掌握正确的使用方法：

1. 用时先充分摇匀药液。

2. 将雾化器倒置，口含嘴放入双唇间，平静呼气。

3. 吸气开始时，按压气雾瓶顶部，使药液喷出，随着深吸气的动作，将药雾吸入。

4. 尽可能延长屏气，然后呼气。每次 1～2 喷，两次使用间隔时间不少于 3～4 小时。

5. 雾化器使用后放在阴凉处保存。

6. 嘱患者疗效不满意时，不可随意增加用量和缩短用药间隔，以免引起不良反应。

（邢凤梅　来小彬）

# 第四节　注射给药法

注射给药法是将一定量的药液注入体内，达到全身疗效的方法。常用注射法包括皮内注射、皮下注射、肌内注射、静脉注射和动脉注射。与口服给药相比，注射给药药物吸收速度快、吸收效率高，药效作用迅速，适用于需要药物迅速发挥疗效者。此外，有些药物有严重的胃肠道刺激或胃肠道吸收效果不佳，也适宜选用注射给药。但注射给药也有一定的缺点，注射给药是一种侵入性操作，可增加感染的危险，造成患者的疼痛、焦虑，且不良反应发生迅速。因此，护士应全面掌握各种注射给药的方法和操作规程，确保安全给药。

## 一、注射给药的原则

（一）严格执行查对制度

1. 严格执行“三查七对”。

2. 认真检查药物的质量，如发现药物变色、浑浊、沉淀、超出有效期、安瓿有裂痕或密封瓶的瓶盖松动等现象，均不可使用。

3. 需同时注射数种药物时，注意药物的配伍禁忌。

（二）严格遵守无菌操作原则

1. 注射前必须洗手，戴口罩，衣帽整洁。

2. 按照无菌原则夹取或取用无菌注射器，注射器的活塞、针筒内壁、乳头部、针尖与针梗必须保持无菌。

3. 药物要现用现配，避免放置时间过长，已抽吸好药液的注射器放置在无菌盘或无菌容器内，防止被污染。

4. 常规消毒注射部位皮肤，并保持无菌。常用消毒方法为先用 2.5%碘酊棉签以注射点为中心，由内向外螺旋式旋转涂擦，直径约 5cm，待干后，用 75%的酒精以同样方式脱碘两次；或用 0.5%碘伏按上述方法消毒两次，待干后方可注射。

（三）做好注射前准备

1. 根据给药的目的、药物吸收的速度选择注射途径　静脉注射或动脉注射时，药物直接入血，立即吸收；其次是肌内注射，药物通过肌肉内丰富的毛细血管网入血；皮下注射药物的吸收较肌内注射慢；皮内含有血管最少，因此与其他注射法相比，皮内注射法药物的吸收最慢。

2. 选择合适的注射部位　注射部位应避开血管和神经；不可在有损伤、炎症、瘢痕、硬结及患皮肤病处进针。对需长期注射的患者，应有计划地更换注射部位。

3. 选择合适的注射器和针头　根据注射药物的量、性质（黏稠度和刺激性的强弱）、注射部位和患者的个体情况选择合适的注射器和针头。一次性注射器应检查有效期以及包装的密封性。注射器应完整、无裂缝、不漏气；针头型号合适，锐利、无锈、无钩、无弯曲；注射器和针头衔接紧密。

（四）注射前排尽空气

注射前应排尽注射器内的空气，防止空气进入血管引起空气栓塞。同时，排气过程中应避免浪费药液。

（五）掌握合适的进针角度和深度

1. 根据注射法的不同，选择合适的进针角度和深度（图 19－5）。

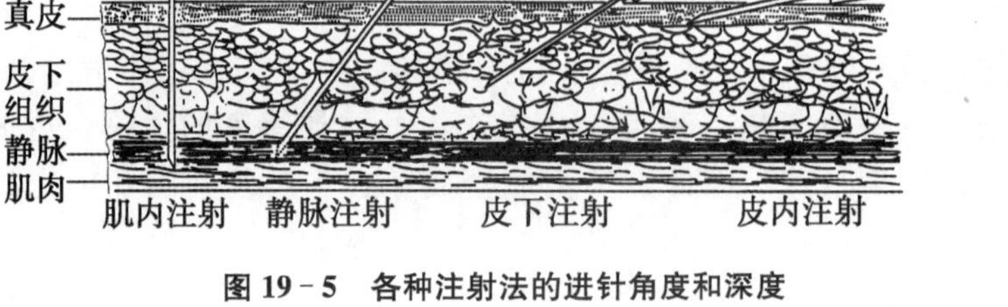


**图 19－5　各种注射法的进针角度和深度**

2. 进针时不可把针梗全部进入皮肤内　因为断针易发生于针梗与针栓连接处，一旦发生断针，如保留一段针梗于体外，可尽快用血管钳夹紧外露端拔出针梗。如断端完全隐没于皮肤内，则断针易移位，不宜处理。

（六）进针后的注意事项

进针后，推注药液前，应先抽动注射器活塞，检查有无回血。动、静脉注射必须见回血后方可推注药液；而皮下、肌内注射如有回血，则应拔出针头，更换部位，再行消毒、注射。

（七）掌握无痛注射技术

1. 做好解释和安慰工作，消除患者的不安和害怕心理，操作过程中通过交谈等方式分散患者的注意力，减轻疼痛与不适。

2. 协助患者采取适当的体位，放松局部肌肉，易于进针。

3. 注射时做到“二快一慢”，即进针快、拔针快、推药慢。给儿童注射时，应做到“三快”，即进针快、拔针快、推药快。

4. 注射刺激性较强的药液，应选择粗长型号的针头，进针要深，推药速度宜慢。

5. 需要同时注射多种药物时，应先注射刺激性较弱的药物，再注射刺激性较强的药物。

## 二、注射给药前的准备

（一）评估

注射给药前，护士应对患者进行全面的评估：

1. 病情及用药目的　对老年人进行评估时，应注意循环系统、肝肾功能、皮肤等；对婴幼儿，应特别注意用药剂量。

2. 过敏史与用药史。

3. 有无注射的经验，对注射的知识水平及心理反应　有的患者对注射有恐惧和焦虑的心理，护士应耐心解释注射目的和注意事项，取得患者合作。对婴幼儿、躁动、精神异常患者适当加以约束。

4. 注射部位局部皮肤情况　有无损伤、炎症、瘢痕、硬结、皮肤病。

（二）用物准备

1. 注射盘　注射盘内常规放置下列物品：注射卡、皮肤消毒液（2.5%碘酊和 75%酒精各一瓶）、无菌持物钳、棉签、砂轮、开瓶器、弯盘。静脉注射应准备止血带和胶布。

2. 注射器和针头

（1）注射器的结构：注射器由乳头、针筒、活塞（活塞体、活塞轴、活塞柄）构成。针头由针尖、针梗和针栓构成（图 19-6）。

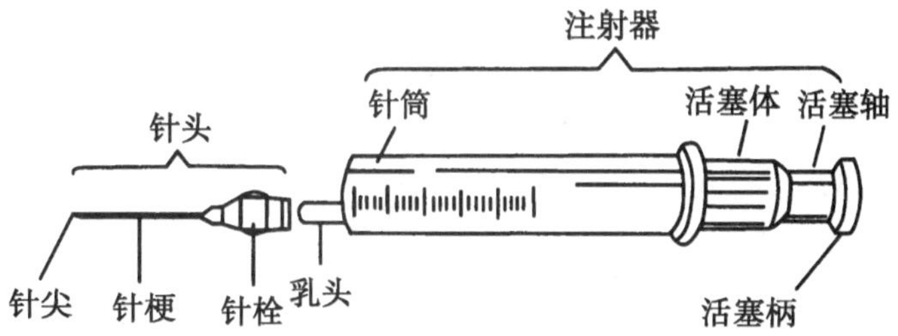


**图 19-6　注射器和针头的结构**

（2）注射器的规格及主要用途（表 19-5）。

表 19-5　注射器和针头的规格及主要用途

| 注射器规格 | 针头型号 | 主要用途 |
|---|---|---|
| 1ml | 4½号 | 皮内注射 |
| 1ml、2ml | 5～6 号 | 皮下注射 |
| 5ml、2ml | 6～7 号 | 肌内注射 |
| 10ml、20ml、50ml、100ml | 6～9 号 | 静脉注射 |

（3）注射器的使用方法：使用一次性注射器时，应先检查包装的有效期及密封性，然后打开包装，取出注射器；非一次性注射器和针头应按照无菌原则夹取。连接注射器和针头，调整针尖斜面与注射器刻度在一平面上，加固注射器与针头连接处，然后抽动活塞，确认能够使用。操作中注意保持针梗、针尖、活塞体、乳头的无菌状态。

3. 抽吸药液法

抽吸药液过程应严格遵循查对制度和无菌操作原则。具体操作方法如下：

（1）自安瓿中吸药法：将安瓿尖端的药液轻弹至体部，用 75%酒精棉签消毒颈部，用砂轮划一锯痕，再次用 75%酒精棉签消毒颈部后，以双手手指分别持安瓿体部和头部末端，轻轻屈折，掰开。安瓿颈部若有蓝色的圆点标记，为易掰安瓿，消毒后可直接折断安瓿。将针尖置于安瓿内药液液面下，针尖斜面向下，手持活塞柄抽动活塞，将药液吸出（图 19-7）。

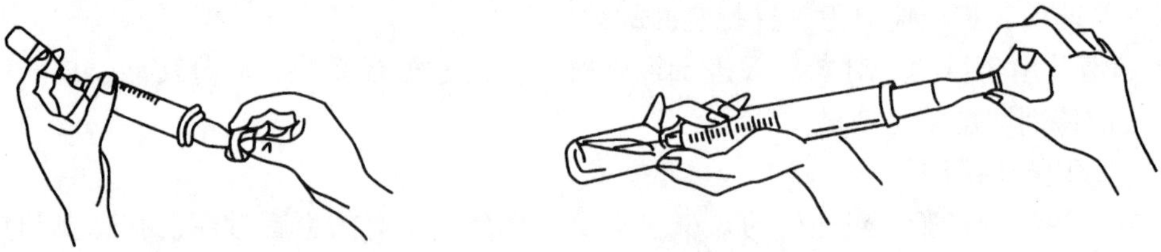

（1）小安瓿　　（2）大安瓿

图 19-7　自安瓿中吸药法

（2）自密封瓶内吸药法：用开瓶器去除铝盖的中心部，以 2.5%碘酊、75%的酒精由瓶塞中心向外消毒瓶塞顶部及周围，待干，注射器抽吸与药液等量的空气注入瓶内（增加瓶内压力以利于药液的抽吸），然后倒转药瓶，使针尖在药液液面下，吸药（图 19-8）。抽吸完毕后，固定针栓，拔出针头。

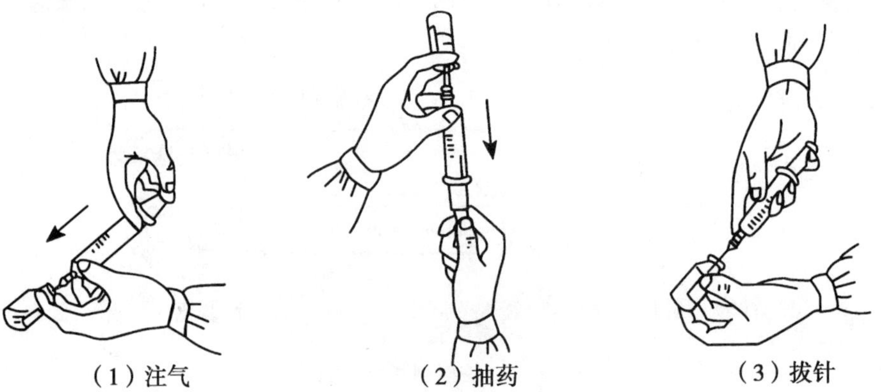

（1）注气　　（2）抽药　　（3）拔针

图 19-8　自密封瓶内吸药法

（3）结晶或粉剂药物的吸取：先向密封瓶内注入无菌生理盐水、注射用水或专用溶媒溶解粉剂，待全部溶解后再吸药。

抽吸过程中注意手不可触及活塞体部。抽吸完毕后，针头向上轻拉活塞使针头中药液流入注射器，排尽注射器内空气，套上空安瓿、空药瓶或针头保护帽，放入无菌容器中备用。

## 三、常用注射法

【皮内注射法】

皮内注射法是将少量药液注入表皮与真皮之间的方法。

（一）目的

1. 用于药物过敏试验。
2. 用于预防接种。
3. 用于局部麻醉的先驱步骤。

（二）评估

1. 病情及用药目的。
2. 过敏史与用药史。
3. 对注射的知识水平及心理反应。
4. 注射部位局部皮肤情况。通常选用皮肤较薄，色素、毛发较少，易于注射和辨别试验结果的部位，过敏试验常选用前臂中段内侧，预防接种常选用上臂三角肌下缘。

（三）操作前准备

1. 用物准备　注射盘、1ml无菌注射器及4½号针头、指定药液、无菌注射盒。
2. 患者准备　向患者解释注射目的、注意事项，协助患者取舒适体位。
3. 护士准备　按要求着装，洗手、戴口罩。
4. 环境准备　按无菌操作要求进行。

（四）操作步骤　见表19－6。

**表19－6　皮内注射法操作步骤**

| 步骤 | 要点说明 |
|---|---|
| 1. 评估 | |
| 2. 准备：洗手，戴口罩，按医嘱备药液 | ● 严格执行查对制度和无菌操作原则 |
| 3. 携用物至患者床边，核对患者并解释 | |
| 4. 选择注射部位：前臂中段内侧或上臂三角肌下缘 | |
| 5. 用75%酒精棉签消毒皮肤，待干 | |
| 6. 再次核对，排尽空气 | |
| 7. 进针：左手绷紧皮肤，右手持注射器，针尖斜面向上，与皮肤成5°角刺入，然后转成和皮肤平行进入皮内（图19－9） | ● 进针角度过大会进入皮下 |
| 8. 推药：待针头斜面进入皮内后，放平注射器，左手拇指固定针栓，右手推注药液0.1ml，使局部形成一圆形隆起的皮丘，皮肤变白，毛孔变大 | ● 针尖斜面进入皮肤即可<br>● 药量要准确 |
| 9. 拔针：注射毕，迅速拔出针头 | |

续表

| 步骤 | 要点说明 |
| --- | --- |
| 10. 交代注意事项：嘱患者注射部位不可用手按揉，不可离开病房，如有不适，立即告知护士 | |
| 11. 再次核对，清理用物，整理床单位 | |
| 12. 洗手，记录 | |
| 13. 15～20分钟后观察结果，并记录 | |

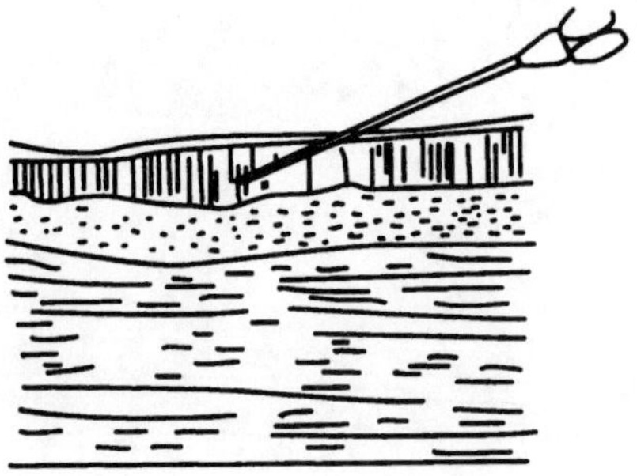

（1）

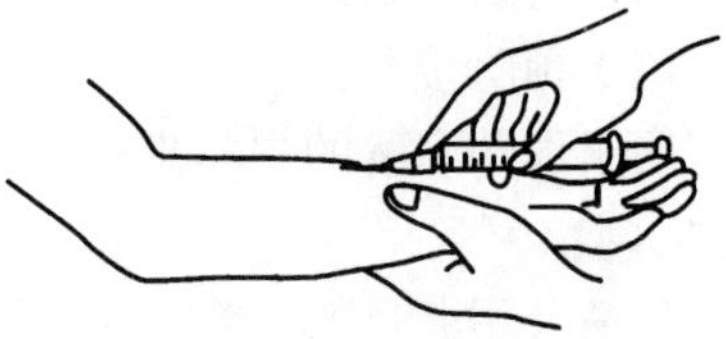

（2）

**图 19－9　皮内注射法**

（五）注意事项

1. 如果是作皮试，应详细询问用药史、过敏史。如患者对需要注射的药液有过敏史，则不能作皮试，应与医生联系，更换其他药物。

2. 作皮试时，切忌选择有色消毒液（如碘酊、碘伏）消毒皮肤，以免影响对皮试结果的观察与判断。

3. 如对皮试结果有怀疑，需作对照试验，用另一注射器和针头，在另一前臂的相同部位，注入0.1ml等渗盐水。20分钟后，对照观察结果。

【皮下注射法】

皮下注射法是将少量药液注入皮下组织的方法。

（一）目的

1. 用于需药物迅速达到药效、不能或不宜经口服给药时。
2. 用于预防接种。
3. 用于局部给药，如局部麻醉。

（二）评估

1. 病情及用药目的。
2. 过敏史与用药史。
3. 对注射的知识水平及心理反应。
4. 注射部位局部皮肤情况。通常选用血管、神经分布少，组织松弛状态良好、易于注射的部位，如上臂三角肌下缘、上臂外侧、腹部、大腿前侧、大腿外侧等（图19－10）。

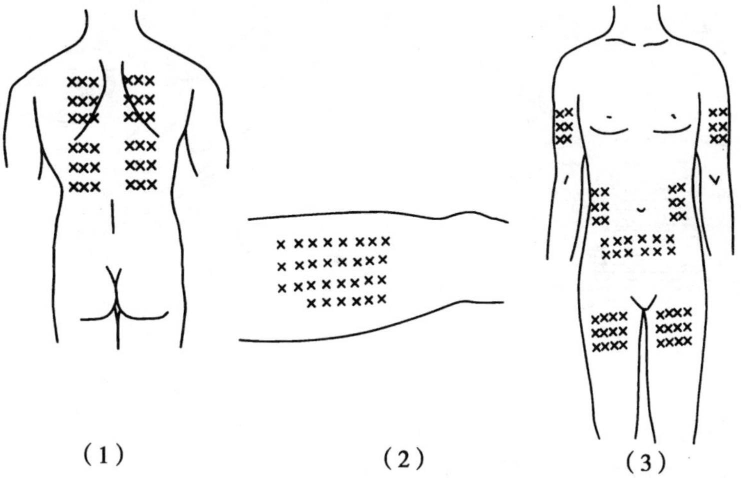

图 19-10　皮下注射法常用注射部位

（三）操作前准备

1. 用物准备　注射盘、2ml 无菌注射器及 5～6 号针头、指定药液、无菌注射盒。
2. 患者准备　向患者解释注射目的、注意事项，协助患者取舒适体位。
3. 护士准备　按要求着装，洗手、戴口罩。
4. 环境准备　按无菌操作要求进行。

（四）操作步骤　见表 19-7。

表 19-7　皮下注射法操作步骤

| 步骤 | 要点说明 |
|---|---|
| 1. 评估 | |
| 2. 准备：洗手，戴口罩，按医嘱备药液 | ● 严格执行查对制度和无菌操作原则 |
| 3. 携用物至患者床边，核对患者并解释 | |
| 4. 选择注射部位 | |
| 5. 常规消毒皮肤，待干 | |
| 6. 再次核对，排尽空气 | |
| 7. 进针：左手绷紧皮肤，右手持注射器，食指固定针栓，针尖斜面向上，与皮肤成 30°～40°角，迅速刺入针梗的 2/3 | ● 过瘦者或小儿可捏起注射部位皮肤 |
| 8. 推药：右手固定针栓，左手回抽活塞柄，无回血，即可推注药液（图 19-11） | |
| 9. 拔针：注射毕，置干棉签于穿刺点旁，迅速拔出针头，局部按压片刻 | |
| 10. 再次核对，清理用物 | |
| 11. 洗手，记录 | |

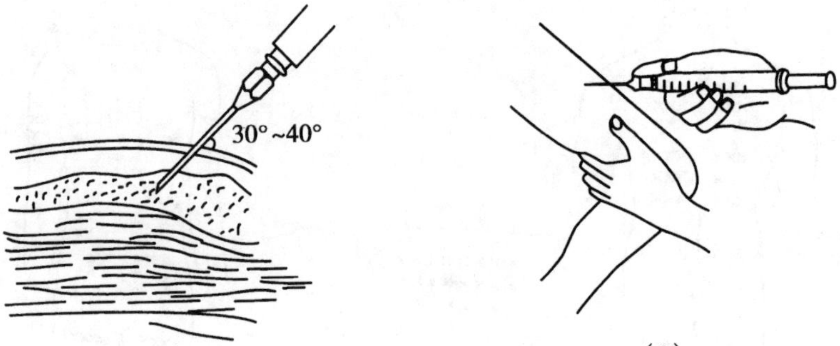


（1）　　　　　　　　（2）

**图 19－11　皮下注射法**

（五）注意事项

1. 刺激性强的药物不宜做皮下注射。

2. 对长期皮下注射者，应有计划地更换注射部位。

3. 针头刺入角度不宜大于 45°，以免刺入肌层。

【肌内注射法】

肌内注射法是将一定量的药液注入肌肉组织的方法。肌肉组织内有丰富的毛细血管网，毛细血管壁是一种多孔的类脂质膜，药物穿透速度较快。肌内注射时，药物通过毛细血管壁进入血液，经血液循环到达全身各处起到治疗作用。

（一）目的

1. 用于需迅速达到药效、不能或不宜口服给药时。

2. 用于注射刺激性较强的药物时。

（二）评估

1. 病情及用药目的。

2. 过敏史与用药史。

3. 对注射的知识水平及心理反应。

4. 注射部位局部皮肤情况。一般选择肌肉较为丰厚，且距离大血管、大神经较远的部位进行注射。常用的注射部位有臀大肌，臀中肌、臀小肌，股外侧肌及上臂三角肌。

（1）臀大肌注射定位法：臀大肌起自髂后上棘与尾骨尖之间，肌纤维平行向外下方至股骨上部。坐骨神经起自骶丛神经，自梨状肌下孔出骨盆至臀部，被盖在臀大肌的深处，约在坐骨结节与大转子之间中点处下降至股部。臀大肌注射定位方法有以下两种（图 19－12）：

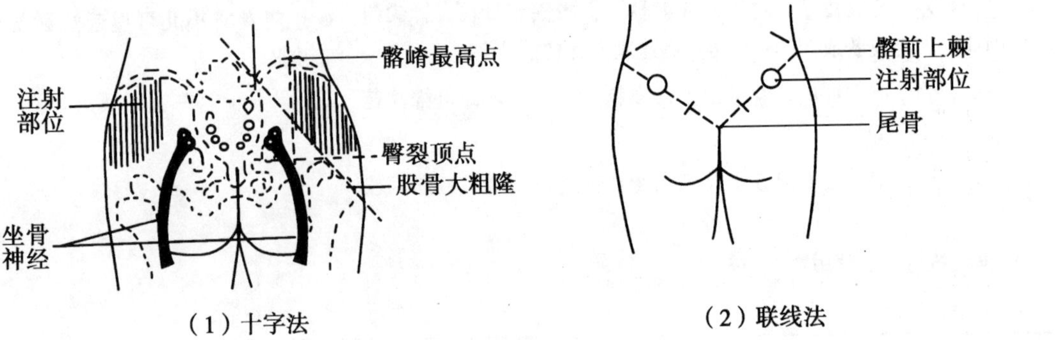


（1）十字法　　　　　　　　（2）联线法

**图 19－12　臀大肌注射定位法**

1）十字法：以臀裂顶点向左或右侧划一水平线，从髂嵴最高点作一垂直线，将臀部分为 4 个象限，选择外上象限并避开内角作为注射部位［图 19－12（1）］。

2）连线法：取髂前上棘和尾骨联线的外上 1/3 处为注射部位［图 19－12（2）］。

两岁以下婴幼儿不可选用臀大肌注射，因为有损伤坐骨神经的危险，应选用臀中肌、臀小肌或股外侧肌注射。

（2）臀中肌、臀小肌注射定位法：此处血管、神经较少，脂肪组织较薄，因此使用日趋广泛。定位方法有以下两种：

1）以食指尖和中指尖分别置于髂前上棘和髂嵴下缘处，髂嵴、食指、中指构成的三角区域即为注射部位（图 19－13）。

2）髂前上棘外侧三横指处（以患者的手指宽度为标准）。

（3）股外侧肌注射定位法：为大腿中段外侧，成人可取髋关节下 10cm 至膝上 10cm 处，宽度大约为 7.5cm。此处通过的大血管、神经干较少，部位较广，适用于反复多次注射者（图 19－14）。

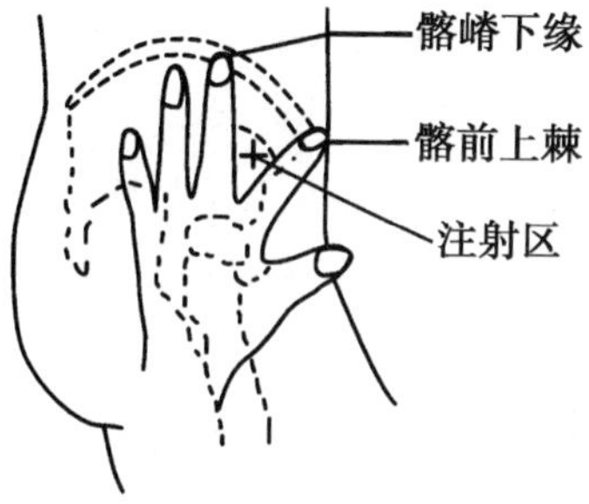

**图 19－13　臀中肌、臀小肌注射定位法**

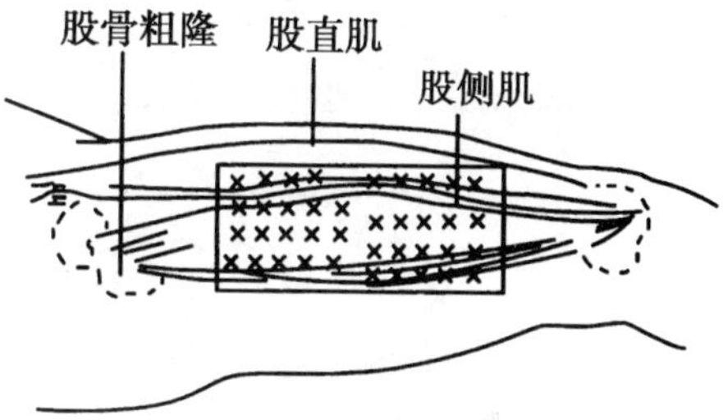

**图 19－14　股外侧肌注射定位法**

（4）上臂三角肌注射定位法：为上臂外侧，肩峰下 2～3 横指处。此处肌肉分布较薄，一般只作小剂量注射（图 19－15）。

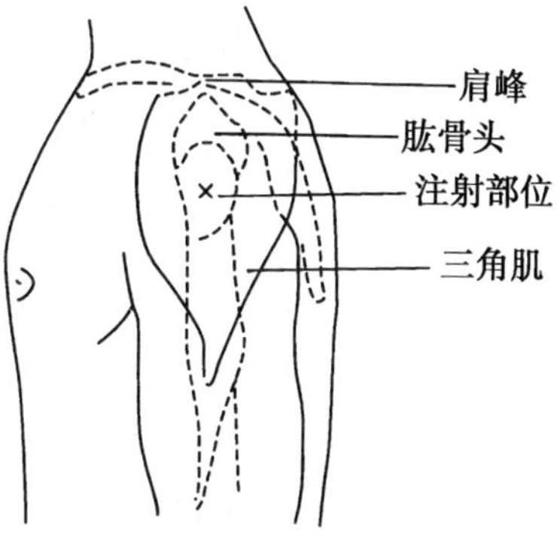

**图 19－15　上臂三角肌注射定位法**

（三）操作前准备

1. 用物准备　注射盘、根据药量选择合适的无菌注射器及 6～7 号针头、指定药液、无菌注射盒。

2. 患者准备　向患者解释注射目的、注意事项，协助患者取舒适体位。为使臀部肌肉松弛，可采取以下体位：

（1）侧卧位：上腿伸直、放松，下腿稍弯曲。

（2）俯卧位：足尖相对，足跟分开，头偏向一侧。

（3）坐位：坐椅要稍高，便于操作。常用于门诊患者臀部注射或上臂三角肌注射。

（4）仰卧位：常用于危重患者及不能翻身的患者，采用臀中肌、臀小肌注射法。

3. 护士准备：按要求着装，洗手、戴口罩。

4. 环境准备：按无菌操作要求进行，适当遮挡患者隐私。

（四）操作步骤　见表19－8。

**表19－8　肌内注射法操作步骤**

| 步骤 | 要点说明 |
|---|---|
| 1. 评估 | |
| 2. 准备：洗手，戴口罩，按医嘱备药液 | ● 严格执行查对制度和无菌操作原则 |
| 3. 携用物至患者床边，核对患者并解释 | |
| 4. 协助患者采取适当体位，选择注射部位 | |
| 5. 常规消毒皮肤，待干 | |
| 6. 再次核对，排尽空气 | |
| 7. 进针：左手拇指和食指绷紧注射部位皮肤，右手持针，针头与皮肤成90°角，迅速刺入针梗的2/3，约2.5～3cm（图19－16） | ● 消瘦者及儿童酌减进针深度 |
| 8. 推药：右手固定针栓，左手抽动活塞，如无回血，缓慢推注药物（图19－16） | ● 无回血才可推注药液：如有回血，应拔出针头，更换部位，重新消毒、注射 |
| 9. 拔针：注射毕，置干棉签于穿刺点旁，迅速拔出针头，局部按压片刻 | |
| 10. 再次核对，清理用物，整理床单位 | |
| 11. 洗手，记录 | |

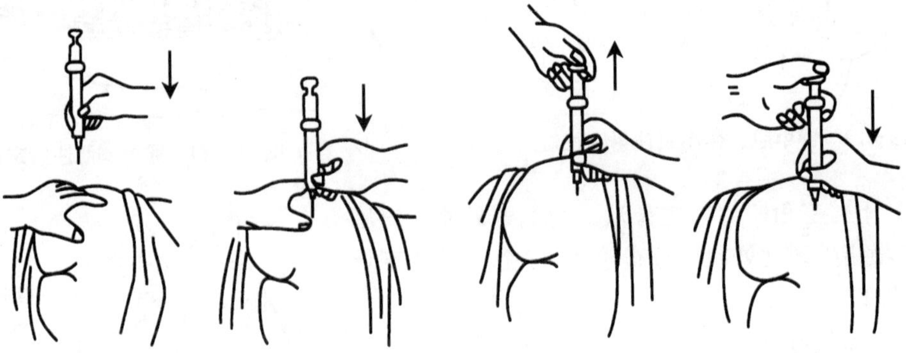

（1）　（2）　（3）　（4）

**图19－16　肌内注射法**

（五）注意事项

1. 对长期肌内注射患者，应有计划地更换注射部位。

2. 注射前协助患者取合适体位，并注意分散患者的注意力，以放松肌肉。

3. 注射时，切勿把针梗全部刺入，以防针梗从根部折断。一旦发生断针，马上用手捏紧局部肌肉，防止针头移位，并尽快用血管钳夹紧外露端拔出针梗。

【静脉注射法】

静脉注射法是将一定量的药液经静脉注入体内的方法。

（一）目的

1. 用于需迅速发生药效，但不宜口服、皮下或肌内注射时。

2. 作诊断性检查时，可通过静脉注入造影剂，为肝、肾、胆囊等进行造影。

（二）评估

1. 病情及用药目的。

2. 过敏史与用药史。

3. 对注射的知识水平及心理反应。

4. 注射部位局部皮肤情况。

（三）操作前准备

1. 用物准备　注射盘、根据药量选择合适的无菌注射器及 6～9 号针头、指定药液、止血带、小枕垫、无菌注射盒。

2. 患者准备　向患者解释注射目的、注意事项，协助患者取舒适体位。给小儿作头皮静脉注射时，需先将患儿注射局部头发剃去，并约束好患儿上肢及头部。

3. 护士准备　按要求着装，洗手、戴口罩。

4. 环境准备　按无菌操作要求进行。

（四）操作步骤

1. 四肢浅静脉注射法　常用肘部的贵要静脉、正中静脉、头静脉，手背、足背静脉以及腕部、踝部静脉（图 19－17）。

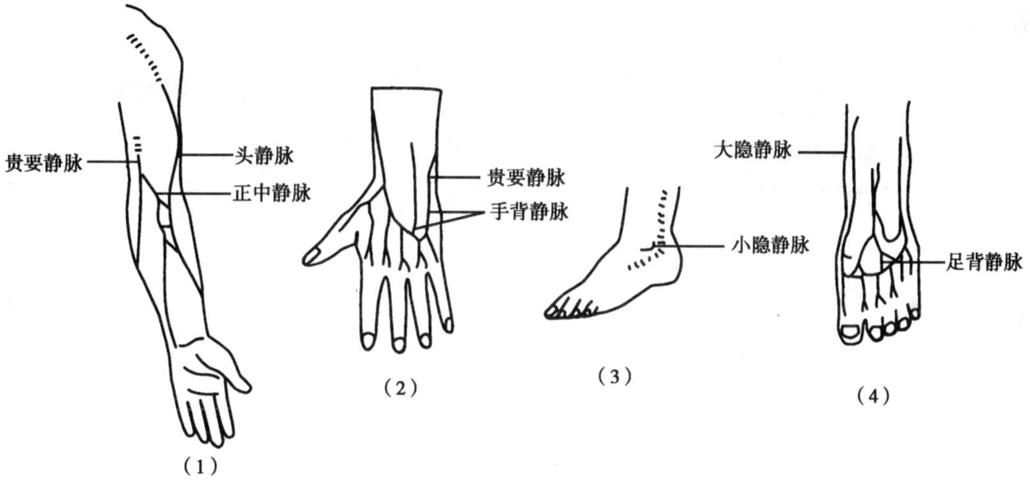


**图 19－17　常用静脉注射部位**

（1）操作步骤：见表 19－9。

**表 19－9　静脉注射操作步骤**

| 步骤 | 要点说明 |
| --- | --- |
| 1. 评估 | |
| 2. 准备：洗手，戴口罩，按医嘱备药液 | ● 严格执行查对制度和无菌操作原则 |
| 3. 携用物至患者床边，核对患者并解释 | |
| 4. 选择合适的静脉，以手指探明静脉方向及深浅，在穿刺部位的肢体下垫治疗巾或棉垫 | ● 应选择粗直、弹性好、易于固定的静脉，避开关节和静脉瓣；对需长期注射者应由远心端到近心端选择静脉 |
| 5. 常规消毒皮肤，待干。第一次脱碘后，嘱患者握拳，于穿刺部位的上方（近心端）约 6cm 处扎紧止血带，再进行第二次脱碘 | ● 使静脉充盈，便于穿刺<br>● 止血带末端向上，避免污染消毒部位 |

| 步骤 | 要点说明 |
| --- | --- |
| 6. 再次核对，排尽空气 | |
| 7. 穿刺：以左手拇指绷紧静脉下端皮肤，使其固定，右手持注射器，针尖斜面向上，与皮肤成20°角刺入，入皮后刺入静脉 | |
| 8. 见回血，证实针头已入静脉，可再顺静脉进针少许，松开止血带，嘱患者松拳，固定针头，缓慢注入药液（图19-18） | ● 根据药物的性质、作用、治疗目的，掌握合适的注药速度，推注过程中注意患者及局部反应 |
| 9. 拔针：注射毕，置干棉签于穿刺点旁，迅速拔出针头，嘱患者屈肘按压片刻 | |
| 10. 再次核对，清理用物，整理床单位 | |
| 11. 洗手，记录 | |

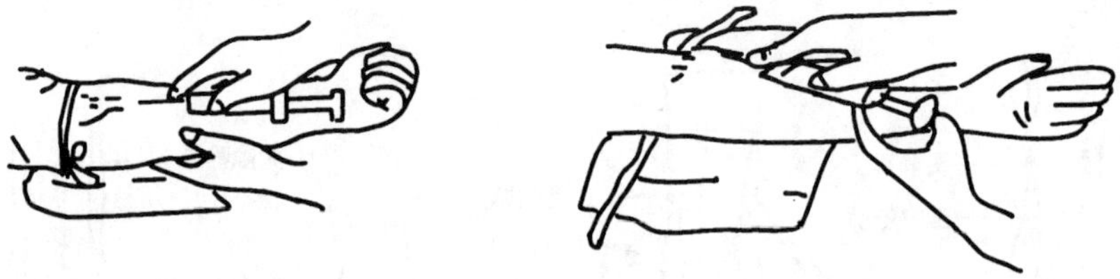

（1）穿刺　　（2）注药

**图19-18　静脉注射法**

（2）静脉注射失败的常见原因（图19-19）：

1）针头刺入过浅，未进入静脉，回抽未见回血；或针头未完全进入血管内，针尖斜面一半在血管内，一半在血管外，回血断断续续，注药时药液溢出至皮下，局部皮肤隆起并有痛感。

2）针头刺入过深，针尖斜面部分穿破对侧血管壁，抽吸有回血，药物注入深部组织，有痛感。

3）针头刺入过深，穿透对侧血管壁，抽吸无回血。

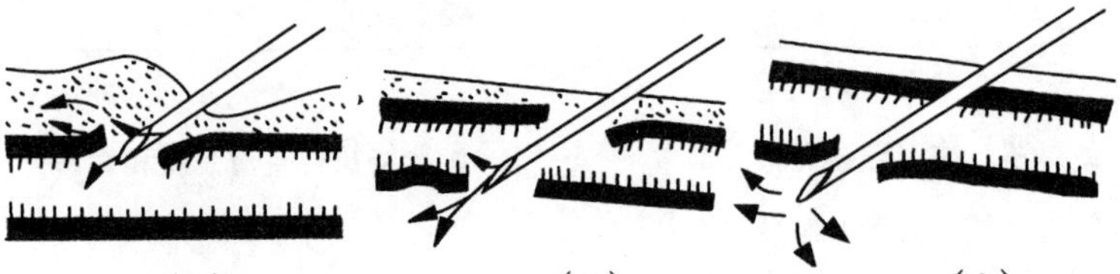

（1）　（2）　（3）

**图19-19　静脉注射失败的常见原因**

（3）特殊患者静脉穿刺方法：

1）肥胖患者：肥胖患者皮下脂肪较厚，静脉位置比较深，难以辨认。可先扎上止血带，使静脉充盈，摸清其走向，常规消毒皮肤后，由静脉上方进针，进针角度稍加大（约

30°～40°)。

2）水肿患者：可沿静脉解剖走向，用手按压局部，以暂时驱散皮下水分，使血管充分显露后再行穿刺。

3）老年患者：因皮下脂肪少，静脉易滑动且脆性增加，易被穿破。注射时，可用手指分别固定穿刺静脉的上下端，再行穿刺。

4）静脉充盈不良者：可做局部热敷，待血管充盈后再行穿刺。

2. 小儿头皮静脉注射法　小儿头皮静脉极为丰富，分支甚多，互相沟通交错成网且表浅易见，不易滑动，故小儿多采用头皮静脉注射法。常用的头皮静脉见第十二章静脉输液法。选择注射部位时，应注意与头皮动脉相鉴别（表 19－10）。操作步骤见表 19－11。

**表 19－10　头皮静脉与头皮动脉的鉴别**

| 特征 | 头皮静脉 | 头皮动脉 |
|---|---|---|
| 颜色 | 浅蓝 | 淡红 |
| 搏动 | 无 | 有 |
| 血管壁 | 薄、弹性差 | 厚、弹性好 |
| 血流方向 | 向心 | 离心 |
| 回血颜色 | 暗红 | 鲜红 |
| 注药阻力 | 小 | 大，局部血管树枝状突起，颜色苍白，患儿疼痛、尖叫 |

**表 19－11　头皮静脉注射法操作步骤**

| 步骤 | 要点说明 |
|---|---|
| 1. 评估 | |
| 2. 准备：洗手，戴口罩，按医嘱备药液 | ● 严格执行查对制度和无菌操作原则 |
| 3. 携用物至患者床边，核对患者并解释 | |
| 4. 选择合适的静脉 | ● 注意与头皮动脉相鉴别 |
| 5. 用 75％酒精进行穿刺部位消毒 | ● 因为婴幼儿皮肤细嫩 |
| 6. 再次核对，排尽空气 | |
| 7. 进针：助手固定患儿头部，术者用左手拇指、食指固定静脉的两端，右手持头皮针，与皮肤成 15°～20°角，沿静脉向心方向刺入<br>8. 推药：见回血后推药少许，如无异常，胶布固定针头，缓慢推注药液 | ● 回血后不宜继续前行，否则易刺破血管<br>● 如回血呈鲜红色，推药阻力大，局部血管树枝状突起，患儿疼痛、尖叫，提示误入动脉，应立即拔出针头，按压至少 5～10 分钟 |
| 9. 拔针：注射毕，置干棉签于穿刺点旁，迅速拔出针头，局部按压片刻 | |
| 10. 再次核对，清理用物，整理床单位 | |
| 11. 洗手，记录 | |

3. 股静脉注射法　股静脉位于股三角区，在髂前上棘和耻骨结节之间划一联线的中点为股动脉，股动脉内侧 0.5cm 处为股静脉（见第二十章静脉输液法）。操作步骤见表19－12。

**表 19-12　股静脉注射法操作步骤**

| 步骤 | 要点说明 |
| --- | --- |
| 1. 评估 | ● 有出血倾向者不宜采用此法 |
| 2. 准备：洗手，戴口罩，按医嘱备药液 | ● 严格执行查对制度和无菌操作原则 |
| 3. 携用物至患者床边，核对患者并解释 | |
| 4. 协助患者平卧，下肢伸直略外展，臀下垫砂袋以充分暴露注射部位 | |
| 5. 常规消毒皮肤，待干，消毒左手食指和中指 | ● 严格执行无菌操作规程，预防感染 |
| 6. 再次核对，排尽空气 | |
| 7. 进针：以左手食指和中指于腹股沟中、内 1/3 交界处扪及股动脉搏动，并加以固定，右手持注射器，在股动脉内侧 0. 5cm 处垂直刺入，回抽见暗红色血，提示已进入股静脉。 | ● 如有鲜红色血液涌入注射器，并随脉搏波动，提示误入股动脉，应立即拔出针头，加压按压穿刺处至少 5～10 分钟，直至无出血为止；换另一侧穿刺股静脉 |
| 8. 推药：固定针头，根据需要采取血标本或注射药物。 | |
| 9. 拔针：抽血或注射毕，迅速拔出针头，局部用无菌纱布加压止血 3～5 分钟，确认无出血，用胶布固定 | |
| 10. 再次核对，清理用物，整理床单位 | |
| 11. 洗手，记录 | |

（五）注意事项

1. 在注射过程中，若局部肿胀疼痛，回抽未见回血，提示针头滑出静脉，应拔出针头，更换部位，重新注射。

2. 对组织有强烈刺激的药物，穿刺后应先注入少量生理盐水，证实针头确在血管内，再换上所需药液推注，以防药液外溢于组织内而发生坏死。

【动脉注射法】

（一）目的

1. 用于抢救危重症患者时将药液加压注入动脉。

2. 进行某些特殊检查，如血液气体分析、脑血管造影等。

3. 可经动脉注射抗癌药物进行局部化疗。

（二）评估

1. 病情及用药目的。

2. 过敏史与用药史。

3. 对注射的知识水平及心理反应。

4. 注射部位局部皮肤情况。采集血标本常用股动脉和桡动脉，此外，也可选用颈总动脉、锁骨下动脉。新生儿采用股动脉易伤及髋关节，故多选用桡动脉。

（三）操作前准备

1. 用物准备　注射盘、根据药量选择合适的无菌注射器及 6～9 号针头、指定药液、止血带、小枕垫、无菌注射盒。

2. 患者准备　向患者解释注射目的、注意事项，协助患者取舒适体位。

3. 护士准备　按要求着装，洗手、戴口罩。

4. 环境准备　按无菌操作要求进行。

（四）操作步骤　见表 19 - 13。

**表 19 - 13　动脉注射法操作步骤**

| 步骤 | 要点说明 |
|---|---|
| 1. 评估 | |
| 2. 准备：洗手，戴口罩，按医嘱备药液 | ● 严格执行查对制度和无菌操作原则 |
| 3. 携用物至患者床边，核对患者并解释 | |
| 4. 协助患者平卧，下肢伸直略外展，臀下垫砂袋以充分暴露注射部位 | |
| 5. 常规消毒皮肤，待干，戴无菌手套，铺无菌孔巾 | ● 严格执行无菌操作规程，预防感染 |
| 6. 再次核对，排尽空气 | |
| 7. 进针：以左手食指和中指扪及动脉搏动，并加以固定，右手持注射器，在两指间垂直刺入或与皮肤成 45°角刺入，有鲜红色血涌入注射器时，固定针头，迅速采集血标本或注入药物 | |
| 8. 拔针：抽血或注射毕，迅速拔出针头，局部用无菌纱布加压止血至少 5～10 分钟，确认无出血后，用胶布固定 | |
| 9. 再次核对，清理用物，整理床单位 | |
| 10. 洗手，记录 | |

（五）注意事项

1. 有出血倾向者慎用此法，血液病患者禁用。

2. 操作完毕后，应注意继续观察有无出血情况。

## 第五节　局部给药法

除了以上主要给药途径外，根据某些特殊治疗的需要，还有一些局部给药的方法。局部给药不但可使病变部位药物浓度较高，而且可以大大节约药物，并减少全身不良反应。有关局部给药的方法在各专科还将详细学习，此处只做简单介绍。

### 一、滴入法

滴入法是将液体药物滴入腔室中，达到治疗目的的方法。常用的部位有：眼、鼻、耳。

（一）滴眼法

将药液滴入结膜囊，达到消炎、杀菌、麻醉、散瞳等治疗作用或协助诊断作用。操作前注意评估眼部疾患的状况。操作时，协助患者取坐位或仰卧位，头稍后仰，用无菌棉球拭净眼睑及睫毛上的分泌物。护士左手置于患者颧骨弓上，轻轻将患者下眼睑向下牵引，右手持滴管或滴瓶，掌根部置于患者前额，以免晃动，嘱患者向上看，滴管距离眼睑1～2cm，将1～2滴药液滴入眼下穹窿内（图19－20）。提起上眼睑，使药液均匀扩散于眼球表面，然后轻轻覆盖眼球。嘱患者闭眼2～3分钟，以利于药物充分吸收。用棉球紧压泪囊部1～2分钟，避免药液经泪囊流入鼻腔，被黏膜吸收后引起全身不良反应。

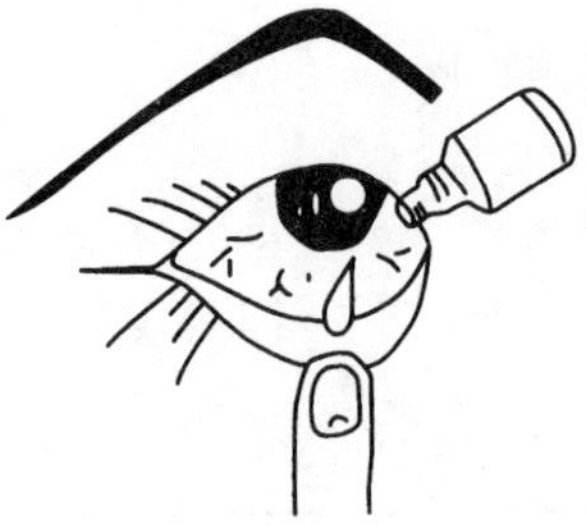

**图19－20　滴眼法**

注意事项：

1. 用药前须仔细查对瓶签、姓名及左、右眼，检查药物有无变色、沉淀，注意玻璃棒有无破损，无误后方可用药。
2. 为每个患者用眼药前，均使用0.5%碘伏擦拭手指或浸手。
3. 滴药时滴管应成45°斜向，距眼睑1～2cm，勿将滴管触及睫毛或睑缘，防止污染滴管和药液。
4. 角膜对刺激较为敏感，因此，不宜将药液直接滴在角膜面上，而应滴入眼下穹窿内。
5. 沉淀性药物应振荡均匀后再滴入。
6. 操作时应轻巧，勿对眼球加压。
7. 数种药物同用时，必须稍有间隔，不可同时滴入。
8. 滴药水与涂眼膏同用，应先滴药水，后涂眼膏。

（二）滴鼻法

将药液滴入鼻腔中，达到收缩黏膜血管，减轻鼻塞症状或预防、治疗感染，治疗鼻窦疾病的目的。操作前注意评估鼻部疾患的状况。操作时，协助患者取坐位（头向后仰）或仰卧位（头向后垂下），清洁鼻腔，距鼻孔1～2cm处将3～5滴药液滴入鼻孔内侧（图19－21）。轻捏鼻翼，使药液均匀分布于鼻腔黏膜并进入鼻道。嘱患者保持仰头2～3分钟，以利于药物充分吸收。

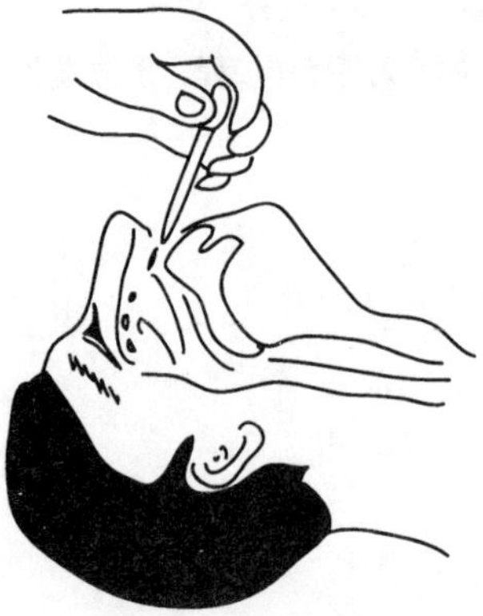

**图19－21　滴鼻法**

注意事项：

1. 为使患者头部充分外展，可将头部仰置于床边，或颈下垫以枕头。
2. 滴管勿接触患者鼻孔，避免污染滴管和药液；滴管及药瓶应专人专用，以防交叉感染。
3. 滴药后嘱患者勿擤鼻；药物可能经鼻道流至口、咽部后方，引起患者不适，嘱患者及时将口腔内的药物吐出。
4. 鼻黏膜血管收缩剂不宜连用3天以上，防止出现反跳性黏膜充血加剧。

（三）滴耳法

将药液滴入耳道，达到清洁、消炎、治疗耳部疾病的目的。操作前注意评估耳部疾患的状况。操作时，协助患者取坐位或卧位，头偏向健侧，用干棉签擦净外耳道分泌物。一手向后上牵拉外耳廓，使耳道变直，另一手掌跟置于耳廓旁，将2～3滴药液沿外耳道后壁滴入（图19－22）。轻压耳屏，使药液沿耳道壁缓缓流入耳内。嘱患者保持体位2～3分钟，以利于药物充分吸收。

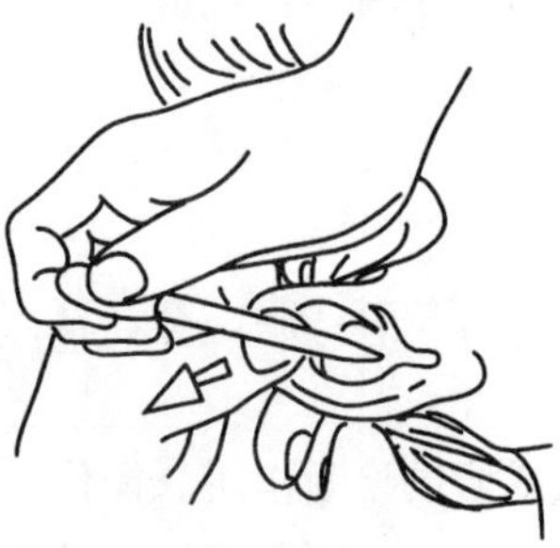

**图19－22　滴耳法**

注意事项：

1. 操作前应用干棉签擦净外耳道分泌物，必要时可用3%过氧化氢溶液反复清洗，并以棉签拭干，以利于药物发挥作用。

2. 滴管勿触及外耳道，避免污染滴管和药液。

3. 药液的温度以接近体温为宜，以免刺激迷路引起眩晕、恶心等不适反应。

4. 滴药时需将外耳道按一定方向拉直，成人患者将其外耳向后上方牵引（图 19 - 22），3 岁以下小儿向后下方牵引。

5. 患者头偏向一侧，患耳在上。如双耳均须滴药，在滴完一侧后停留数分钟再滴另一侧。

## 二、栓塞法

最常见的是将栓剂置入直肠和阴道，以达到局部或全身治疗的目的。栓剂是供腔道给药的固体制剂，熔点在 37°左右，进入体腔后可缓慢融化发挥疗效。

### （一）直肠栓塞法

常用于甘油栓剂置入直肠内，以软化粪便，利于排出。此外，经直肠栓塞吲哚美辛剂，可达到全身镇痛、消炎、退热的作用。操作时，协助患者取屈膝侧卧位，暴露肛门，护士戴指套或手套，嘱患者深呼吸、放松，食指通过肛门括约肌，将药物沿直肠壁，朝向脐部方向置入（图 19 - 23）。置入后，嘱患者侧卧 15 分钟，以防止药物渗漏出肛门外。

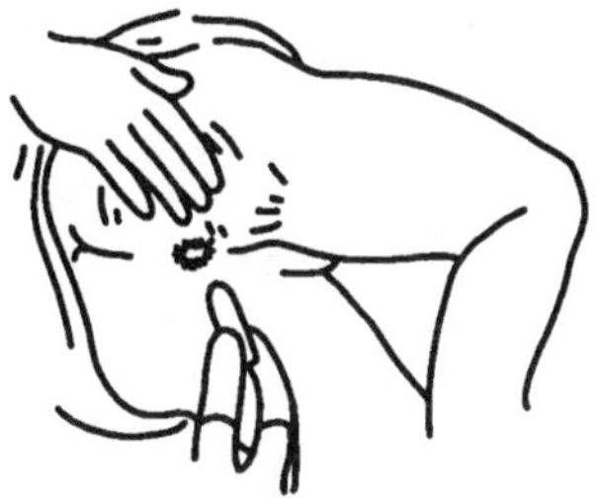

（1）

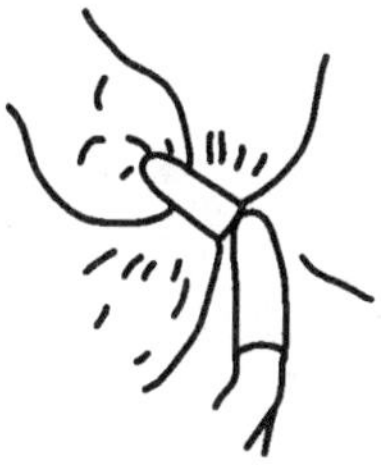

（2）

**图 19 - 23　直肠栓塞法**

### （二）阴道栓塞法

常用于阴道内置入消炎抗菌药物达到治疗阴道炎的目的。操作时，协助患者取仰卧位，护士戴手套，用置入器或手指将药物沿阴道后壁轻轻送入，置于阴道后穹窿部（图 19 - 24）。置入后，嘱患者平卧 15 分钟，以利于药物吸收。若睡前置入，可延长药物作用时间，提高疗效。

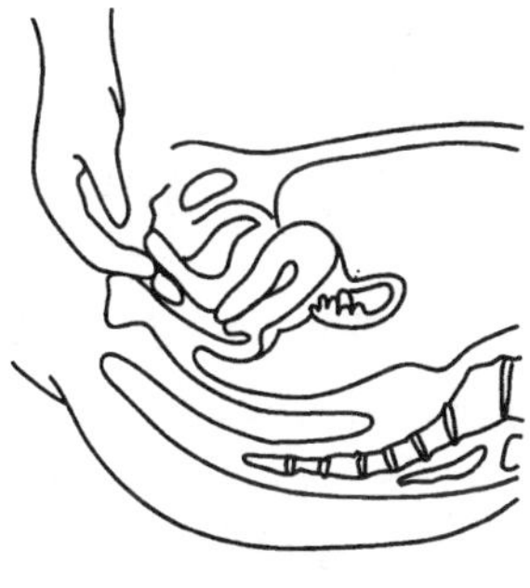

(1) 手指置入法

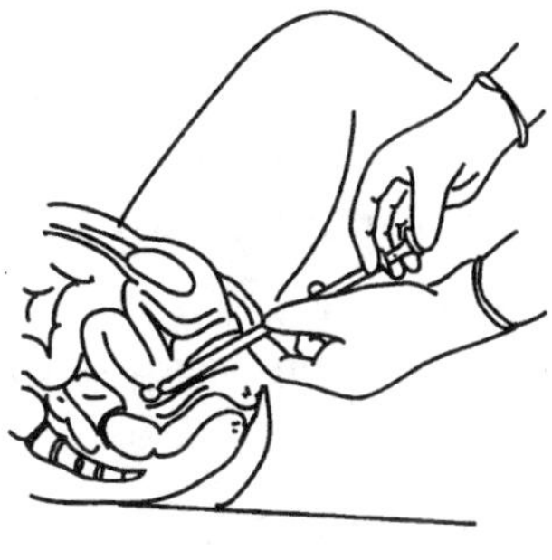

(2) 置入器置入法

**图 19 - 24　阴道栓塞法**

### 三、皮肤给药法

将药物直接涂于皮肤，起到局部治疗的作用。常用的皮肤外用药物剂型有乳剂、油剂、软膏、粉剂、气雾剂等。在涂擦药物前，应先评估局部皮肤的状况，用清水或中性清洁剂清洁皮肤。涂擦时，用环形方式轻轻按摩涂擦，注意整个患处都应涂擦到。涂擦粉剂时，只要将药物洒于干燥的皮肤上即可，注意不要过厚。使用喷雾性药剂时，将患者头部转离喷雾器。如果病变在脸上或脸的四周，应用纱布遮住患者的眼、口、鼻，嘱患者在喷药时做呼气运动，以避免刺激或损伤呼吸道黏膜。

### 四、舌下含服法

舌下黏膜分布有丰富的毛细血管网，舌下含服药物吸收好、生效快，常用于硝酸甘油舌下含服缓解心绞痛。应告诉患者放在舌下，自然溶解吸收，不可咀嚼吞下（图 19－25）。

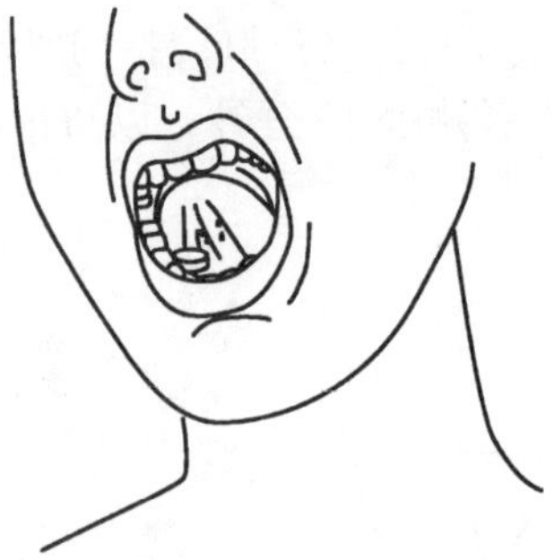

图 19－25　舌下含服法

（邢凤梅　吴　雪）

## 第六节　药物过敏试验与过敏反应的处理

药物过敏反应是异常的免疫反应，它的发生与所用药物的药理作用和剂量无关。药物过敏反应发生在少数人身上，反应程度不一，严重者可发生过敏性休克，危及生命。因此护士应了解药物过敏的过程、临床表现和处理原则。

### 一、青霉素过敏试验

青霉素是临床常用抗生素之一，具有疗效高，毒性低的特点，但易发生过敏反应，发生率为 3%～6%。常发生于多次接受青霉素治疗者，偶见于初次用药者。对青霉素过敏的人接触本药后，无论何种给药途径、任何剂量、任何制剂（钾盐、钠盐、长效、半合成青霉素等）均可发生过敏反应。因此，使用本药之前，必须进行过敏试验。

（一）皮内试验法

1. 皮试液的配制　皮试液以每 1ml 含青霉素 G 100～500U 的生理盐水溶液为标准，注入剂量为 0.1ml（含 10～50U）。具体配置方法如下：

（1）80 万 U 青霉素密封瓶中注入生理盐水 4ml，稀释后每 1ml 含青霉素 20 万 U；

（2）取 0.1ml 加生理盐水至 1ml，则每 1ml 含青霉素 2 万 U；

（3）弃去 0.9ml，余 0.1ml，加生理盐水至 1ml，则每 1ml 含青霉素 2000U；

（4）再弃去 0.9ml，余 0.1ml，加生理盐水至 1ml，每 ml 含青霉素 200U，即为皮试液。每步配制均需将溶液混匀。

2. 试验方法：取青霉素皮试液 0.1ml（含 20U）作皮内注射，20 分钟后观察试验结果。

3. 皮内试验结果判断：

阴性：皮丘无改变，周围不红肿，患者无自觉症状。

阳性：局部皮丘隆起，出现红晕硬块，直径大于 1cm，或红晕周围有伪足，或局部发痒感；严重时可有头晕、心慌、恶心，甚至发生过敏性休克。

皮试结果阳性者不可使用青霉素，并需在病历、医嘱单、床头卡和注射簿上加以注明，并将结果告知患者及家属。

（二）青霉素过敏反应

1. 青霉素过敏反应的发生机制　青霉素过敏反应系抗原和抗体在致敏细胞上相互作用引起的。青霉素本身不具有免疫原性，但其制剂中所含高分子聚合物及其降解产物（如青霉稀酸、青霉噻唑酸等）与组织蛋白、多糖或多肽类结合形成抗原，引起变态反应。以青霉素引起的过敏性休克为例，青霉素制剂中的高分子聚合物及其降解产物与组织蛋白、多糖或多肽类结合形成抗原，刺激机体产生 IgE 抗体，吸附在组织的肥大细胞和嗜碱性粒细胞表面，使机体呈致敏状态，当具有过敏体质的人再次接触相应变态原时，与肥大细胞和嗜碱性粒细胞表面上的 IgE 结合，触发细胞膜上一系列的生化反应，导致细胞破裂，释放生物活性介质，如组胺、前列腺素、激肽原酶等，引起血管舒张、水肿和组织损伤及支气管平滑肌痉挛，从而表现出一系列临床症状。

2. 过敏反应的临床表现　青霉素可引起各种类型的变态反应（Ⅰ、Ⅱ、Ⅲ、Ⅳ），以皮肤过敏反应和血清病样反应较多见，过敏性休克虽少见，但病情发展迅猛，常因抢救不及时而死于呼吸困难和循环衰竭。

（1）过敏性休克：是青霉素最严重的过敏反应。多发生于用药后 20 分钟内，可出现以下症状：① 呼吸道阻塞症状：胸闷、气促、呼吸困难、发绀、窒息等；② 循环衰竭症状：面色苍白、出冷汗、脉细弱，血压下降等；③ 中枢神经系统症状：意识丧失、抽搐等。

（2）血清病型反应：一般于用药后 7～12 天内发生，临床表现和血清病相似，发热、关节肿痛、皮肤发痒、荨麻疹、全身淋巴结肿大、腹痛等。

（3）各器官或组织的过敏反应：皮肤过敏反应主要有皮疹（荨麻疹），严重者可发生剥脱性皮炎；呼吸道过敏反应可引起哮喘；消化系统过敏反应可引起过敏性紫癜，患者出现腹痛、便血等症状。上述症状可单独出现，也可同时存在，常以呼吸道症状或皮肤瘙痒最早出现，故应注意倾听患者的主诉。

3. 过敏性休克的急救措施　对过敏性休克的处理必须迅速及时，分秒必争，就地抢救。

（1）立即停药，采取休克体位或平卧，给予吸氧，注意保温，尽快建立静脉通路。

（2）立即皮下注射 0.1%盐酸肾上腺素 0.5～1ml，患儿酌减，如症状不缓解，可每隔半小时皮下或静脉注射 0.5ml，直至脱离危险期。此药是抢救青霉素过敏性休克的首选药物，可迅速解除气管痉挛和水肿，并有升压强心的作用。

（3）根据医嘱立即给予地塞米松 5～10mg 静脉注射，或用氢化可的松 200mg 加 5%或 10%葡萄糖液 500ml 静脉滴注。

（4）应用抗组胺类药物，如肌内注射盐酸异丙嗪 25～50mg 或苯海拉明 40mg。

(5) 根据病情给予升压药物，如多巴胺、间羟胺等。

(6) 当呼吸受抑制时，应立即进行口对口呼吸，并肌肉注射尼可刹米或洛贝林等呼吸兴奋剂。喉头水肿影响呼吸时，应立即准备气管插管或配合施行气管切开术。

(7) 心跳骤停时立刻进行复苏抢救：抢救过程中密切观察病情，详细记录患者体温、脉搏、呼吸、血压、尿量等变化，为采取进一步的措施提供依据。

(三) 注意事项

1. 试验前详细询问患者的用药史、过敏史和家族过敏史。有过敏史者禁止做皮试。

2. 凡首次用药，停药 3 天后再用者，以及更换药物批号，均须做过敏试验。

3. 皮试液应现用现配　青霉素溶液极不稳定，常温下易分解，故不宜放置过久，以免效价降低和导致过敏原增加。

4. 注射前应做好急救的准备工作（备好盐酸肾上腺素和注射器等）。

5. 严密观察患者，首次注射后须观察 30 分钟以防迟缓反应的发生。注意局部和全身反应，倾听患者主诉。

6. 试验结果阳性者禁止使用青霉素，同时报告医生，在医嘱单、病历、床头卡上醒目注明青霉素过敏试验阳性反应，并告知患者及其家属。

## 二、头孢菌素类药物过敏试验

头孢菌素是临床上广泛使用的一类抗生素，也可引起过敏反应，因此，用药前需做过敏试验。

(一) 皮内试验法

1. 皮试液的配制　以先锋霉素为例，皮试液以含先锋霉素 500μg/ ml 的生理盐水溶液为标准。具体配制方法如下：

(1) 先锋霉素 0.5g/瓶内加生理盐水 2ml，每 1ml 含先锋霉素 250mg；

(2) 取 0.2ml 加生理盐水至 1ml，每 1ml 含先锋霉素 50mg；

(3) 取 0.1ml 加生理盐水至 1ml，每 1ml 含先锋霉素 5mg；

(4) 取 0.1ml 加生理盐水至 1ml，每 1ml 含先锋霉素 500μg，即配成皮试液。

2. 试验方法　皮内注射先锋霉素皮试液 0.1ml（50μg），观察 20 分钟。

3. 结果判断同青霉素。

(二) 注意事项

1. 既往使用头孢菌素类药物发生过敏性休克者，不可再做过敏试验。

2. 皮试阴性者，用药后仍可能发生过敏反应，因此用药期间需密切观察。发生过敏时，应立即停药并通知医生，处理方法同青霉素过敏。

3. 头孢菌素类药物间可有交叉过敏现象，故使用某一种头孢菌素有过敏现象者，一般不可再使用其他品种。

4. 头孢菌素类与青霉素之间可发生交叉过敏反应，如患者对青霉素类过敏，因病情需要使用头孢菌素类药物时，一定要在严密观察下做头孢菌素类药物过敏试验，并做好急救准备。

## 三、链霉素过敏试验

链霉素也是临床上常用的抗生素之一，也可发生过敏反应，其中以皮疹、发热及荨麻疹较为常见，也可发生过敏性休克，其发生率虽低于青霉素，但反应迅速且严重，病死率较高。因此，使用前应做皮肤过敏性试验。

（一）皮内试验法

1. 皮试液的配制　皮试液以每 1ml 含链霉素 2500U 的生理盐水溶液为标准，注入剂量为 0.1ml（含 250U）。具体配置方法如下：

（1）取 1 g（100 万 U）链霉素，用 3.5ml 生理盐水溶解后为 4ml，每 1ml 含链霉素 0.25g（25 万 U）；

（2）取 0.1ml 加生理盐水至 1ml，每 1ml 含 2.5 万 U；

（3）弃去 0.9ml，余 0.1ml，加生理盐水至 1ml，则每 1ml 含 2500U，即为皮试液。

2. 试验方法及结果判断同青霉素。

（二）链霉素过敏反应及处理

链霉素过敏反应的临床表现与青霉素过敏反应大致相同。轻者表现为发热、皮疹、荨麻疹；重者可发生过敏性休克。发生过敏性休克时，救治原则与青霉素过敏性休克基本相同，同时可应用钙剂，其中以氯化钙为最佳，葡萄糖酸钙次之。因钙离子可与链霉素络合，使链霉素的毒性症状减轻或消失。

## 四、破伤风抗毒素过敏试验

破伤风类毒素（TAT）用于有破伤风危险的外伤伤员的被动免疫或对已发病患者进行特异性治疗。TAT 一般由马血清制备，对人体具有抗原性，注射后可引起过敏反应。因此，在用药前需做过敏试验。

（一）皮内试验法

1. 皮试液的配制　取每支 1ml 含 1500U 的破伤风抗毒素药液 0.1ml，加生理盐水稀释到 1ml 即可。

2. 试验方法　皮内注射破伤风抗毒素皮试液 0.1ml（含 15U），观察 20 分钟后判断试验结果。

3. 结果判断

阴性：局部无红肿，无异常全身反应。

阳性：局部皮丘红肿、硬结大于 1.5cm，红晕超过 4cm，有时出现伪足、痒感。全身过敏反应与青霉素过敏反应相同，以血清病型反应多见。

若皮试结果为阴性，可把所需剂量一次注射完；若皮试结果为阳性，须采用脱敏注射法。

（二）脱敏注射法

TAT 是一种特异性抗体，没有可以替代的药物，因此，皮试结果即使为阳性，也需采用脱敏注射法进行治疗，即采用小剂量、短间隔、连续多次注射的方法。其机制是小剂量变态原进入体内致使生物活性物质的释放量少，不至于引起临床症状，短时间内多次注射，可逐渐消耗体内已形成的 IgE，最终可以全部注入所需药量而不致发病。但这种脱敏是暂时的，经过一段时间后，IgE 再产生而重建致敏状态。因此，以后如再用 TAT，仍需做皮内试验。

注射时，按表 19 - 14 安排，每隔 20 分钟皮下或肌肉注射 TAT 一次，至总量全部注射完。

**表 19-14　破伤风抗毒素脱敏注射法**

| 次数 | TAT 量（ml） | 注入 NS 量（ml） | 注射量（nl） |
|---|---|---|---|
| 1 | 0.1 | 0.9 | 1 |
| 2 | 0.2 | 0.8 | 1 |
| 3 | 0.3 | 0.7 | 1 |
| 4 | 余量 | 稀释至 1ml | 1 |

在脱敏注射过程中，需密切观察患者反应。如发现患者有气促、发绀、荨麻疹及过敏性休克时，应立即停止注射，并迅速处理。如反应轻微，可待消退后，酌情将剂量减少，增加注射次数，顺利注入所需的全量。

## 五、细胞色素 C 过敏试验

细胞色素 C 是一种辅酶，在生物氧化过程中起着传递电子的作用，常作为组织缺氧治疗的辅助用药。应用时为防止过敏反应，应先做过敏试验。过敏试验常用方法有两种：

1. 皮内试验　取细胞色素 C 溶液（每支 2ml 含 15mg）0.1ml 加生理盐水至 1ml，每 1ml 含细胞色素 C 0.75mg，皮内注射 0.1ml（含细胞色素 C 0.075mg），观察 20 分钟后，判断试验结果，局部发红，直径大于 1cm，出现丘疹者阳性。

2. 划痕试验　取细胞色素 C 原液（每 ml 含 7.5mg）1 滴，滴于前臂内侧皮肤上，用无菌针头透过药液，划刺皮肤两道，长约 5mm，深度以微量渗血为宜。观察 20 分钟后判断试验结果。结果判断同上述皮内法。

## 六、碘过敏试验

临床上用碘造影剂进行造影时，一些患者可发生过敏反应。因此，在造影前必须询问患者有无碘过敏史，已知过敏者禁用，无过敏者须在造影前 1～2 天作过敏试验，结果阴性者方可作碘造影检查。试验方法及结果判断见表 19-15。

**表 19-15　碘过敏试验方法及结果判断**

| 试验方法 | 操作步骤 | 结果判断 |
|---|---|---|
| 口服法 | 检查前 3 天开始口服 5%～10% 碘化钾 5ml，每日 3 次，共 3 天 | 出现口麻、头晕、心慌、恶心、呕吐、荨麻疹等症状为阳性 |
| 皮内注射法 | 碘造影剂 0.1ml 作皮内注射，观察 20 分钟 | 局部有红、肿、硬块，直径超过 1cm 为阳性 |
| 静脉注射法 | 碘造影剂 1ml（30% 泛影葡胺 1ml），缓慢静脉内注射，观察 5～10 分钟 | 有血压、脉搏、呼吸和面色等改变为阳性，其余同口服法症状 |
| 眼结合膜法 | 碘造影剂 1～2 滴，滴入一侧眼内，5～10 分钟后双眼进行对照 | 滴药侧眼结合膜有充血、水肿等现象为阳性 |
| 舌下含服法 | 碘造影剂 2～3 滴，滴于舌下，5～10 分钟后观察结果 | 舌下充血、肿胀、麻木、流涎等 |

碘过敏试验阴性者，仍可有少数患者在注射碘造影剂时发生过敏反应，故在造影时仍需要备好急救药品，过敏反应的处理同青霉素过敏反应。

## 七、普鲁卡因过敏试验

普鲁卡因系常用局部麻醉药，极少数患者用药后可发生过敏反应，故首次使用普鲁卡因时，需做药物过敏试验。试验方法：取 0.25%普鲁卡因液 0.1ml 作皮内注射，观察 20 分钟后判断试验结果，结果判断同青霉素。

（刑凤梅　来小彬　吴　雪）

# 第二十章　静脉输液与输血

**学习目标**

完成本章学习后，学生应能：

1. 列举静脉输液的目的、常用溶液的种类及其作用。
2. 描述静脉输液的常用部位。
3. 列举静脉输血的原则、目的、常用血液制品的种类及其作用。
4. 描述输液、输血反应及其防治方法。
5. 列举自体输血的优点和方法。
6. 列举微粒的来源和控制方法。
7. 按规程为患者进行密闭式静脉输液。
8. 正确处理输液过程中出现的故障。
9. 复述静脉输血的操作步骤及注意事项。

静脉输液和输血是临床上经常使用和极为重要的治疗手段。用于纠正人体水、电解质和酸碱平衡失调，恢复内环境稳定状态，增加血容量，改善微循环，维持血压。还可以通过静脉输注药物，达到治疗疾病的目的。因此护士必须熟练掌握及准确运用静脉输液与输血的知识和技能，以治疗疾病和挽救患者生命。

## 第一节　静 脉 输 液

静脉输液（intravenous infusion）是利用大气压和液体静压形成的输液系统内压高于人体静脉压的原理，将一定量的无菌溶液或药液直接输入静脉内的方法，又可称静脉滴注（intravenous drip）。

### 一、常用溶液的种类

溶液是指溶质以分子或离子的形式分散在溶剂中，形成均一、稳定、透明的液体。

（一）晶体溶液

晶体的分子量小，在血管内停留时间短，对维持细胞内外水分的平衡具有重要的作用，多用于纠正体内的水、电解质失衡。常用的晶体溶液有：

1. 葡萄糖溶液　葡萄糖溶液是不含电解质的溶液，葡萄糖在体内迅速被氧化生成二氧化碳和水，释放出能量，剩余的以糖原的形式贮存于肝或肌细胞内，失去原有的渗透性质，只留下水分。每克葡萄糖可产生 0.6ml 水，并提供 16.7kJ（4kcal）热量。因此，葡萄糖溶液主要用于补充热量和水分。常用的葡萄糖溶液有 5%、10%、25%、50%四种剂型。

2. 电解质溶液

（1）等渗性溶液：其渗透压与血浆渗透压相等，电解质组成与细胞外液相近，主要用于补充细胞外液。常用的有 0.9%氯化钠溶液（生理盐水）、5%葡萄糖氯化钠溶液、林格液（又称复方氯化钠溶液）、乳酸钠林格液等。

（2）低渗性溶液：将各种等渗溶液按不同比例混合而成，其电解质浓度低于血浆渗透压。例如：儿科补液用的 1∶1、1∶2 的含钠液，主要用于小儿脱水症的治疗。

（3）高渗性溶液：其渗透压高于血浆渗透压的 2～8 倍，主要用于严重的低钠血症和低渗性脱水的治疗。常用的溶液有 2.5%、3%、5%、10%氯化钠溶液和高渗乳酸盐溶液。

（二）胶体溶液

胶体溶液的分子量大，在血管内停留时间长，可维持血浆胶体渗透压，增加血容量，改善微循环，升高血压，并使组织间隙脱水。常用的胶体溶液有：

1. 右旋糖酐溶液　右旋糖酐为多糖类高分子聚合物，是血浆的代用品。常用溶液有低分子右旋糖酐和中分子右旋糖酐。低分子右旋糖酐可降低血液黏稠度，改善微循环和抗血栓形成，常用于血管栓塞性疾病。中分子右旋糖酐可提高血浆胶体渗透压，扩充血容量，升高血压。

2. 代血浆　代血浆化学结构与右旋糖酐相似，扩容效果良好，输入后循环血量和心输出量均有增加，急性大出血时可与全血共用。常用的溶液有羟乙基淀粉（706 代血浆）、聚乙烯吡咯酮等。

3. 白蛋白　对维持血浆胶体渗透压有重要作用，用于治疗各种伴有血容量不足的休克、严重的低白蛋白血症和间质水肿等。

## 二、静脉输液方式

1. 开放式　将输液的液体倒入开放式输液瓶。开放式输液瓶为大容量玻璃瓶，瓶口上端盖上瓶盖，下端通过橡胶管接针头与患者静脉连接。开放式输液过程中可以灵活地改变液体的种类和数量。当变换液体时，打开瓶盖从瓶口处加入，但在操作过程中易污染。主要用于危重患者抢救、手术以及患儿的治疗补液。

2. 半密闭式　液体包装于封闭的玻璃瓶或塑料瓶内，输液时在瓶口插入一次性输液器及通气管，输液过程中空气通过通气管使大气压作用于液体，当大气压和液体静压形成的输液系统内压高于人体静脉压时，液体向压力低的静脉内流动。

3. 密闭式　液体包装于塑料软袋内，大气压直接作用于袋内液体，当大气压和液体静压形成的输液系统内压高于人体静脉压时，液体进入静脉，在输液过程中无需使用通气管。因此在整个输液过程中液体不与空气接触，保证液体的无菌。

## 三、静脉输液部位

在进行静脉输液时，应根据患者的一般状况、病情、输液速度及药物特性来选择静脉进行穿刺，以确保输液顺利和患者的安全。临床一般多选用周围静脉，需要使用中心静脉时，可以选择锁骨下静脉、股静脉、颈外静脉等。

（一）周围静脉

1. 上肢静脉（图 20－1）

（1）指端静脉：在其他静脉无法穿刺的情况下，可选用指端静脉，但此静脉容易渗漏。

（2）手背静脉网：手背静脉作为首选静脉进行穿刺，对于年龄较大的患者，因皮肤松弛、皮下组织疏松，穿刺时不容易固定。

(3) 前臂头静脉：是最佳静脉输液通路，因其为较粗大的静脉，可稀释高渗性和刺激性溶液，输液速度快，但该静脉穿刺时易滚动，应注意绷紧皮肤。

(4) 贵要静脉：贵要静脉直、短、静脉瓣较少，但不方便患者活动。

(5) 肘正中静脉：肘正中静脉粗、直、方便患者活动，但静脉瓣较多。

(6) 前臂正中静脉：前臂正中静脉一般可见但不宜触摸，而且靠近神经，穿刺时会感到疼痛，因此该部位不作为穿刺首选静脉。

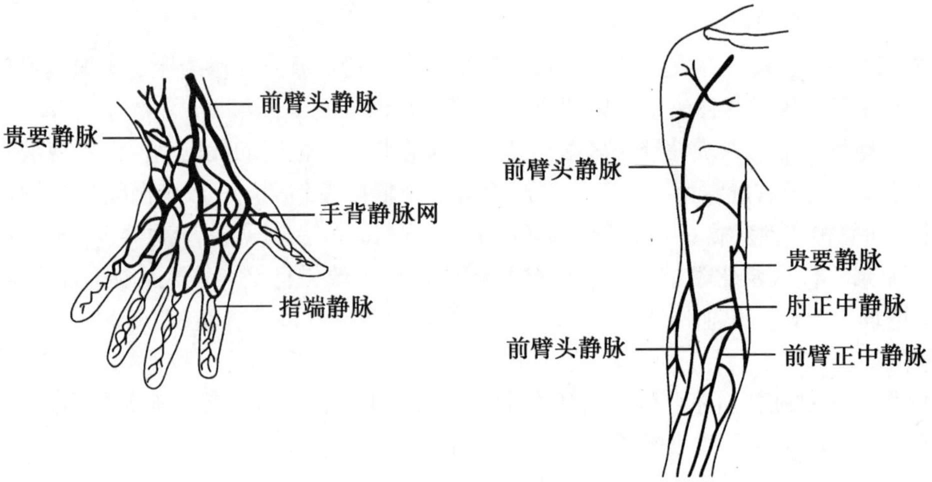


**图 20-1 上肢静脉**

2. 下肢静脉 可选用足背静脉网、小隐静脉、大隐静脉等（图 20-2）。成人应避免下肢静脉穿刺，有增加静脉炎和栓塞的危险。

3. 头皮静脉 头皮静脉表浅、直观、不易滑动、便于固定。由于穿刺部位在头部，肢体活动不受限，便于躯干的保暖，因此适用于婴幼儿。常用的头皮静脉有颞浅静脉、额静脉、耳后静脉及枕静脉（图 20-3）。

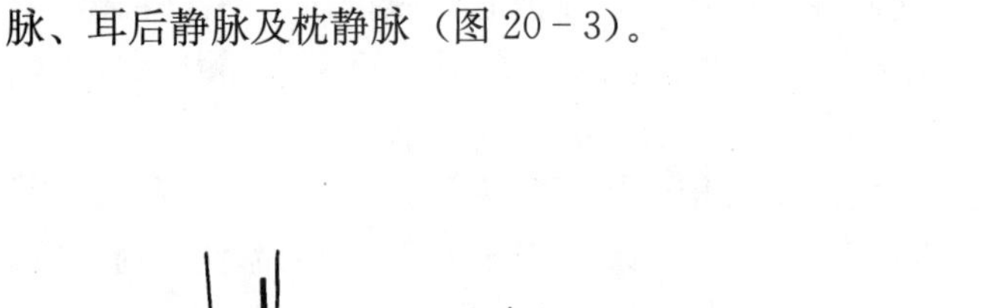


**图 20-2 足部静脉**

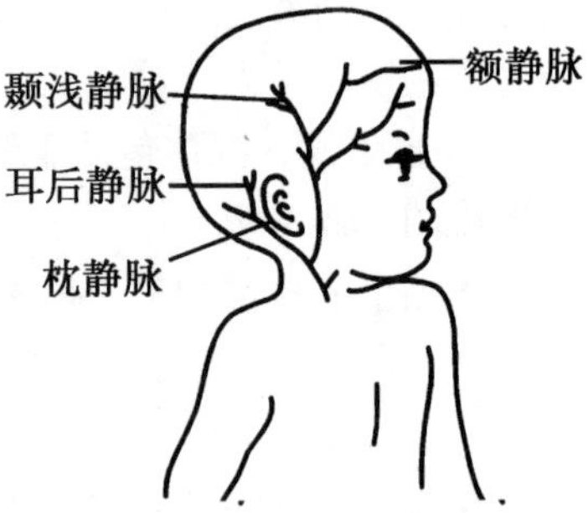


**图 20-3 小儿头皮静脉**

（二）中心静脉

可选用的中心静脉有锁骨下静脉、股静脉、颈外静脉等。中心静脉穿刺输液可用于周围静脉穿刺困难又需长期输液的患者。同时中心静脉的位置距离右心房较近而且管腔粗大，血流量多。因此输入高浓度或刺激性较强的药物，能够迅速被稀释进入心脏，从而减轻对血管壁的刺激。

1. 锁骨下静脉　锁骨下静脉自第一肋外缘处续腋静脉，位于锁骨后下方，向内至胸锁关节后方与颈内静脉汇合成无名静脉，左右无名静脉汇合成上腔静脉入右心房（图 20－4）。此静脉管径粗大，虽然不表浅，但常处于充盈状态，周围有结缔组织固定，血管不易塌陷，比较容易穿刺。同时由于锁骨下静脉离右心房较近，血量多，输入高浓度或刺激性强的药液时能被迅速稀释，对血管壁的刺激性较小。但是由于胸膜顶高于锁骨，进针角度和方向不准确易穿破胸膜导致气胸，又因吸气时是负压，锁骨下静脉穿刺还易造成空气栓塞，故不适于初学者穿刺。

2. 股静脉　股静脉上段位于股三角内，股三角的上界为腹股沟韧带，外侧界为缝匠肌的内侧缘，内侧界为长收肌的外侧缘，前壁为阔筋膜，后壁凹陷，由髂腰肌与耻骨肌及其筋膜组成。股三角内神经、动脉、静脉三者的排列位置是：外侧为股神经，股动脉居中，内侧为股静脉（图 20－5）。体表定位：在髂前上棘和耻骨结节之间划一联线的中点为股动脉，股动脉内侧 0.5cm 处为股静脉。股静脉走行直、管腔粗大、位置固定，穿刺成功率高。但其清洁度差，容易感染。

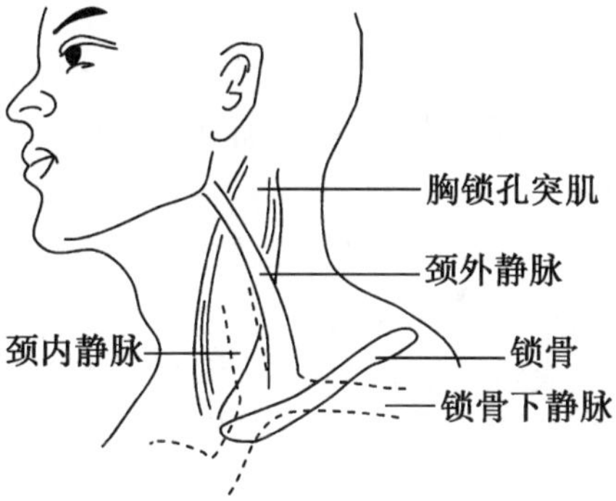


**图 20－4　锁骨下静脉及颈外静脉**

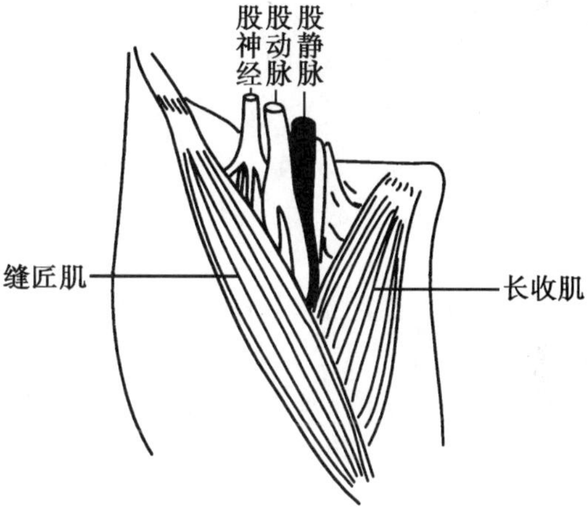


**图 20－5　股静脉**

3. 颈外静脉　颈外静脉是颈部最大的浅静脉，由耳后静脉、枕静脉和面后静脉后支汇合而成（图 20－4）。起自下颌角后方垂直下降，穿越胸锁乳突肌后缘，于锁骨上方穿越深筋膜，最后汇入锁骨下静脉，因其表浅且位置较恒定，便于穿刺。

## 四、常用静脉输液方法

（一）周围静脉输液法

1. 目的

（1）补充水和电解质溶液，纠正水、电解质失调，维持酸碱平衡。用于脱水、酸碱平衡紊乱者，如剧烈呕吐、腹泻、大手术后的患者。

（2）增加血容量，改善微循环，维持血压。用于严重烧伤、大出血、休克等患者。

（3）输入药物，治疗疾病。用于中毒、各种感染、脑及组织水肿等患者的治疗。

（4）补充营养，供给热量。用于慢性消耗性疾病、胃肠道吸收障碍及因昏迷、口腔疾病等不能经口进食的患者。

2. 评估

（1）患者状况：年龄、疾病状态（病种、病情、病程）、活动状况、配合程度、过敏史、心理及社会状况。

（2）穿刺部位：皮肤状况、静脉解剖、静脉特点、穿刺点的选择。

（3）输注药液：药物的作用、不良反应、药物的质量、有效期以及有无药物配伍禁忌。

3. 操作前准备

（1）用物准备

1）治疗盘：配备加药用注射器及针头、无菌棉片、止血带、胶布或输液贴、瓶套、开瓶器、小垫枕，必要时准备小夹板及绷带。

2）无菌物品：输液器一套，如需静脉留置输液另需准备静脉留置针一套。

3）液体及药物：根据医嘱准备。

4）输液卡及输液架。

（2）患者准备：了解输液的目的和方法，排空大、小便，取舒适卧位。

（3）护士准备

1）半密闭式或密闭式输液法，护士应：

① 洗手、戴口罩、修剪指甲；

② 查对：根据医嘱核对患者姓名、床号；药液的名称、剂量、浓度、有效期、给药时间和方法；检查瓶盖有无松动、瓶身有无裂痕；对光检查药液有无浑浊、沉淀和絮状物；

③ 加药：套上瓶套，打开液体瓶铝盖中心部分，消毒瓶塞，根据医嘱加入药物，在瓶签上注明床号、姓名、所加药物名称、剂量、浓度及加药时间，并签名；

④ 连接输液器：检查输液器后取出，半密闭式输液将输液管和通气管针头同时插入瓶塞至针头根部，密闭式输液只将输液管针头插入瓶塞至针头根部，关闭调节器。

2）开放式输液法，护士应：

① 洗手、戴口罩、修剪指甲；

② 查对：根据医嘱核对患者姓名、床号；药液的名称、剂量、浓度、有效期、给药时间和方法；检查瓶盖有无松动、瓶身有无裂痕；对光检查药液有无浑浊、沉淀和絮状物；

③ 消毒药液瓶口及瓶塞；

④ 准备输液器：打开输液包，检查开放式输液器是否完好，冲洗输液器及导管（一手持输液器并将导管根部反折，另一手按取无菌溶液法倒入 30～50ml 溶液，旋转冲洗输液器和导管，将冲洗液排入弯盘）；

⑤ 准备药物：倒入所需液体（倒入液体时，溶液瓶不可触及输液瓶口；加药时，用注射器抽吸药液，取下针头，在距离输液器瓶口 1cm 处注入，并摇匀药液），盖好瓶盖，挂在输液架上。

（4）环境准备　环境清洁、安静，患者床旁无多余物品，方便护理操作。

4. 操作步骤　见表 20－1。

**表 20－1　周围静脉输液法操作步骤**

| 步骤 | 要点说明 |
| --- | --- |
| ▲开放式、半密闭式及密闭式输液法 | |
| 1. 携用物至患者床边，核对患者并向患者解释 | ● 尊重患者，取得合作 |
| 2. 查对：与医嘱查对无误后将输液瓶挂在输液架上 | ● 执行操作中查对 |
| 3. 排气：倒置茂菲氏滴管，打开调节器，挤压滴管使溶液流至滴管 1/3～1/2 满时，迅速倒转滴管，使液体沿输液管缓慢下降直至排尽导管内的空气，关闭调节器 | |
| 4. 选择静脉：肢体下垫小垫枕，扎止血带，嘱患者握拳，选择静脉 | ● 根据病情及药物性质选择合适的静脉<br>一般选粗、直、弹性好且避开关节的静脉 |
| 5. 消毒皮肤：消毒剂消毒穿刺部位皮肤，备胶布 | ● 消毒范围直径在 5cm 以上 |
| 6. 再次排气：取下护针帽，打开调节器，排尽针头内气体，关闭调节器 | |
| 7. 穿刺静脉：左手拇指绷紧所穿刺静脉下端皮肤，右手持针行静脉穿刺，见回血后，将针头再沿静脉方向平行送入少许 | ● 穿刺前确保滴管下端输液导管及针头内无气泡 |
| 8. 固定：松开止血带，嘱患者松拳，打开调节器，观察液体滴入通畅、患者无不适后，用胶布或输液贴固定针头 | ● 固定针柄、头皮针软管、穿刺点用无菌棉片覆盖，避免污染 |
| 9. 调节滴速 | ● 根据年龄、病情及药物性质调节输液速度 |
| 10. 安置患者：取出止血带和小垫枕，协助患者取舒适卧位，将呼叫器置于患者方便取用之处，交代注意事项 | ● 不可随意调节滴速，对输液部位注意保护，如有异常及时呼叫 |
| 11. 查对：最后一次查对并在输液卡上记录输液时间、滴速、签全名 | ● 执行操作后查对 |
| 12. 更换液体：需要更换液体瓶时，消毒瓶塞后，从上瓶中拔出输液管及通气管插入下一瓶中，调节滴速后方可离去 | ● 持续输液应及时更换输液瓶，以防空气进入，造成空气栓塞 |
| 13. 结束输液：输液完毕，揭除胶布或输液贴，用干棉签轻压穿刺点上方，快速拔针，按压片刻至无出血 | ● 拔针后再稍加力量按压，防止皮下出血 |
| 14. 整理用物和床单位，患者取舒适卧位 | ● 询问患者的感受，感谢患者合作 |
| 15. 处理用物，洗手记录 | |
| ▲静脉留置输液法 | |
| 1. 同开放式、半密闭式及密闭式输液法 1～3 | |
| 2. 检查：检查并打开静脉留置针① 和贴膜 | ● 检查生产日期、型号及包装是否完好 |
| 3. 选择静脉：肢体下垫小垫枕，扎止血带，嘱患者握拳，选择静脉 | |
| 4. 消毒皮肤：消毒剂消毒穿刺部位皮肤 | ● 消毒范围直径约 8cm |

续表

| 步骤 | 要点说明 |
|---|---|
| 5. 排气：取出静脉留置针，将输液器针头插入留置针的肝素帽内，排尽套管针内的空气 | |
| 6. 穿刺静脉：去除针套，旋转松动外套管，调整针头斜面向上。左手绷紧皮肤，固定静脉，右手持针，针头斜面向上，在血管上方使针头与皮肤呈 15°～30°角进针，见回血后降低角度，沿静脉方向再将穿刺针推进 0.2cm | ● 消除套管与针芯的粘连，检查针尖及套管尖端是否完好<br>● 确保外套管在静脉内 |
| 7. 撤出针芯：左手持 Y 接口，右手后撤针芯约 0.5cm，持针座将套管全部送入静脉内，撤出针芯 | ● 避免针芯刺破血管 |
| 8. 固定：松开止血带，嘱患者松拳，打开调节器，观察液体滴入通畅、患者无不适后，用无菌透明贴膜固定导管。在小胶布上写明置管日期、时间，用小胶布再次固定留置针管 | ● 避免穿刺点及周围被污染，便于观察穿刺点 |
| 9. 调节滴速 | ● 根据患者年龄、病情、药物性质调节滴速 |
| 10. 安置患者：取出止血带和小垫枕，协助患者取舒适卧位，将呼叫器置于患者方便取用之处，交待注意事项 | ● 嘱患者勿随便调节滴速，注意保护输液部位，如有不适及时呼叫 |
| 11. 查对：最后一次查对并在输液卡上记录输液时间、滴速、签全名 | ● 执行操作后查对 |
| 12. 结束输液：输液完毕，拔出输液器针头，用已抽取封管液②的注射器刺入静脉帽内，缓慢推注适量封管液，剩 0. 5～1ml 后，边退针边推药液封管 | ● 通过封管给予正压，保持静脉输液通路畅通；同时将残留的刺激性药液冲入血流，避免刺激局部血管 |
| 13. 整理用物和床单位，患者取舒适卧位 | ● 询问患者的感受，感谢患者合作；交代患者注意保持置管局部的清洁，在日常活动中避免污染；保护有留置针的肢体，避免肢体下垂，以防血液回流阻塞针头 |
| 14. 处理用物，洗手记录 | |
| 15. 再次输液：消毒剂消毒静脉帽胶塞后，将输液器针头插入静脉帽内完成输液 | ● 再次输液前检查置管时间及局部静脉情况 |
| 16. 停止留置：撕下小胶布，揭开贴膜，将无菌棉签放于穿刺点前方，迅速拔出套管针，按压穿刺点 | |
| 17. 整理用物和床单位，患者取舒适卧位 | ● 询问患者的感受，感谢患者合作 |
| 18. 处理用物，洗手记录 | |

注释：

① 静脉留置针又称套管针，其外套管柔软无尖，不易刺破或滑出血管，一般可在血管内保留 3～5 天，减轻反复穿刺给患者造成的痛苦。静脉留置针由针头部和肝素帽两部分组成。针头部为软硅胶导管后接硬塑回血室部，内有不锈钢丝导针，导针尖部突出软硅胶导管针头部。肝素帽：前端有硬塑活塞，后端橡胶帽封闭。肝素帽内腔有一中空管道，容纳肝素。

② 封管液包括两种：生理盐水：取 5～10ml 生理盐水正压封管，每隔 8 小时封管 1 次；稀释的肝素液：1 支肝素钠溶液（12500U）稀释于 100ml 生理盐水中，取 2～5ml 正压封管，可持续抗凝 12 小时以上。

5. 注意事项

（1）严格执行查对制度及无菌操作。

（2）根据病情需要，有计划地、合理地安排输液顺序。如需加入药物，注意配伍禁忌。

（3）如需长期静脉给药，应注意保护血管，从远心端到近心端选用血管。

（4）对婴幼儿应选用头皮静脉；昏迷或不合作的患者，必要时可用绷带或夹板加以固定。

（5）不可自静脉输液的肢体抽取血液化验标本或进行血压测量。

（6）输液过程中应加强巡视，及时处理输液故障或输液反应。

（7）静脉留置输液还应注意：

1）选择较粗、直的静脉，减轻留置套管对血管的机械刺激。

2）留置期间密切观察置管局部，如出现红、肿、热、痛反应时，应及时拔管，并给予相应处理。

3）如出现导管堵塞，切勿挤压滴管，以免血栓进入血管。可以用注射器抽取肝素盐水回抽血凝块或更换留置针重新穿刺。

（二）锁骨下静脉穿刺置管输液法

1. 目的

（1）减轻药物对血管壁的刺激。经锁骨下静脉穿刺置管（subclavian vein intubation）输液，可长期输入高浓度或刺激性强的药液，血液迅速稀释药液，对血管壁的刺激性较小。

（2）为长期不能进食或丢失大量液体的患者补充大量高热量、高营养液及电解质溶液。

（3）为各种原因所致大出血的患者迅速输入大量液体，纠正血容量不足和升高血压。

2. 评估　同周围静脉输液法，另需：

（1）询问有无普鲁卡因过敏史，并做过敏试验。

（2）穿刺部位皮肤状况，叩诊两侧背部肺下界，听诊两侧肺呼吸音，以便术后对照。

3. 操作前准备

（1）用物准备

① 深静脉穿刺套管 1 套：内有特制的穿刺针、空针、导丝、扩张器、留置导管等。另加 1%普鲁卡因注射液、生理盐水、消毒剂、无菌手套、无菌贴膜、三通管、肝素帽。

② 静脉切开包：剪子、刀片、刀柄、持针器、弯止血钳、直止血钳、弯盘各 1 个；无牙镊、带牙镊各 1 个；缝合针线 1 套；纱布 2 块，棉球若干；孔巾、无菌巾各 1 块。

（2）患者准备：了解锁骨下静脉置管输液的目的和方法，插管时所取卧位的配合。

（3）护士准备：同密闭式输液法。

（4）环境准备：环境清洁、安静，患者床旁无多余物品，方便护理操作。

4. 操作步骤　见表 20－2。

**表 20-2　锁骨下静脉穿刺置管输液法操作步骤**

| 步骤 | 要点说明 |
|---|---|
| 1. 同密闭式输液 1～3 | |
| 2. 安置卧位：患者去枕平卧，头偏向对侧，肩背部垫一小枕，头低 15°～30° | ● 有利于两肩后展，充分暴露穿刺部位<br>● 有利于锁骨下静脉充盈，便于穿刺，并减少空气栓塞的机会 |
| 3. 消毒皮肤：消毒剂消毒颈、胸、肩部皮肤 | |
| 4. 建立无菌区：打开无菌穿刺包，铺无菌巾，戴无菌手套 | |
| 5. 局部麻醉：抽取 1%普鲁卡因注射液 5ml 做局部浸润麻醉 | |
| 6. 准备留置导管：取出留置导管，抽取生理盐水，注入导管使其充盈 | ● 防止回血凝固 |
| 7. 穿刺静脉：选择穿刺点，穿刺静脉后抽回血，见回血后置入导丝，退出穿刺针，用扩张器扩张皮下组织后退出 | ● 穿刺点有两处：锁骨上或锁骨下* |
| 8. 置入留置导管：沿导丝置入留置导管，深为 13～15cm，将导丝从导管尾部拔出。用装有生理盐水的注射器抽吸导管，证明在血管后锁定卡板，撤洞巾，接肝素帽。 | |
| 9. 固定导管：将导管缝于皮肤上固定，用一次性贴膜封闭 | ● 固定时不应影响穿刺点 |
| 10. 开始输液：连接留置导管与输液器针头开始输液 | |
| 11. 其余同周围静脉留置输液法 9～18 | |

注释：

* 锁骨上穿刺点：锁骨与胸锁乳突肌外缘交界为顶点，在角的平分线上，距顶点 0.5～1cm 处为进针点，穿刺方向对向同侧胸锁关节或对侧乳头。穿刺针与皮肤呈 15°角，进针 1.5～2cm 即达到锁骨下静脉。

锁骨下穿刺点：锁骨中、内 1/3 交界处的锁骨下 1cm 为穿刺点，穿刺方向对向同侧胸锁关节。穿刺过程中始终保持一定的负压，尽量保持穿刺针与胸壁呈水平位，进针 3～5cm 即达到锁骨下静脉。

5. 注意事项

（1）准确掌握适应证，严格执行查对制度及无菌操作。

（2）由于左侧肺尖与胸膜顶较右侧高，因此应尽量选取右侧进行穿刺，准确选择穿刺点，掌握进针方向，避免发生并发症，如气胸、血肿、空气栓塞、神经损伤、感染等。

（3）留置期间穿刺点及周围皮肤定期消毒及穿刺点细菌培养。密切观察置管局部，如出现红、肿、热、痛反应时，应及时拔管，并给予相应处理。

（4）锁骨下静脉压力较低，吸气时可为负压，因此输液过程中切勿使液体滴空。

（5）如再次输液时，应先抽回血证明导管在血管内方可开始输液。出现导管堵塞，切勿挤压，以免血栓进入血管。可用注射器抽取肝素盐水回抽血凝块或更换导管重新穿刺，中心静脉导管一般可留置 2～4 周。

## 五、输液速度的调控

### （一）确定输液速度的原则

根据患者的年龄、病情及药物性质调节输液速度。一般成人 40～60gtt./min，儿童 20～40gtt./min。对老年人、婴幼儿，体弱、心、肺、肾功能不良者，输注高渗溶液、含钾或升压药物时速度宜慢；对严重脱水、血容量不足、心肺功能良好者输液速度可适当加快。

（二）输液速度与时间的计算

在输液过程中，每毫升溶液的滴数称为该输液器的点滴系数。点滴系数一般记录在输液器包装袋上。常用静脉输液器的点滴系数有 10、15、20 三种型号。静脉点滴的速度和时间可按下列公式计算。

1. 已知液体总量与计划所用输液时间，计算每分钟滴数。

$$每分钟滴数=\frac{液体总量（毫升）\times 点滴系数}{输液时间（分钟）}$$

2. 已知每分钟滴数与液体总量，计算输液所需时间。

$$输液时间（小时）=\frac{液体总量（毫升）\times 点滴系数}{每分钟滴数\times 60（分钟）}$$

（三）控制输液速度的方法

1. 手动控制　一般情况下，静脉输液时可以通过手动调节输液管上的滑动夹、滚轴和钳夹等调节器来控制输液速度，保证医嘱要求的输液量在正确的时间范围内输入。调节器结构简单，易于操作，但是控制速度不够准确。

2. 电动控制　输液泵是机械推动液体进入血管系统的一种电子机械装置，它通过作用于输液管道达到控制输液速度的目的。常用于需要严格控制输入液量和药量的情况，如在使用升压药物、抗心律失常药物、婴幼儿静脉输液和静脉麻醉时。输液泵的种类大致分为两类：① 推注式注射器类输液泵，也称微量注射泵（图 20－6）。此类机型是对注射器的活塞施以恒定的压力以推动其前进的装置，由电脑控制，有报警装置。② 蠕动式输液泵（图20－7）。此类机型多是利用滚筒装置顺序地挤压输液管道，使液体被蠕动推动前进。输液泵的主要作用与功能相似，归纳起来能实现以下功能：① 可精确测量和控制输液速度；② 可精确测定和控制输液量；③ 能对气泡、漏液和输液管道阻塞等异常情况进行报警，并自动切断输液通路。

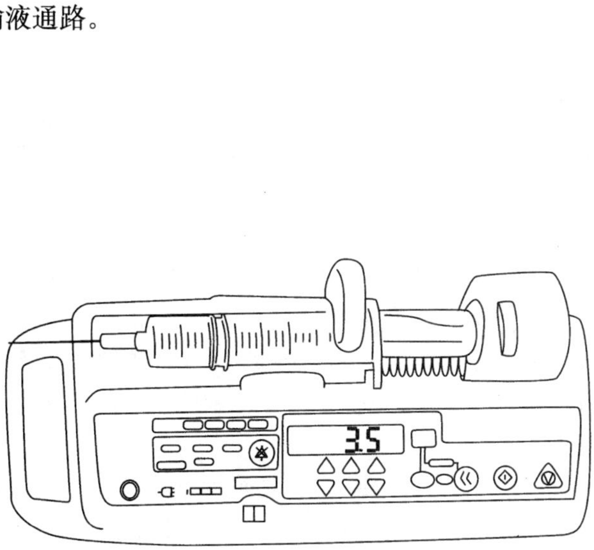

图 20－6　微量注射泵

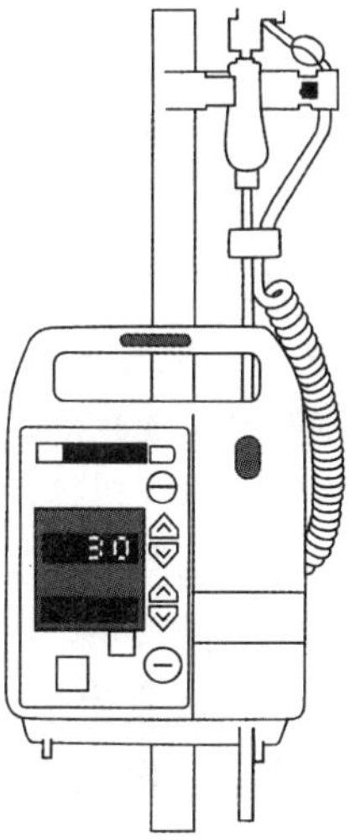

图 20－7　输液泵

## 六、输液故障的排除

（一）液体不滴或滴入不畅

1. 针头滑出血管外　液体注入皮下组织，局部出现肿胀并伴有疼痛，应更换针头重新选择静脉进行穿刺。

2. 针头斜面紧贴血管壁　可调整针头位置或变换肢体位置，直到液体点滴通畅为止。

3. 针头阻塞　用手捏住滴管下端输液管，另一手轻轻挤压靠近针头的输液管，如果感觉有阻力，松手后又无回血，表明针头已阻塞。应更换针头重新选择静脉进行穿刺。

4. 压力过低　由于输液瓶位置过低或患者活动中肢体抬举过高所致，可适当抬高输液瓶或降低肢体位置。

5. 静脉痉挛　由于输入的液体温度过低或穿刺肢体暴露在冷的环境中时间过长所致，局部热敷可以缓解痉挛。

（二）茂菲氏滴管内液面过高

1. 滴管侧壁有调节孔时，可夹闭滴管上端的输液管，打开调节孔，待滴管内露出液面，见到点滴时，关闭调节孔，松开滴管上端的输液管即可。

2. 滴管侧壁无调节孔时，将输液瓶取下，倾斜输液瓶，使插入瓶内的针头露出液面，待滴管内露出液面，见到点滴时，再将输液瓶挂回输液架上继续点滴。

（三）茂菲氏滴管内液面过低

1. 滴管侧壁有调节孔时，先夹闭滴管下端的输液管，打开调节孔，待滴管内液面升高至1/3～1/2时，关闭调节孔，松开滴管下端输液管即可。

2. 滴管侧壁无调节孔时，可夹闭滴管下端的输液管，用手挤压滴管，致使液体下流至滴管内，当液面升高至1/3～1/2时，停止挤压，松开滴管下端输液管即可。

（四）茂菲氏滴管内液面自行下降

此时应检查滴管上端输液管与滴管的连接处是否松动、滴管有无漏气或裂隙，必要时更换输液器。

## 七、输液反应及其护理

在输液治疗过程中，任何环节出现不当，可引起患者的一些不良反应，这些反应称为输液反应。

（一）发热反应

1. 原因　发热反应（febrile reaction）是因输入致热物质引起。致热物质是指微量即可引起人体温升高的物质。如来自体外的微生物尸体及其代谢产物、病毒、细菌、内毒素等。造成致热物质输入机体的主要原因是输液液体包装容器清洁灭菌不彻底；输入的溶液或药物制品不纯、消毒保存不良；输液器消毒不严格或被污染；输液过程中未能严格执行无菌操作等。

2. 症状　多发生于输液后数分钟至1小时。临床上以寒战和高热为基本特征。轻者体温在38℃左右，停止输液后数小时可自行恢复正常。重者初起寒战，继之体温可达40～41℃，并伴有头痛、恶心、呕吐、脉速等全身不适症状。

3. 护理

（1）输液前认真检查药液质量，输液器包装及灭菌有效期，严格执行无菌技术操作。

(2) 反应轻者可减慢输液速度或停止输液，注意保暖，通知医生，同时注意生命体征的变化。

(3) 对高热患者给予物理降温，必要时根据医嘱给予抗过敏药物或激素治疗。

(4) 反应严重者立即停止输液，保留剩余溶液和输液器，进行检测，以查找原因。

（二）循环负荷过重反应

1. 原因　循环负荷过重反应（circulatory overload reaction）是由于输液速度过快，短时间内输入过多液体，循环血量急剧增加，致使心脏负荷过重。

2. 症状　患者突然感觉胸闷、心悸、呼吸急促、咳嗽、面色苍白、出冷汗、心前区有压迫感或疼痛、咯粉红色泡沫痰，严重者可自口鼻涌出痰液。听诊肺部广布湿啰音，心率快，心律不齐。

3. 护理

(1) 输液过程中注意控制输液速度和输液量，尤其对老年人、儿童、心肺功能不良的患者要特别慎重。

(2) 出现上述症状，立即停止输液并通知医生。病情允许时患者取端坐位，双腿下垂，以减少下肢静脉回流血量，减轻心脏负担。

(3) 给予高流量氧气吸入，湿化瓶内加入 20%～30%乙醇湿化氧气，以减低肺泡内泡沫的表面张力，使泡沫破裂、消散，以提高肺泡内氧分压，增加氧的弥散，改善低氧血症。

(4) 根据医嘱给予镇静、平喘、强心、利尿和扩张血管药物，以舒张周围血管，加速液体排出，减少回心血量，减轻心脏负荷。

(5) 必要时进行四肢轮扎，用橡胶止血带或血压计袖带适当在四肢加压，阻断静脉回流，但动脉血仍可通过。每 5～10 分钟轮流放松一个肢体上的止血带，可以有效地减少静脉回心血量。症状缓解后，逐渐解除止血带。

（三）　静脉炎

1. 原因　静脉炎（phlebitis）是由于静脉内放置刺激性较大的塑料管时间较长或长期输注高浓度、刺激性较强的药液，引起局部静脉壁发生化学炎性反应。或输液过程中未严格执行无菌操作，导致局部静脉感染。

2. 症状　滴注部位出现红、肿、热、痛；滴速减慢；沿静脉走向出现条索状红线；穿刺点有脓性分泌物，有时伴有畏寒、发热等全身症状。静脉炎的级别是判断静脉炎严重程度的有效标准，通过分级有助于区分、记录、管理、追踪静脉炎。美国静脉输液护理学会将静脉炎按照严重程度分为五级：

0 级：没有症状。

1 级：输液部位发红，伴有或不伴有疼痛。

2 级：输液部位疼痛，伴有发红和（或）水肿。

3 级：输液部位疼痛，伴有发红和（或）水肿；条索样物形成；可触及到条索状的静脉。

4 级：输液部位疼痛，伴有发红和（或）水肿；条索样物形成；可触及的静脉条索状物长度>2.54cm（1 英寸）；有脓液流出。

3. 护理

(1) 严格执行无菌操作：对血管壁有刺激性的药物应充分稀释后再输注，避免小静脉注射，减慢输液速度，防止药物漏出血管外。因为下肢静脉血流缓慢，容易发生血栓和炎症，所以最好选用上肢静脉。对于需要长期输液的患者要有计划地更换输液部位，以保护静脉。

（2）停止输液更换其他部位，将患肢抬高、制动。局部用95%乙醇或50%硫酸镁湿敷（早期冷敷，晚期热敷）。

（3）中药治疗，将如意金黄散加醋调成糊状，局部外敷，具有收敛、消炎、止痛的作用。

（4）局部超短波理疗。

（5）如合并感染，根据医嘱给予抗生素局部或全身治疗。

（四）空气栓塞

1. 原因　空气栓塞（air embolism）是由于输液导管内空气未排尽，导管连接不紧，有漏气；加压输液、输血时液体输完未及时更换药液或拔针，造成大量空气进入血液循环。进入静脉的空气随着血液循环首先进入右心房，然后再进入右心室。如果空气量少，则被右心室随血液压入肺动脉并分散到肺小动脉内，最后经毛细血管逐渐吸收，因此对机体造成的损害较小；如果空气量大，空气在右心室内，阻塞肺动脉入口（图20-8），使血液不能进入肺内进行气体交换，导致机体严重缺氧，会造成患者立即死亡。

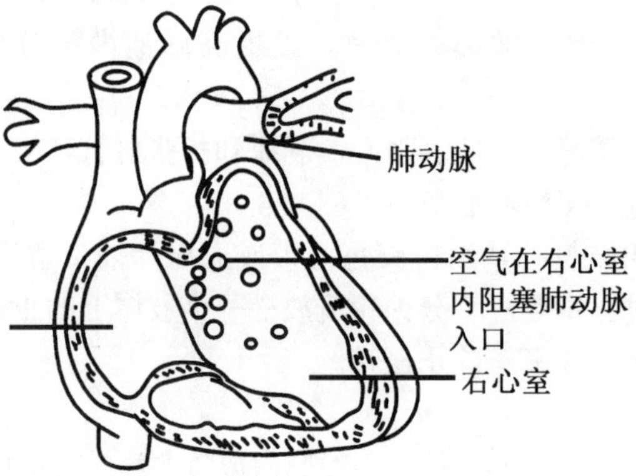


**图20-8　空气在右心室内阻塞肺动脉入口**

2. 症状　空气栓塞的症状取决于空气进入体内的速度、患者的体位和栓塞的部位。如果少量空气缓慢进入体内，可不致引起症状。如果大量空气进入，患者会出现突发性胸闷或胸骨后疼痛，随即出现呼吸困难、严重发绀和濒死感。心前区听诊可闻及响亮、持续的“水泡声”，心电图表现为心肌缺血和急性肺心病的改变。

3. 护理

（1）输液前认真检查输液器的质量，排尽输液导管内的空气，并检查输液器各部位是否连接紧密。

（2）输液过程中加强巡视，及时更换输液瓶或添加药物，输液完毕及时拔针。加压输液时应有专人守护。

（3）当空气进入体内时，立即夹闭输液管道，防止空气进一步进入。

（4）立即协助患者取左侧卧位并头低足高，以便气体能浮向右心室尖部，避开肺动脉入口（图20-9），随着心脏搏动，空气被混成泡沫，分次小量进入肺动脉内，逐渐被吸收。

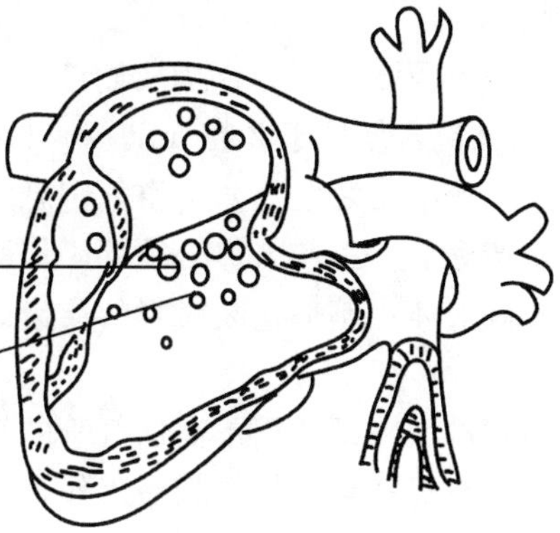


**图 20－9　患者取左侧卧位和头低足高位，使气泡避开肺动脉口**

（5）给予高流量吸氧，提高血氧浓度，改善患者缺氧状态。条件允许的情况下可以通过中心静脉导管抽出空气。

（6）严密观察患者病情变化，如果有异常情况及时对症处理。

## 八、微粒污染

输液微粒是指输入液体中的非代谢性颗粒杂质，其直径一般为 1～15μm，少数可达 50～300μm。各国药典对输液制剂中的不溶性微粒含量作出了严格规定。不同厂家生产的输液制剂，其中微粒的含量也不同。

（一）微粒的来源

输液制剂中的微粒主要为橡胶塞屑、炭粒、碳酸钙、氧化锌、黏土、纸屑、纤维素、玻璃屑、细菌等。主要来源于：

1. 输液制剂生产过程中混入异物与微粒。

2. 输液方式的选择　开放式与半密闭式输液在输液过程中，输液制剂容易被周围环境和空气污染。

3. 输液器和注射器不洁净。

4. 药液准备过程中的污染　静脉输液液体中常要加入多种药物，致使微粒污染大为增加；玻璃安瓿开启时吸入的玻璃碎屑；反复穿刺瓶塞切割下的橡胶塞屑。

（二）微粒进入血管后的路径与危害

1. 微粒进入血管后的路径　进入静脉的微粒首先到达右心房，进入右心室，向肺动脉移动。肺部的毛细血管床可以对微粒起到滤过作用，但仍有一部分微粒通过毛细血管床进入肺静脉，再进入体循环。

2. 微粒的危害　毛细血管直径最细处为 7μm，300μm 的微粒可以通过 18G 的针头进入血液循环。微粒进入人体，其危害严重而持久。具体表现为：

（1）堵塞血管，导致局部供血不足，组织缺血、缺氧、坏死。

（2）红细胞聚集在微粒上，形成血栓，引起血管栓塞及静脉炎。

（3）微粒进入肺毛细血管，引起巨噬细胞增殖，包围微粒形成肺内肉芽肿。

（4）造成血小板减少症和过敏反应。

（5）刺激组织发生炎症或形成肿块。

（三）微粒的控制

1. 制剂生产　根据我国药典1995年版的规定，制剂中10μm以上的微粒含量必须低于20粒/ml，25μm以上的微粒含量低于2粒/ml。

生产场所采用空气层流净化装置，防止空气中悬浮尘粒及细菌污染，生产场所的洁净度必须符合国家规定的生产标准；工作人员必须穿工作服、工作鞋，戴口罩、手套；选用符合药典规定的优质原料配制液体；制剂包装材料的质量如橡胶塞、输液瓶等必须符合规定。

2. 临床输液

（1）尽量采用密闭式输液：即使用不需通气管的软包装输液制剂。如果使用半密闭式输液，应注意输液操作中的空气净化，如在超净工作台进行液体准备；通气管内放置滤膜，阻止空气中的微粒进入液体中；条件允许可在病室内安装空气净化装置，使输液环境洁净。

（2）应用合格的带有终端过滤器的一次性输液器：终端过滤器可截留微粒，是解决微粒危害的理想措施。

（3）认真检查无菌液体质量。

（4）输入的液体应现用现配，避免污染。

（5）严格执行无菌操作。

## 第二节　输　血

正常成人的血液总量约相当于体重的7%～8%，即每公斤体重有70～80ml血液。一般情况下人体血容量保持相对恒定。如果在较短时间内失血量超过循环血量的1/5，机体的脏器、组织和细胞的生理功能将受到较严重的损伤。失血量越多，损伤程度越大。输血疗法是现代临床医学的一个重要组成部分，是抢救生命和治疗疾病的重要手段之一。

### 一、输血的原则

输血（blood transfusion）已经成为治疗某些疾病，抢救患者生命和保证一些手术得以顺利进行的重要手段。但如果输血发生差错或出现不良反应，会给患者造成严重损害，甚至死亡。因此必须遵守输血的原则，以保证输血的安全。

1. 输入全血或成分血，均须使用同型血。

2. 紧急情况下，无同型血时，可将O型血输入给受血者，AB型的受血者可以接受其他血型血，此时直接交叉配血试验无凝集，间接交叉配血试验可有凝集。如果此时输入的量少，输入血清中的抗体被受血者体内大量的血浆稀释，不足以引起受血者的红细胞凝集，一般不会出现反应。因此在这种情况下，必须一次少量输入，最多不可超过400ml，同时输入速度应慢。

3. 当患者需要再次输血时，必须再次进行交叉配血试验，以排除机体已产生抗体。

### 二、血液制品种类

（一）全血

全血是将一定量人的血液采集到含一定量保养液的血袋内所制成的血液制剂。分为新鲜血和库存血。

1. 新鲜血　是指在4℃的抗凝保养液中，保存1周以内的血液。基本保留血液的原有成分，可以补充各种血细胞、凝血因子和血小板，适用于血液病患者。

2. 库存血　在4℃的抗凝保养液中，依据不同的抗凝剂可保存2～3周。适用于各种原因引起的大出血。但是血液中的白细胞、血小板、凝血酶原等成分破坏较多，钾离子浓度升高，酸性增高。

（二）成分血

近年来，由于血液成分分离机的广泛应用以及分离技术和成分血的质量不断提高，输血疗法已经从原来的单纯输注全血，发展为成分输血（transfusion of blood components）。成分输血就是将血液中各种细胞成分、血浆和血浆蛋白成分用科学的方法加以分离、提纯，分别制成高纯度、高浓度、低容量的制剂，根据患者病情需要，有针对性地输注。成分输血具有疗效好、不良反应少及节约血源等优点。常用的血液成分制品包括血细胞、血浆和血浆蛋白成分三大类。

1. 血细胞成分　包括红细胞、白细胞和血小板三类。

（1）红细胞：见表20-3。

**表20-3　红细胞成分血的特点及适应证**

| 品名 | 特点 | 适应证 |
|---|---|---|
| 悬浮红细胞 | 血浆基本上被移除，减少了输血不良反应的发生。红细胞被添加剂稀释，降低了红细胞的黏稠度，使输注时更加顺利 | 血容量正常的慢性贫血；急性或术中出血患者及择期手术的贫血患者；贫血伴高钾血症；贫血伴肝、肾、心功能障碍者；小儿或老年人输血 |
| 洗涤红细胞 | 白细胞去除率≥80%；血浆蛋白去除率≥99%；红细胞回收率≥70% | 对血浆蛋白有过敏反应的贫血患者；自身免疫性溶血性贫血患者；阵发性睡眠性血红蛋白尿症；高钾血症及肝、肾功能障碍者 |
| 冰冻红细胞 | 白细胞去除率≥98%；血浆去除率≥99%；红细胞回收率≥80%；残余甘油量<1%；洗去了枸橼酸盐或磷酸盐、$K^+$、$NH_3$ | 同洗涤红细胞；稀有血型患者输血；新生儿溶血病换血；自体输血 |

（2）白细胞：主要有浓缩白细胞。4℃保存，48小时内有效。适用于粒细胞缺乏伴严重感染的患者。

（3）血小板：保存温度为（22±2）℃，需在专用冰箱内振荡保存，24小时内有效。适用于血小板减少或功能障碍性出血的患者。

2. 血浆成分　有新鲜冰冻血浆、冰冻血浆和冷沉淀三种。新鲜冰冻血浆是全血采集后6小时内分离并立即置于-30℃保存的血浆。冰冻血浆则是新鲜冰冻血浆4℃下融解时除去冷沉淀成分冻存的上清血浆制品。冷沉淀是新鲜冰冻血浆在4℃融解时不融的沉淀物。

（1）新鲜冰冻血浆和冰冻血浆：两种血浆的主要区别是冰冻血浆中凝血因子Ⅷ和凝血因子Ⅴ及部分纤维蛋白原的含量较新鲜冰冻血浆低，其他凝血因子和各种血浆蛋白成分含量则与新鲜冰冻血浆相同。二者皆适用于多种凝血因子缺乏症、肝胆疾病引起的凝血障碍和大量输注库存血后的出血倾向。

（2）冷沉淀：主要用于血友病甲、先天或获得性纤维蛋白缺乏症等。

3. 血浆蛋白成分　包括白蛋白制剂、免疫球蛋白及浓缩凝血因子。

（1）白蛋白制剂：有5%、20%和25%三种浓度。常用者为20%的浓缩白蛋白液，可在室温下保存，体积小，便于携带与运输。直接应用具有脱水作用，适用于治疗营养不良性水肿、肝硬化或其他原因所致的低蛋白血症。当稀释成5%溶液应用时不但能提高血浆蛋白水平，还可以补充血容量。

（2）免疫球蛋白：包括正常人免疫球蛋白（肌内注射用）、静脉注射丙种球蛋白和特异性免疫球蛋白。多用于传染病的预防，静脉注射丙种球蛋白用于低球蛋白血症引起的重症感染。

（3）浓缩凝血因子：包括抗血友病因子、凝血酶原复合物（Ⅸ因子复合物）、浓缩Ⅷ、Ⅺ因子及Ⅷ因子复合物、抗凝血酶Ⅲ和纤维蛋白原制剂等。用于治疗血友病及各种凝血因子缺乏症。

## 三、血型和相容性检查

### （一）血型

血型（blood group）是指红细胞膜上特异抗原的类型。根据红细胞所含的凝集原，将人类的血液分为若干类型。1901年Landsteiner发现了第一个人类血型系统——ABO血型系统，使输血成为安全性较高的临床治疗手段。1995年国际输血协会认可的红细胞血型系统有23个，201种抗原。但与临床关系最密切的是ABO血型系统和Rh血型系统。

1. ABO血型系统　ABO血型是根据红细胞膜上是否存在A抗原和B抗原，将血液分为四型，即A、B、AB、O（表20-4）。ABO血型系统广泛存在于所有人群中，因此只要ABO血型系统相合，多可保证输血的安全。

2. Rh血型系统　Rh血型系统是红细胞血型中最复杂的一个系统。已发现40多种Rh抗原，医学上将红细胞上含有D抗原者称为Rh阳性；而红细胞上缺乏D抗原者称为Rh阴性。Rh阳性在我国汉族及大多数民族中约占99%，Rh阴性者的比例仅为1%左右。Rh阴性者通过输注Rh阳性者的血液或怀Rh阳性胎儿的孕妇都可以产生抗Rh（D）的抗体。因此Rh阴性者在第二次或多次输入Rh阳性者的血液时，会发生溶血反应。第一胎为Rh阳性的Rh阴性母亲在第二次妊娠时，母体内的抗Rh抗体可进入胎儿体内而引起新生儿溶血。

**表20-4　ABO血型系统**

| 血型 | 红细胞内抗原 | 血清中抗体 |
| --- | --- | --- |
| A | A | 抗B |
| B | B | 抗A |
| AB | A、B | 无 |
| O | 无 | 抗A、抗B |

### （二）交叉相容配血试验

为保证输血安全，输血前虽已验明供血者与受血者的ABO血型相同，在确定输血前仍需再做交叉相容配血试验（表20-5），以检查受血者与供血者之间有无不相合抗体。

1. 直接交叉相容配血试验（主试验）　用受血者血清和供血者红细胞进行配合试验，检查受血者血清中有无破坏供血者红细胞的抗体。其结果绝对不可有凝集或溶血现象。

2. 间接交叉相容配血试验（副试验） 用供血者血清和受血者红细胞进行配合试验，检查供血者血液的血浆中有无能破坏受血者红细胞的抗体。

**表 20－5 交叉相容配血试验**

| | 主试验 | 副试验 |
|---|---|---|
| 血清 | 受血者 | 供血者 |
| 红细胞悬浮液 | 供血者 | 受血者 |

## 四、输血途径

（一）动脉输血

因动脉输血有发生肢体缺血和动脉栓塞等并发症的危险，仅在特殊情况下使用。

（二）静脉输血

是最常见和最方便的途径。可以采用直接输血或间接输血。

1. 直接输血 将供血者的血液抽出后，立即输入给患者的方法。适用于婴幼儿少量输血或无库存血而患者又急需输血时。

2. 间接输血 将抽出的血液在血袋内保存，通过静脉输液法输入给患者的一种方法。可以分为密闭式和开放式两种，但开放式输血因血液与器具易被污染，故目前均采用密闭式输血法。

## 五、静脉输血

（一）目的

1. 补充血容量 用于治疗因严重创伤、手术或其他各种原因造成的低血容量休克。通过输血可以增加有效循环血量，升高血压，增加心输出量，促进循环。

2. 纠正贫血 增加血红蛋白，促进携氧功能。用于血液系统疾病导致的严重贫血和某些慢性消耗性疾病的患者。

3. 纠正凝血异常 输入新鲜全血或新鲜冰冻血浆以预防和治疗因凝血异常所致的出血。可以根据引起凝血异常的原因补充相应的血液成分。

4. 补充血浆蛋白及提高机体抵抗力 输血可以提供各种血浆蛋白，包括抗体、补体等，可提高血浆蛋白含量，增强患者的抗感染和修复能力。输注浓缩粒细胞配合抗生素应用可治疗严重感染。

（二）评估

1. 患者的身体状况 收集患者的病史、症状、体征及实验室检查结果等资料。

2. 患者的血型、输血史及过敏史。

3. 对穿刺静脉的评估 根据患者年龄、病情、输血量选择静脉。一般采用四肢浅静脉如肘正中静脉、贵要静脉或大隐静脉等。大出血的患者须快速输血，应选择锁骨下静脉等深静脉穿刺置管输血。小儿常采用头皮静脉。

4. 患者的自理能力、心理反应及合作程度。

（三）操作前准备

1. 用物准备

（1）间接静脉输血法：同密闭式输液，将输液器换成输血器。

（2）直接静脉输血法：同静脉注射，另备 50ml 注射器数个（根据输血量多少而定）及 3.8%枸橼酸钠溶液。

（3）生理盐水。

2. 患者准备

（1）了解输血的目的、方法和不良反应。

（2）在输全血及各种血液成分制品前，患者必须接受输血前相关检查，包括血常规、血型、乙肝五项、梅毒、艾滋病病毒等。如患者或家属拒绝做输血前相关检查，应由患者或家属在《输血治疗同意书》上签字。

3. 护士准备

（1）洗手、戴口罩、修剪指甲。

（2）输血前准备血液

① 备血：持填写完整的《临床输血申请单》，核对患者姓名、住院号后，抽取血样。采血时不应同时采集两个人的血样，以免发生混淆。抽取血样后写清患者姓名及住院号后送输血科做血型鉴定和交叉配血试验。

② 取血：凭填写完整的取血单与输血科人员共同查对受血者姓名、住院号、血型及交叉配血试验结果；查对供血者姓名（或条形码）、血型及交叉配血试验结果；查对血液品种、采血日期及时间、有效期及时间、血袋编号（或条形码）、血袋有无破损。同时检查血液有无溶血、混浊及凝块。

③ 取血后：勿剧烈震荡血液，以免红细胞大量破坏而引起溶血。不能将血液加温，防止血浆蛋白凝固变性而引起反应，应在室温下放置 15～20 分钟后再输入。

④ 输血前，须与另一护士再次核对，确认无误后方可输入。

（3）连接输血器于生理盐水输液瓶上，连接方法同静脉输液。

4. 环境准备　环境清洁、安静，患者床旁无多余物品，方便护理操作。

（四）操作步骤　见表 20－6。

**表 20－6　静脉输血操作步骤**

| 步骤 | 要点说明 |
|---|---|
| ▲间接输血法 | |
| 1. 携用物至患者床边，核对患者并向患者解释 | ● 尊重患者，取得合作 |
| 2. 查对：与医嘱查对无误后，将生理盐水输液瓶和血袋挂在输液架上 | ● 执行操作中查对 |
| 3. 穿刺静脉：按密闭式输液法穿刺静脉，固定，调节滴速，先输入少量生理盐水 | |
| 4. 输入血液：滴注通畅输入少量生理盐水后，打开血袋封口，消毒剂消毒开口处塑料管，将输血器针头从生理盐水输液瓶中拔出，插入血袋塑料管内，开始输血 | |
| 5. 调节速度：开始输入血液速度宜慢，观察 15 分钟，无不良反应，根据需要调节滴速 | ● 先慢后快，开始速度不超过 20gtt./min；成人一般 40～60gtt./min，儿童酌减；对年老体弱、严重贫血、心衰患者速度宜慢；大出血休克患者，速度宜快 |

续表

| 步骤 | 要点说明 |
| --- | --- |
| 6. 再次查对 | ● 执行操作后查对 |
| 7. 安置患者：协助患者取舒适卧位，将呼叫器置于患者方便取用之处，交代注意事项 | ● 嘱患者勿随便调节滴速，注意保护输血部位，如有不适及时呼叫 |
| 8. 结束输血：输血完毕，再继续滴入生理盐水，直至将输血器内的血液全部输入体内再拔针 | ● 输血穿刺针头较粗，拔针后按压时间应长 |
| 9. 整理用物和床单位，患者取舒适卧位 | ● 询问患者的感受，感谢患者合作 |
| 10. 处理用物，洗手记录 | ● 记录输血时间、种类、量、血型、血袋号及有无输血反应等，将交叉配血报告单存入病历永久保存 |
| ▲直接输血法 | |
| 1. 携用物至患者床边，核对患者并向患者解释 | ● 尊重患者，取得合作 |
| 2. 将备好的注射器内加入抗凝剂 | ● 每 50ml 血中加入 3.8%枸橼酸钠溶液 5ml |
| 3. 安置供血者和患者分别卧于床上，露出一侧上臂 | |
| 4. 查对：认真查对受血者和供血者姓名、血型、交叉配血结果。将血压计袖带缠于供血者上臂并充气 | ● 严格执行查对制度 |
| 5. 选择静脉：选择粗大静脉（一般为肘正中静脉）。戴手套，消毒剂消毒穿刺部位皮肤，抽取血液，立即行静脉注射输入给受血者 | ● 从供血者血管内抽血不可过快，并注意观察其面色、血压等变化，询问有无不适；推注速度不可过快 |
| 6. 三人协作：一人采血，一人传递，另一人将血输注给患者，如此连续进行 | ● 连续抽血时，只需更换注射器，不需拔出针头，但需放松袖带，并用手指压迫穿刺部位前端静脉，以减少出血 |
| 7. 结束输血：输血完毕，拔出针头，用棉签按压穿刺点片刻至无出血 | |
| 8. 整理用物和床单位，患者取舒适卧位 | ● 询问患者的感受，感谢患者合作 |
| 9. 处理用物，洗手记录 | ● 记录输血时间、输血量、有无输血反应等 |

（五）注意事项

1. 在备血、取血和输血过程中，严格执行查对制度和无菌操作。

2. 血液一旦自血库取出，不得退回。随输随取，不得自行储血。取回的血液要尽快输注，避免放置时间过长，造成污染。

3. 输注两个以上供血者的血液时，应间隔输入少量生理盐水，避免产生免疫反应。多次输血或输入多个人的血液时，输血前根据医嘱给予抗过敏药物。

4. 血液内不可随意加入其他药品，如钙剂、酸性或碱性药物、高渗或低渗液体，以防血液凝集或溶解。

5. 输血过程中应密切观察患者，询问有无不适症状，观察生命体征及尿液颜色等，发现问题及时处理。输血完毕后仍需观察病情，及早发现延迟型输血反应，并将血袋送回血库保存至少 1 天，受血者及供血者的血样保存于 2～6℃冰箱内至少 7 天，以便必要时对输血不良反应的原因进行查找。

6. 输注成分血时还需注意：

（1）除血浆、白蛋白和血小板外，其他成分血在输注前必须进行交叉配血试验。

（2）成分血（除红细胞）必须在24小时内输完。取回的血小板因故暂时不能输注，需放室温保存，不能放于冰箱保存。每隔10分钟轻轻摇动一次，防止血小板聚集。

（3）一般应先输成分血再输全血，以保证成分血新鲜。

## 六、输血不良反应及其防治

输血不良反应是指在输血过程中或输血后，受血者发生的用原先疾病不能解释的、新的症状或体征。输血可发生各种不良反应和并发症，严重者甚至危及生命。但是，只要严格掌握输血指征，遵守输血操作规程，大多数输血不良反应是可以预防的。

（一）发热反应

发热反应（febrile reaction）是最常见的输血不良反应。

1. 原因

（1）致热源污染保养液或输血用具。

（2）受血者多次输血：因体内产生白细胞抗体和血小板抗体，当再次输血时可与输入的白细胞或血小板发生抗原抗体反应而引起发热。

（3）违反无菌操作原则，造成污染。

2. 症状　多发生于输血开始后15分钟～2小时内。轻者仅感觉疲乏无力、畏寒、低热，并在短时间内症状自行缓解。重者有畏寒或寒战，继而发热，体温可高达39～41℃，伴有皮肤潮红、出汗、头痛、恶心、呕吐等，症状持续1～2小时后缓解。

3. 护理

（1）预防：严格管理保养液或输血用具，避免致热源污染；对已有多次输血史者应输注不含白细胞和血小板的成分血（如洗涤红细胞）；严格执行无菌操作。

（2）处理：症状轻者，减慢输血速度可使症状减轻。如症状继续发展或症状严重者，应立即停止输血，密切观察生命体征，通知医生，并给予对症处理。必要时根据医嘱给予解热镇痛药和抗过敏药，如异丙嗪或肾上腺皮质激素等。对血液及输血用具疑有病原体污染时，应进行病原体检测，并进行抗感染治疗。

（二）过敏反应

1. 原因　常见的过敏反应（anaphylactic reaction）原因包括：

（1）过敏体质的患者，输入血中的异体蛋白同过敏机体的蛋白质结合，形成完全抗原而致敏。

（2）输入血液中含有致敏物质，发生抗原抗体结合的免疫反应。

2. 症状　轻者出现皮肤红斑、瘙痒和荨麻疹。重者出现喉头水肿、哮喘、呼吸困难、神志不清甚至过敏性休克。

3. 护理

（1）预防：① 有过敏史者不宜献血；② 献血员在采血前4小时内不吃高蛋白和高脂肪食物；③ 对有过敏史的患者，在输血前半小时肌内注射异丙嗪。

（2）处理：① 轻者减慢输血速度，继续观察，重者立即停止输血；② 呼吸困难者给予吸氧，严重喉头水肿者行气管切开，循环衰竭者应给予抗休克处理；③ 根据医嘱给予皮下注射 0.1%肾上腺素 0.5～1ml，或用抗过敏药物和激素如异丙嗪、氢化可的松或地塞米松等。

（三）溶血反应

溶血反应（hemolytic reaction）是指输入的红细胞或受血者的红细胞发生异常破坏，而出现的一系列临床症状，是最严重的输血不良反应，可导致休克、急性肾衰竭，甚至死亡。

1. 原因

（1）ABO 血型不合的输血，是由补体介导、以红细胞破坏为主的免疫反应。

（2）Rh 血型及其他稀有血型不合的输血。

（3）因供血者之间血型不合引起，常见于一次大量输血或短期内输入不同供血者的血液时。

（4）少数在输入有缺陷的红细胞后可引起非免疫性溶血，如血液贮存、运输不当，输入前预热过度，血液中加入高渗、低渗性溶液或对红细胞有损害作用的药物，受到机械性损伤（过度震荡）等。

（5）受血者患有自身免疫性贫血时，其血液中的自身抗体也可使输入的异体红细胞遭到破坏而诱发溶血。

2. 症状　患者溶血反应的临床表现与所输入的不合血型种类、输血速度与数量以及所发生溶血的程度有关。典型的症状分为急性溶血性输血反应和迟发溶血性输血反应。急性溶血性输血反应是在输血过程中和输血后患者出现头痛、胸痛、心前区压迫感、全身不适、腰背酸痛、寒战、高热、恶心、呕吐、面色苍白、烦躁不安、呼吸急迫、脉搏细速、甚至休克；随之出现血红蛋白尿和溶血性黄疸。溶血反应严重者可因免疫复合物在肾小球沉积，或因发生弥漫性血管内凝血及低血压引起肾血流减少，而继发少尿、无尿等急性肾衰竭症状。麻醉中的手术患者因无主诉症状，其最早征象是手术视野过度渗血或出血不止，原因不明的血压下降。迟发溶血性输血反应多半发生在输血后 7～14 天，主要由于输入未被发现的抗体导致继发性免疫反应造成。表现为不明原因的发热、贫血、黄疸、血红蛋白尿等，一般症状并不严重，经过对症处理都可痊愈。

3. 护理

（1）预防：① 加强配血、取血及输血过程中的查对工作；② 严格按照输血的规程操作，不输入有缺陷的红细胞，严格把握血液预热的温度。

（2）处理

① 停止输血并通知医生。收集供血者血袋内血和受血者输血前后血样本，重新做血型鉴定、交叉配血试验及做细菌涂片和培养，查明溶血原因。

② 维持静脉输液通道，给予升压药和其他药物以抗休克、维持水电解质与酸碱平衡、防治 DIC 等。静脉滴注 5%碳酸氢钠 250ml 碱化尿液，促进血红蛋白结晶溶解，防止阻塞肾小管，保护肾功能。

③ 双侧腰部封闭，并用热水袋敷双侧肾区，解除肾血管痉挛，保护肾脏。

④ 严密观察生命体征和尿量，并做好记录，对少尿，无尿者，按急性肾功能衰竭处理。

⑤ 如输入的异型血量过大或症状严重时，可进行血浆置换治疗，以彻底清除患者体内的异型红细胞及有害的抗原抗体复合物。

### （四）与大量输血有关的反应

大量输血是指一次输血量大于2500ml或24小时内的输血量达到或超过5000ml。常见的反应有循环负荷过重、凝血功能障碍、枸橼酸中毒、电解质及酸碱平衡紊乱等。

1. 循环负荷过重　常见于心功能不全、老年、幼儿及低蛋白血症患者，由于输血速度过快、过量而引起心力衰竭。

（1）原因：① 输血速度过快致使短时间内血容量上升超出了心脏的负荷能力；② 原有心、肺功能不全或低蛋白血症的患者不能耐受血容量增加。

（2）症状：表现为输血中或输血后出现肺水肿、颈静脉怒张、中心静脉压升高，听诊肺内可闻及大量湿啰音。胸片可见肺水肿表现。

（3）护理：

① 预防：对有心、肺功能不全者要严格控制输血速度及输血量，严重贫血者以输注浓缩红细胞为宜。

② 处理：立即停止输血。其余措施同静脉输液反应。

2. 凝血功能障碍

（1）原因：在2～6℃下保存超过24小时的血液，其血小板活力几乎都已丧失。当大量输入库存血时会引起稀释性血小板减少症，造成凝血功能障碍。

（2）症状：表现为皮肤、黏膜淤斑，穿刺部位大块淤血，或手术后伤口渗血。

（3）护理：密切观察患者意识、血压、脉搏等变化，注意皮肤、黏膜或手术伤口有无出血。可根据医嘱补充新鲜全血、新鲜血浆、新鲜冰冻血浆或有针对性地补充凝血因子。

3. 枸橼酸中毒

（1）原因：大量输血随之输入大量含枸橼酸钠的抗凝剂，如肝功能障碍，枸橼酸钠尚未氧化即和血中游离钙结合而造成低钙血症，引起凝血功能障碍、毛细血管张力减低、血管收缩不良及心肌收缩无力等。

（2）症状：表现为抽搐或惊厥、出血倾向、心律失常、血压下降、甚至心跳骤停。

（3）护理：密切观察病情，输入库存血1000ml以上时，根据医嘱静脉注射10%葡萄糖酸钙或氯化钙10ml，以补充钙离子。

4. 电解质、酸碱平衡紊乱　大量输入库存血时，因为血浆的酸度和钾离子浓度升高，会导致一过性代谢性酸中毒，如果机体能够代偿会迅速自行纠正，否则酸中毒会继续发展。因抗凝剂枸橼酸钠转化为碳酸氢钠，大量输血会造成碱中毒。库血中钾离子浓度升高，大量快速输入库存血时，在理论上会引起高钾血症，但是临床并不多见。一般情况下患者因失血性休克等需要快速大量输血时，由于体内抗利尿激素、醛固酮、皮质类固醇激素增多，如果没有肾功能不全，经常会出现低钾血症。因此大量快速输血，会因不同的病情出现不同的电解质、酸碱平衡的紊乱。

### （五）疾病传播

输血可经血液途径传播疾病，如病毒性肝炎、疟疾、艾滋病等。预防措施包括：

1. 严格掌握输血适应证。
2. 对献血员进行严格体检。
3. 在血制品生产过程中应用有效手段灭活细菌和病毒。
4. 提倡自体输血。

（六）其他

如空气栓塞、细菌污染反应等。

## 七、自体输血

自体输血（autologous blood transfusion）是收集患者自身血液进行回输。自体输血可以节约血源，同时减少输血反应和疾病传播，并且不需检测血型和进行交叉配血试验，是一种经济、安全、有效的输血方法 。

（一）回收式自体输血

回收式自体输血（salvaged autotransfusion）是将收集到的创伤后体腔内积血或手术过程中的失血，经抗凝、过滤后再回输给患者。主要适用于异位妊娠破裂、外伤性脾破裂等造成的腹腔内出血；大血管、心内直视手术及门静脉高压症等手术时的失血回输和术后 6 小时内所引流血液的回输等。

（二）预存式自体输血

预存式自体输血（predeposited autotransfusion）适用于择期手术患者预计术中出血量较大需要输血者。对无感染且血细胞比容≥30％的患者，可根据所需的预存血量，从择期手术前的 3 周开始采血，每 3～4 天一次，每次 300～400ml，直至术前 3 天为止，存储采得的血液以备手术之需。

（三）稀释式自体输血

稀释式自体输血（hemodiluted autotransfusion）是指手术当天麻醉前从患者一侧静脉采血，同时从另一侧静脉输入为采血量 3～4 倍的电解质溶液或适量血浆代用品等以补充血容量。采血量取决于患者状况和术中可能的失血量，采得的血液备术中回输用。当手术中失血量超过 300ml 时可以开始回输自体血。

（任志英）

# 第二十一章　常用标本的采集

**学习目标**

完成本章学习后，学生应能

1. 解释标本的概念。
2. 描述标本采集的意义和原则。
3. 列举各种标本采集的目的。
4. 叙述各种标本采集的注意事项。
5. 能正确采集各种标本。

标本（specimen）是指采取患者少许的血液、排泄物（尿、粪）、分泌物（痰、鼻分泌物）、呕吐物、体液（胸水、腹水）和脱落细胞（食管、阴道）等样品，经物理、化学和生物学的实验室技术和方法对其进行检验，作为判断患者有无异常存在的依据。正确地采集标本和送检，是保证检验质量的重要条件。

## 第一节　标本采集的意义和原则

### 一、标本采集的意义

标本的检验结果可反映机体正常的生理现象和病理改变，对协助明确疾病的诊断、观察病情、制定防治措施和判断预后等均有重要意义，同时也是护士评估患者健康状况、确定护理诊断及制定护理计划的客观依据。标本采集和送检的方法正确与否与检验结果的准确性密切相关。因此，正确地进行标本采集和送检，是护理人员应掌握的基本知识和基本技能之一。

### 二、标本采集的原则

（一）按医嘱采集标本

采集各种标本均应按医嘱执行。医生填写检验申请单，应字迹清楚，目的明确，并签全名。对检验申请单有疑问时，护士应及时核准、核实后才可执行。

（二）做好充分准备

1. 评估　采集标本前应明确检验项目、检验目的、采集标本量、选择采集的方法及注意事项。

2. 护士准备　衣帽整齐，洗手、戴口罩。

3. 物品准备　根据检验目的准备好必需物品，在标本容器外贴上标签，注明患者姓名、科室、床号、住院号、检验目的、送检日期及时间。

4. 被检者准备　采集标本前被检者应避免机体受到额外的影响和干扰，使之保持相对稳定状态。常见的影响因素有饮食、运动、情绪过度波动、服用药物的干扰等。为了减少这些情况，一般要求在安静时采集，最好是在晨起空腹时采集标本，此时的体力、精神、情绪等因素的影响都较小。

（三）严格查对

采集前应认真查对医嘱，核对申请项目、患者姓名、床号、住院号等。采集完毕及送检前应重复查对，以保证标本采集无误。

（四）正确采集标本

采集方法、采集量和采集时间要正确，以保证标本的质量。凡细菌培养标本，应放入无菌容器内，采集时严格执行无菌操作技术，并应在使用抗生素前采集。若已使用，应按抗生素的半衰期计算，在血药浓度最低时，采集标本，并应在检验单上注明。

（五）及时送检标本

标本采集后应及时送检，不应放置过久，以避免标本污染或变质，从而影响检验结果。特殊标本还应注明采集时间。

## 第二节　各种标本的采集

### 一、血液标本采集

血液检查是判断体内各种功能及异常变化的重要指标之一，是临床常用的检查项目，它不仅可反映血液系统本身的病变，也可直接或间接地反映全身各个组织器官的病变，同时还可为判断患者病情及治疗情况提供参考。

临床收集的血标本（blood specimen）分为三类：全血标本、血清标本、血培养标本。全血标本用作血沉、血常规检查和测定血液中某些物质的含量，如肌酐、尿素氮、尿酸、肌酸、血氨、血糖；血清标本用于测定血清酶、脂类、电解质、肝功能等；血培养标本则用于查找血液中的病原微生物。

（一）毛细血管采血法（末梢皮肤血）

主要用于各种微量检查法或进行大规模普查。取血多用耳垂、指尖或足跟等部位。血常规检查过去用毛细血管血，但检查结果波动大、重复性差和易发生凝块，现在多已改用静脉抗凝血。该采血方法目前均由检验人员执行。

（二）静脉采血法

1. 目的　协助临床诊断疾病，为临床治疗提供依据。

2. 评估

（1）患者年龄、病情及采集部位血管的状况。

（2）患者目前治疗情况。

（3）采集血标本的种类及要求。

（4）患者的心理反应及合作程度。

3. 操作前准备

（1）用物准备：注射盘内放2%碘酊、70%乙醇、棉签、止血带、治疗巾、弯盘、5～10ml注射器（或一次性采血针和真空标本容器）、标本容器（干燥试管、抗凝试管或血培养瓶)、无菌手套、检验单（标明病室、床号、姓名)、按需要备酒精灯、火柴。

(2) 患者准备：采血局部清洁，患者明确采血的目的。做临床化学定量检查时，患者应空腹。

(3) 护士准备：衣帽整齐、洗手、戴口罩。

(4) 环境准备：病室整洁、舒适、光线充足。

4. 操作步骤　见表 21-1。

**表 21-1　静脉血标本采集法**

| 步骤 | 要点说明 |
|---|---|
| 1. 查对医嘱，容器外贴标签。携用物至床旁，核对患者，并解释抽血目的和配合方法 | ● 防止发生差错事故<br>● 尊重患者，取得合作 |
| 2. 协助患者取舒适卧位，选择合适的静脉，按静脉注射法扎紧止血带 | |
| 3. 按常规消毒皮肤，嘱患者握拳 | ● 使静脉充盈，便于穿刺及抽血 |
| 4. 戴手套，按静脉穿刺法穿刺血管，见回血后抽取所需血量 | ● 严格无菌操作 |
| 5. 松止血带，嘱患者松拳，迅速拔出针头，用干棉签按压穿刺点 1～2 分钟 | ● 注意按压部位和时间，避免出现皮下血肿 |
| 6. 取下针头，将血液沿管壁注入标本容器 | ● 避免破坏血细胞 |
| 7. 协助患者取舒适卧位，整理用物 | |
| 8. 按规定处理用物，洗手 | ● 预防交叉感染 |
| 9. 送检 | ● 及时送检，以免影响检验结果 |
| 10. 记录 | |

5. 注意事项

(1) 严格执行无菌技术，以防感染。

(2) 做生化检验，应事先通知患者空腹，以免因进食影响检验结果。

(3) 采集血清标本时，需用干燥注射器、针头和干燥试管。

(4) 采集全血标本时，需注意抗凝，血液注入容器后，立即轻轻旋转摇动试管 8～10 次，使血液和抗凝剂混匀，避免血液凝固，从而影响检查结果。

(5) 采集血培养标本时，应防污染。除严格执行无菌技术操作外，抽血前应检查培养基是否符合要求，瓶塞是否干燥，培养液不宜太少。

(6) 若同时需抽取不同种类的血标本，应先注入血培养瓶，再注入抗凝管，最后注入干燥试管，动作应迅速准确。

(7) 严禁在输液、输血的针头或皮管处取血标本，最好在对侧肢体采集。

(8) 采集血标本后，应将注射器活塞略向后抽，以免血液凝固使注射器粘连或针头阻塞。

(9) 采血用的注射器应经消毒液浸泡消毒后，再清洁处理。最好选用一次性注射器。

(10) 采血时止血带结扎时间不应过长，以免影响检查结果。

**附**：临床常用的培养瓶有两种：一种是密封瓶，瓶口除橡胶塞外另加铝盖密封，内盛培养基，经高压灭菌。使用时将铝盖剔去，用 2%碘酊和 70%乙醇消毒瓶盖，更换针头将抽出的血液注入瓶内，摇匀送检。另一种是三角烧瓶，瓶口以棉塞子和纸严密包封。使用时先将封瓶纸松开，取血后将棉塞取出，并迅速在酒精灯火焰上消毒瓶口，将血液注入瓶内，轻轻摇匀，再将棉塞经火焰消毒后盖好，扎紧封瓶纸送检。一般血培养采血 5ml。亚急性细菌性心内膜炎患者，为提高细菌培养阳性率，采血量可增至 10～15 ml。

（三）动脉血标本采血法

1. 目的　常用于作血液气体分析。

2. 评估　同静脉采血法。

3. 操作前准备

（1）用物准备：注射盘内放 2%碘酊、70%乙醇、棉签、止血带、治疗巾、弯盘、2ml 或 5ml 一次性注射器（或动脉血气针）、肝素、无菌纱布、无菌软橡胶塞、化验单（填写病室、床号、姓名）、无菌手套。

（2）患者准备：采血局部清洁，患者明确采血的目的。

（3）护士准备：衣帽整齐、洗手、戴口罩。

（4）环境准备：病室整洁、舒适、光线充足。

4. 操作步骤　见表 21－2。

**表 21－2　动脉血标本采集法**

| 步骤 | 要点说明 |
|---|---|
| 1. 同静脉血标本采集法 | |
| 2. 协助患者取合适的卧位，选择合适的穿刺部位，多用桡动脉、股动脉<br>3. 操作者立于穿刺侧，常规消毒皮肤 | ● 桡动脉穿刺点位于前臂掌侧腕关节上 2cm 动脉搏动明显处；股动脉穿刺点位于股三角区，取髂前上棘与耻骨结节连线的中点、动脉搏动明显处 |
| 4. 抽吸肝素 0.5ml 于注射器内，使注射器内壁湿润后，弃掉余液 | ● 以防血液凝固 |
| 5. 操作者戴无菌手套或常规消毒左手的食指、中指，固定欲穿刺的动脉于两指之间 | ● 严格无菌操作 |
| 6. 手持注射器，在两指间垂直或与动脉走向呈 40°角刺入动脉，见有鲜红色回血后，右手固定穿刺针，左手抽取血液。抽血毕，迅速拔出针头，同时用无菌纱布压迫进针部位 | ● 按压时间为 5～10 分钟，避免出现皮下血肿 |
| 7. 采血目的为血气分析时，应立即将针尖斜面刺入软橡胶塞 | ● 以隔绝空气，避免影响检验结果 |
| 8. 协助患者取舒适卧位，整理用物 | |
| 9. 按规定处理用物，洗手 | ● 预防交叉感染 |
| 10. 送检 | ● 及时送检，以免影响检验结果 |
| 11. 记录 | |

5. 注意事项

（1）严格执行无菌操作，以防感染。

（2）有出血倾向的患者，谨慎采集动脉血标本。

## 二、尿标本采集

临床上常收集尿标本（urine specimen）做物理、化学、细菌学等检查，以了解病情，协助诊断和观察疗效。尿标本包括常规尿标本、12 小时或 24 小时尿标本、尿培养标本。

（一）目的

1. 尿常规标本　用于检查尿液的色泽、透明度、比重、蛋白、糖、细胞和管型等。

2. 12 小时或 24 小时尿标本　用作各种尿生化检查或尿浓缩查结核杆菌等检查。

3. 尿培养标本　用于尿液的细菌学检查。

（二）评估

1. 患者的病情及有无影响标本采集的因素。

2. 患者的治疗情况。

3. 需做的检查名称和目的。

4. 患者的理解合作能力。

（三）操作前准备

1. 用物准备　根据采集标本种类准备标本容器、检验单（标明病室、床号、姓名），必要时备便盆或便壶。

2. 患者准备　了解收集标本的目的和方法。

3. 护士准备　着装整齐。

4. 环境准备　病室安静、整洁、隐蔽，必要时备屏风遮挡患者。

（四）操作步骤

1. 尿常规标本采集法　见表 21－3。

**表 21－3　尿常规标本采集法**

| 步骤 | 要点说明 |
| --- | --- |
| 1. 备齐用物，查对医嘱，容器外贴标签，携用物至床旁，核对，并向患者解释留尿标本的目的、意义和注意事项 | ● 防止发生差错<br>● 取得患者的合作 |
| 2. 留取尿标本 | |
| （1）嘱患者将晨起第一次尿留于标本容器内；除测定尿比重需留尿 100ml 以外，其余检验留尿 50ml 即可 | ● 晨尿浓度较高，未受饮食影响，所得检验结果较准确 |
| （2）对不能自理的患者应协助其留尿 | |
| 3. 送检 | ● 及时送检，以免影响检验结果 |
| 4. 记录 | ● 记录时间、标本的名称和量 |

2. 12 小时或 24 小时尿标本见表 21－4。

**表 21-4　12 小时或 24 小时尿标本**

| 步骤 | 要点说明 |
|---|---|
| 1. 备齐用物，查对医嘱，容器外贴标签，携用物至床旁，核对，向患者解释留取尿液的方法、目的和注意事项 | ● 防止发生差错<br>● 取得患者的合作 |
| 2. 留取尿标本 | |
| （1）24 小时尿：指导患者于晨 7 时排空膀胱（弃去尿液）后开始留尿，至次晨 7 时留完最后一次尿，将 24 小时全部尿液留于容器中送检<br>（2）12 小时尿：方法同上，时间则自晚 7 时至次晨 7 时止 | ● 必须在规定的时间内留取，以得到正确的检验结果<br>● 将容器置于阴凉处，按检验要求加入防腐剂，避免尿液久放变质 |
| 3. 送检 | ● 及时送检，以免影响检验结果 |
| 4. 记录 | ● 记录尿液总量、颜色、气味等 |

3. 尿培养标本　见表 21-5。

**表 21-5　尿培养标本**

| 步骤 | 要点说明 |
|---|---|
| 1. 备齐用物，查对医嘱，容器外贴标签，携用物至床旁，核对，解释留取尿液的方法、目的和注意事项 | ● 防止发生差错<br>● 取得患者的合作 |
| 2. 留取尿标本 | |
| （1）导尿术留取法：见第十八章 | |
| （2）中段尿留取法 | ● 注意无菌技术 |
| ① 按导尿术要求清洁、消毒外阴 | |
| ② 嘱患者自行排尿，弃去前段尿 | |
| ③ 用试管夹夹住无菌试管，接取中段尿 5～10ml | |
| ④ 用酒精灯火焰消毒试管口及塞子后，盖紧 | ● 注意留取标本时勿触及容器口 |
| 3. 整理床单位，清理用物 | ● 使患者舒适 |
| 4. 送检 | ● 及时送检，以免影响检验结果 |
| 5. 记录 | |

（五）注意事项

1. 不可将粪便混于尿液中，因粪便中的微生物可使尿液变质。
2. 昏迷或尿潴留患者可通过导尿的方法留取标本。
3. 女患者在月经期不宜留取尿标本。
4. 留取 12 小时或 24 小时尿标本，应做好交接班，以督促患者正确留取标本。
5. 留取尿培养标本时，应严格无菌操作，以防尿液被污染。

### 附：常用防腐剂的作用及使用方法

1. 甲醛

（1）作用：固定尿中有机成分，防腐。常用于爱迪计数。

(2) 用法：24 小时尿液中加 40% 的甲醛 1～2 ml，或每 30 ml 尿液加入 40% 甲醛 1 滴。

2. 浓盐酸

(1) 作用：防止尿中激素被氧化，防腐。常用于尿 17-羟类固醇、17-酮类固醇等的检测。

(2) 用法：24 小时尿液加浓盐酸 5～10 ml。

3. 甲苯

(1) 作用：保持尿液的化学成分不变，防腐。常用于尿生化检验。

(2) 用法：每 100 ml 尿液加 0.5%～1% 甲苯 2 ml（甲苯应在第一次尿液倒入后再加，使之形成薄膜覆盖于尿液表面，防止细菌污染）。

## 三、粪便标本采集

正常粪便是由已消化和未消化的食物残渣、消化道分泌物、大量细菌和水分组成。临床上常通过检查粪便来判断消化道有无炎症、出血、寄生虫感染、恶性肿瘤等情况，并根据粪便的性状、组成以了解消化功能，间接地判断胃肠、胰腺、肝胆的功能状况，还可检查粪便中有无致病菌以防治肠道传染病。

粪便标本（stool specimen）分四种：常规标本、细菌培养标本、隐血标本和寄生虫或虫卵标本。

（一）目的

1. 常规标本　检查粪便性状、颜色、细胞等。

2. 培养标本　检查粪便中的致病菌。

3. 隐血标本　检查粪便内肉眼不能察见的微量血液。

4. 寄生虫标本　检查粪便中的寄生虫、幼虫以及虫卵。

（二）评估

1. 患者的病情、排便状况及自理能力。

2. 患者的治疗情况。

3. 留取粪便标本的目的、方法及注意事项。

4. 患者的理解、合作程度。

（三）操作前准备

1. 用物准备

(1) 常规标本：标本容器（如蜡纸盒、小瓶、塑料盒）、竹签、便盆。

(2) 培养标本：培养试管或无菌蜡纸盒、无菌竹签或无菌棉签、消毒便盆。

(3) 隐血标本：蜡纸盒、竹签。

(4) 寄生虫或虫卵标本：带盖容器或便器、竹签、透明胶带及载玻片（查找蛲虫）。

2. 患者准备　了解收集标本的目的和方法。

3. 护士准备　着装整齐。

4. 环境准备　安静、安全、隐蔽，必要时备屏风遮挡患者。

（四）操作步骤　见表21－6。

**表21－6　粪便标本采集法**

| 步骤 | 要点说明 |
| --- | --- |
| 1. 备齐用物，查对医嘱，容器外贴标签，携用物至床旁，核对，解释留取粪标本的目的、方法和注意事项 | ● 防止发生差错<br>● 取得患者的合作 |
| 2. 收集粪便标本 | |
| ▲常规标本 | |
| 用竹签取中央部分或黏液脓血部分约5g，置于标本容器内 | ● 水样便应盛于容器中送检 |
| ▲培养标本 | |
| 用无菌竹签或无菌棉签取中央部分粪便或脓血黏液部分2～5g置于培养瓶内，塞紧瓶塞 | ● 患者无便意时，用长无菌棉签蘸无菌生理盐水，由肛门插入6～7cm，顺一方向轻轻旋转后退出，将棉签置于培养瓶内 |
| ▲隐血标本 | |
| 按常规标本留取 | |
| ▲寄生虫标本 | |
| （1）检查寄生虫卵<br>排便于便盆中，在粪便不同部位取带血或黏液部分5～10g，置于标本容器内 | ● 患者服用驱虫药或作血吸虫孵化检查应该留取全部粪便 |
| （2）检查蛲虫<br>① 嘱患者于睡前或清晨尚未起床前将取标本的透明胶带贴于肛门周围处 | ● 蛲虫常在午夜或清晨时爬到肛门处产卵 |
| ② 取下并将已粘贴着蛲虫卵的胶带面粘在载玻片上或将粘胶带对合，立即送检 | |
| （3）检查阿米巴原虫<br>① 将便盆加温至接近人的体温 | ● 保持阿米巴原虫的活动状态，因阿米巴原虫在低温下易失去活力而难以查到 |
| ② 排便后，将标本连同便盆立即送检 | ● 防止阿米巴原虫死亡 |
| 3. 整理床单位，清理用物 | |
| 4. 送检 | |
| 5. 记录 | ● 记录粪便的形状、颜色、气味等 |

（五）注意事项

1. 留取标本前，如患者情况允许，应先排空膀胱，避免大小便相混，以免影响检验结果。

2. 在留取培养标本时，注意防止污染。

3. 在留取隐血标本时，嘱患者于检查前3天禁食肉类、肝、血、含大量叶绿素的食物和含铁剂药物，以免造成假阳性。

4. 在留取检查阿米巴原虫标本时，嘱患者在收集标本前几天，不应给患者服用钡剂、油质或含金属的泻剂，以免金属制剂影响阿米巴虫卵或胞囊的显露。

5. 排便时注意用屏风遮挡患者，保护患者的自尊。

6. 标本留取后应及时送检，以免影响检查结果。

## 四、痰标本采集

痰液是气管、支气管和肺泡的分泌物，正常情况下分泌很少，不会引起咳嗽等不适。当呼吸道黏膜受到刺激时，分泌物增多，可有痰液咳出。痰液主要由黏液和炎性渗出物组成，唾液和鼻咽分泌物虽可混入痰内，却非痰的组成成分。通过检查痰液内细胞、细菌、寄生虫等，观察其性质、颜色、气味、量等可协助诊断呼吸系统的某些疾病。

临床上常用的痰标本（phlegm specimen）分三种：常规痰标本、痰培养标本和 24 小时痰标本。

（一）目的

1. 常规痰标本　检查痰的一般性状，涂片查细胞、细菌、虫卵等。

2. 痰培养标本　检查痰液中的致病菌。

3. 24 小时痰标本　检查 24 小时痰液的量及性状，协助诊断。

（二）评估

1. 患者的病情、自理能力。

2. 患者的治疗情况。

3. 留取痰标本的目的及注意事项。

4. 患者的理解、合作程度。

（三）操作前准备

1. 用物准备

（1）患者能自行留痰者：标本容器（痰培养标本备无菌容器及漱口溶液 200ml，24 小时痰标本备广口集痰器）。

（2）患者无法咳嗽或不合作：集痰器（图 21－1）、吸痰用物（吸引器、吸痰管）、生理盐水、手套。痰培养标本需备无菌用物。

2. 患者准备　了解收集标本的目的和方法。

3. 护士准备　着装整齐，必要时戴手套、口罩。

4. 环境准备　病室整洁，容器妥善放置。

（四）操作步骤　见表 21－7。

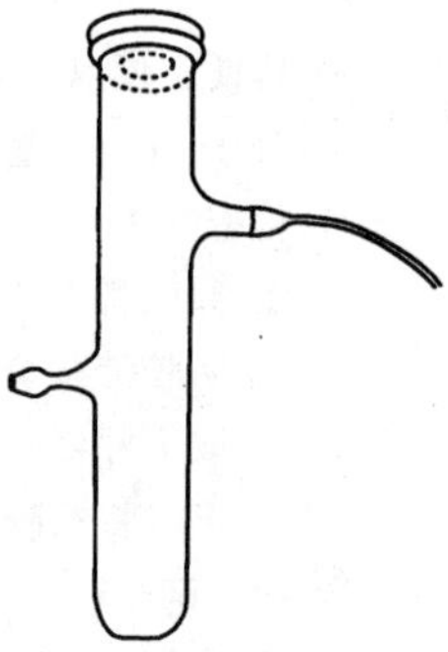

**图 21－1　集痰器示意图**

**表 21－7　痰标本采集法**

| 步骤 | 要点说明 |
|---|---|
| 1. 备齐用物，查对医嘱，容器外贴标签，携用物至床旁，核对，解释留取痰标本的目的、方法和注意事项 | ● 防止发生差错<br>● 取得患者的合作 |
| 2. 收集痰标本 | |
| ▲常规痰标本 | |
| （1）患者能自行留取痰液 | |
| 患者清晨起床后首先漱口；深呼吸数次后用力咳出气管深处的痰液；将痰液收集于痰盒中，加盖 | ● 去除口腔中的杂质<br>● 如痰液不易咳出，可雾化吸入，刺激排痰 |
| （2）患者无力排痰或不合作 | |
| 协助患者取合适的卧位，由下向上叩击患者背部；集痰器分别连接吸引器和吸痰管；按吸痰法将痰液吸入集痰器内，加盖 | ● 以使痰液松脱<br>● 集痰器开口高的一端接吸引器，低的一端接吸痰管 |

| 步骤 | 要点说明 |
| --- | --- |
| ▲痰培养标本 | |
| (1) 患者自行留取痰液 | |
| 患者清晨起床后先用漱口液漱口，再用清水漱口；深呼吸数次后用力咳出气管深处的痰液；将痰液收集于无菌集痰器内 | ● 去除口腔中的杂质 |
| (2) 患者无力咳嗽或不合作时 | |
| 同常规标本留取，需用无菌集痰器 | |
| ▲ 24 小时痰标本 | |
| 在广口集痰器内加少量清水，从清晨醒来（7am）未进食前漱口后第一口痰开始留取，次日晨（7am）未进食前漱口后第一口痰作为结束，将 24 小时的全部痰液收集于集痰器内 | ● 避免痰液黏附在容器壁上 |
| 3. 根据患者需要给予漱口或口腔护理 | ● 记录痰液的量、外观和性状 |
| 4. 记录 | |
| 5. 送检 | |

（五）注意事项

1. 收集痰标本时，应于清晨收集，因此时痰量最多，痰内细菌也较多。
2. 收集痰液时，嘱患者不可将唾液、漱口水、鼻涕混入痰标本中，以免影响检验结果。
3. 收集痰培养标本时，应严格无菌操作，避免污染标本而影响结果的准确性。
4. 24 小时痰标本应记总量，同时扣除加入的水量。
5. 采集的痰标本应及时送检。
6. 护士在收集痰液时，应戴手套和口罩，避免交叉感染。

## 五、咽拭子标本采集

（一）目的

从咽部和扁桃体采取分泌物做细菌培养或病毒分离，以协助诊断。

（二）评估

1. 患者的病情、自理能力。
2. 患者的治疗情况。
3. 取咽拭子标本的目的及注意事项。
4. 患者的理解、合作程度。
5. 进食时间。

（三）操作前准备

1. 用物准备　无菌咽拭子培养管、酒精灯、火柴、压舌板、无菌生理盐水。
2. 患者准备　了解取咽拭子培养的方法、目的和注意事项。
3. 护士准备　着装整洁，洗手、戴口罩。
4. 环境准备　病室整洁。

（四）操作步骤 见表21-8。

**表21-8 咽拭子标本采集法**

| 步骤 | 要点说明 |
|---|---|
| 1. 备齐用物，查对医嘱，容器外贴标签，洗手，携用物至床旁核对，解释取咽拭子培养的方法，目的和注意事项 | ● 防止发生差错<br>● 取得患者的合作 |
| 2. 留取标本 | |
| （1）点燃酒精灯 | |
| （2）嘱患者张口发“啊”音，暴露咽部 | |
| （3）用培养管内的消毒长棉签蘸取无菌生理盐水后，迅速轻柔地擦拭两侧腭弓、咽、扁桃体的分泌物。作真菌培养时，须在口腔溃疡面采集分泌物 | ● 必要时用压舌板<br>● 注意棉签不要触及其他部位，保证所取标本的准确性 |
| （4）在酒精灯火焰上消毒试管口，棉签插入试管，塞紧 | ● 防止污染标本 |
| 3. 洗手、记录 | |
| 4. 送检 | |

（五）注意事项

1. 避免在进食后2小时内进行，以免引起呕吐。
2. 取标本时动作要轻柔、敏捷。
3. 采集的标本应及时送检。

（井坤娟）

# 第二十二章　一般急救技术

**学习目标**

完成本章学习后，学生应能：

1. 识别出血的类型。
2. 按规程为患者进行出血的现场急救。
3. 列举绷带包扎、固定的目的和注意事项。
4. 正确进行绷带包扎和固定。
5. 复述心脏骤停的判断标准。
6. 复述基础生命支持的步骤、方法及复苏的有效指征。
7. 列举缺氧的临床表现及给氧适应证。
8. 正确换算氧浓度和氧流量。
9. 按规程完成装卸氧气表和进行鼻导管给氧操作。
10. 列举给氧的不良反应及其预防措施。
11. 列举洗胃的目的、适应证及禁忌证。
12. 根据毒物性质选用适当洗胃溶液。
13. 按规程正确执行各种洗胃术。
14. 复述洗胃的注意事项。
15. 列举危重患者病情观察的内容。
16. 列举危重患者的支持性护理措施。

抢救危重患者是医疗护理工作中的一项紧急任务，而熟练掌握急救（first aid）技术是抢救成功的关键，它直接影响到患者的生命和生命质量。因此，护理人员必须熟练掌握一般急救知识和抢救技术，以保证抢救工作及时、准确、有效地进行。

## 第一节　止血、包扎、固定

### 一、止　血

出血即血液由血管中流出。出血可由多种原因引起，如外伤、手术、血液病、血管局部病理改变等，其中以外伤引起的出血最为多见，如不及时处理，有时会因失血过多而危及生命。因此，及时有效的现场急救止血（hemostasis）技术，是护理人员必须掌握的基本技术之一。

（一）出血的种类

1. 按血液流向，出血可分为外出血、内出血和皮下出血三类。

（1）外出血：血管破裂后，血液经皮肤或黏膜的创口直接流至体外，容易发现和辨认，处理相对比较容易。

（2）内出血：血管损伤后，血液流向体腔或组织间隙，体表不能看到，如颅内出血、腹腔脏器出血等，处理难度和危险性较大。

（3）皮下出血：血管破裂后，皮肤无破裂，血液流向皮下组织，出现皮肤颜色改变、肿胀、疼痛等，容易被发现，处理较简单。

2. 按损伤血管类型，可分为动脉出血、静脉出血和毛细血管出血三类。

（1）动脉出血：发生在断裂动脉的近心端，流出的血液呈鲜红色，并随心脏搏动而呈喷射状涌出，出血速度快，如不及时止血，短期内可因失血过多而引起严重后果。

（2）静脉出血：多发生在断裂静脉的远心端，流出的血液呈暗红色，涌出或缓慢流出，失血速度和失血量因损伤静脉管径的大小不同而有很大差异，若破裂血管较大，也可危及生命。

（3）毛细血管出血：血液从创面渗出或流出，看不清大的出血点，血色鲜红或暗红，一般出血缓慢、量小，多可自愈，但如系实质脏器如肝、脾、肾脏受伤所致的渗血，则可出现危险性的毛细血管大出血。

（二）出血的评估

1. 全身评估

（1）发生出血时，急救人员首先应迅速评估患者的生命体征，包括呼吸、脉搏、血压及身体各部位伤情。如有心肺功能障碍，应在施行有效的心肺复苏术的同时，及时进行止血处理。如怀疑有内出血，应重点检查各种内出血特有的症状和体征，如脑出血时可有剧烈头痛、喷射状呕吐等症状，腹腔内出血时可有腹痛、腹部移动性浊音等表现。

（2）评估患者是否有意识障碍、是否有紧张、恐惧等表现。

2. 局部评估

（1）外出血时，应评估流出血液的量、色泽、速度，伤口是否有异物、污染情况等，以决定下一步处理措施。

（2）挫伤或扭伤时应评估局部肿胀和皮下出血情况。

（三）现场止血措施

常用的现场止血方法有指压止血法、直接压迫止血法、强屈关节止血法、止血带止血法等，现场急救时可根据具体情况选择一种或几种方法结合，以达到快速、安全止血的目的。

1. 指压止血法　是对动脉出血的一种临时性止血方法，适用于中等或较大的动脉出血。根据动脉的分布情况，在出血动脉的近心端，用手指、手掌或拳头用力将该动脉压向深部的骨上，以阻断血流，达到止血目的。主要用于头、面、颈部和四肢的外出血，在使用此法的同时，必须积极寻求进一步的止血措施。

（1）头颈部出血常用指压血管部位（图 22－1）：

颞动脉：位于耳前、颧弓上方，用于眼睛以上部位、头顶部和额部出血。操作时一手固定患者头部，另一手拇指将颞动脉压向颧弓。

面动脉：位于同侧下颌骨上缘、咬肌前缘下端，用于眼睛以下、下颌骨以上部位的出血，可压迫下颌角前约 2.5cm 处。因为面动脉在颜面部有许多小吻合支，需两侧同时压迫才能止血。

颈总动脉：位于气管外侧与胸锁乳突肌前缘中点之间，平环状软骨处，用拇指摸到搏动的颈总动脉后，向后向内加压，可将颈动脉压向第 6 颈椎横突上，用于头颈部出血。注意：严禁两侧颈总动脉同时压迫，以防出现严重脑缺血；颈内动脉和颈外动脉的分叉处有颈动脉窦压力感受器，压力增高，会反射性地引起血压下降，心率减慢，压迫过程中应注意观察有无晕厥表现；怀疑颈椎损伤者，应进行颈部制动。

（2）上肢出血常用指压血管部位（图 22－2）：

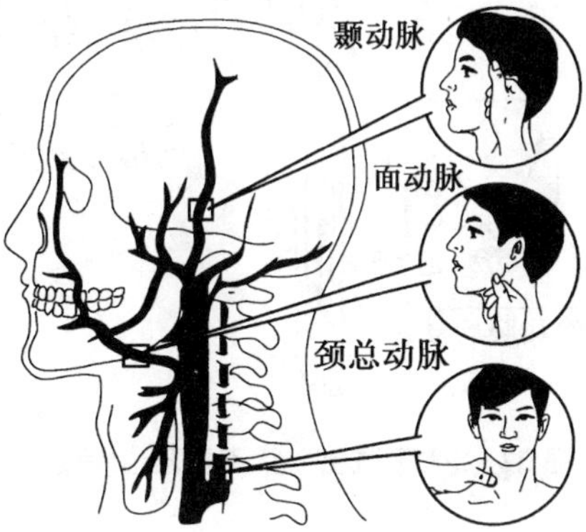


图 22－1 头颈部出血常用指压血管部位

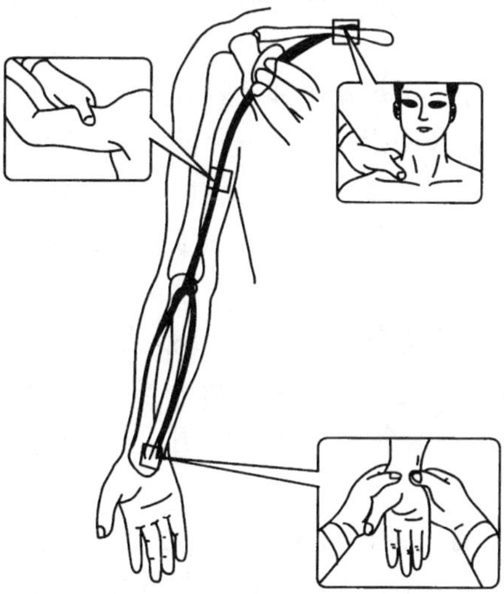

图 22－2 上肢出血常用指压血管部位

锁骨下动脉：位于锁骨上窝中部，操作时用拇指摸到动脉搏动处，向下压至第一肋骨上。用于肩部、腋部、上臂出血。

肱动脉：位于肱二头肌内侧沟中部，操作时用拇指触摸到动脉搏动后，用力压向肱骨。用于前臂出血。

桡动脉、尺动脉：位于手腕横纹稍上方的内外侧搏动点。两侧同时压迫，可用于手部出血。

（3）下肢出血常用指压血管部位（图 22－3）：

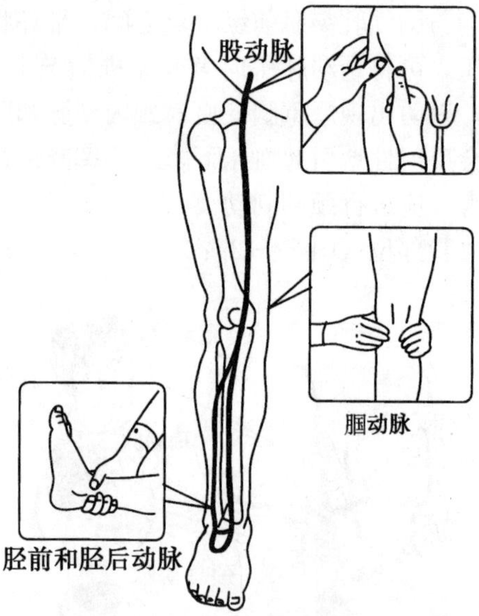


图 22－3 下肢出血常用指压血管部位

股动脉：位于腹股沟中点稍下方，操作时患者的髋关节稍屈曲、外展、外旋，摸到股动脉搏动后，双手拇指重叠在其上，用力压向骨盆缘。用于下肢出血。

腘动脉：位于腘窝中点。摸到搏动的动脉后，双手拇指重叠用力向后加压。用于小腿及足部出血。

胫前和胫后动脉：胫前动脉位于足背中部近脚腕处，胫后动脉位于足跟与内踝之间。操作时一手紧握踝关节，拇指与其余四指分别压迫胫前和胫后动脉。可用于足部出血。

2. 加压包扎止血法　是最简单、最有效的止血方法，常用于创面大、渗血多的毛细血管出血、小动脉及中小静脉出血，一般可用绷带加压包扎止血。

操作时首先暴露伤口，然后用灭菌纱布或灭菌医用无纺布（无条件时也可用清洁毛巾、布料、手帕等代替）直接覆盖伤口，再用绷带或布带适当加压包扎，松紧度以达到止血目的即可。如出血仍不停止，可将手掌放在敷料上均匀加压，一般 20 分钟即可止血。注意如有骨折或伤口内有异物时不能直接压迫止血；包扎后应注意观察肢体远端血运情况。

3. 强屈关节止血法　对无骨折的四肢出血，可在腋窝、肘窝、腘窝或腹股沟处，加上棉垫卷或绷带卷，然后尽力屈曲关节，用绷带或三角巾缚紧固定，借助衬垫物压迫动脉，阻断关节远端的血流而达到止血目的（图 22－4）。

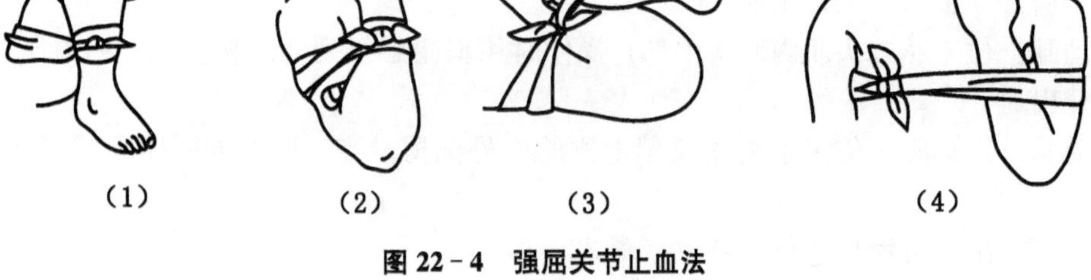

(1)　(2)　(3)　(4)

图 22－4 强屈关节止血法

4. 止血带止血法　用止血带在出血部位的近心端，将肢体用力捆扎，以阻断血流。该方法止血彻底，效果可靠，但容易引起或加重肢体坏死及急性肾功能不全等严重并发症，一般只用于四肢较大血管破裂出血，或采用其他止血方法不能有效控制的大出血。

止血带的制作可就地取材，可用宽布带（2.5～3cm 宽）、三角巾、手帕、领带、布腰带、橡胶管、乳胶管等。

（1）勒紧止血法：在伤口上端，用绷带、布带或三角巾叠成带状，先绕肢体一周为衬垫，第二圈压在第一圈上面勒紧打结（图 22－5）。

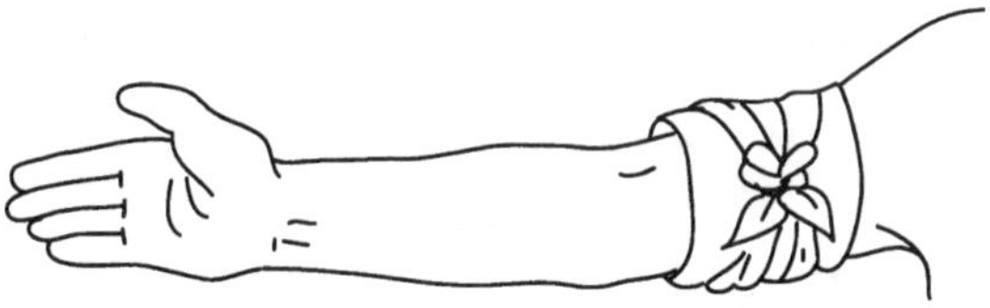

**图 22－5　勒紧止血法**

（2）绞带止血法：将三角巾叠成带状，在伤口上方绕肢体一周，两端向前拉紧打一活结，并在一头留出一小套，然后用小木棒、笔杆、筷子等作为绞棒，插在带圈内，提起绞棒绞紧，最后将绞棒一头插入小套内，并把小套拉紧固定（图 22－6）。

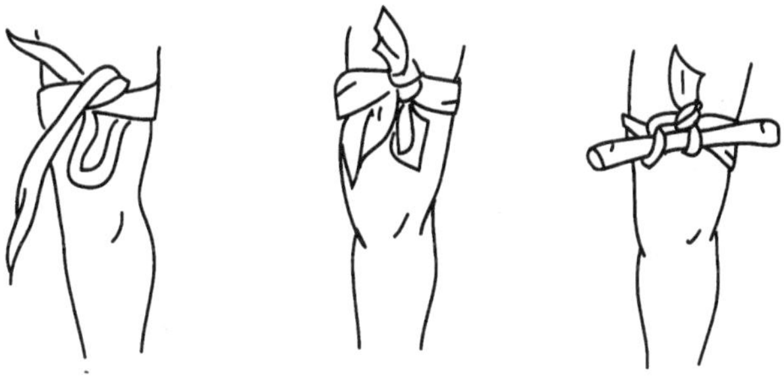

**图 22－6　绞带止血法**

（3）止血带止血法：抬高伤肢，在扎止血带的部位以布巾或纱布衬垫，然后将橡胶止血带适当拉紧拉长，绕肢体 2～3 圈，最后将止血带末端压在紧缠的止血带下即可。伤肢远端明显缺血或有严重挤压伤时禁用止血带止血法（图 22－7）。

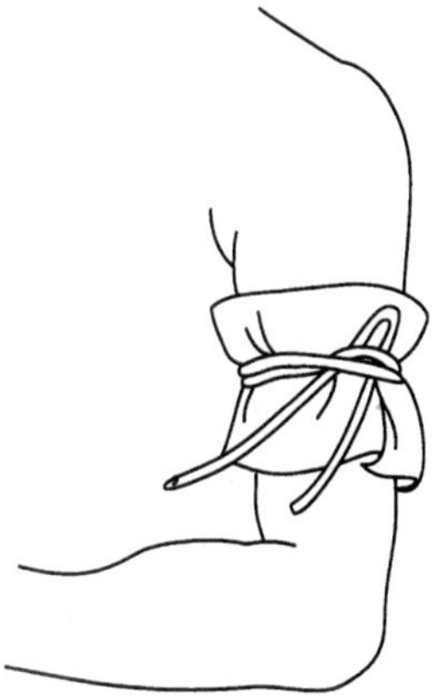

**图 22－7　止血带止血法**

注意事项：① 扎止血带的部位要准确：止血带应扎在伤口的近心端，并尽量靠近伤口；前臂和小腿不适于扎止血带，因其有两骨，动脉常走行于两骨之间，止血效果差；上臂扎止血带时，应扎在上 1/3 处，以防损伤桡神经；下肢应扎在大腿的中上段；手指应扎在指根部；止血带与皮肤之间应有衬垫，以分散止血带的压力，减少对局部软组织的损害。② 止血带的松紧度要适宜：以刚能使远端动脉搏动消失、刚能止血为宜。对扎止血带的患者，要密切观察伤情及患肢情况，伤肢如有剧痛、发紫等情况，说明止血带绑扎过紧，应及时调整，预防肢体坏死的发生。③ 时间控制：使用止血带的时间应尽量缩短，最好不超过1小时，遇特殊情况需延长使用止血带时间者，连续时间最长不超过4小时，其间应每隔0.5～1小时放松一次，每次放松1～2分钟，再次绑扎时提高平面，禁止在同一部位反复绑扎。放松止血带时，如伤口出血严重，可用手指压迫出血动脉；如放松后不再出血，则不需再使用止血带，但不能立即去掉，应维持松开状态，继续观察，经一段时间后确实不再出血或经医疗机构采取进一步止血措施后方可取掉。④ 使用止血带者应有明确标记：患者应佩带使用止血带卡，卡上注明止血带开始使用的时间、部位和放松时间，便于照护者或转运时了解情况。⑤ 因为伤肢的血液循环受阻，应注意肢体的保暖，尤其在冬季，防止发生冻疮。⑥ 停用：止血带停用前，应先补充血容量，做好纠正休克和止血用器材的准备，然后缓慢松开，防止肢体血流量突然增加，伤及毛细血管及引起血液在全身的重新分布。取下止血带后应轻柔按摩伤肢，以缓解不适感觉。

## 二、包　扎

包扎法（occlusive treatment）是创伤急救中常用的技术之一。体表各部位伤口除需采用暴露疗法者外，均需包扎。包扎的总要求是：安全、牢固、舒适、美观。常用的包扎材料有：绷带、三角巾、胸带、腹带、四头带等，抢救时，可就地取材，用衣裤、布带、巾单等物品替代。

### （一）包扎的目的

1. 保护伤口免受感染。

2. 局部压迫止血。

3. 固定敷料、药品及骨折部位。

4. 支托患肢，减轻疼痛。

### （二）包扎前评估

1. 患者的神志、心理状态及合作程度。

2. 包扎区域的皮肤颜色、温度、有无麻木、麻刺感、有无肿胀；伤口污染情况、有无异物；肢体活动情况、有无骨折等。

3. 如伤口原来有敷料覆盖，应评估是否需要更换。

### （三）包扎前准备

1. 用物准备　根据伤口情况选择适宜的敷料（注意其质料、尺寸、类型）；必要时备衬垫、棉花、棉垫等；备好胶布或安全别针；备剪刀。

2. 患者准备　向患者解释包扎的目的及方法，助其取舒适体位。如包扎部位有伤口，首先应清洁伤口并覆盖无菌敷料，然后进行包扎。

3. 护士准备　着装整洁，洗手，戴口罩。

4. 环境准备　环境清洁、安静，方便护理操作。

### （四）操作步骤

1. 绷带基本包扎法　绷带包扎时，应从远心端缠向近心端，绷带头必须压住，称为定带，方法为一手牵拉绷带的起始端，平放于包扎部位，另一手将绷带环形缠绕两周，第二周完全覆盖第一周。

（1）环形包扎法：定带后将绷带在包扎部位上重复缠绕数周，每一周完全覆盖上一周（图22-8）。用于粗细基本相等部位的小伤口的包扎，如额、腕、指、踝等处。

（2）斜形包扎法：定带后将绷带斜形向上约30°环形缠绕，每周互不重叠，中间留有空隙（图 22－9）。用于临时性包扎或固定夹板。

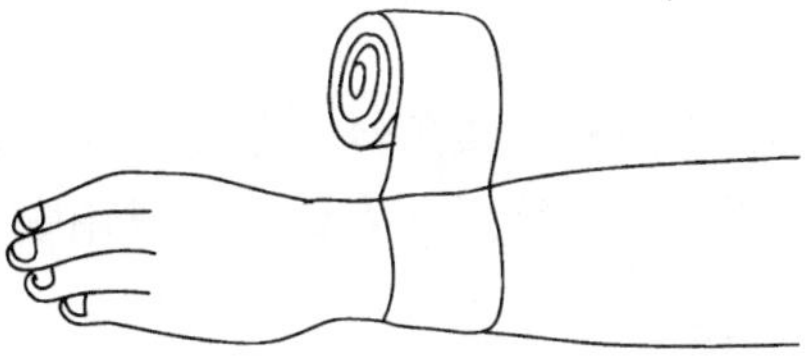

**图 22－8　环形包扎法**

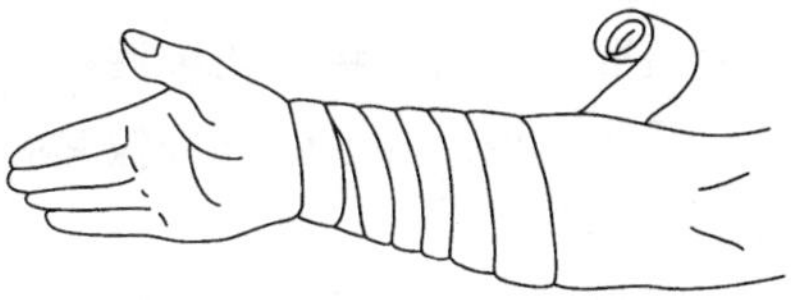

**图 22－9　斜形包扎法**

（3）螺旋形包扎法：定带后将绷带斜形向上 30°环形缠绕，每一周覆盖上一周的 1/3～1/2 宽（图 22－10）。用于直径大小差异不大的部位伤口的包扎，如上臂、手指、大腿、躯干等。

（4）螺旋反折包扎法：定带后将绷带上斜 30°包扎，每周均将绷带向下反折，左手固定反折处，依次缠绕，每周覆盖上一周的 1/3～1/2 宽，反折部位应相同，使之成一直线，在反折处形成一“麦穗状”（图 22－11）。用于直径大小差异较大的肢体包扎，如前臂、小腿等，注意不可在伤口上或骨隆突处反折。

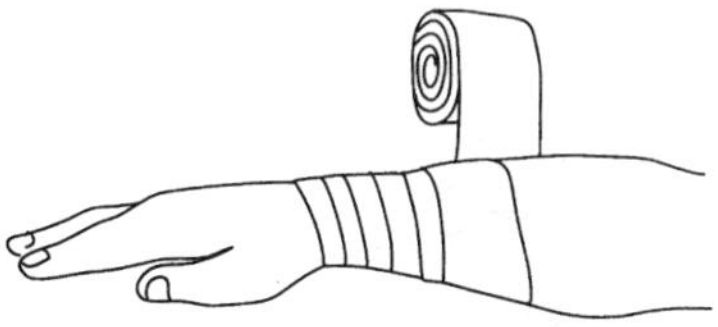

**图 22－10　螺旋形包扎法**

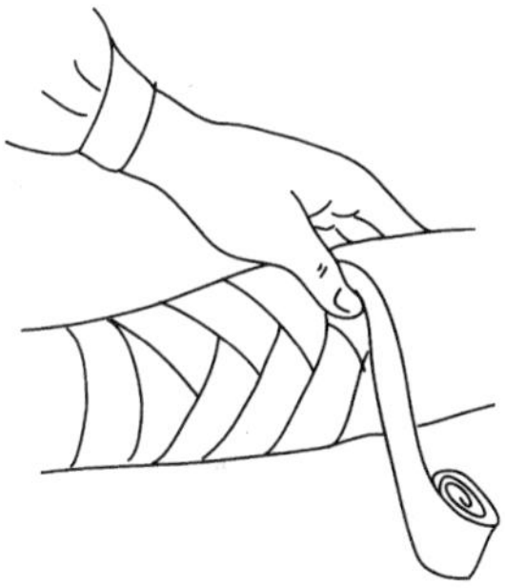

**图 22－11　螺旋反折包扎法**

（5）“8”字形包扎法：屈曲关节，并在伤处的远心端定带，然后将绷带由下而上，再由上而下，越过关节，重复作“8”字形旋转缠绕，每一周覆盖上一周的 1/3～1/2 宽（图 22－12）。用于屈曲关节部位的包扎和制动，如肘、膝、肩等部位。

（6）回返包扎法：定带后将绷带向上反折成 90°（与环形包扎垂直），先覆盖残端中央，再交替覆盖左右两边，每周覆盖上一周的 1/3～1/2 宽，直到该端全部包裹后，再以左手固定住反折部分，将绷带反折回来（与环形包扎一致，图 22－13）。用于包扎有顶端的部位，如头部、指（趾）端及断肢残端。

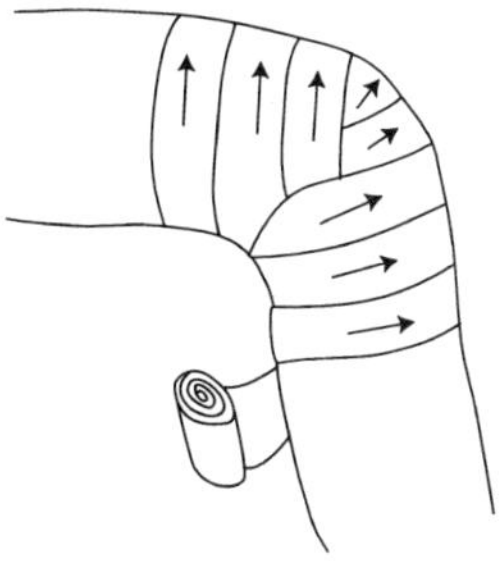

**图 22－12　“8”字形包扎法**

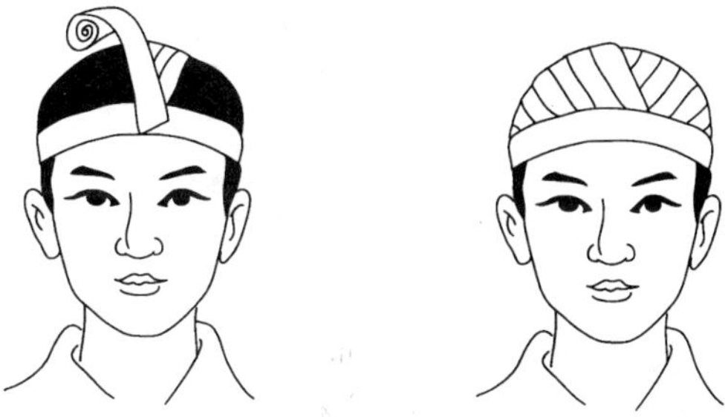

**图 22－13　回返包扎法**

2. 三角巾包扎法　用于大面积创伤的包扎，用法简单、灵活。其制作方法是：取一正方形布，对角裁开，一般要求底边长约 130cm，顶角距底边中点约 65cm，必要时顶角钉一长约 50cm 的带子。

（1）头顶部包扎法：将三角巾底边中点部分平眉放于前额，顶角经头顶垂至枕后，两底角在耳后交叉后，再经耳上到额部拉紧打结，最后将顶角向上反折塞入结下，或用安全别针固定（图 22-14）。

（2）面部包扎法：三角巾顶角打一结，套住下颌，底边拉向头后使三角巾覆盖面部，然后将底边两角向头上拉紧，左右交叉压住底边再经两耳上方绕到前额打结，在三角巾的相应部位开洞，露出眼、鼻、口（图 22-15）。

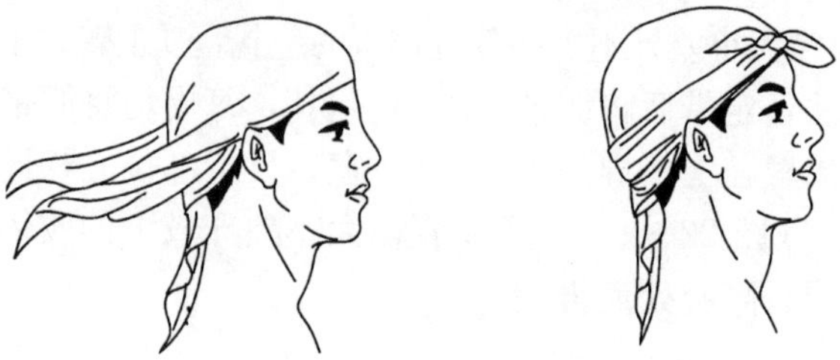

**图 22-14　三角巾头顶部包扎法**

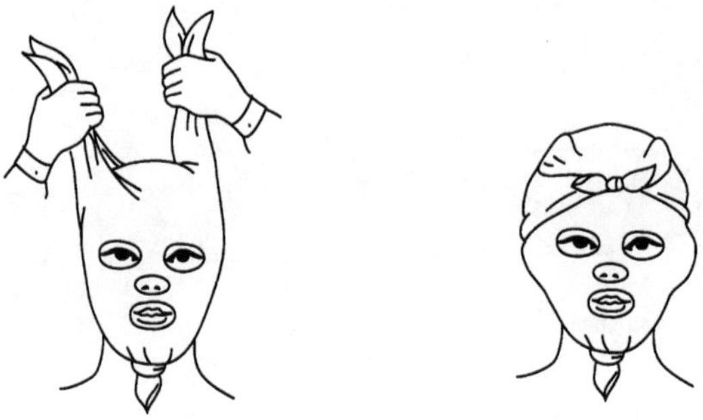

**图 22-15　三角巾面部包扎法**

（3）肩部包扎法

1）单肩包扎法：将三角巾一底角拉向健侧腋下，顶角覆盖患肩并向后拉，用顶角上的带子在伤侧上臂上 1/3 处缠绕两周，将三角巾固定，然后将另一底角向肩部反折后，绕过肩胛拉至健侧腋前打结（图 22-16）。

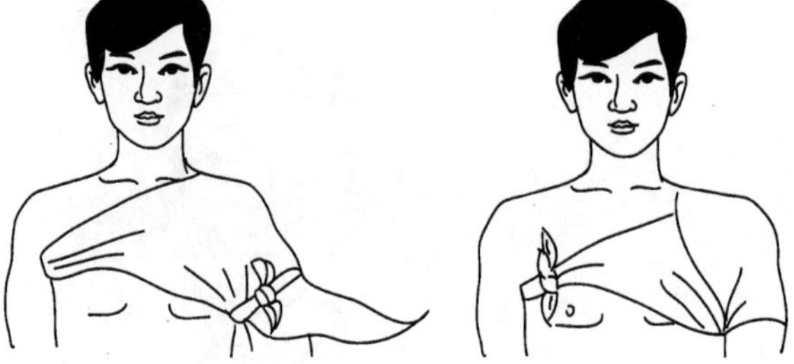

**图 22-16　三角巾单肩包扎法**

2）双肩包扎法：将三角巾折成燕尾状，夹角向上披在双肩上，燕尾包绕肩部至腋下，与燕尾底边相遇打结（图 22－17）。

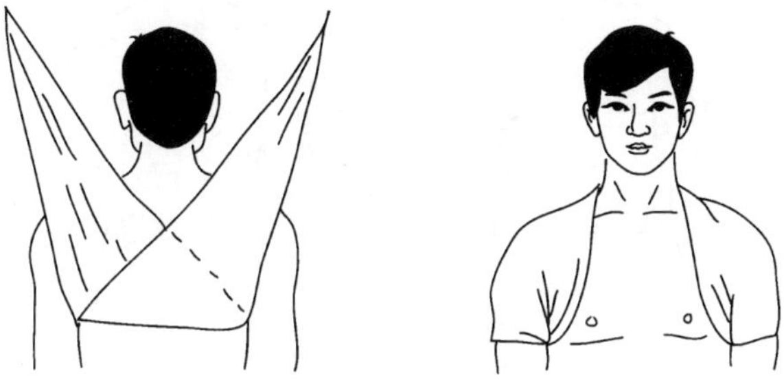

图 22－17　三角巾双肩包扎法

（4）胸部包扎法

1）单胸包扎法：将三角巾底边横放在胸部，顶角覆盖伤肩，并垂向背部，两底角在背后打结，再将顶角带子与之相接（图 22－18）。此法如包背部时，则在胸部打结。

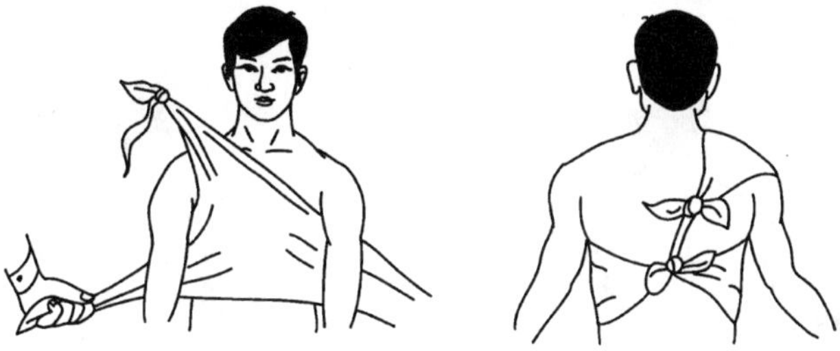

图 22－18　三角巾单胸包扎法

2）双胸包扎法：将三角巾折叠成燕尾状，两燕尾向上，平放于胸部，两燕尾在颈后打结，再将顶角带子拉向对侧腋下打结。此法用于背部包扎时，将两燕尾拉向颈前打结（图 22－19）。

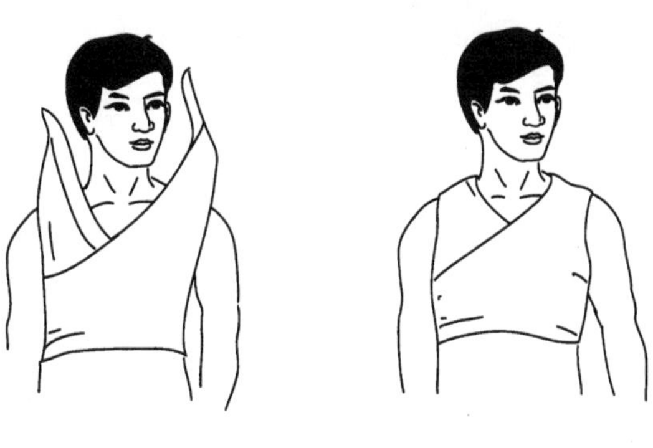

图 22－19　三角巾双胸包扎法

（5）腹部包扎法：三角巾底边向上，放于腹部，两底角在腰后打结，再将顶角从腿间拉向后，并与上结相结（图 22－20）。

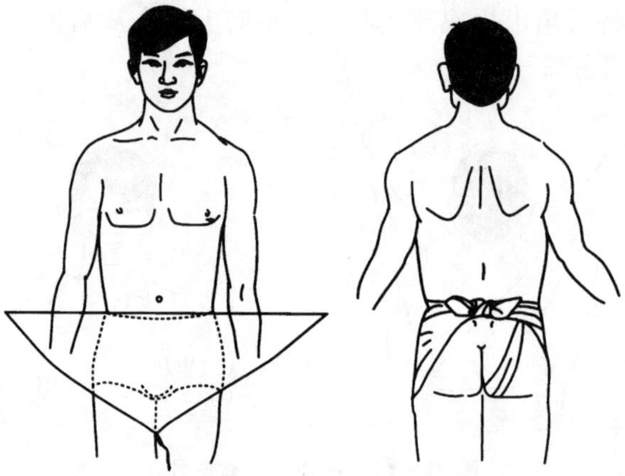

图 22－20　三角巾腹部包扎法

（6）臀部包扎法

1）单臀包扎法：将三角巾折成燕尾，夹角朝上，底边包绕伤侧大腿打结，两燕尾拉至对侧髂部打结（图 22－21）。

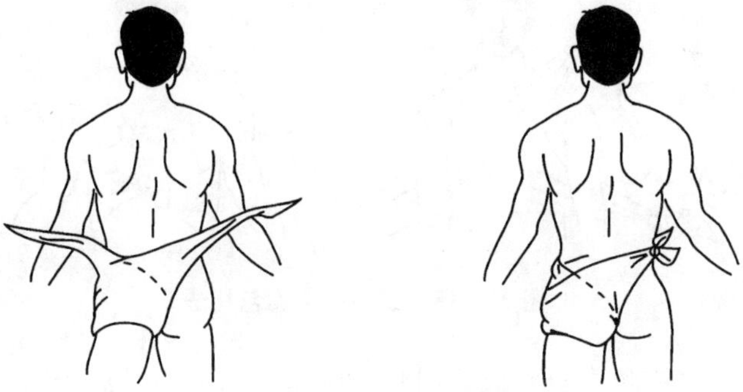

图 22－21　三角巾单臀包扎法

2）双臀包扎法：将两三角巾的顶角结在一起，放于腰骶部正中，上面两底角从后绕至腹部打结，下面两底角从大腿内侧向前拉，在腹股沟处与三角巾底边打纽扣结（图 22－22）。

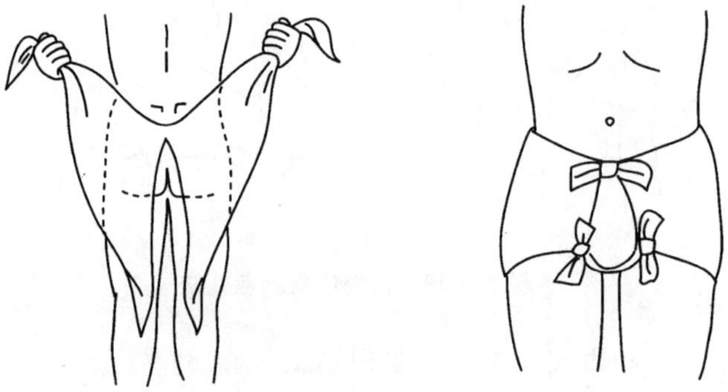

图 22－22　三角巾双臀包扎法

(7) 肘、膝关节包扎法：据伤情将三角巾折叠成适当宽度的长条，将中点部分斜放于关节上，两端分别向上、下缠绕关节上下各一周后打结（图 22－23）。

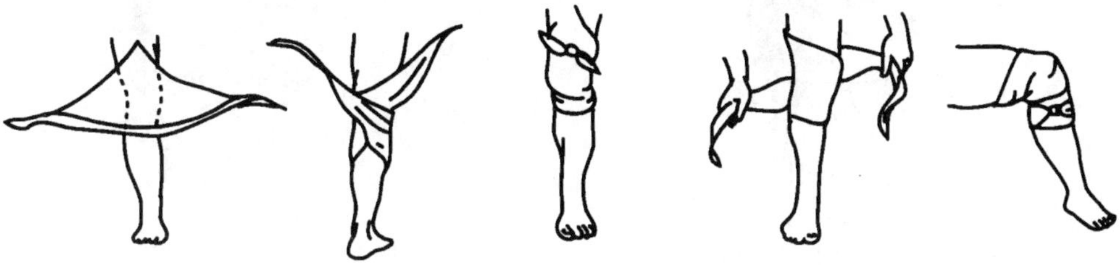

图 22－23　三角巾膝关节包扎法

(8) 手（足）包扎法：将手（足）放在三角巾中央，使底部位于手（足）腕处，指（趾）尖对着顶角，将顶角反折盖住手（足）背，两底角拉向手（足）背，左右交叉后压住顶角，绕手腕（足踝）部打结（图 22－24）。

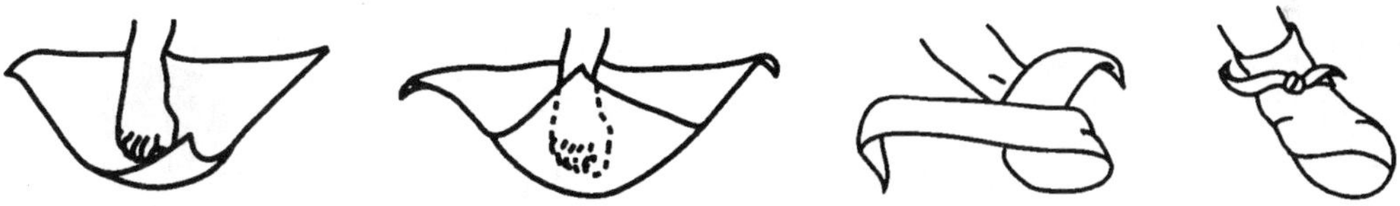

图 22－24　三角巾手（足）包扎法

3. 多头带包扎　多头带又叫多尾带，常用的有四头带、腹带、胸带等，用于不规则部位的包扎，如下颌、头部、鼻部、胸腹部等。

(1) 四头带包扎法：四头带为一两端剪开的长方形布，用于固定下颌、额、眼、枕、肘、膝、足跟等部位的敷料。

1) 下颌包扎法：将四头带中间未剪开部分托住下颌，上边两端在颈后打结，下边两端在头顶部打结（图 22－25）。

2) 头部包扎法：将四头带中间未剪开部分盖住头顶，前边两端在枕后打结，后边两端在颌下打结（图 22－26）。

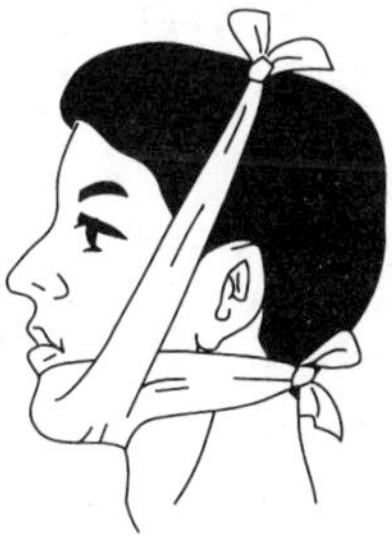

图 22－25　四头带下颌包扎法

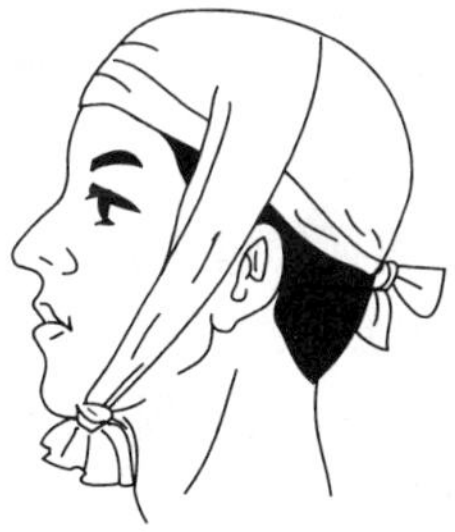

图 22－26　四头带头部包扎法

3) 鼻部包扎法：将四头带中间未剪开部分盖住鼻部，上面两端在颈后打结，下面两端也在颈后打结（图 22－27）。

4) 眼部包扎法：将四头带中间未剪开部分盖住眼部，两端分别在颈后打结（图 22－28）。

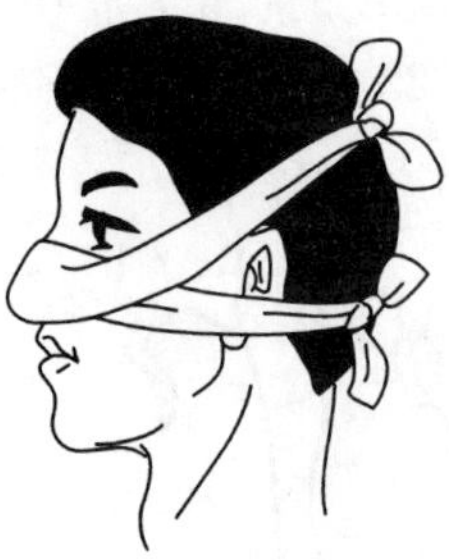

图 22-27　四头带鼻部包扎法

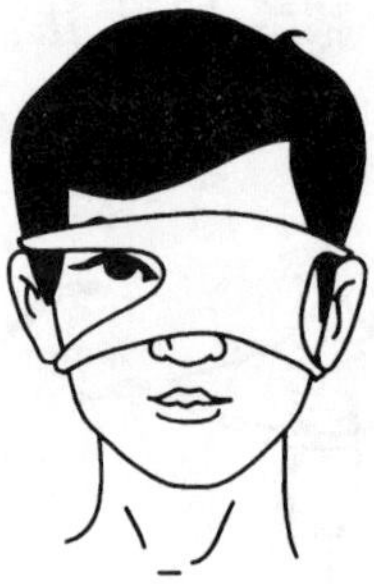

图 22-28　四头带眼部包扎法

（2）腹带包扎法：腹带的中间由双层布料缝制，两端各打有五对带子，带子的宽度及长度视需要而定，两条带子之间重叠 1/3（图 22-29）。操作时使患者平卧，将衣、裤解开暴露腹部，腹带放于腰部，下缘应在髋上，将左右带脚依次交叉重叠包扎。下腹部伤口应由下向上包扎，上腹部伤口应由上而下包扎。最后一对带子在无伤口侧打活结或用安全别针固定（图 22-30）。

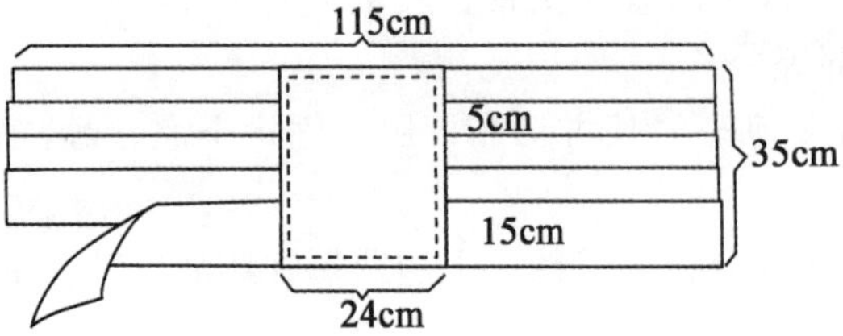


图 22-29　腹带

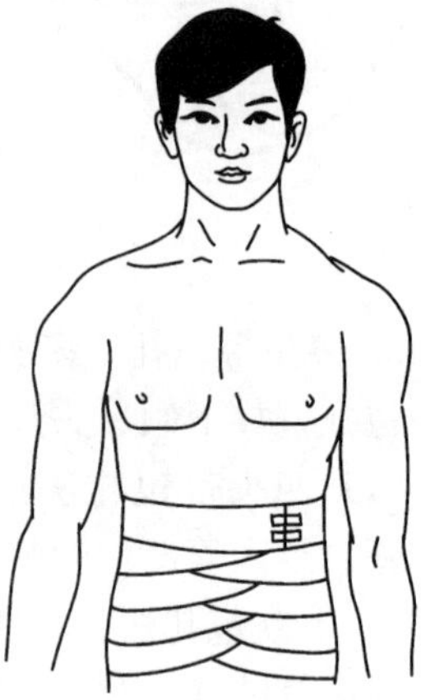

图 22-30　腹带包扎法

（3）胸带包扎法：胸带的材料及制作方法与腹带相似，但比腹带多两条竖肩带（图 22-31）。操作时使患者平卧，脱去上衣，将胸带平放于背下，将肩带从背后越过肩部，平放于胸前，依次包扎每对带子并压住肩带，最后一对带子在无伤口侧打活结或用安全别针固定（图 22-32）。

4. 几种严重损伤包扎法

（1）胸部开放性气胸包扎法：先用不透气材料（如橡胶单、塑料纸等）覆盖伤口，再用大纱布或毛巾盖住，最后用三角巾或绷带加压包扎（图 22-33）。

（2）腹部内脏脱出包扎法：先用大块消毒纱布盖好伤口，再用大小合适的饭碗将伤口罩住或用纱布做成保护圈套住内脏，最后用三角巾包扎（图 22-34）。

（3）脑膨出包扎法：先用大块纱布盖住伤口，再用纱布卷成保护圈套住膨出的脑组织，最后用三角巾或绷带小心包扎头部（图 22-35）。

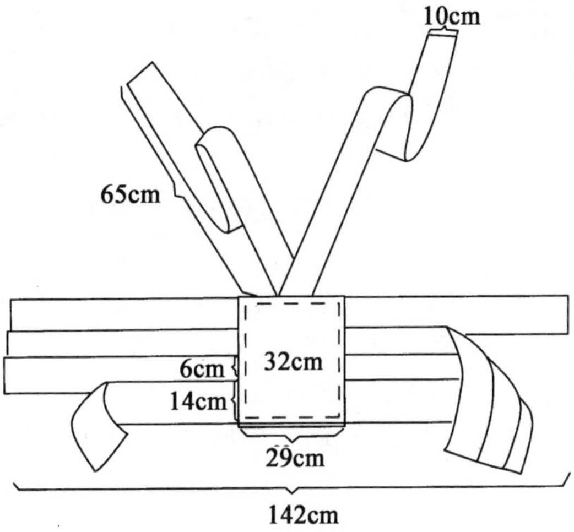


图 22－31　胸带

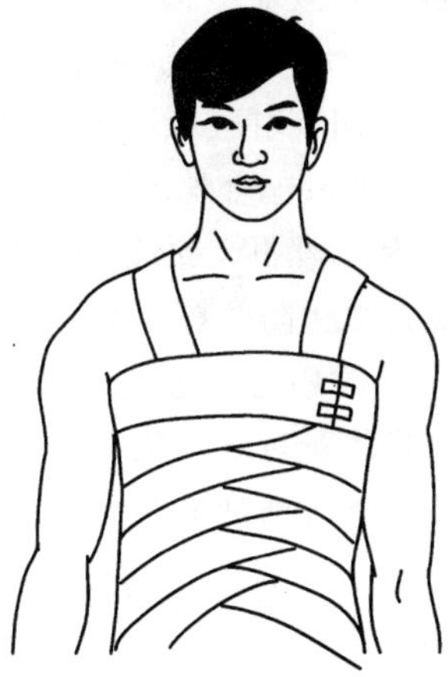

图 22－32　胸带包扎法

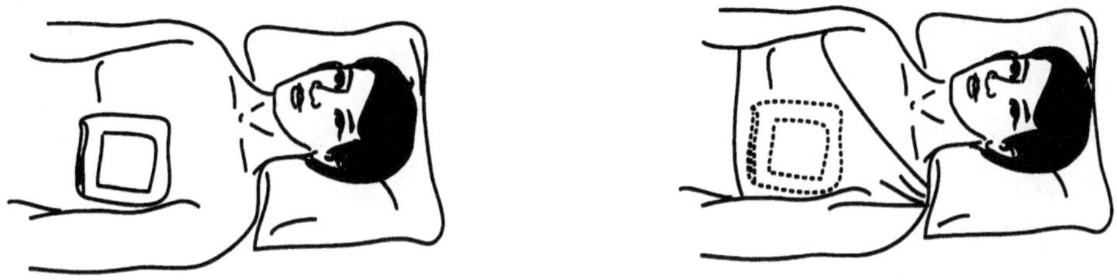

（1）　　（2）

图 22－33　胸部开放性气胸包扎法

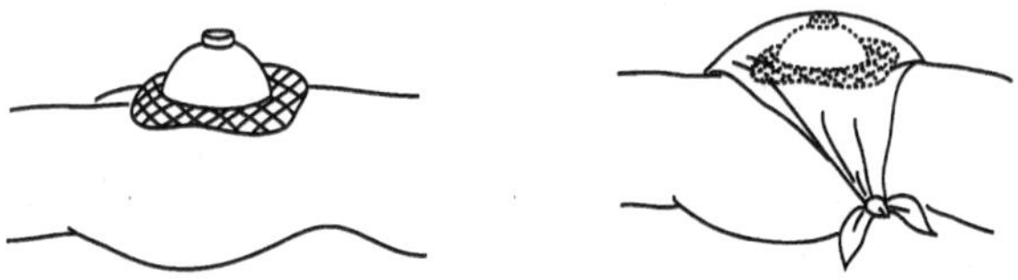

图 22－34　腹部内脏脱出包扎法

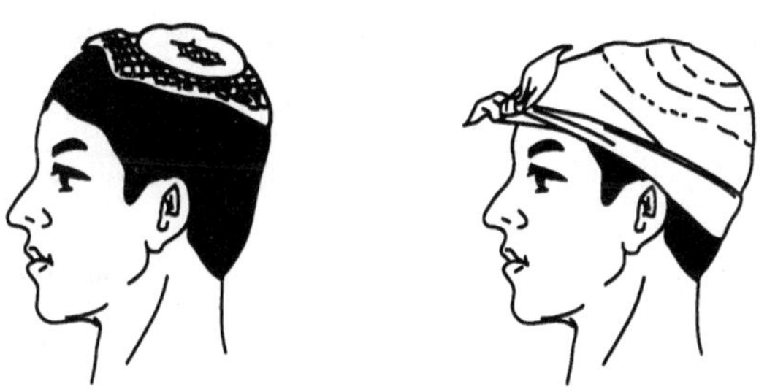

（1）　　（2）

图 22－35　脑膨出包扎法

（五）包扎注意事项

1. 包扎用敷料应清洁、干燥、无缝边、无皱折，因潮湿敷料细菌易于穿透，增加伤口感染的机会，且敷料变干后会收缩变紧而压迫受伤组织。

2. 包扎时应维持患者舒适的体位，包扎肢体应处于功能位置，包扎部位需适当支托，注意保护受伤部位的血管和神经，胸部包扎时注意勿影响呼吸功能。

3. 包扎四肢时应从远心端向近心端进行，以利于静脉血液回流，指（趾）端尽量外露，以便于观察血液循环情况。

4. 腋窝、乳下、腹股沟等处包扎时应用棉垫衬垫，骨突部位包扎时应用棉花、纱布或海绵衬垫，以预防摩擦。

5. 包扎时用力应适当、均匀，包扎敷料要平整、无皱折。包扎后应注意观察，如患者主诉手指或脚趾有麻木感、刺痛感、或发现甲床颜色青紫、苍白，手指或脚趾呈现冰冷、肿胀或患肢的动脉搏动消失等，表示包扎过紧，应拆开绷带重新包扎。

6. 包扎完毕带尾打结时，应在肢体的外侧面，并避开伤口、骨隆突处、关节处及易于受压的部位。

## 三、固　定

骨折及骨关节损伤时，都应进行适当地固定（fixation）以限制受伤部位的活动度。

### （一）固定的目的

1. 减轻疼痛。
2. 预防神经、血管损伤。
3. 防止伤口污染及骨折移位。
4. 利于受伤的关节囊、韧带、肌肉等组织的修复。
5. 便于转运及护理。

### （二）固定前评估

1. 观察患者的面色、呼吸、脉搏、血压、神志等，判断有无休克情况，有无头颅、腹腔及盆腔器官的损伤，是否有内出血的可能，如出现以上情况，应首先抢救患者的生命。

2. 观察受伤部位周围软组织的损伤情况，是否有开放性伤口、伤口污染情况、有无出血等，是否有大的血管或神经损伤，如有伤口和出血时，应先止血，再清洁包扎伤口，最后进行固定。

3. 评估患者的心理反应及合作程度。

### （三）固定前准备

1. 用物准备　骨折固定最常用的器材是夹板，有木制夹板、钢丝网架夹板、塑料制品夹板和充气式夹板。现场抢救时可就地取材，如使用木板、竹片、木棍、硬纸壳、枪托等，紧急情况下，可直接借助患者的健侧肢体或躯干进行临时固定。另备纱布或毛巾、棉垫、绷带、三角巾等。

2. 患者准备　向患者解释固定的目的和方法，使其有心理准备，积极配合治疗。采取适宜体位，处理受伤部位。

3. 护士准备　着装整洁，洗手，戴口罩。

4. 环境准备　环境应宽敞，方便操作。

### （四）操作步骤

1. 锁骨骨折固定法

（1）单侧锁骨骨折：协助患者取坐位，将三角巾折成燕尾状，将两燕尾从胸前拉向颈后，并在颈一侧打结，然后将伤侧上臂屈曲 90°，三角巾兜起前臂，三角巾顶尖放肘后，再向前包住肘部用安全别针固定（图 22－36）。

（2）双侧锁骨骨折：协助患者取坐位，背部放丁字型夹板，两腋窝放衬垫物，用绷带在两肩及腰部包扎固定（图 22－37）。

2. 肱骨骨折固定法　协助患者取坐位，将两个夹板放于上臂内、外侧，加衬垫后包扎固定，然后将患肢屈肘，用三角巾悬吊前臂，贴胸固定（图 22－38）。

3. 前臂骨折固定法　助患者取坐位，将两块夹板加好衬垫物，置前臂掌侧及背侧，用带子或绷带将两夹板于前臂上下两端扎牢，使肘关节屈曲 90°，用悬吊带吊起夹板（图 22－39）。

4. 大腿骨折固定法　助患者取平卧位，用一块长夹板（从足跟至腋下）置于伤肢外侧，另一块（从大腿根部至足跟）置伤肢内侧，在腋下、髂嵴、髋部、膝部、踝部、足跟等处作好衬垫，然后分段绑扎固定（图 22－40）。

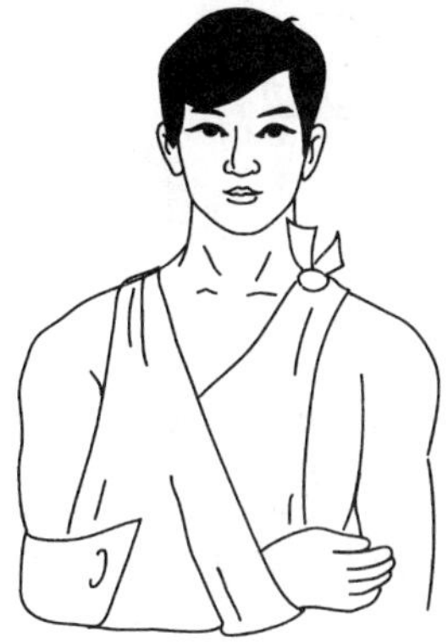

**图 22－36　单侧锁骨骨折固定法**

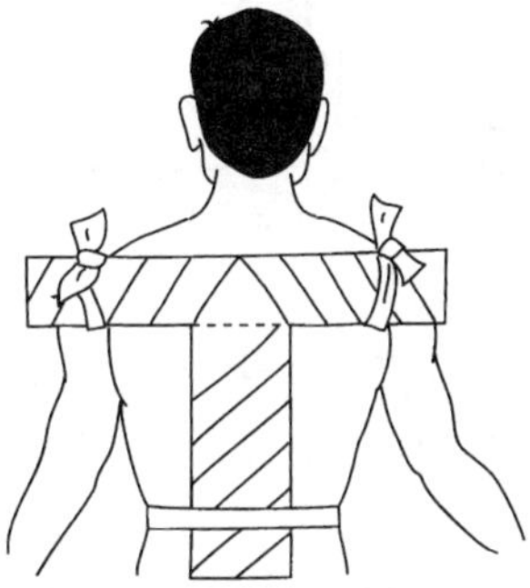

**图 22－37　双侧锁骨骨折固定法**

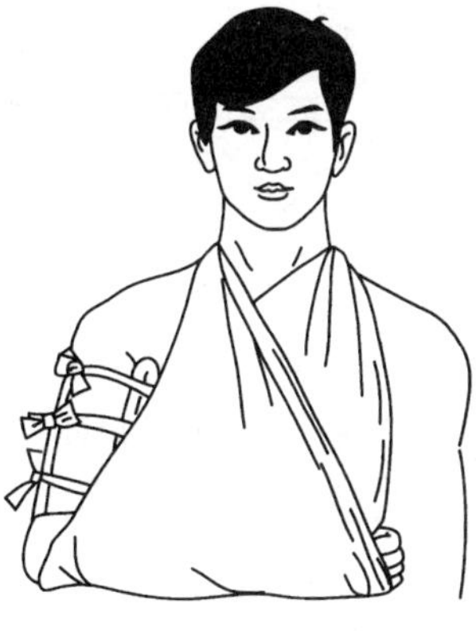

**图 22－38　肱骨骨折固定法**

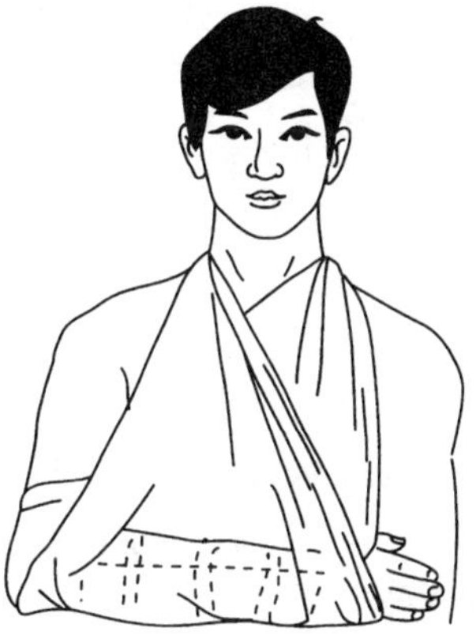

**图 22－39　前臂骨折固定法**

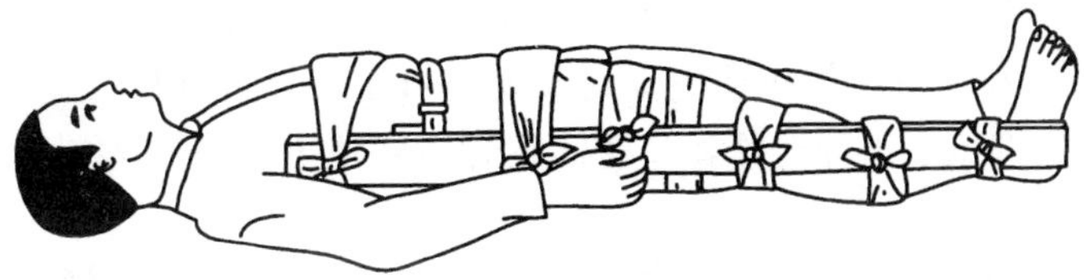

**图 22－40　大腿骨折固定法**

5. 小腿骨折固定法　助患者取平卧位，伸直伤肢，用两块等长夹板（长度应从足跟到大腿）分别置于伤腿的内外侧，做好衬垫，将夹板用绷带或带子在上、下端及小腿和腘窝处绑扎牢固（图 22-41（1））。如现场无夹板，可将伤肢与健肢固定在一起，注意在两膝关节和两小腿之间垫好衬垫，以保护局部组织，并使固定稳定（图 22-41（2））。

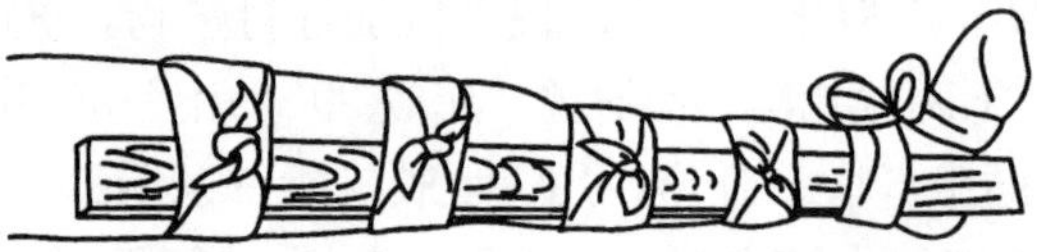

（1）

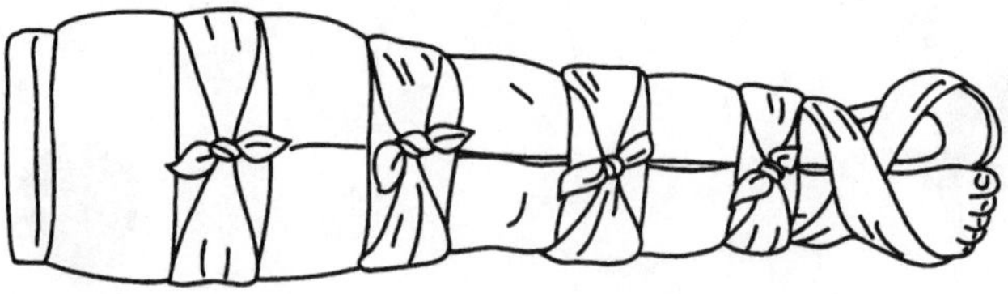

（2）

**图 22-41　小腿骨折固定法**

6. 脊柱骨折固定法　助患者俯卧于硬板床上，取三块平板呈“工”字形固定，垫好衬垫后，将横板压住竖板，分别置于两肩后和腰骶部，用三角巾先固定两肩部之横板，然后固定腰骶部横板（图 22-42（1））。如现场无夹板，也可让患者俯卧于硬板上，不予固定，但不得随意搬动患者，并禁止患者翻身（图 22-42（2））。

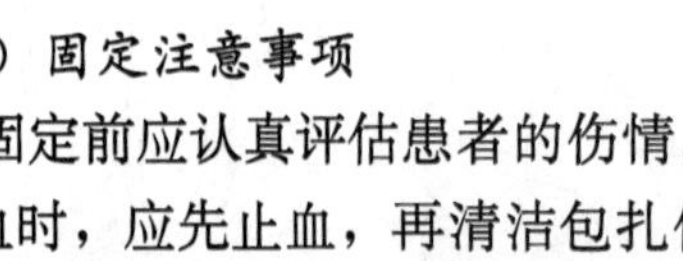

（1）

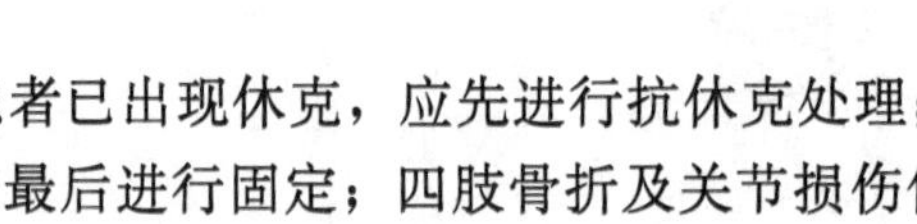

（2）

**图 22-42　脊柱骨折固定法**

（五）固定注意事项

1. 固定前应认真评估患者的伤情。如患者已出现休克，应先进行抗休克处理；如有伤口和出血时，应先止血，再清洁包扎伤口，最后进行固定；四肢骨折及关节损伤伴有烧伤时，应先清水冲洗伤肢，再行包扎和固定。

2. 闭合性骨折在固定前，若发现伤肢有严重畸形，骨折端顶压皮肤，远端血运障碍，应先轻轻牵引肢体以减轻压迫，恢复血运，并避免断端刺破皮肤，然后再行固定。对开放性骨折，清创前骨折外露端不可还纳，以免加重损伤或造成感染。

3. 夹板的大小应与骨折部位相适应，其长度必须超过骨折部位的上下两个关节。骨折固定时，除需在骨折部位上下固定外，尚需固定骨折部位上、下两个关节，并先固定上端，再固定下端。

4. 夹板两端及接触肢体面均应加衬垫保护，尤其是骨突出部位，防止组织受压。

5. 绑扎固定时，应松紧适宜，以固定牢靠，又保证血运为宜。四肢骨折固定时，应露出末梢部分，以便于评估血运情况，如发现末梢肢体出现苍白、发冷、麻木、疼痛、水肿、青紫等情况，提示肢体血液循环不良，应立即松开重新固定。

6. 肢体固定后应适当抬高，以促进静脉回流。

7. 固定过程中应尽量避免不必要的搬动并限制患者的行动，以免加重损伤。

## 第二节　心 肺 复 苏

心肺复苏（cardiopulmonary resuscitation，CPR）是针对呼吸、心跳停止患者所采取的抢救措施，即用心脏按压或其他方法形成暂时的人工循环并恢复心脏自主搏动和血液循环，用人工呼吸代替自主呼吸并恢复自主呼吸，达到挽救生命的目的。1985 年第四届全美复苏会议总结以前的研究和临床实践，鉴于脑复苏的重要性，特别提出脑复苏的概念，从而诞生心肺脑复苏术（cardiopulmonary cerebral resuscitation，CPCR），指对心跳、呼吸骤停的患者，以迅速而有效的人工呼吸与胸外按压术重建呼吸与循环的同时，积极保护大脑，最终使大脑功能完全恢复的一系列抢救措施和复苏过程。心肺脑复苏分为三部分，即基础生命支持（basic life support，BLS）、进一步生命支持（advanced life support，ALS）和持续生命支持（prolonged life support，PLS），其中基础生命支持（即现场急救）是挽救生命的重要环节，其目的是迅速恢复有效通气和循环，保证脑组织及其他重要器官的血氧供应，维持基础生命活动，为进一步复苏创造有利条件，它包括 ABC 三个步骤，即开放气道（airway，A）、人工呼吸（breathing，B）和胸外心脏按压（circulation，C）。本节重点讲述基础生命支持。

### 一、适应证

各种原因所致的心跳、呼吸骤停，主要包括：① 冠心病、心肌梗死等心脏器质性病变；② 呼吸系统、颅内疾患；③ 电击、溺水、严重创伤等意外事件；④ 手术及麻醉意外；⑤ 各种原因所致的严重休克；⑥ 电解质及酸碱平衡紊乱；⑦ 药物中毒及过敏反应等。

### 二、心跳、呼吸骤停的判断标准

1. 突然面色死灰，意识丧失，有时伴有抽搐。

2. 大动脉搏动消失。

3. 呼吸停止或即将停止。

4. 瞳孔散大，对光反射消失。

同时应检查患者有无头颈部外伤，对伤者应尽量避免移动，以防脊髓进一步损伤。一旦患者出现意识丧失伴大动脉搏动消失，即可判定为心跳骤停，需立即实施基础生命支持。

### 三、操作前准备

1. 用物准备　按现有条件准备用物，如硬木板、脚踏蹬等。

2. 患者准备　使患者仰卧于硬板床或地板上，去枕，头后仰，解开衣领及腰带。

3. 环境准备　环境安全，便于操作。

## 四、操作步骤 见表 22－1。

**表 22－1 基础生命支持操作步骤**

| 步骤 | 要点说明 |
| --- | --- |
| 1. 判断意识：轻拍肩膀并呼叫患者 | ● 如无反应，说明患者意识丧失 |
| 2. 呼救，同时按要求安置患者体位 | ● 对于溺水者、创伤者、药物中毒者、儿童，如无旁人，应先进行 1 分钟心肺复苏再呼救 |
| 3. 清除口腔、呼吸道内可见分泌物及异物：<br>无头颈部创伤者，头侧向一边，一手固定舌前端，另一手用纱布包住手指直接清 | ● 以解除舌后坠所致上呼吸道阻塞<br>● 如有义齿，应取下 |
| 4. 开放气道： | |
| a. 仰头举颏法（图 22－43）：一手的小鱼际置于前额，并稍用力使头后仰；另一手示指、中指置于下颌正中，向上推动下颌骨 | ● 不可压到咽喉；疑有颈椎骨折者禁用 |
| b. 仰头抬颈法（图 22－44）：一手小鱼际置于前额，并稍用力使头后仰；另一手置于颈下托起颈部 | ● 头、颈部损伤者禁用 |
| c. 托下颌法（图 22－45）：双手手指置于下颌角，用力向上、向后提拉下颌 | ● 适用于有颈椎损伤者；保持头部正中位，不能使头后仰或左右扭动 |
| 5. 判断呼吸：耳朵靠近患者口鼻，听呼气声，面颊感觉有无气流，看胸部有无起伏 | |
| 6. 人工呼吸 | ● 维持呼吸道开放姿势 |
| a. 口对口人工呼吸法：<br>打开气道，捏紧鼻孔，深吸一口气，用口唇严密包裹患者口部，缓慢吹气至胸部抬起，吹气毕松开捏鼻孔的手 | ● 一般连续吹气 2 次，每次吹气时间 1 秒钟以上，吹气频率 10～12 次/分钟 |
| b. 口对鼻人工呼吸：<br>打开气道，用手将患者口唇闭合，深吸一口气，用口唇紧密包住患者鼻孔吹气 | ● 用于口部严重损伤、张口困难或抢救者与患者口对口难以密封时<br>● 吹气方法、速度、频率和量与口对口人工呼吸相同 |
| c. 口对口鼻人工呼吸：<br>打开气道，用双唇包住患者的口鼻部吹气 | ● 适用于婴幼儿<br>● 吹气时间要短，用力要小 |
| 7. 检查循环征象：示指、中指触摸到喉结后，再滑向颈外侧气管与肌肉群之间的沟内触摸颈动脉搏动，如无搏动，立即开始胸外心脏按压 | ● 非专业人员可观察其他循环征象，如自发性呼吸、咳嗽动作、自发身体动作等，无需检查脉搏 |
| 8. 胸外心脏按*<br>抢救者站或跪于患者一侧，两手掌根重叠，手指交叉翘起（图 22－46），身体前倾、手臂伸直，借助上半身的重力作用垂直向下按压，然后迅速放松，按压与放松时间比为 1∶1 | ● 定位方法一手掌根置于胸骨上，中指正对患者的乳头 |
| 9. 胸部按压与人工呼吸配合，反复进行 | ● 按压速率为 100 次/分左右；下压深度为 4～5cm<br>● 放松时手掌不可离开胸骨 |
| 10. 评价复苏效果<br>a. 无循环现象，继续 CPR<br>b. 已有循环现象，检查有无呼吸：若有呼吸，检查身体，调整患者体位；若无呼吸，继续人工呼吸 | ● 无论单人或双人，按压与呼吸比率成人为 30∶2<br>● 急救初始，应于按压 2 分钟（相当于 5 个按压通气周期）快速检查有无自主呼吸和颈动脉搏动 |

* 操作中涉及的内容以“2005 年国际心肺复苏和心血管急救指南”为标准

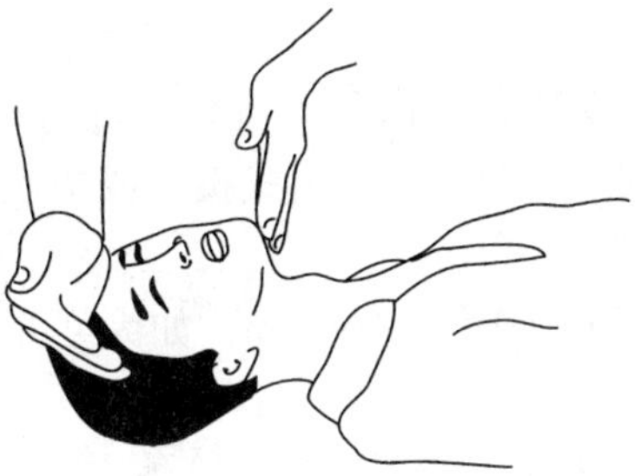

图 22－43 仰头举颏法

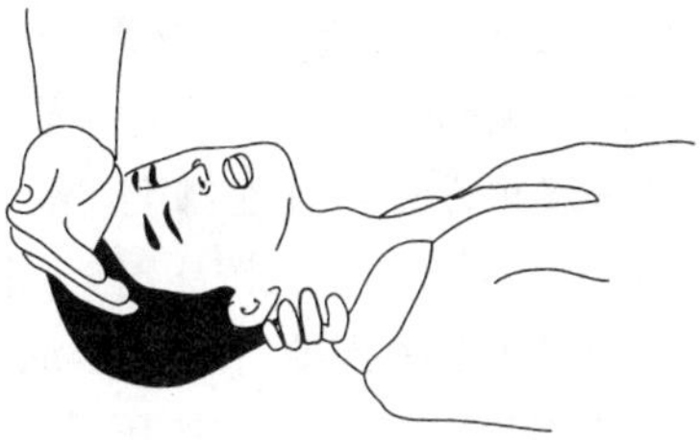

图 22－44 仰头抬颈法

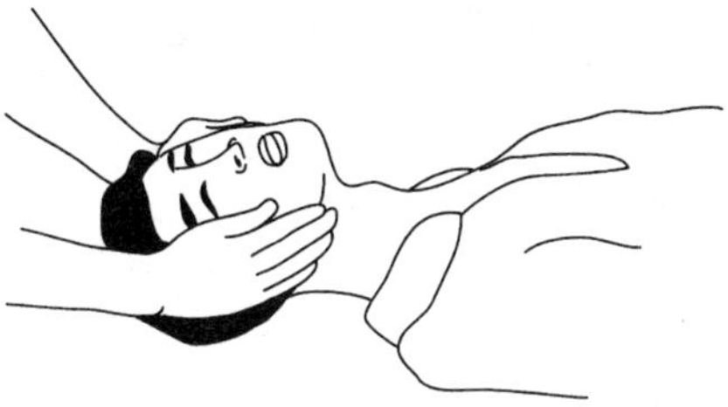

图 22－45 托下颌法

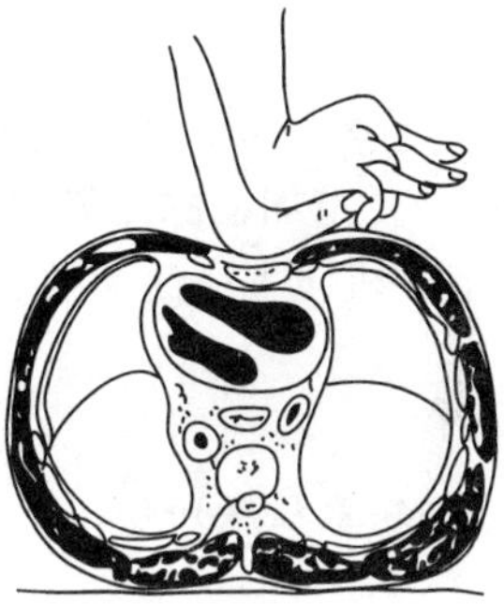

图 22－46 胸外心脏按压手法

## 五、胸外心脏按压有效指标

1. 能扪及颈动脉搏动。
2. 肱动脉收缩压＞60mmHg。
3. 自主呼吸恢复。
4. 面色、口唇、甲床、皮肤色泽转为红润。
5. 意识丧失、昏迷的程度减轻，如散大的瞳孔变小，对光反射恢复。

## 六、胸外心脏按压无效指标

1. 心脏按压时摸不到大动脉搏动。
2. 已出现的有效指标又消失，瞳孔始终散大或进行性散大。

## 七、基础生命支持注意事项

1. 如果发现患者时其处于俯卧或侧卧位，应立即使其轴式翻转为仰卧位，防止脊柱扭曲，预防脊髓损伤。

2. 人工呼吸时吹气不可过快，吹气过快可造成胃胀气，使横膈抬高，引起肺扩张障碍，容量减少，进而影响肺通气量。此外，由于胃胀气引起的胃扩张可导致胃内容物反流、误吸，从而引起气道阻塞和吸入性肺炎。若患者已发生胃胀气，抢救者可用手按压上腹部，以利于胃内气体排出；如有反流或呕吐，要将患者头偏向一侧，必要时予以负压吸引，防止呕吐物误吸。

3. 有严重胸廓畸形、广泛性肋骨骨折、血气胸、心包填塞、心脏外伤等，应禁忌胸外心脏按压。

4. 胸外心脏按压要部位准确、手法得当。按压位置过高可伤及大血管，过低可致肝、脾破裂；压力偏向一侧可使肋骨骨折，导致气胸、血胸和肺挫伤。冲击式按压或按压时手指没有翘起易致肋骨骨折及连枷胸。

5. 为小儿行胸外心脏按压时，用一只手掌即可，下压深度为 2～3cm；如为婴儿，只用拇指或示、中两个手指即可，下压深度为 1.5～2.5cm。

6. 操作中换人时，应在按压及吹气间隙进行，抢救中断时间不得超过 5 秒。

# 第三节　氧　疗　法

氧疗法（oxygenic therapy）是指通过给氧，提高动脉血氧分压（$PaO_2$）和动脉血氧饱和度（$SaO_2$），增加动脉血氧含量（$CaO_2$），纠正由各种原因造成的缺氧状态，促进组织新陈代谢，维持机体生命活动的一种治疗方法。

## 一、缺氧的分类

（一）按缺氧程度划分　见表 22－2。

**表 22－2　缺氧程度分类及其症状**

| 程度 | 发绀 | 呼吸频率 | 心率 | 神志 | 氧分压（$PaCO_2$）/mmHg | 二氧化碳分压（$PaCO_2$）/mmHg |
|---|---|---|---|---|---|---|
| 轻度 | 轻 | 改变不明显 | 轻度加快 | 清楚 | 50～70 | >50 |
| 中度 | 明显 | 加快 | 过速 | 正常或烦躁不安 | 35～50 | >70 |
| 重度 | 显著 | 逐渐变慢、喘息式呼吸 | 过缓 | 昏迷或半昏迷 | 35 以下 | >90 |

（二）按缺氧类型划分　见表 22－3。

**表 22－3　缺氧的分类**

| 缺氧类型 | 动脉血氧分压（$PaO_2$） | 动脉血氧饱和度（$SaO_2$） | 动-静脉氧压差 | 常见病因 |
|---|---|---|---|---|
| 低张性缺氧 | 降低 | 降低 | 降低或正常 | 慢性阻塞性肺疾病、先天性心脏病、吸入气中氧浓度过低等 |
| 血液性缺氧 | 正常 | 正常 | 降低 | 贫血、CO 中毒、高铁血红蛋白血症、输入大量库存血液 |
| 循环性缺氧 | 正常 | 正常 | 升高 | 休克、心力衰竭、心肌梗死、脑血管意外 |
| 组织性缺氧 | 正常 | 正常 | 降低或升高 | 氰化物、硫化物、磷等引起的中毒、大量放射线照射、维生素严重缺乏 |

## 二、给氧的标准与适应证

1. 给氧的标准　血气分析是给氧的最可靠指标。动脉血氧分压（$PaO_2$）正常值为 80～100mmHg，当 $PaO_2$<50mmHg 时，应给予吸氧。慢性阻塞性肺疾患（COPD）并发冠心病患者，$PaO_2$<60mmHg 时，即应给予吸氧。根据缺氧程度决定给氧浓度，一般分为三种：① 低浓度给氧，吸入氧气浓度低于 35%；② 中浓度给氧，吸入氧气浓度为 35%～60%；

③ 高浓度给氧，吸入氧气浓度高于60％。流量表上可直接显示每分钟氧气流出量，所以操作时可将氧浓度换算成氧流量，公式为：

吸氧浓度（％）＝21 ＋ 4×氧流量（L/min）

2. 氧疗法的适应证

（1）肺活量减少者：如哮喘、支气管肺炎、气胸等呼吸系统疾患的患者。

（2）因心肺功能不全使肺部充血而致呼吸困难者：如心力衰竭患者。

（3）各种中毒所致的呼吸困难：如CO中毒、巴比妥类药物中毒、麻醉剂中毒等患者，血液中的氧不能由毛细血管渗入组织而导致缺氧。

（4）昏迷患者：如颅脑损伤患者。

（5）其他：某些患者手术前后、出血性休克者、产妇分娩产程过长或胎儿窘迫者。

## 三、供氧装置

供氧装置分为氧气筒供氧装置和管道氧气装置（中心供氧装置）两种。

（一）氧气筒供氧装置

包括氧气筒、氧气表两部分（图22－47）。

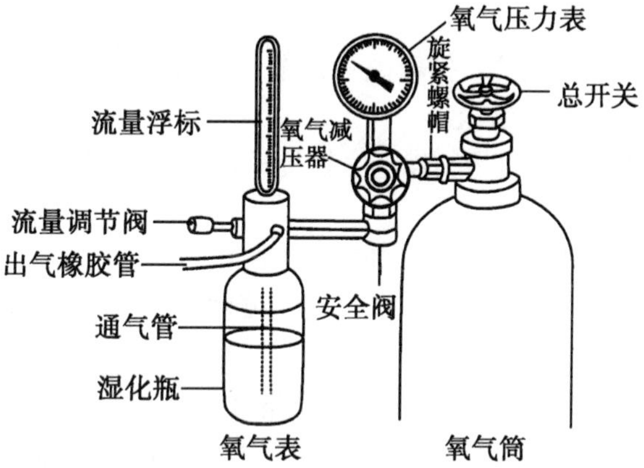


**图22－47　氧气筒和氧气表装置**

1. 氧气筒　为柱形无缝钢筒，筒内可耐受的压力达14.7MPa，即150kg/cm²，容纳氧气量约为6000L。

（1）总开关：位于筒的顶部，可控制氧气的放出。使用时，将总开关向逆时针方向旋转1/4周，即可放出足够的氧气；不用时，向顺时针方向将总开关旋紧。

（2）气门：位于氧气筒颈部的侧面，有一气门与氧气表相连，是氧气自筒中输出的途径。

2. 氧气表　由以下几部分组成：

（1）压力表：从表上的指针能测知筒内氧气的压力，以 $kg/cm^2$ 表示。压力越大，说明氧气贮存量越多。

（2）减压器：是一种弹簧自动减压装置，将来自氧气筒内的压力减至 $2 \sim 3kg/cm^2$，使氧流量平稳，保证使用安全。

（3）流量表：用以测量每分钟氧气流出量。流量表内有浮标，当氧气通过流量表时，即将浮标吹起，浮标上端平面所指刻度，即为每分钟氧气流出量。

（4）湿化瓶：用以湿润氧气。瓶内装入 1/3～1/2 湿化液，通气管浸于湿化液中，出气橡胶管和鼻导管相连。

（5）安全阀：由于氧气表的种类不同，有的安全阀在湿化瓶上端，有的在流量表下端。当氧气流量过大、压力过高时，安全阀的内部活塞即自行上推，使过多的氧气由四周小孔流出，以保证安全。

3. 氧气筒支架车　用于搬运氧气筒。

4. 氧气表的安装步骤

（1）装表

1）吹尘：将氧气筒置于氧气架上，将总开关打开，使小量气体从气门流出，随即迅速关好总开关，以达到清洁该处，避免灰尘吹入氧气表内的目的。

2）装氧气表：将氧气表的旋紧螺帽与氧气筒气门处的螺丝接头衔接，用手初步旋紧，然后将表稍向后倾，再用扳手旋紧，使氧气表直立于氧气筒旁。检查有无漏气。

3）连接湿化瓶：将湿化瓶与氧气表连接。

4）连接橡胶管，检查气流是否通畅：将橡胶管一端接氧气表，确认流量表开关处于关闭状态后，打开总开关，再用手旋开流量表的流量开关，检查氧气流出是否通畅，全套装置是否适用，最后关上流量开关，推至病房待用。

（2）卸表

1）停止用氧后，先关总开关，打开流量调节阀，放出余气，待氧气表压力降为 0 后，再关流量调节阀，取下橡胶管、湿化瓶。

2）一手拿表，一手用扳手将螺帽以逆时针旋松，再用手放松，将表卸下。

5. 氧气筒使用注意事项

（1）做好安全四防：即防震、防火、防热、防油。氧气筒应放于阴凉处，远离烟火和易燃品，距火炉至少 5m，暖气 1m。严禁在氧气表及螺栓处涂油，搬运时避免剧烈震动，以防引起爆炸。

（2）氧气筒内的氧气不可全部用尽，压力表指针降至 $5kg/cm^2$ 时即不可再使用，以防灰尘进入筒内，于下次充气时引起爆炸事故。对未用或已用完的氧气筒应分开放置并悬挂"满"或"空"的标记，避免急用时搬错。

（二）管道氧气装置

医院的氧气供给可集中由中心供氧站供给，该管道通至各病区床单位、门诊和急诊室。供应站有总开关进行管理，各用氧单位配有流量表，用氧时将流量表插入快速插座与中心供氧系统相连即可使用。

## 四、常用氧疗方法

1. 鼻导管给氧法　将一根细氧气鼻导管插入一侧鼻孔，经鼻腔到达鼻咽部的供氧方法。

2. 鼻塞法　鼻塞为塑料制成，分单侧和双侧鼻塞，将鼻塞塞于鼻前庭内给氧。特点是操作简便，局部刺激小，且双侧鼻孔可交替使用，患者容易接受。

3. 面罩法　将面罩置于患者的口鼻部供氧，氧气自下端输入，呼出的气体从面罩两侧孔排出。氧流量要求达到 6～8L/min。

4. 氧气头罩法　将患者头部置于头罩内，罩面上有多个小孔，可以保持罩内一定的氧浓度、温度和湿度。头罩与颈部之间应有适当的空隙，以防止二氧化碳潴留及呼出的气体重复吸入。主要用于小儿氧疗。

5. 氧气枕法　氧气枕是一种长方形橡胶枕，枕的一角有一橡胶管，上有调节器可调节氧流量。氧气枕充入氧气接上湿化瓶即可使用。可用于家庭氧疗、危重患者的抢救等。

## 五、氧疗法（以鼻导管给氧为例）

（一）目的

供给患者氧气，改善由缺氧引起的各种症状，维持机体生命活动。

（二）评估

1. 患者的病情，神志是否清楚。
2. 患者的鼻腔情况。
3. 患者的自理能力、心理反应及合作程度。

（三）操作前准备

1. 用物准备　治疗盘：治疗碗（内置纱布、鼻导管、血管钳）、弯盘、小药杯（内盛冷开水）、胶布、棉签、安全别针、扳手、记录单、笔、氧气车、氧气筒、给氧装置，并检查给氧装置是否完好。
2. 患者准备　向患者解释吸氧目的和方法。
3. 护士准备　着装整洁，洗手，戴口罩。
4. 环境准备　环境宽敞整洁、方便操作。

（四）操作步骤　见表 22-4。

**表 22-4　鼻导管给氧操作步骤**

| 步骤 | 要点说明 |
|---|---|
| 1. 携用物至患者床旁，称呼患者并解释 | ● 尊重患者，取得配合 |
| 2. 选择并清洁一侧鼻孔 | ● 用湿棉签清除鼻腔分泌物，检查有无异常 |
| 3. 连接鼻导管 | ● 将鼻导管通过玻璃接管与供氧装置的出气橡胶管连接 |
| 4. 打开流量开关并调至所需氧流量 | ● 插管前调节好氧流量，以免一旦出错，大量氧气进入呼吸道，造成肺组织损伤 |
| 5. 湿润鼻导管：将前端放入小药杯的冷开水中，并检查是否通畅 | |
| 6. 测量插入长度 | ● 鼻尖至耳垂的 2/3 |
| 7. 插鼻导管：用血管钳持鼻导管自鼻孔轻插至鼻咽部 | |
| 8. 固定：如无呛咳，用胶布固定于鼻翼及面颊部，用别针将橡胶管固定于床单上 | |
| 9. 记录：给氧时间、氧流量 | |
| 10. 停用氧气：拔出鼻导管，用纱布擦净鼻孔。先关总开关，放出余气后，关流量开关 | ● 以免一旦出错，大量氧气进入呼吸道，造成肺组织损伤 |
| 11. 擦去胶布痕迹，协助患者取舒适卧位 | ● 胶布痕迹可用棉棒蘸松节油擦除 |
| 12. 记录：停止用氧时间及氧疗效果 | |
| 13. 操作后处理：卸氧气表，整理用物 | ● 湿化瓶、鼻导管、橡胶管消毒处理，防止交叉感染 |

## 六、氧疗注意事项

给氧过程中，应经常检查供氧装置是否完好，密切观察给氧效果和氧疗不良反应。

1. 密切观察给氧效果　在给氧过程中，注意观察患者的病情变化。若患者由烦躁不安转为安静、心率变慢、血压回升、呼吸平稳、皮肤温暖红润、发绀消失，说明缺氧症状改善。根据动脉血气分析判断疗效，主要观察 $PaO_2$ 和 $SaO_2$ 等指标的变化。

2. 观察氧疗不良反应　当氧浓度高于60％、持续吸氧时间超过24小时时，有可能出现氧疗不良反应。常见的氧疗不良反应有：

（1）氧中毒：当吸入氧分压过高时，$PaO_2$ 升高，使血液与组织细胞间的氧分压升高，氧弥散加速，组织细胞因获氧过多而中毒。表现为胸骨后锐痛、灼热感，继而出现呼吸增快、恶心、呕吐、烦躁、干咳等症状，肺活量逐渐减少，$PaO_2$ 下降，如不加处理，3天后可有肺不张，晚期表现为肺间质纤维化及多脏器功能受损，以至死亡。预防措施是避免长时间、高浓度吸氧，并经常做血气分析，动态观察氧疗的效果。一般在常压下吸入60％以下的氧是安全的，60％～80％氧吸入时间不可超过24小时，100％氧吸入时间不可超过4～12小时。采用高压氧治疗时，应严格控制氧分压和氧疗时间。

（2）肺不张：吸入高浓度氧气后，肺泡内的氮气被大量置换，一旦支气管有阻塞，其所属肺泡内的氧被肺循环血液迅速吸收，导致肺泡塌陷，引起肺不张。表现为烦躁、呼吸加速、心率增快、血压上升，继而出现呼吸困难、发绀、昏迷等症状。预防措施是鼓励患者作深呼吸、多咳嗽和经常改变卧位，防止分泌物阻塞支气管。

（3）呼吸抑制：见于Ⅱ型呼吸衰竭（$PaO_2$ 降低，$PaCO_2$ 升高）患者，由于 $PaCO_2$ 长期处于高水平，呼吸中枢失去了对二氧化碳的敏感性，呼吸的调节主要靠缺氧刺激周围化学感受器，反射性地兴奋呼吸中枢，增加肺部通气。吸入高浓度氧气后，$PaO_2$ 的升高可使这一反射机制消除，抑制患者的自主呼吸，使肺泡通气量下降，造成 $PaCO_2$ 上升，甚至可出现肺性脑病。故对这类患者应给予低浓度、低流量（1～2L/min）吸氧，并监测患者 $PaO_2$ 的变化。

（4）晶状体后纤维组织增生：仅见于新生儿，以早产儿多见。高浓度氧疗，$PaO_2$ 达140mmHg以上时，可能引起新生儿晶状体后纤维组织形成，导致不同程度的视力丧失或失明。因此新生儿给氧浓度要严格控制在40％以下，并注意监测 $PaO_2$。

（5）呼吸道分泌物干燥：氧气是一种干燥气体，吸入前必须经过湿化，否则可导致呼吸道黏膜干燥，分泌物黏稠不易咳出，且有损纤毛运动。

# 第四节　洗　胃　术

洗胃术（gastrolavage）是将胃管由口腔或鼻腔插入胃内，将大量洗胃溶液灌入胃内，反复冲洗胃腔的方法。

## 一、目　的

1. 解毒　清除胃内毒物或其他有害物质，减少毒物的吸收，还可利用不同的灌洗液进行中和解毒，适用于急性中毒的患者，服毒后6小时内洗胃效果最佳。

2. 减轻胃黏膜水肿　洗胃可清除胃内潴留物，减轻潴留物对胃黏膜的刺激，从而减轻上腹胀满、不适、恶心、呕吐等症状，消除或减轻胃黏膜水肿与炎症，解除患者痛苦，常用于幽门梗阻患者。

3. 为某些手术或检查作准备　如胃肠道手术前。

## 二、评　估

1. 患者中毒情况　包括中毒物质的名称、种类、浓度、摄入量、摄入时间、摄入途径、患者被发现时的情况、是否留下药瓶及药袋等；了解患者病情，确定来院前的处理措施；了解是否曾经呕吐及有无洗胃禁忌；观察全身情况、口腔或呕吐物气味等；如患者病情危重，应首先进行维持呼吸循环的抢救，然后再行洗胃。

(1) 洗胃适应证：非腐蚀性毒物中毒，如有机磷、安眠药、重金属类、生物碱等及食物中毒的患者。

(2) 洗胃禁忌证：① 吞服强酸（硫酸、硝酸、盐酸）、强碱（包括腐蚀性较强的氢氧化钠、氢氧化钾、氧化钠、氧化钾与腐蚀性较弱的碳酸钠、碳酸钾、氢氧化钙、氧化钙等）者；② 有食管胃底静脉曲张者、胸主动脉瘤者、近期有上消化道出血及胃穿孔者禁忌插胃管洗胃；③ 上消化道溃疡及上消化道癌症患者不宜洗胃；④ 严重心肺疾患者。

2. 患者的生命体征、意识状态、瞳孔的变化、口腔气味及口腔黏膜情况等。

3. 患者的心理状态及合作程度。

## 三、常用洗胃溶液和禁忌药物

洗胃时应根据毒物性质采用拮抗性溶液，见表 22－5。当中毒物质不明时，应抽取患者胃内容物送检，同时选用温开水或等渗盐水洗胃，待毒物性质明确后，再采取相应的拮抗性溶液洗胃。洗胃所需液量约为 10000～20000ml，温度以 25～38℃为宜，过高可引起血管扩张，加快毒物吸收；过低可导致胃肌痉挛。

**表 22－5　常用洗胃溶液和禁忌药物**

| 毒物种类 | 洗胃溶液 | 禁忌药物 |
|---|---|---|
| 酸性物（非强酸） | 镁乳、蛋清水、牛奶 | |
| 碱性物（非强碱） | 5%醋酸、白醋、蛋清水、牛奶 | |
| 敌敌畏 | 2%～4%碳酸氢钠、1%盐水、1∶15000～1∶20000 高锰酸钾 | |
| 1605、1059、4049（乐果） | 2%～4%碳酸氢钠 | 高锰酸钾 |
| 敌百虫 | 1%盐水或清水、1∶15000～1∶20000 高锰酸钾 | 碱性药物 |
| DDT、666 | 温开水或生理盐水洗胃，50%硫酸镁导泻 | 油性泻药 |
| 除虫菊酯类 | 催吐、2%碳酸氢钠溶液洗胃、活性炭 60～90g 用水调成糊状注入胃内、硫酸钠或硫酸镁导泻 | |
| 氰化物 | 1∶15000～1∶20000 高锰酸钾洗胃 | |
| 苯酚（石炭酸）、煤酚皂溶液 | 用温开水、植物油洗胃至无酚味，并在洗胃后多次服用牛奶、蛋清，保护胃黏膜 | 液体石蜡 |
| 巴比妥类（安眠药） | 1∶15000～1∶20000 高锰酸钾洗胃、硫酸钠导泻 | 硫酸镁 |
| 异烟肼 | 1∶15000～1∶20000 高锰酸钾洗胃、硫酸钠导泻 | |
| 灭鼠药 | | |

续表

| 毒物种类 | 洗胃溶液 | 禁忌药物 |
| --- | --- | --- |
| a. 抗凝血类（敌鼠钠等） | 催吐、温水洗胃、硫酸钠导泻 | 碳酸氢钠溶液 |
| b. 有机氟类（氟乙酰胺等） | 0.2%～0.5%氯化钙或淡石灰水洗胃、硫酸钠导泻，饮用豆浆、蛋白水、牛奶等 | |
| c. 磷化锌 | 1∶15 000～1∶20 000 高锰酸钾洗胃、0.5%硫酸铜洗胃；0.5%～1%硫酸铜溶液每次 10ml，每 5～10 分钟口服一次，并用压舌板刺激舌根催吐 | 牛奶、鸡蛋、脂肪及其他油性食物 |
| 发芽马铃薯、毒蕈 | 1%～3%鞣酸 | |
| 河豚、生物碱 | 1%活性炭悬浮液 | |

## 四、操作前准备

1. 用物准备　根据病情及所处条件准备用物。

（1）口服洗胃术：治疗盘（内置量杯、压舌板、水温计、弯盘、塑料围裙或橡胶单）、洗胃液、水桶 2 只（1 只盛洗胃液、1 只盛污水）、必要时备洗漱用物。

（2）胃管洗胃术：治疗盘（内置治疗巾、橡胶单、石蜡油、棉签、弯盘、水温计、量杯、胶布）、无菌洗胃包（内置胃管、镊子、纱布）、洗胃液、水桶 2 只、必要时备治疗碗（内置压舌板、开口器、牙垫、舌钳）、检验标本容器、毛巾。

漏斗胃管洗胃法另备：漏斗洗胃管。

电动吸引器洗胃法另备：电动吸引器、Y 型管、调节夹或止血钳、输液瓶、输液器、输液架。

全自动洗胃机洗胃法另备：全自动洗胃机。

2. 患者准备　向患者解释洗胃的目的、过程和注意事项，消除患者紧张情绪，取得配合；如用插管洗胃，插管前，患者应学会吞咽、深呼吸等，以配合护士顺利插管；若有眼镜或义齿应取下妥善放置，以免脱落、误咽。

3. 护士准备　着装整洁，洗手，戴口罩、手套。

4. 环境准备　环境宽敞、整洁、安静，便于操作。

## 五、操作步骤

（一）口服催吐术　见表 22 - 6。

用于服毒量少的清醒合作者。

**表 22 - 6　口服催吐术操作步骤**

| 步骤 | 要点说明 |
| --- | --- |
| 1. 携用物至患者床旁，称呼患者并解释<br>2. 助患者取坐位，围好围裙（或橡胶单）<br>3. 铺治疗巾，弯盘放于口角旁，污物桶置座位前 | ● 尊重患者，取得合作 |

续表

| 步骤 | 要点说明 |
|---|---|
| 4. 口服催吐：嘱患者自饮大量洗胃液，然后吐出，必要时用压舌板压其舌根催吐 | ● 一次饮液量约 500ml |
| 5. 反复进行，直到患者吐出的液体澄清无味为止 | ● 表示毒物基本清洗干净 |
| 6. 协助患者漱口、洗脸，必要时更衣 | |
| 7. 整理床单位，助患者取舒适位，嘱其卧床休息 | |
| 8. 整理用物，清洗消毒后备用 | |
| 9. 洗手，记录洗胃液的名称、量，洗出液的颜色、气味、性质、量以及患者的反应 | |

（二）胃管洗胃术　见表 22-7。

**表 22-7　胃管洗胃术操作步骤**

| 步骤 | 要点说明 |
|---|---|
| 1. 携用物至患者床旁，称呼患者并解释 | ● 尊重患者，取得合作 |
| 2. 助患者取适当卧位，围好围裙（或橡胶单） | ● 中毒较重者取左侧卧位，以减慢胃排空；昏迷者取平卧位，头偏向一侧，用压舌板、开口器撑开口腔，置牙垫于上下磨牙之间，舌后坠者用舌钳将舌拉出 |
| 3. 铺治疗巾，弯盘放于口角旁，污物桶置床旁 | |
| 4. 插胃管：石蜡油滑润胃管前端，由口腔插入 55～60cm，证实胃管在胃内后胶布固定 | ● 一般滑润插入长度的 1/3，插入长度约为前额发际至剑突的距离 |
| 5. 洗胃 | |
| a. 漏斗胃管洗胃术（图 22-48） | |
| （1）置漏斗低于胃部水平位置，挤压橡胶球产生负压，抽尽胃内容物 | ● 必要时留取胃内容物标本送检 |
| （2）举漏斗高过头部 30～50cm，将洗胃液缓缓倒入漏斗内 300～500ml，当漏斗内尚余少量溶液时，迅速将漏斗降低至胃部位置以下并倒向污水桶 | ● 利用虹吸作用将胃内液体引出至污水桶内，如引流不畅可挤压橡胶球；每次灌入量和吸出量应基本相等，防止发生胃潴留 |
| b. 电动吸引器洗胃术（图 22-49） | ● 利用电动吸引器产生的负压作用吸出胃内容物 |
| （1）接通电源，打开开关，检查吸引器功能 | |
| （2）将输液管与 Y 型管主管相连，洗胃管末端及吸引器贮液瓶的引流管分别与 Y 型管两分支相连，夹紧输液管，将洗胃液倒入输液瓶内，挂于输液架上 | |
| （3）开动吸引器，吸出胃内容物 | ● 保持负压在 13.3kPa 左右，以免损伤胃黏膜 |
| （4）关闭吸引器，夹紧贮液瓶上的引流管，开放输液管，使溶液流入胃内 300～500ml | |
| （5）夹闭输液管，开放贮液瓶上的引流管，开动吸引器，吸出灌入的液体 | |

续表

| 步骤 | 要点说明 |
| --- | --- |
| c. 全自动洗胃机（图 22－50）洗胃术 | |
| （1）接通电源，检查全自动洗胃机功能 | |
| （2）将配好的洗胃液倒入水桶内，将 3 根橡胶管分别与机器的进液管、胃管、出液管相连，进液管的另一端放入洗胃液桶内，出液管的另一端放入空水桶内，胃管的另一端与插入胃内的胃管相连接，调节流速 | ● 药管末端必须始终在洗胃液液面下<br>● 使每次灌入量为 300～500ml |
| （3）按“手吸键”吸出胃内容物 | ● 必要时将吸出物送检 |
| （4）按“自动键”，机器即开始自动洗胃 | |
| 6. 反复灌洗直至洗出液澄清无味为止 | |
| 7. 洗胃过程中，应随时观察洗出液的性质、颜色、气味、量及患者面色、生命体征的变化，有无洗胃并发症的发生，并做好相应的急救准备 | |
| 8. 洗胃完毕，反折胃管，迅速拔出 | ● 防止胃管内液体滴入气管 |
| 9. 协助患者漱口、洗脸，必要时更衣 | |
| 10. 整理床单位，助患者取舒适位，嘱其卧床休息 | |
| 11. 整理用物，清洗消毒后备用 | |
| 12. 洗手，记录：洗胃液的名称、量，洗出液的颜色、气味、性质、量及患者的反应 | |

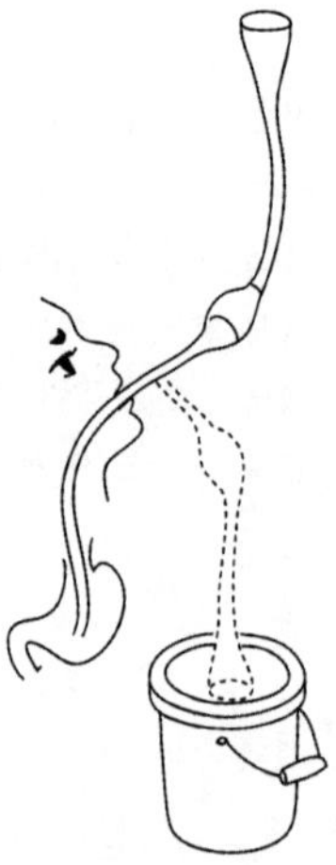

**图 22－48　漏斗胃管洗胃术**

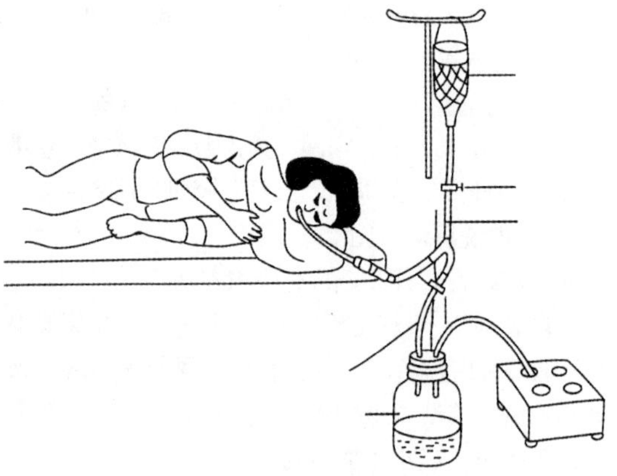

**图 22－49　电动吸引器洗胃术**

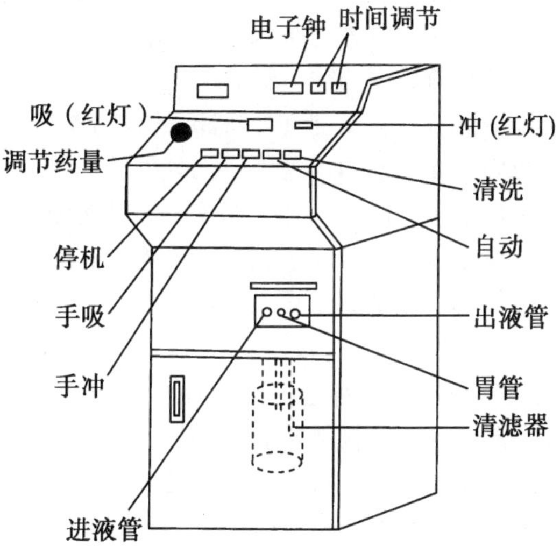


图 22-50　全自动洗胃机构造

## 六、注意事项

1. 一次灌入量以 300～500ml 为宜，过多可导致胃容积增大，胃内压增高，促进胃内容物排入肠道，加速毒物吸收，也可能引起液体反流，导致呛咳、窒息；一次灌入量过少，则洗胃液不能与胃内容物充分混合，不利于彻底洗胃，且延长洗胃时间。

2. 洗胃过程中，应随时观察有无洗胃并发症的发生，并做好相应的急救准备。常见的并发症有：急性胃扩张、胃穿孔、大量低渗液洗胃导致水中毒、水电解质紊乱、酸碱平衡失调、昏迷患者误吸或过量胃内液体反流致窒息、迷走神经兴奋致反射性心跳骤停。如出现上述情况或患者感到腹痛、抽出血性液体或出现休克现象，应立即停止洗胃并抢救。

3. 全自动洗胃机洗胃时，若发现胃内容物堵塞管道、水流不畅或发生故障时，可交替按“手冲”和“手吸”键重复冲洗数次，直至管路通畅，再按“手吸”键将胃内残留液体吸出，以免使灌入量过多，造成胃潴留，最后按“自动”键，恢复自动洗胃。

4. 幽门梗阻患者洗胃时，应在饭后 4～6 小时或空腹时进行，记录胃内潴留量，便于了解梗阻的程度。潴留量＝灌入量-洗出液。

# 第五节　危重患者的观察与护理

危重患者是指病情严重，随时可能发生生命危险的患者。这些患者病情复杂、变化快，如不能及时发现，则可能延误抢救而影响预后，甚至导致患者死亡，因此，需加强病情观察，为疾病的诊断、治疗、护理和并发症的预防提供科学依据。危重患者身体虚弱，抵抗力差，治疗措施多，应加强支持性护理，以预防并发症，减轻患者痛苦，促进康复。

## 一、病情观察的内容

### （一）一般情况

1. 发育　发育与种族、内分泌、营养代谢、生活条件、体育锻炼等内外因素均有密切的关系，通常以年龄、身高、体重、智力及第二性征之间的关系来判断一个个体发育是否正常。正常成人发育正常的判断指标一般为：头长等于身高的1/7；胸围等于身高的1/2；坐高等于下肢的长度；两上肢展开的长度约等于身高。

2. 营养　一般根据皮肤、毛发、皮下脂肪、肌肉的发育情况等综合判断个体的营养状态，也可通过测量一定时间内体重的变化来观察营养状态。营养良好者表现为：皮肤有光泽、弹性良好；毛发浓密、有光泽；指甲润泽、坚实；皮下脂肪丰满而有弹性；肌肉结实，肋间隙及锁骨上窝平坦，肩胛部和臀部肌肉丰满。营养不良者表现为：皮肤黏膜干燥、弹性差；毛发稀疏无光泽；指甲粗糙、无光泽、易断裂；皮下脂肪菲薄；肌肉松弛无力，肋间隙、锁骨上窝凹陷，肩胛骨和髂骨棱角突出。

3. 面容与表情　健康人表情自然，神态安怡，而患者由于病痛的困扰，通常表现为痛苦、忧虑、疲惫或烦躁等。常见的几种特征性面容如下：

（1）急性病容：表现为面色潮红，兴奋不安，鼻翼扇动，呼吸急促，口唇疱疹，表情痛苦。常见于急性热病，如大叶性肺炎、疟疾等。

（2）慢性病容：表现为面容憔悴，面色灰暗或苍白，目光暗淡。常见于慢性消耗性疾病，如结核病、慢性肝病、恶性肿瘤晚期等。

（3）贫血面容：表现为面色苍白，唇舌、结膜色淡，表情疲惫无力。见于各种类型的贫血患者。

（4）甲亢面容：表现为表情惊愕，眼裂增大，眼球凸出，目光闪烁、兴奋、烦躁。

（5）二尖瓣面容：表现为面色晦暗，双颊紫红，口唇轻度发绀，见于风湿性心脏病患者。

（6）满月面容：表现为面圆如满月，皮肤发红，常伴痤疮，见于肾上腺皮质机能亢进及长期应用肾上腺皮质激素的患者。

（7）病危面容：表现为面容枯槁，面色苍白或铅灰，表情淡漠，目光无神，眼眶凹陷，鼻骨嵴耸。见于严重脱水、休克、急性腹膜炎等严重疾病的患者。

4. 姿势和体位　姿势是指举止的状态。健康成人躯干端正，肢体动作灵活适度。体位是指患者在卧位时所处的状态。体位对某些疾病的诊断和治疗具有一定的意义，如极度衰竭或意识丧失的患者常呈被动卧位；心力衰竭患者常采取强迫坐位以减轻心脏负担；急性胰腺炎患者常采取屈曲卧位以减轻疼痛。

5. 步态　步态是指走路时所表现的姿态。某些疾病可表现为特征性的步态，如佝偻病、大骨节病、双侧先天性髋关节脱位等患者，走路时身体会左右摇摆称蹒跚步态（鸭步）；小脑疾患、酒精中毒或巴比妥中毒患者走路时重心不稳、步态紊乱如醉酒状称醉酒步态。另外，患者如突然出现步态改变，常是病情改变的征兆，如高血压患者突然出现跛行，提示有发生脑血管意外、偏瘫的可能。

6. 皮肤、黏膜　皮肤、黏膜的表现常是全身疾病表现的一部分，应注意观察其色泽、弹性、温度、湿度及有无皮疹、出血、水肿等情况。如休克患者皮肤常苍白湿冷；肝胆疾病患者常表现为巩膜和皮肤黄染；严重缺氧患者常表现为口唇、指（趾）端发绀；严重脱水患者常表现为皮肤黏膜干燥；造血系统疾病患者的皮肤黏膜常有出血点、紫癜、瘀斑等；肾脏病患者常出现全身水肿，而心力衰竭的患者常表现为下肢水肿。

7. 睡眠　缓解疲劳及精神紧张的最基本的条件是充足的睡眠，而疾病常给患者带来痛苦与不适，患者可因焦虑、不安而失眠。护士应注意观察患者睡眠的深度、时间长短、有无失眠或睡眠中易醒等现象。

8. 呕吐物　呕吐是一种保护性防御反射，可以将胃内的有害物质排出，但长期频繁呕吐会造成营养不良和水、电解质紊乱，剧烈呕吐还可能导致贲门撕裂而致上消化道出血，如呕吐物不慎吸入气管可造成窒息及吸入性肺炎。工作中应注意观察呕吐的次数、时间、方式及呕吐物的性状、量、色、气味及伴随症状等。

(1) 时间：妊娠呕吐常发生在早晨；幽门梗阻呕吐常发生在夜晚或清晨。

(2) 方式：中枢性呕吐的特征是不伴恶心，呕吐呈喷射状，常见于脑出血、脑膜炎等颅内压增高的患者；消化道疾病所致的反射性呕吐的特点是与进食有关，发生时间有规律，呕吐后可缓解不适。

(3) 性状：一般呕吐物为消化液和食物，偶尔有呕吐寄生虫者。幽门梗阻者，呕吐物常为宿食；上消化道出血时呕吐物中可混有血液；高位小肠梗阻者，呕吐物中常混有胆汁；霍乱、副霍乱患者的呕吐物为米泔水样。

(4) 量：成人胃容量约为300ml，如呕吐量超过胃容量，应考虑有无幽门梗阻或其他异常情况。

(5) 色：急性大出血时，血液未来得及与胃内容物发生反应，呕吐物呈鲜红色；陈旧性出血或出血缓慢时，呕吐物可呈咖啡色或有陈旧血块；混有胆汁时呕吐物呈黄绿色；胃内容物有腐败性改变且在胃内滞留时间较长时，呕吐物可呈暗灰色。

(6) 气味：普通呕吐物呈酸味；有胃出血时呕吐物呈碱味；混有大量胆汁时呈苦味；幽门梗阻时呈腐败味；肠梗阻时呈粪臭味；有机磷农药中毒者呕吐物呈大蒜味。

(7) 伴随症状：呕吐伴腹痛、腹泻常见于急性胃肠炎、食物中毒；喷射性呕吐伴剧烈头痛常见于颅内压增高；呕吐伴眩晕及眼球震颤，常提示前庭功能障碍。

9. 排泄物　包括汗液、痰液、尿液、粪便等，注意观察其性状、量、色、气味，可参考有关章节。

（二）生命体征　详见第十六章。

（三）意识状态

意识是大脑高级神经中枢功能活动的综合表现，即对内外环境的知觉状态。影响大脑功能活动的疾病均可导致不同程度的意识改变，称意识障碍，表现为记忆力减退、思维紊乱、定向力障碍、语言表达能力减退、情感活动异常、无意识动作增加等。根据意识障碍的程度一般分为：

1. 嗜睡　属轻度意识障碍，患者持续处于睡眠状态，能被唤醒，醒后能正确回答问题和作出各种反应，但反应较迟钝，刺激去除后又很快入睡。

2. 意识模糊　程度较嗜睡为深，表现为表情淡漠，思维和语言不连贯，对时间、地点、人物的定向力完全或部分发生障碍。

3. 昏睡　患者处于熟睡状态，不易唤醒，但强刺激后可以唤醒，醒后不能正确回答问题，刺激停止后又进入熟睡状态。

4. 昏迷　属严重的意识障碍，按程度不同可分为浅昏迷和深昏迷。

(1) 浅昏迷：意识大部分丧失，无自主运动，对声、光刺激无反应，对强刺激（如压迫眶上缘）可有痛苦表情及躲避反应。瞳孔对光反射、角膜反射、眼球运动、吞咽反射、咳嗽反射等可存在。生命体征无明显改变，可有大小便失禁或潴留。

(2) 深昏迷：意识完全丧失，对各种刺激均无反应。全身肌肉松弛，深浅反射消失，偶有深反射亢进及病理反射出现。呼吸不规则，血压下降，大小便失禁或潴留。

（四）瞳孔

瞳孔的形状、对称性、边缘、大小及对光反应的改变，往往是许多疾病病情变化的重要指征。正常瞳孔呈圆形，双侧等大等圆，边缘整齐，位置居中，在自然光线下，直径为2～5mm，调节反射两侧相等。瞳孔直径大于5mm称瞳孔散大，小于2mm称瞳孔缩小，小于1mm称为针尖样瞳孔。双侧瞳孔散大，常见于双侧小脑幕裂孔疝、枕骨大孔疝、颠茄类药物中毒等；单侧瞳孔扩大、固定，常提示同侧小脑幕裂孔疝等的发生；危重患者瞳孔突然扩大，常提示病情有急剧变化；双侧瞳孔缩小，常见于有机磷农药、氯丙嗪、吗啡等药物中毒；单侧瞳孔缩小常提示为小脑幕裂孔疝早期。正常瞳孔对光反射灵敏，当瞳孔的大小不随光线刺激而发生变化时，称瞳孔对光反射消失，见于危重及深昏迷患者。

（五）心理状态

通过观察患者的语言或非语言行为、思维能力、认知能力、情感反应等，判断患者有无反应迟钝、思维混乱、记忆力减退、行为怪异等情况以及有无恐惧、焦虑、绝望、忧郁等情绪反应。

（六）其他

如饮食情况，特殊检查、特殊治疗后的观察，疼痛状况的观察，药物疗效及不良反应的观察等，请参考有关章节。

## 二、危重患者的观察和护理

（一）危重患者常见的护理诊断

1. 自理缺陷：与患者体力及耐力下降、意识障碍等有关。
2. 有误吸的危险：与意识障碍、咳嗽及吞咽反射减弱或消失有关。
3. 营养失调：低于机体需要量，与机体分解代谢增强、摄入量减少有关。
4. 有皮肤完整性受损的危险：与长期卧床、营养不良、意识障碍等有关。
5. 有受伤的危险：与意识障碍有关。
6. 尿潴留：与膀胱逼尿肌无力、缺乏隐蔽环境有关。
7. 完全性尿失禁：与意识障碍等有关。
8. 便秘：与摄入量减少、不活动有关。
9. 排便失禁：与意识障碍、直肠括约肌失控、认知受损等有关。
10. 焦虑：与面临疾病威胁有关。

（二）危重患者的支持性护理

1. 严密观察病情变化，做好抢救准备　对危重患者，应密切观察患者的生命体征、意识、瞳孔等的变化，注意监测心、肺、脑、肝、肾等重要脏器的功能，观察患者对治疗的反应与效果，以便尽早发现或预见病情变化，采取及时有效的措施救治患者。

2. 保持呼吸道通畅　昏迷患者头应偏向一侧，以利于呼吸道分泌物及呕吐物流出，防止窒息及吸入性肺炎的发生；对清醒患者，应鼓励其定时做深呼吸或轻拍其背部，以助分泌物排出；对痰液黏稠不易咳出者，可通过雾化吸入、吸痰等措施，清除痰液，保持呼吸道通畅。

3. 补充营养和水分　危重患者机体分解代谢增强，需要加强营养物质的摄入，但患者一般食欲较差，消化功能减退，所以应设法增进患者的食欲，并协助不能自理的患者进食；

对不能经口进食者，可采用鼻饲法或完全胃肠外营养。应注意评估患者液体的出入量，保证患者足够的水分摄入。

4. 加强临床护理

(1) 眼部护理：眼睑不能闭合者，应涂眼药膏或覆盖凡士林纱布，以保护角膜，防止发生角膜溃疡或角膜炎。

(2) 口腔护理：保持口腔清洁，增进患者舒适，增进食欲。对不能经口进食的患者，更应做好口腔护理，防止口腔炎、口腔溃疡、腮腺炎、中耳炎等并发症的发生。

(3) 皮肤护理：危重患者由于长期卧床、营养不良、出汗多、大小便失禁等原因，容易发生压疮，必须加强皮肤护理，工作中应做到“六勤一注意”，即勤观察、勤翻身、勤擦洗、勤按摩、勤更换、勤整理，注意交接班。

5. 维持排泄功能　协助患者大小便，必要时给予灌肠、导尿等。

6. 保持各种导管通畅　危重患者身上常会有引流管、导尿管、鼻饲管等多条管道，应加强这些管道的管理，防止发生扭曲、受压、堵塞、脱落等，以发挥各管道的应有功能。

7. 安全护理　对谵妄、躁动患者，应合理使用保护具，防止坠床摔伤等意外发生；对全身抽搐患者，可用牙垫或压舌板放于上下臼齿之间，防止舌咬伤，并注意光线及声响的控制，减少刺激，避免引起患者抽搐；加强责任心，严密观察病情，严格执行医嘱，操作时注意“三查七对”，确保医疗安全。

8. 心理护理　危重患者由于时刻受到死亡的威胁，会出现各种各样的心理问题。急性起病或意外事件发病者常表现为恐惧、焦虑，慢性病加重或恶性肿瘤晚期患者常表现为消极、绝望、多疑等，这些都不利于疾病的转归，因此对患者的心理疏导是重要的护理措施之一。护理人员在工作中应注意自己的态度、言行、举止，技术要精益求精，充分尊重患者，以赢得患者的信赖，增加患者的安全感。鼓励患者说出自己的心理感受，以便能有的放矢地做好心理护理。另外，应注意营造一个温暖、舒适的休养环境，使患者能得到充分的休息，缓解精神上的紧张不安。

（仝春兰）

# 第二十三章 临终患者的护理

**学习目标**

完成本章学习后，学生应能：

1. 复述临终关怀的概念。
2. 描述临终患者各阶段的心理反应及生理变化。
3. 描述对临终患者及其家属的护理原则和方法。
4. 列出濒死患者的临床表现及死亡的诊断依据。
5. 按规程正确进行尸体护理。

每一个人的生命都是有限的，临终是生命发展的最后阶段，死亡是人生的终点。护士应对死亡有正确的态度和认识，了解临终患者及其家属在生理、心理上可能出现的各种问题，并尽可能给予支持和帮助，从而使患者能够安然地度过人生最后的阶段。

## 第一节 临终关怀

### 一、临终的概念

临终是指临近死亡的阶段，临终患者的概念涉及临终时限的界定。对于临终时限目前世界上尚无统一的界定标准。在美国，无治疗意义、估计只能存活 6 个月以内被认为是“临终”；在日本则以 2～6 个月的存活时期为“临终阶段”；在英国，以存活期为 1 年或不到 1 年为临终期。我国对“临终”没有具体时限规定。

目前从临床实用的角度对临终患者定义为：患有在医学上已经判明在当前医学技术水平下治愈无望的疾病、估计在 6 个月内将要死亡的患者。如：恶性肿瘤晚期患者、中风偏瘫并发危及生命疾患的患者、衰老并伴有多种慢性疾病、全身情况极度衰竭者、严重心肺疾病失代偿期病情危重者、多脏器衰竭病情危重者等。

### 二、临终关怀的概念

临终关怀（hospice care）中的“hospice”原意是“招待所”、“济贫院”、“小旅馆”的意思。中世纪的欧洲使用这个词是指修道院中设立的为朝圣者、旅游者提供休息、补充体力的一个中途驿站，后来引申为帮助濒临死亡的人。随着时代的发展，这个词的含义有了延伸，在美国国立医学图书馆出版的“医学主题词”表中，将“hospice”解释为“对临终患者和家属提供缓和性和支持性的医护措施”。1988 年，“hospice”被翻译为“临终关怀”，在我国正式使用。

现代临终关怀是指向临终患者及其家属提供一种全面的照顾，包括生理、心理、社会等方面，使临终患者的生命得到尊重，症状得到控制，生命质量得到提高，家属的身心健康得到维护，使临终患者能够无痛苦、安宁、舒适地走完人生的最后旅程。

现代临终关怀的创始人是英国的桑得斯博士（D. C. Saunders），她于 1967 年在伦敦创办了圣克里斯多弗临终关怀院（St. Christopher Hospice），这是世界上第一所专门从事临终关怀服务的机构，对世界各国开展临终关怀产生了重大影响。此后许多国家也都相继开展了临终关怀的工作。关心和照顾临终患者的观念和实践活动，在我国也有着悠久的历史，但我国现代临终关怀工作却是近 20 年里才逐步开展起来。临终关怀已成为人类文明社会与人道主义精神的标志之一。

### 三、临终关怀的原则

1. 以姑息疗护为主的原则　对临终患者的治疗与护理不以延长患者的生存时间为主，而以对患者的照顾为主，其核心是为临终患者提供适度的、姑息性治疗。此时，一般概念下所强调的“治疗”已失去了意义，因为患者治愈的希望已非常渺茫。患者更多需要的是控制症状，缓解疼痛。最大程度地控制痛苦的症状是临终关怀的基本内容。为了提高患者临终阶段的生命质量，护士应尽量尊重患者和家属的意愿。

2. 全方位照顾原则　主要包括对临终患者生理、心理、社会等方面的全面照顾与关心，为患者及家属提供每周七天、每天 24 小时全天候服务。

3. 人道主义原则　人的尊严和权利不会因身体衰竭而减少。临终患者同样具有思想、意识和感情。对临终患者应倾注更多的爱心、同情与理解，维护患者临终时作为人的尊严与权利（临终患者的权利见本章附录），这既包括尊重他们选择安乐活的权利，也包括尊重他们选择死亡时安乐状态的权利，以及维护患者的隐私、允许患者参与制定照顾方案。

## 第二节　临终患者的护理

### 一、临终患者的心理反应与护理

#### （一）对死亡的态度和认识

每个人都有其对死亡的独特态度与认识。人们的所见所闻、或者是任何有关死亡的经验都会影响人们对死亡的态度。不同的文化、不同年龄阶段的人对待死亡的态度也不同。护士应该认识到这些，并且以不带任何批判的态度来护理临终患者。

1. 不同文化对待死亡的态度　不同的社会文化对死亡的态度有很大影响。不同文化对待死亡的态度主要有三种：接受死亡、否认死亡、抗拒死亡。

（1）接受死亡（death-accepting）：是将死亡看做是不可避免的，并且死亡能赋予生命新的开始，是一个有意义的终点。在东方的文化中，这种对待死亡的态度较普遍。他们认为如果一个人死亡的时刻已经来临，就无法阻止。

（2）否认死亡（death-denying）：这种对死亡的态度在高度工业化的社会较流行，如美国。在高度发达的社会，医学科学不断进步，死亡被视为是一种对科学发展的干扰。如贝帝森（Pattison）所说：“现代医药热衷于保存生命，死亡被视为一项干扰，干扰科学所追求的境界——永恒的生存。”

（3）抗拒死亡（death-defying）：这是西方社会中对待死亡的较传统的态度。人们想战胜死亡，并且相信自己可以做到。

死亡是不可避免的。每个人都会死亡。护士不能用逃避、否定或隐瞒的方法来对待死亡。应该对死亡持接受的态度，尽管接受死亡需要一段漫长、艰难的过程。

2. 对死亡的认识　人们对死亡的认识有多种。对大多数人来说，死亡是思想和信仰范畴内的事情，较少会用科学的眼光来看待。有的人相信死后有生命，有的人相信死后没有生命。有的人认为死亡是生命真正的开始，死后他们会存在于一个没有时间的永恒之中。有的人认为死亡是生命的终点，不相信不死的说法。还有的人相信轮回转世，相信死后人的灵魂或是精神会进入一个新的肉体，来生的形体和身处的环境则与今生所做的善恶相关。有的人相信死后是受审的时刻，这些人可能会害怕死后受到惩罚。

不同年龄阶段对死亡的认识也有所不同，每一个年龄层的人都有其独特的对死亡的认识。

（1）儿童期：儿童对死亡的认识可能是“可怕的”、“会受惩罚的”。儿童可能会把死亡拟人化，他们往往认为死亡带有人性，认为死亡是“恶魔来把人抓走”。3 岁大的临终儿童可以明了他们即将死去，但通常不愿谈及死亡，他们会害怕照顾者难过。5 岁以下的儿童并不认为死亡是永恒的，他们可能觉得死亡就像是做游戏或是睡眠，死了还能再活过来。学龄期的儿童知道死亡是确定的，不可更改的。

（2）青春期：认为死亡是极其遥远的事情，不可能发生在他们身上，他们觉得自己不可能被死亡侵犯。

（3）成人：对死亡的看法是失落和害怕。他们对死亡有厌恶和恐惧感，担心失去工作、地位、朋友、所爱的人、家庭，害怕疼痛、寂寞等。

（4）老年人：往往能独自思考死亡的问题。他们对死亡有更多的经验，经历过较多人的死亡，对死亡问题较为熟悉，承认自己与死亡接近，多数不害怕死亡。

有的人可能持接受死亡的态度，可从容地面对死亡，期望一个愉快的“死后”或期待下一个轮回。有的人可能没有“死后”的想法，但同样对死亡持接受的态度。还有的人可能害怕死亡，认为死亡是神秘、不可思议的。无论患者对死亡持何种态度和认识，护士都应不加批判地接受每一个患者。

### （二）临终患者的心理反应

临终患者的心理反应十分复杂，但是美国罗斯博士（Dr. Elisabeth kubler-Ross）将临终患者的心理反应总结归纳为 5 个阶段：否认期（shock）、愤怒期（anger）、协议期（bargaining）、忧郁期（depression）、接受期（acceptance）。不同阶段患者的应对方式及其护理措施见表 23－1。

临终患者心理应对阶段是因人而异的。各阶段的发生顺序和程度因人而异。并非每个人都会出现所有的阶段。有的阶段可能出现一段时间后就不再出现了，有的阶段可能会在情况改变时重新出现。临终患者的家属也可能会出现相应的心理反应阶段。

**表 23-1 临终患者心理反应的典型阶段及护理措施**

| 分期 | 患者的应对方式 | 护理措施 |
| --- | --- | --- |
| 否认期 | 当患者意识到自己罹患绝症时，第一反应往往是“不，不是我”或“绝不可能”。患者可能会采取各种方式试图证实诊断是错误的，如要求反复检查、遍访名医等。几乎所有的患者都会出现否认的情绪。这是因为患者尚未做好接受自己疾病严重性的准备。这种反应是一种防卫机转，可使患者暂时逃避现实的压力，有较多的时间来调整自己。否认往往只是暂时的防卫机转，但每个人经历此阶段的时间长短不同，极少数患者可能会始终拒绝承认现实，一直停留在否认阶段 | 护理人员应尊重患者的反应，不要急于揭穿其防御心理。护士不一定非得明确告诉患者他们已无药可救，可以通过某种方式暗示他已病得很重。与患者交往过程中要采取理解、同情的态度，认真倾听其感受。同时对其家属给予支持，帮助他们理解患者的行为 |
| 愤怒期 | 当最初的否认无济于事，愤怒、狂躁、忌妒之情开始出现。患者会想“为什么会是我?!”“为什么不是他”。在这一时期，患者往往会迁怒于他人。护士更容易成为患者发难的靶子。护士刚走出病房，呼叫器就响了；护士整理了床铺，就被说成“不让患者休息”，如果不整理，患者会说护士不理会他。患者也会迁怒于家属，不欢迎别人来探视 | 护理人员应理解愤怒是患者心理调适的反应，患者发怒是源于害怕和无助，而不是针对护士本身。工作中不能因患者的愤怒而影响自己的情绪和行为，更不能采取任何个人攻击行为。可以采取避让的方法，宽容的态度，而不能将矛盾激化。护理人员要为患者提供表达其愤怒的机会，让其宣泄情感，尽量满足其合理需要。此时患者如能得到理解和尊重，就会少提不合理的要求，变得容易相处 |
| 协议期 | 患者承认已存在的事实，但祈求会有奇迹发生。患者常常会跟他们所信仰的神灵讨价还价。表现为不再怨天尤人，会提出要求，希望尽一切力量延长生命，如要求活到完成某件重要事情之后。有的患者可能会去烧香拜佛，对神许诺说“如果能让我再多活几年，我一定多行善” | 处于此期的患者对治疗态度较为积极，为延长生命会承诺做某些事情，如配合治疗和护理。护理人员此时应注意观察患者的反应，不要对患者的承诺置之不理，尽量满足患者的要求，将会有助于对患者的治疗 |
| 忧郁期 | 当患者知道讨价还价无效之后，即将面临死亡的威胁和身体状况的下降，此时患者认识到“是啊，就是我……”，表现出悲伤、失落、情绪低沉、食欲下降、甚至会产生自杀的想法 | 应给予精神支持，允许患者用忧伤、哭泣等不同方式宣泄情感，尽情表达他们的悲伤，这样患者会更容易接受即将死亡的现实。安静的陪伴，手与手的轻轻接触等都能很好地帮助患者排解忧愁 |
| 接受期 | 在经过一切努力之后，患者开始了“漫长旅程前最后的休息时间”，默默地等候离去的那一刻。此时患者通常很虚弱、疲惫、睡眠时间越来越长。他们希望探视的人不要太多，时间不要太长 | 尊重患者，给予患者安静、舒适、单独的环境，减少干扰。不必强求患者有互动行为。护士从容地面对患者、默默地陪伴患者或许就是最有意义的交流 |

（三）护理

1. 评估临终患者对临终的态度和认识　如对疾病的认识、是否愿意谈论临终话题、个人信仰、以往对死亡的经验等。

2. 在照顾临终患者时体现临终关怀的理念　用爱心、耐心、细心、同情心给予患者身心支持。

（1）理解患者，不要回避患者的目光，语言交流与非语言交流并用。

（2）不必过多地考虑价值观，对患者微小的愿望也应加以重视。

（3）诚恳地对待患者。除了极少数的例外，否则应告诉患者其疾病的严重程度。但应使患者维持一定的希望，并且让患者知道医护人员会陪伴他直到生命的终点。

3. 评估患者的心理反应阶段，有针对性地给予心理支持（表 23－1）。

## 二、临终患者的生理变化和护理

（一）临终患者的生理变化

临终患者因为细胞、组织新陈代谢严重下降和脏器功能日渐衰竭，所以在生理上会发生很多改变，随病情发展逐步增加，并且因病因不同而有差异。大多数临终患者最初的生理改变有：面色苍白、无力、出汗、心慌、恶心、食欲下降、体重下降等。随着病情的发展，患者会逐渐出现以下变化，并在程度上不断加重。

1. 皮肤完整性受损　易受伤、易出现口腔溃疡、易出现压疮且难愈合。

2. 运动能力下降　肌肉张力降低、四肢腱反射消失，表现为肢体软弱无力，不能进行自主躯体活动，无法维持良好舒适的功能体位。患者可能会表现为不安，觉得床褥很不舒服，可出现大小便失禁，吞咽困难等。濒死者常见希氏面容，表现为面部呈绿、黑、死灰或铅灰色、眼眶凹陷、脸颊凹陷、双眼半睁呆滞、下颌下垂、嘴微张。

3. 胃肠道及泌尿系统功能逐渐减弱　表现为食欲不振、呃逆、恶心、呕吐、腹胀、便秘、粪便嵌塞、便失禁、尿潴留等，患者可因液体入量减少出现口干、皮肤干燥、入量减少、出量增多，严重者甚至出现脱水。

4. 循环功能衰退　表现为体温下降，皮肤苍白、发绀、湿冷。脉搏快而细弱、不规则或测不出，血压下降甚至测不出，最后心尖搏动消失。

5. 呼吸功能减退　表现为呼吸表浅、急促或慢而费力，出现潮式呼吸、张口呼吸、呼吸时鼻翼扇动明显等，最终呼吸停止。后期呼吸可有臭味。由于分泌物在支气管内潴留，临终患者呼吸时可出现死亡的“嘎嘎作响声”（death rattle）。

6. 感知觉、意识改变　表现为视觉逐渐减退，由视觉模糊发展到只有光感，最后视力消失。听觉常是人体最后消失的一个感觉。意识改变可表现为嗜睡、意识模糊、谵妄、昏迷等。此外，临终患者常常存在不同程度的疼痛症状，表现为烦躁不安，血压及心率改变，呼吸变快或减慢，瞳孔放大，不寻常的姿势，疼痛面容（五官扭曲、眉头紧锁、眼睛睁大或紧闭、双眼无神、咬牙）等。

（二）护理

1. 加强生活护理，促进患者舒适

（1）为患者提供舒适的环境：临终患者可生活在专门的临终关怀医院、综合医院中的临终关怀病房，或在自己熟悉的家庭中。允许亲人陪伴患者，尽可能不要丢下患者一个人独自面对死亡。患者的生活环境应保持安静、空气新鲜、通风良好，有一定的保暖设施、适当的照明。

(2) 做好患者的清洁卫生

1) 保持皮肤、头发清洁：定时进行皮肤、头发的清洁可使患者感觉舒适，尊严得到维护。大小便失禁者，应及时清洁会阴、肛门附近皮肤，保持清洁、干爽，必要时留置导尿。大量出汗时，应及时擦洗干净，勤换衣裤。

2) 防止发生压疮：床单位保持清洁、干燥、平整、无碎屑。维持良好、舒适的体位，定时翻身，避免某一部位长期受压。

3) 口腔护理：每天做口腔护理2～3次，餐后协助患者漱口，保持口腔清洁卫生；口唇干裂者可涂石蜡油或其他油剂，但不要涂甘油，因为甘油会使黏膜干燥；有溃疡或真菌感染者酌情涂药。

在做患者的清洁卫生工作时应以患者的舒适为优先考虑。如患者只想保持一种姿势，应该允许之。

(3) 眼部护理：及时用湿纱布拭去眼角分泌物，如患者眼睑不能闭合，应定时涂眼药膏或用凡士林纱布覆盖，防止角膜干燥。

2. 给予营养支持

(1) 了解患者的饮食习惯，观察患者的食欲及营养状况。向患者和家属解释恶心、呕吐、腹胀的原因，以减少焦虑，取得心理支持。

(2) 在符合治疗原则的前提下，可根据患者的喜好调整食物的口味，注意食物的色、香、味，少量多餐，以减轻恶心，增进食欲。但不要强迫患者进食进水。由患者或家属决定是否采用鼻饲法或完全胃肠外营养（TPN）来保证患者的营养供给。

3. 改善血液循环

(1) 监测生命体征变化，注意观察四肢皮肤的色泽和温度、湿度。但不能因测量生命体征而干扰患者的休息，不应视测量生命体征为例行的工作。

(2) 保持皮肤清洁、干燥，如四肢冰冷不适时，应加强保暖，必要时给予热水袋。

(3) 如有出血，应及时将流出的血液擦拭干净。

4. 促进呼吸功能

(1) 观察呼吸频率、节律、深浅度，有无呼吸困难、缺氧及咳嗽、咳痰等情况。

(2) 保持室内空气新鲜，定时通风换气；呼吸困难的患者给予氧气吸入。

(3) 根据病情调整适当的卧位：神志清醒的患者可采用坐位或半卧位，以扩大胸腔容量，减少回心血量，改善呼吸困难。

(4) 协助患者排痰，必要时给予吸痰，保持呼吸道通畅。

5. 缓解疼痛及感、知觉改变对患者造成的影响

(1) 居住环境应光照适宜：宜采用柔和的照明设施，避免临终患者因视觉改变产生害怕、恐惧心理；当患者视觉丧失后，应用语言和触觉与其保持联系，为患者提供生活上的照顾和心理上的支持。

(2) 患者的听觉往往最后消失，所以应避免在患者周围窃窃私语，更不要在床旁讨论病情或哭泣。护理患者时，应以温和的语调、清晰的语言交谈，不要用耳语式的喃喃低语。无论对患者做何种治疗和护理均应告之患者。

(3) 对意识不清或肌肉张力松弛的患者要保护其免于受伤，可拉起床档。昏迷的患者采用头偏向一侧的仰卧位或侧卧位，防止呼吸道分泌物误入气管引起窒息或肺部并发症。

(4) 减轻患者疼痛：观察疼痛的性质、部位、程度及持续时间。可采用同情、安慰、鼓励的方法与患者交谈，稳定患者情绪。提供舒适的环境和适当的娱乐，以转移注意力，减轻疼痛。同时可协助患者选择减轻疼痛的有效方法，如放松疗法、音乐疗法、催眠意象疗法、外周神经阻断术、针灸疗法、生物反馈法等非药物控制方法；若患者选择药物止痛，可采用WHO推荐的三阶梯疗法控制疼痛。应在疼痛发生前给药，以预防疼痛的发生。需注意观察用药后的反应及其不良反应（如意识是否清楚、呼吸是否受抑制）。把握好用药的阶段，选择恰当的剂量和给药方式，联合用药通常控制疼痛的效果较好。对于临终患者的止痛不需顾虑药物的依赖性。

### 三、临终患者家属反应及护理

临终患者家属的反应主要表现为失落与悲哀。在他们感觉到自己所爱的人即将离去时，他们也可能出现与患者类似的心理反应过程。护理人员应该给予临终患者家属以支持、鼓励，让其了解到他们并非彼此抛弃，而是在共同度过人生最后的旅程。临终患者家属可能会出现以下几方面的反应：

1. 与患者的心理反应阶段不同步　家属的心理反应阶段可能会出现与患者的心理反应阶段不同步的特点。有时临终患者已经接受死亡，但家属还处于使用否认、气愤、协议、忧郁等心理防卫机转的阶段。例如，家属可能会对患者说："求你别死，我不能没有你！"此时护理人员应该指导家属，使其了解患者所处的阶段，如果家属能对患者说："你放心地走吧"，患者的心理压力可能会减轻很多。

2. 出现与临终患者沟通困难　当家属意识到死亡将会使他们永远分离时，可能会出现与临终患者难以沟通的情况。护理人员与其进行交谈可减轻他们心理的压力，使他们与临终患者恢复正常的关系。

3. 感到不舒服或害怕　当家属和患者单独相处时，可能会感到不舒服或害怕。可以建议家属为患者做些事来缓解自己的害怕和焦虑。比如握住患者的手、帮患者擦拭脸、协助患者喝水等。

4. 感到失落和悲哀　一部分临终患者可能出现拒绝见家属的情况，会使家属感到失落和悲哀。对于临终患者希望见到和不希望见到的家属，护士都应该尊重。对患者不愿见到的人，护士可给予安慰，告诉家属，患者并没有拒绝、抛弃他们的意思，而是患者选择独自面对死亡。护理人员耐心、关怀的态度和支持性的行为将有利于家属面对自己的失落和悲哀过程，使其内心感到平静。

## 第三节　死亡后护理

### 一、死亡的概念

#### （一）死亡的定义

1. 传统的死亡（death）　1951年美国《Black法律词典》对死亡的规定是"生命之终结，在于血液循环完全停止，呼吸、脉搏停止之时。"基于这种传统的死亡概念，生物医学把死亡定义为"死亡是个体生命活动和新陈代谢的永久终止"。临床上，当患者呼吸、心跳停止，瞳孔散大而固定，所有反射消失，心电波平直，即可宣布患者死亡。

2. 脑死亡（brain death） 随着现代医学发展，传统的死亡概念遇到了严峻的挑战。大量的科研和临床实践表明，心跳、呼吸停止固然是判断死亡的一种标准，但在很多情况下，心脏突然停止跳动时，人的大脑、肾脏、肝脏并没有死亡；反之，一些人尽管大脑已经死亡，但在人工呼吸机的帮助下，心脏仍可跳动。随着心肺等器官移植手术的成功，传统的死亡标准失去了权威性。现在人们已经普遍认同脑死亡就是人的死亡。不同的国家和不同的学者对脑死亡的定义有不同的看法。目前被广为认可的脑死亡定义是指全脑死亡，包括大脑、中脑、小脑和脑干的不可逆死亡，是生命活动结束的象征。

目前，已有几十个国家通过立法的形式确立了脑死亡的诊断标准。许多国家采取的是“哈佛标准”，该标准是美国哈佛大学医学院制定的。其内容包括：

（1）昏迷（无感受性及反应性）（unreceptivity and unresponsiticity）；

（2）无运动或无呼吸（no movements or breathing）；

（3）各种神经反射消失（no reflexes）；

（4）脑电图呈直线（flat E. E. G）。

上述标准24小时反复复查无改变，并排除体温过低（低于32.2℃）及大量服用中枢神经系统抑制剂的影响，即可作出脑死亡的诊断。

（二）死亡过程的分期

死亡不是骤然发生的，而是一个逐渐进展的过程，一般可分为三期：

1. 濒死期（agonal stage） 又称临终状态，是死亡过程的开始阶段。此期机体各系统的功能发生严重障碍，中枢神经系统脑干以上部位的功能处于深度抑制状态，表现为意识模糊或丧失，各种反射减弱或迟钝，肌张力减退或消失，心跳减弱，血压下降，呼吸微弱或出现潮式呼吸及间断呼吸。濒死期的持续时间可因患者机体状况及死亡原因而异，一般来说，年轻强壮者比年老体弱者濒死期长，慢性病患者比急性病患者濒死期长；猝死、严重的颅脑损伤等患者可直接进入临床死亡期。此期生命处于可逆阶段，若及时进行有效的抢救治疗，生命可复苏；反之，则进入临床死亡期。

2. 临床死亡期（clinical death stage） 此期中枢神经系统的抑制过程已由大脑皮层扩散到皮层下部位，延髓处于极度抑制状态。表现为心跳、呼吸完全停止，瞳孔散大，各种反射消失，但各种组织细胞仍有微弱而短暂的代谢活动。此期一般持续5～6分钟，超过这个时间，大脑将发生不可逆的变化。但在低温条件下，尤其是采取头部降温降低脑耗氧时，临床死亡期可延长达1小时或更久。因此期重要器官的代谢过程尚未停止，临床上对溺水、触电、大出血等致死患者，及时采取积极有效的急救措施仍有复苏的可能。

3. 生物学死亡期（biological death stage） 是死亡过程的最后阶段。此期整个中枢神经系统及各器官的新陈代谢相继停止，并出现不可逆的变化，整个机体已不可能复活。尸体会相继出现以下现象：

（1）尸冷：是指死亡后体内产热停止，散热继续，尸体温度逐渐降低，直到与环境温度相同。尸冷是最先出现的尸体现象。

（2）尸斑：死亡后血液循环停止，在地心引力的作用下，血液向身体的最低部位坠积，该处皮肤呈现暗红色斑块或条纹，称尸斑。开始出现尸斑的时间是死亡后2～4小时。因此，患者死亡后应将其安置为仰卧位，头下垫枕，以防面部出现尸斑，影响尸体外观。

（3）尸僵：尸体肌肉僵硬，并使关节固定，称为尸僵。形成机制主要是三磷酸腺苷（ATP）学说，即死后肌肉中ATP不断分解而不能再合成，致使肌肉收缩，尸体变硬，尸僵多从小块肌肉首先开始，逐渐向下发展，多先由咬肌、颈肌开始，向下至躯干、上肢和下肢。尸僵一般在死后1～3小时开始出现，4～6小时扩展到全身，12～16小时发展至高峰，24小时后尸僵开始减弱，肌肉逐渐变软，称为尸僵缓解。

（4）尸体腐败：死亡后机体组织的蛋白质、脂肪和碳水化合物因腐败细菌的作用而分解的过程称为尸体腐败。一般在死亡后24小时出现。患者生前存在于口腔、呼吸道、消化道的各种细菌，可在死亡后侵入血管和淋巴管，并在尸体内大量生长繁殖，体外细菌也可侵入人体繁殖，尸体成为腐败细菌生长繁殖的温床。尸体腐败常见的表现有尸臭、尸绿等。尸臭是肠道内的有机物分解，从口、鼻、肛门逸出的腐败气体。尸绿是尸体腐败时出现的色斑，一般在死后24小时出现。先在右下腹出现，逐渐扩展至全腹，最后波及全身。

## 二、患者死亡后护理

患者的死亡并不意味着对其护理的结束。对死者进行尸体护理（postmortem care）、对丧亲者进行心理护理是患者死亡后护士的主要工作。尸体护理是对患者整体护理的延续，也是临终关怀的重要内容。护理人员应尊重死者，以严肃认真的态度做好尸体护理，这既是对死者尊重，也可使死者家属心理上得到安慰，是人道主义精神的体现。尸体护理应在确定患者死亡，医生开具死亡诊断书后尽快进行。同时，对丧亲者给予心理护理，尽量满足死者家属的合理要求，缓解其身心痛苦，帮助死者家属早日从悲痛中解脱出来。

### （一）尸体护理

1. 目的

（1）使尸体整洁，维持良好外观，易于辨认。

（2）给家属以安慰，减轻悲痛。

2. 评估

（1）死者的病情、治疗抢救经过、死亡原因及死亡时间等。

（2）死者身体清洁程度、体表有无伤口、引流管等。

（3）死者亲属对死亡的态度及心理反应，死者本人有无特殊的宗教信仰等。

3. 操作前准备

（1）护士准备：态度严肃认真；洗手，戴口罩，穿隔离衣、戴手套。

（2）用物准备：准备擦洗用物、清洁衣物、尸单1条，填写尸体识别卡3张（尸体识别卡上一般有如下内容：姓名、性别、年龄、民族、身份证号、常住户口地址、死亡原因、家属姓名及联系方式、死亡日期、医生签字等）、血管钳、不脱脂棉球、剪刀、绷带、梳子等，有伤口者备换药敷料，患有传染性疾病者备消毒液、不透水的尸袋等。

（3）环境准备：停止患者一切治疗和护理，环境宜安静、屏风遮挡。

4. 操作步骤　表 23－2。

**表 23－2　尸体护理操作步骤**

| 步骤 | 要点说明 |
| --- | --- |
| 1. 通知并安慰家属，必要时允许家属参与尸体护理 | |
| 2. 备齐用物携至床旁，将尸体移至单间或用屏风遮挡 | ● 维护患者隐私；避免影响其他患者的情绪 |
| 3. 将患者尸体放平、仰卧，双臂放在身体两侧，头下放置枕头或毛巾卷 | ● 防止面部淤血 |
| 4. 撤去一切治疗用物（如输液管、鼻饲管、吸氧管、导尿和引流管等）；如有植入体内的管线，可距皮肤约 3cm 处剪断，必要时先用线系住，再将残端用胶布固定在皮肤上；有引流管者，应在拔出后缝合伤口 | ● 便于尸体护理，防止损伤皮肤 |
| 5. 清洁面部，将头发梳理整齐 | |
| 6. 闭合眼睑：用手轻轻合上死者的眼睑，若不能闭合，可用毛巾湿敷、按摩 | |
| 7. 合拢嘴：轻揉下颌，必要时用绷带托起下颌；如有义齿应为其装上 | ● 使死者保持良好、自然面容 |
| 8. 填塞：用弯止血钳夹取棉球填塞口腔、鼻腔、外耳道、肛门；女性死者还需填塞阴道 | ● 防止体液外溢；注意棉花不可外露 |
| 9. 清洁身体：撤去盖被，用大单遮盖尸体，脱去死者身上的衣物；除去死者身上的胶布及药物痕迹，擦净全身；有伤口者更换敷料 | ● 使死者清洁，维持良好的遗体外观 |
| 10. 更换衣服/尸袍 | |
| 11. 系尸体识别卡并包尸单：将卡片系在死者腕部，用尸单包裹，先包脚，然后由近侧至远侧，最后包好头部；用绷带在胸部、腰部、足部将尸单扎牢固；将另一张尸体识别卡别于尸单外 | ● 便于尸体运送和识别 |
| 12. 操作后处理 | |
| （1）洗手及整理用物，通知太平间；第三张尸体识别卡放置于停尸屉内 | |
| （2）整理患者遗物交给家属，整理房间，处理床单位 | |
| （3）整理病历，完成各项记录 | ● 体温单上记录死亡时间，注销各种执行单 |

5. 注意事项

（1）尸体护理应在患者死亡后尽快开始，防止尸体僵硬。

（2）操作中态度严肃，尊重死者，注意维护死者的隐私权。

（3）若家属不在场，遗物由两名护士清点后签名交护士长保管。

（4）传染病患者的尸体应用消毒液擦洗，并用消毒液浸泡的棉球填塞各孔道。尸体用一次性尸单包裹，装入不透水的尸袋中，并作传染标志。

（二）丧亲者的护理

亲人去世是一个重大的生活事件，直接影响死者家属的身心健康。帮助死者家属从哀痛中解脱出来，开始正常的生活，是患者死亡后的护理工作内容之一。

1. 丧亲者常见的心理反应　丧亲者的悲伤表现有一定的发展过程，许多学者进行了深入的研究。这里重点介绍罗伯特·卡文诺夫的悲伤过程七阶段理论。

（1）震惊：这种反应在患者急性死亡事件中最明显，家属难以相信发生的事实，感到不知所措，可能会出现反常的行为，如哭泣、摔东西、想自杀等。

（2）解组：震惊之后，仍无法理智地面对，感到自己与现实有很大距离，思维、行动不能与现实相融合。

（3）情绪反复无常：出现创伤感、挫折感，情绪波动显著，反复无常，令人无法捉摸。可能出现对上帝、神或其他人的怨恨。

（4）负罪感：觉得自己有对不起死者的地方，没能在死者生前好好对待他，甚至觉得自己应该对死者的死亡负有责任。

（5）失落与寂寞：见到与死者有联系的事物会不由自主地联想起死者生前的音容笑貌，进而感到自己非常孤独、凄凉。这一阶段的悲伤往往较深远。

（6）解脱：终于明白死者已经永远离开这一事实。逐渐摆脱负罪感和心理的负担。

（7）重组：对死者的怀念逐渐淡漠，重新面对现实，开始正常的生活，建立新的社会关系。

心理反应持续的时间不定，一般约需一年左右。早年失去父母的孩子，可能要到成年后悲伤才能渐渐消失。中年丧偶者，再婚后在新的生活中悲伤可慢慢减轻。老年丧子是最令人悲伤的事，常会导致老年人的死亡。

2. 丧亲者的心理支持

（1）做好死者的尸体护理：使死者遗体维持良好的外观，不仅体现对死者的尊重，而且也是对家属的有效抚慰。

（2）心理疏导，鼓励家属的情感宣泄：对悲伤的压抑会造成行为的改变。过分的压抑可带来严重的后果，对健康有危害。对待家属应态度真诚，富有同情心。若患者去世时家属不在现场，可以向家属描述死者辞世时安详的状况，减缓家属的负疚感；家属悲痛哭泣时，可默默陪伴，认真倾听家属的心声，尽量满足家属的合理要求。对家属可能出现的过激言行应予以谅解。可鼓励亲属相互安慰。一般来说，死后一周内，是家属悲伤最强烈的时候，对过度悲伤者要防止其发生意外。当丧亲者的悲伤过于强烈，持续时间很长时，可建议寻求专家的咨询和帮助。

（3）为丧亲者提供生活指导和建议：与死者及其家属的亲友、同事等合作，为家属提供良好的社会支持系统，鼓励家属参加各种社会活动，建立新的人际关系。尽早从悲伤中解脱，开始适应新的生活。

（4）对丧亲者随访：通过信件、电话、家庭访视等方式对家属进行随访。

## 附录：临终患者的权利

本临终患者的权利是在1974年在美国密西根在职教育委员会（The Michigan Inservice Education Council）举办的研讨会上提出的，研讨会由底特律的感恩州立大学护理学副教授Amelia J. Barbus主持。

临终患者的权利：

1. 我有权被人以活人看待，直到死亡。

2. 我有保持希望的权利，纵使我的希望可能是变化无常的。

3. 我有权受到那些抱有希望的人的照顾，纵使我的处境难以预测。

4. 我有权以自己的方式表达对死亡即将来临的感受和情绪。

5. 我有权参与制定照顾我的方式。

6. 我有权得到持续性的医疗和护理，纵使“治愈”的目标已转为“舒适”的目标。

7. 我有权不孤独的死去。

8. 我有权免于痛苦。

9. 我有权要求我的疑问得到诚实的回答。

10. 我有权不受欺骗。

11. 我有权在“接受死亡”这件事上从我的家人处获得帮助或给予我的家人帮助。

12. 我有权以安详、有尊严的方式死亡。

13. 我有权保留我的个性，当我的决定与他人的信念不同时，不会受到批判。

14. 我有权与具有共同宗教信仰的人讨论或扩充自己的宗教信念。

15. 我有权要求死亡后遗体能受到尊重。

16. 我有权由细心、敏感、有知识并愿意了解我的需要，且能从照顾我的过程中获得满足的人们照顾。

（张　岩）

# 第二十四章　医疗和护理文件

**学习目标**

完成本章学习后，学生应能：

1. 叙述医疗和护理文件书写的原则。
2. 列举医嘱的种类和各类医嘱的处理方法。
3. 按规程完成体温单的绘制。
4. 描述液体出入量的记录方法。
5. 描述特别护理记录单的记录内容和方法。
6. 列举病室交班报告的书写内容。

医疗和护理文件习惯上又称“病历”，1953 年家卫生部正式定名为“病案”，病案是医护人员在医疗活动中形成的应归档保存的医疗信息载体。病案是医院和患者的重要档案资料，记录着患者疾病的发生、进展和预后的全过程，也是患者在医院接受诊疗和护理期间的重要法律文件。医疗和护理文件是由各级医务人员共同完成的，其中一部分由护士负责记录。护理记录是护理人员依照护理程序对患者实施整体护理的过程的文字记载，是临床护理工作重要的组成部分。因此，医疗和护理文件必须规范书写并且妥善保存。护士在医疗和护理记录的书写和保管中承担着重要的任务，必须认真负责，明确记录和保管医疗和护理文件的意义、方法和相关法律规定。

## 第一节　医疗和护理文件记录的意义和内容

### 一、医疗和护理文件记录的重要意义

1. 实施诊疗和护理措施的依据　医疗和护理文件中记录的信息是患者疾病过程和医护人员治疗及护理过程的第一手资料，有助于医护人员明确患者的病情和护理需求，以便制定积极合理的治疗护理计划，实施有针对性的治疗护理措施。由于护士与患者的接触最密切，承担着观察患者的病情变化、治疗反应和护理的任务，因此护理记录中的内容，如生命体征、液体出入量、危重观察记录等，为医生了解患者的病情进展、明确疾病诊断、制定和调整治疗方案提供了重要的依据。因而，护士认真负责地完成护理文件的记录具有极其重要的意义。

2. 沟通的重要工具　医护人员可以通过查阅记录了解患者治疗护理的全过程，同时不同班次的医护人员也可以通过文件记录传达患者疾病的动态信息，以便提供连续、完整的治疗和整体护理。同时各种检查的结果记录目前一般允许患者复印保留，也可以作为患者了解

病情和诊疗效果的依据。

3. 研究的重要资料　完整的医疗的护理文件可以为临床医学、护理学、流行病学、管理学等方面的医学科学研究提供重要的资料，尤其对回顾性研究有重要的参考价值，同时也可以为卫生管理机构制定各种医疗卫生管理规范提供重要依据。

4. 考核护理人员业务水平和评价医院护理质量的依据　各种护理文件的记录情况在一定程度上可以反映出护士为患者提供护理照顾时是否能及时，全面地发现患者的护理问题并予以解决，体现了护士的业务水平；同时，科室或整个医院护理文件的记录情况也可以反映出科室或医院的整体护理质量和对护理的管理水平。因此它是医院护理管理的重要资料，也是医院等级评定、护理人员考核的参考资料。

5. 教学的素材　完整、标准的护理文件记录体现了护理学理论和实践的结合，是护理教学中最实用的教材。同时，一些重要的或特殊的个案也可以作为护生和临床护理人员进行个案分析和讨论的学习资料，是在实践中获得知识和经验的工具。

6. 具有法律效力　随着2002年卫生部颁发的《医疗事故处理条例》的实施和其在广大医务人员中的全面教育和宣传，医务人员已经越来越认识到医疗和护理文件在工作中具有的极其重要的法律意义。医疗和护理文件是法律认可的证据，其记录内容反映了患者在接受诊疗和护理期间的具体情况，在法律上可以作为医疗纠纷、保险索赔、涉及人身伤害的刑事案件等的证明。凡涉及上述内容的诉讼案件，在调查和处理时都要将医疗和护理文件作为依据进行判断，以明确医院及医务人员有无法律责任或患者发生人身伤害的程度和责任。因此，医疗和护理文件的记录必须本着真实、及时、准确、全面、完整的原则认真书写并妥善加以保存。

### 二、医疗和护理文件的内容

医疗和护理文件由门诊病案和住院病案两部分组成。

（一）门诊病案

门诊病案的内容包括首页、副页和各种检查治疗单三部分，多由患者自己保存。具体内容包括患者的一般人口学资料、患者在门诊接受治疗期间的病情、诊断和治疗方案，以及各种检查的结果。

（二）住院病案

住院病案包括医疗记录、护理记录、检查记录和各种证明性文件。医疗记录主要是医生采集患者病史和进行体格检查、明确诊断、制定和实施治疗方案过程的记录。护理记录是护士记录的患者的一般情况和病情变化，以及针对患者的病情和护理需求制定并实施护理措施的情况。检查记录是各种实验室检查和医疗仪器检查的结果。证明性文件是指各种通知单和知情同意书等。由于住院病案在医疗、护理、科研、教学、法律等方面的重要作用，在患者住院期间及出院后均由医院保管，通常允许患者复印保留一些检查记录以便了解自己的病情和治疗效果。

## 第二节　医疗和护理文件的记录原则和管理

### 一、医疗和护理文件记录的原则

真实、准确、及时、完整、简要、清晰是病案记录的基本原则。

1. 真实　治疗和护理过程是对患者负责的过程，而且医疗和护理文件具有法律效应，因此医疗和护理文件的记录必须真实、客观，要根据治疗和护理过程详细地记录，不能编造。

2. 准确　治疗和护理文件也是科学研究和教学的资料，因此要应用医学和护理学的专业词汇和语言准确的记录。准确是指记录在时间、内容上保证准确无误。此外，记录者必须是执行者，记录的内容应该是实施后的具体时间和情况的体现，不应是事先排定的时间和内容。

3. 及时　医疗和护理文件的记录时间应与患者疾病的严重程度一致，如患者的病情随时会出现变化，应随时进行处理并及时记录处理的过程。因此医疗和护理文件必须按时记录，不能拖延或提早，才能保证记录的时效性。

4. 完整　一般医院的医疗和护理文件的记录有统一规定的内容和表格，表格中每一项涉及患者的内容均应填写完整，包括眉栏、页码等。记录应连续，不留空白；每项记录后记录者签全名。尤其在患者出现任何特殊情况时，均应全面地记录，如病情恶化、拒绝治疗和请假外出等。医疗和护理文件的记录必须做到完整、全面地反映患者住院期间的各种情况和治疗、护理实施过程。

5. 简要　记录内容应尽量简明扼要，重点突出，避免笼统的叙述、含糊不清的词语以及过多的修辞，以便医护人员快速获得最有用的信息。

6. 清晰　医疗和护理文件的记录应按要求使用红、蓝钢笔书写。一般白班用蓝色钢笔记录，夜班用红色钢笔记录。字迹应清楚，字体端正，不能滥用简化字。保持记录纸张和表格的整洁，不得随意涂改和剪贴。必须要修改的内容要在涂改处加盖人名章，以示负责。

## 二、医疗和护理文件的管理

（一）管理要求

1. 各种医疗和护理文件均应按规定地点、规定顺序放置，记录和使用后应立即放回原处。

2. 医疗和护理文件具有法律效力，应保持整洁、完整，避免污染、破损、分散和丢失。

3. 患者及家属不得随意翻阅医疗和护理文件，不得擅自将医疗护理文件带出病区。但在需要的情况下，可允许患者及家属复印其客观资料的一些内容。

4. 在患者离院后，医疗和护理文件应由专门部门妥善保存。各种记录保存期限为：①体温单、医嘱单、特别护理记录单作为医疗病历的一部分随医疗病历放置，患者出院后由病案室长期保管。目前有些医院也将护理病历或护理记录单随医疗病历长期保存。② 病区报告本至少保存 1 年，以备查阅。

（二）排列顺序

1. 住院期间的排列顺序

（1）体温单（按时间顺序倒序排列）；

（2）医嘱单（按时间顺序倒序排列）；

（3）入院记录；

（4）病史和体格检查记录；

（5）病程记录；

（6）各科会诊记录；

（7）患者签署的各种知情同意单；
（8）各种检查、检验报告单；
（9）护理记录单；
（10）住院病历首页；
（11）门诊急诊病历和既往病历。
2. 离院后（出院、转院、死亡）的排列顺序
（1）住院病历首页；
（2）出院记录或死亡记录；
（3）入院记录；
（4）病史和体格检查记录；
（5）病程记录；
（6）患者签署的各种知情同意书；
（7）各种检查、检验报告单；
（8）护理病历或护理记录单；
（9）医嘱单（按时间顺序顺序排列）；
（10）体温单（按时间顺序顺序排列）。
门诊病历交给患者或家属保管。

## 第三节　医疗和护理文件的书写

### 一、体　温　单

体温单（附录 24－1）用于记录患者的体温、脉搏、呼吸、血压以及其他重要情况，如出入院、手术、分娩、转科、死亡等时间，以及液体出入量、身高、体重等。体温单记录的内容十分重要，通过体温单的记录内容可以了解到患者的基本状况和病情变化，体温单通常排列在住院病历的第一页，以便于随时查阅。

（一）眉栏

1. 用蓝钢笔填写患者姓名、科室、病室、床号、住院病历号及日期、住院日数等项目。

2. 填写“日期”栏时，每页第一日均应写年、月、日，其余六日只写日。如在六日中遇到新的年度或月份开始，则应填写年、月、日或月、日。

3. “住院日数”从入院第一天开始填写，直到出院。用阿拉伯数字填写。

4. 用红钢笔填写“手术（分娩）后日数”，以手术（分娩）次日为第一日，依次填写至十四天为止。患者如果在十四天内接受第二次手术，则将第一次手术日作分母，第二次手术日作分子填写。

（二）(40～42)℃横线之间

用红钢笔纵向在（40～42)℃横线之间相应时间格内填写入院、转入、手术、分娩、出院、死亡时间，如“入院于二十点三十分”。转入时间由转入科室填写。

（三）体温、脉搏、呼吸的记录

1. 体温曲线的绘制

（1）体温记录符号：口温以蓝点“●”表示，腋温以蓝叉“×”表示，肛温以蓝圈

“○”表示。

（2）表格中每一小格为 0.1℃，按实际测量温度值，用蓝笔绘制于体温单 35～42℃之间，相邻两次测量之间用蓝色实线相连，如相邻两次体温相同即处在同一水平线上时则不需连接。

（3）患者体温不足 35℃或体温不升时，于 35℃线处用蓝笔画一蓝点“●”，并在蓝点处向下划箭头“↓”，长度不超过两小格，并与相邻温度用蓝色实线连接。

（4）物理降温 0.5 小时后测量的体温以红圈“○”表示，划在物理降温前温度的同一纵格内，并用红虚线与降温前的温度相连。

2. 脉搏曲线的绘制

（1）脉搏记录符号以红点“●”表示，每一小格为 2 次/分，相邻两次测量之间以红线相连，同在一平行线上不需连接。

（2）当脉搏与体温重叠时，先划体温符号，再用红笔在外划红圈“○”。

（3）当患者有脉搏短绌表现时，心率和脉率的测量值均以红圈“○”表示，划在相应的小格内，相邻心率或脉率用红线相连，在脉率与心率之间用红笔划线填满。

3. 呼吸的记录　在相应的小格内用红钢笔记录每分钟的呼吸次数。相邻的两次呼吸上下错开记录，每页首记呼吸从下开始写。

（四）底栏

底栏填写的内容包括血压、体重、尿量、大便次数、出入量等。用蓝钢笔填写。数据以阿拉伯数字记录，不写计量单位。

1. 大便次数　每 24 小时记录一次，记录内容为前一日的大便次数，如未解大便记“0”，大便失禁以“＊”表示，灌肠符号以“E”表示，例如，“$^{1}/_{E}$”表示灌肠后大便一次，“$1^{2}/_{E}$”表示自行排便 1 次，灌肠后又排便 2 次。

2. 尿量　记前一日 24 小时的总尿量。

3. 液体出入量　记录内容为前一日 24 小时的出入总量。

4. 体重　以千克（kg）为单位计算填入。通常新入院的患者应测量并记录体重，住院患者每周应测量并记录体重一次，对于无法测量体重的卧床患者，在体重栏内填写“卧床”字样表示。

5. 血压　以 mmHg 为单位计算填入。

6. 页码　用蓝钢笔逐页填写。

## 二、医　嘱　单

医嘱单是医生根据患者病情的需要拟定的关于患者治疗护理措施的书面嘱咐，由医护人员共同执行。医嘱单由医生直接填写并签名，护士执行医嘱时要按要求进行记录和签名。

（一）医嘱的内容

医嘱的内容包括日期、时间、床号、姓名、护理常规、护理级别、饮食、体位、药物、各种检查、治疗、术前准备以及医生护士的签名。

（二）医嘱的种类

按医嘱的有效时间和执行方法，分为长期医嘱、临时医嘱和备用医嘱三大类。

1. 长期医嘱：有效时间在 24 小时以上的医嘱称为长期医嘱，有效时间为开出时间起至医生开具停止医嘱时停止，医生注明停止时间后医嘱失效。如二级护理，低蛋白饮食，阿司匹林 50mg p. o. qd. 。

2. 临时医嘱：有效时间在 24 小时以内，应尽量在短时间内执行，有的需立即执行，一般只执行一次，如硝酸甘油 0.5mg 舌下含服 st. ；有的需在限定时间内执行，如会诊、手术、各种检查等。出院、转科、死亡等也属于临时医嘱。

3. 备用医嘱　根据执行方法不同分为长期备用医嘱和临时备用医嘱两种。

（1）长期备用医嘱　指有效时间在 24 小时以上、在必要时使用的医嘱，由医生注明停止日期后方失效。如度冷丁 50mg i. m. q6h. prn. 。

（2）临时备用医嘱　仅在医生开写时起 12 小时内有效，必要时执行，过期未执行则自动失效。如舒乐安定 2mg p. o. s. o. s. 。

（三）医嘱的处理方法

1. 长期医嘱的处理　医生直接开写长期医嘱在长期医嘱单（附录 24－2）上，注明日期和时间并签全名。护士将长期医嘱单上的医嘱分别转抄至各种执行单上（如服药单、注射单、治疗单、饮食单等），转抄时须注明执行的具体时间并签全名。定期执行的长期医嘱应在执行卡上注明具体的执行时间。护士执行长期医嘱后应在长期医嘱执行单（附录 24－3）上注明执行的时间，并签全名。

2. 临时医嘱的处理　医生直接开写临时医嘱在临时医嘱单（附录 24－4）上，并签全名。需立即执行的医嘱，护士执行后，必须注明执行时间并签上全名。有限定执行时间的临时医嘱，护士应及时转抄至临时治疗本或交班记录本上。会诊、手术、检查等各种申请单应及时送到相应科室。

3. 备用医嘱的处理

（1）长期备用医嘱　医生直接开写在长期医嘱单上，但须有注明执行时间并签全名，护士在每次执行后临时医嘱单上记录执行时间并签全名。

（2）临时备用医嘱　医生直接开写在临时医嘱单上，12 小时内有效。过期未执行则由护士用红笔在该项医嘱栏内写“未用”字样。

4. 停止医嘱的处理　医生开出停止医嘱后，护士应把相应的治疗单、服药单、注射单等上的有关项目注销，并注明停止日期和时间，并在医嘱单原医嘱后，填写停止日期、时间，最后在执行者栏内签全名。

5. 重整医嘱的处理　当长期医嘱单超过 3 张，或医嘱调整项目较多时均需重整医嘱。重整医嘱时，由医生进行，在原医嘱最后一行下划一长红横线，在红线下用红笔写“重整医嘱”四字，再将红线以上有效的长期医嘱，按原日期、时间排列顺序抄在红线上。抄录完毕核对无误后签上全名。当患者手术、分娩或转科后，也需重整医嘱。即在原医嘱最后一项下面划一长红横线，并在其下用红笔写“术后医嘱”、“转入医嘱”等字样，然后再由医生重新开写医嘱，红线以上的医嘱自行停止。

医生重整医嘱后，由当班护士核对无误后在整理之后的有效医嘱执行者栏内签上全名。

（四）注意事项

1. 医嘱必须经医生签名后方为有效。一般情况下护士不执行口头医嘱，但在抢救或手术过程中医生提出口头医嘱时，执行护士应复诵一遍，医生和护士双方确认无误后方可执行，事后应请医生及时补写医嘱。

2. 医嘱需每班、每日核对，每周进行大查对，查对后签名。

3. 对有疑问的医嘱，护士必须与医生核对清楚后方能执行。

4. 凡需下一班执行的临时医嘱应与下一班交接清楚，并在交班记录上注明。

5. 凡已写在医嘱单上的医嘱，不得贴盖、涂改，如未执行需要取消时应由医生在该项医嘱的标记栏内用红笔写“取消”，并在医嘱后用蓝钢笔签医生全名。

## 三、护理观察记录单

### （一）一般护理记录单

一般护理记录单用于护士根据医嘱和患者病情对一般患者在住院期间的护理过程进行记录，也可以作为护理病历的一部分。

护理记录单用蓝钢笔记录，根据患者的病情确定记录的频率，对于一般患者可每周记录2～3次，对于需特殊观察的患者，应尽量每天记录。

记录的内容包括患者的姓名、科室、住院号、床号、记录日期和时间、记录者签名；病情记录栏内记录患者的病情变化、护士采取的护理措施及效果等。

### （二）特别护理记录单

特别护理记录单又称重症护理记录（附录24－5）。用于危重、抢救和大手术以后的患者。要求护士密切观察患者的病情变化，准确及时具体地进行记录。

各个医院的特别护理记录格式不尽相同，但内容和记录方法基本一致。

1. 记录内容

（1）日期和时间：特别护理记录的每一页都要注明日期，每次记录均应注明时间，一般每4小时记录一次，病情较重的患者应增加记录次数，可以每1小时记录一次，有特殊情况随时记录。

（2）液体出入量：应详细、精确地在相应栏内记录患者的液体出入量，每一次出入液体内容都应详细记录。

（3）病情记录：包括患者的生命体征、意识状态；患者主诉、主要病情变化；给予的治疗和护理措施及实施效果；各种检查、检验结果；患者的心理状况等。手术患者应记录手术名称、麻醉方式、返回病室后的情况、伤口情况、引流情况等。

2. 记录方法

（1）眉栏用蓝钢笔填写。

（2）白天用蓝钢笔填写，夜间用红钢笔填写。

（3）相应的项目应按要求填全。

（4）液体出入量一天总结两次，12小时做小结，24小时做总结，24小时总出入量转抄至体温单上。

（5）每一班次都要进行小结。

3. 注意事项

（1）特别护理记录必须在密切观察患者的基础上真实客观及时地记录，不得随意涂改。

（2）根据患者的病情确定记录的频率，一般至少每4小时记录一次，危重患者每1小时记录一次，有特殊情况时随时记录。

（3）记录应准确、具体，避免使用含糊不清的描述，要用具体数据和专业性语言来叙述。

（4）记录的具体内容要根据专科护理特点书写。

(5) 护士每次记录后要在签名栏内签全名。

## 四、出入量记录单

准确地记录液体出入量，对了解病情、协助治疗、决定治疗及观察某种药物的疗效，起着非常重要的作用。

（一）记录内容（附录 24-6）

1. 入量　包括饮水量、食物中含水量、静脉输血输液量等。饮水量根据实际记录，可用有计量单位的口杯或量杯饮用并记录，固体食物应记录食物的品名、数量并按照食物含水量表对照计算其含水量后进行记录。

2. 出量　包括尿量、粪便量、呕吐物量、各种引流量、抽吸液体量等。

（二）记录方法

1. 眉栏各项用蓝钢笔填写。出入量白天（早 7 时至晚 7 时）用蓝钢笔记录，夜间（晚 7 时至次日晨 7 时）用红钢笔。

2. 夜班护士在规定时间总结 24 小时出入量，用红钢笔记录，并转抄至体温单上。

## 五、病室报告

病室报告是由值班护士书写的书面交班报告，内容为值班期间病室的情况及患者的病情动态变化。通过阅读病室报告，接班护士可全面掌握患者情况、明确要继续观察的问题和实施的护理。

（一）书写要求

1. 在巡视和了解患者的病情基础上如实做好记录。

2. 书写内容应全面、真实、简明、有条理、重点突出。

3. 字迹清楚，不得随意涂改，白天用蓝钢笔书写，夜间用红钢笔书写。

4. 对新入院、转入、手术、分娩患者，在诊断的右下角分别用红钢笔注明“新”、“转入”、“手术”、“分娩”；危重患者做红色标记“*”。

5. 书写后，注明页码并签全名。

（二）书写顺序

1. 用蓝钢笔填写眉栏各项，如病室、日期、时间、患者总数、入院、出院、转入、转出、手术、分娩、病危、死亡人数等。

2. 根据规定顺序按床号先后顺序书写报告。先写离开病室的患者（出院、转出、死亡等），再写进入病室的患者（入院、转入），最后写本班重点交班患者（手术、分娩、危重、有异常情况的患者）。

（三）书写内容

1. 离开病室的患者　包括出院、转出、死亡患者。出院者写明离开时间；转出者注明转往科室；死亡者注明简明抢救过程和死亡时间。

2. 进入病室的患者　包括新入院和转入的患者。应写明入院（转入）的原因、时间、主要症状、体征、既往重要病史、过敏史、存在的护理问题、给予的治疗和护理措施及效果等。

3. 手术患者

(1) 术前患者：术前准备情况，包括皮肤准备、胃肠道准备、各种药物试验结果和术前用药等。

（2）术后患者：手术名称、麻醉种类、手术过程、麻醉清醒时间、回病房后的血压变化情况、伤口情况、引流情况、排尿情况及镇痛药的使用情况。

4. 产妇　应报告胎次、产式、产程、分娩时间、会阴切口及恶露情况。

5. 危重患者和有异常情况患者　应写明主诉、生命体征、神志、病情动态、特殊抢救和治疗护理以及下一班需要重点观察和注意的情况。

6. 特殊医嘱的患者　包括一些有特殊检查和治疗护理措施的患者，应记录特殊医嘱的执行时间和准备情况，提醒下一班注意。

7. 还应注意老年、小儿患者的特殊情况应交班，患者的心理状态和需要交接班者重点观察及完成的事项均应体现在交班内容中。

## 六、护理病历

### （一）护理病历

护理病历是记录患者病情变化、发展和护理过程的记录，是护士根据收集到的资料，制定护理计划、评价护理效果和护士思考过程的记录。书写一份完整的护理病历是护士应该掌握的一项基本技能。一份合格的护理病历要如实地反映患者的疾病变化过程和护士对患者实施护理的全过程。

### （二）护理病历书写的基本要求

1. 内容应真实完整、重点突出、条理清楚，各项内容应客观记录，真实地反映病情变化和护理过程。

2. 护理病历应按规定格式，以时间顺序，用蓝钢笔书写。

3. 护理病历不可随意删改，有修改处应签名并注明日期。

4. 护理病历记录者应签全名及注明日期。

### （三）护理病历记录的内容

护理病历的格式各医院不尽相同，但均应涉及一些必不可少的重要内容。

1. 患者的资料　包括患者的一般资料、入院原因、目前身体状况、既往身体状况、心理社会状况、过敏史等。

2. 护理计划单　是护理人员对患者实施护理的具体方案，内容包括护理诊断及相应的护理措施、预期目标等。护理计划单可以用表格的形式来记录。

3. 护理记录单　护理记录单是护士运用护理程序对患者实施护理措施的过程的记录，内容包括患者的病情变化和护士针对患者病情实施的护理措施的具体时间和过程以及实施后的效果。

4. 健康教育计划和出院指导

（1）健康教育计划：内容可涉及恢复和促进患者健康有关的各方面知识与技能。主要内容包括疾病的发生、发展过程和预后、可采取的治疗护理方案、饮食与生活注意事项、疾病的预防及康复措施等。

（2）出院指导：内容为患者出院后在饮食、活动、生活、服药、随访等方面的指导。

## 第四节　医院信息系统的应用

### 一、医院信息系统的现状

医院信息管理系统（Hospital Information System，HIS）是将信息技术应用到医院领域的产物，即应用计算机技术和计算机软件实现将医院的各种资料进行信息化管理。医院信息管理系统的应用范围包括医院管理、医疗过程管理、护理过程管理、医疗护理文件的记录和处理、患者信息管理、门急诊就诊管理等医院工作各个方面。

### 二、医院信息系统的发展概况

医院管理信息管理系统是20世纪60年代初美国首先开始研究和实施的，后在欧洲和日本也有大量的研究和实践。我国医院信息管理系统是从20世纪70年代中期由单机计算机的应用开始的，真正开始将网络技术应用到医院信息管理中起始于20世纪90年代中期。目前在一些大中城市的综合性医院已经得到了一定程度的应用，范围涉及医院信息管理系统的各个方面，尤其在护理过程管理和医疗护理文件的记录方面，是作为护士应该认真学习和掌握的。

### 三、医院信息管理系统在护理中的应用

护理信息系统（nursing information system，NIS）是指一个由护理人员和计算机组成，能对护理管理和业务技术信息进行收集、存贮和处理的集合，是医院信息管理系统的一个子系统，内容包括医院护理工作的各个方面，如目前应用最广的医院医嘱管理系统，它可以大大提高护士处理医嘱的工作效率，并有效地减少差错。

护理信息包括护理工作量，护理质量控制，整体护理，护士技术档案，护理教学、科研，护理物品供应，医嘱处理，差错分析，护士人力安排（排班）等护理信息。医院管理信息的过程包括收集、汇总、加工、处理、分析、贮存、传递、检索等基本环节。通过NIS掌握护理工作状况，充分发挥各级指挥系统功能，使护理工作得以惯性运行。NIS在国外已广泛应用，近10年来也在国内各大医院运用。用计算机和网络技术处理大量复杂的护理信息对于提高护理工作的效率和科学性、准确性有重要的作用，并且对于护理专业的发展有着巨大的推动作用。

（范晓君　金晓燕）

附录 1

# 体温单

姓名 王晓晖　　科别 外科　　病区 23　　床号 31　　住院号 20078943

| 日　期 | 2007-3-28 | 29 | 30 | 4-1 | 2 | 3 | 4 |
|---|---|---|---|---|---|---|---|
| 住院日数 | 1 | 2 | 3 | 4 | 5 | 6 | 7 |
| 手术后日数 | | | | | 1 | 0/2 | 1/3 |
| | | | | | | | |
| 每日时间 | 4 8 12 4 8 12 | 4 8 12 4 8 12 | 4 8 12 4 8 12 | 4 8 12 4 8 12 | 4 8 12 4 8 12 | 4 8 12 4 8 12 | 4 8 12 4 8 12 |

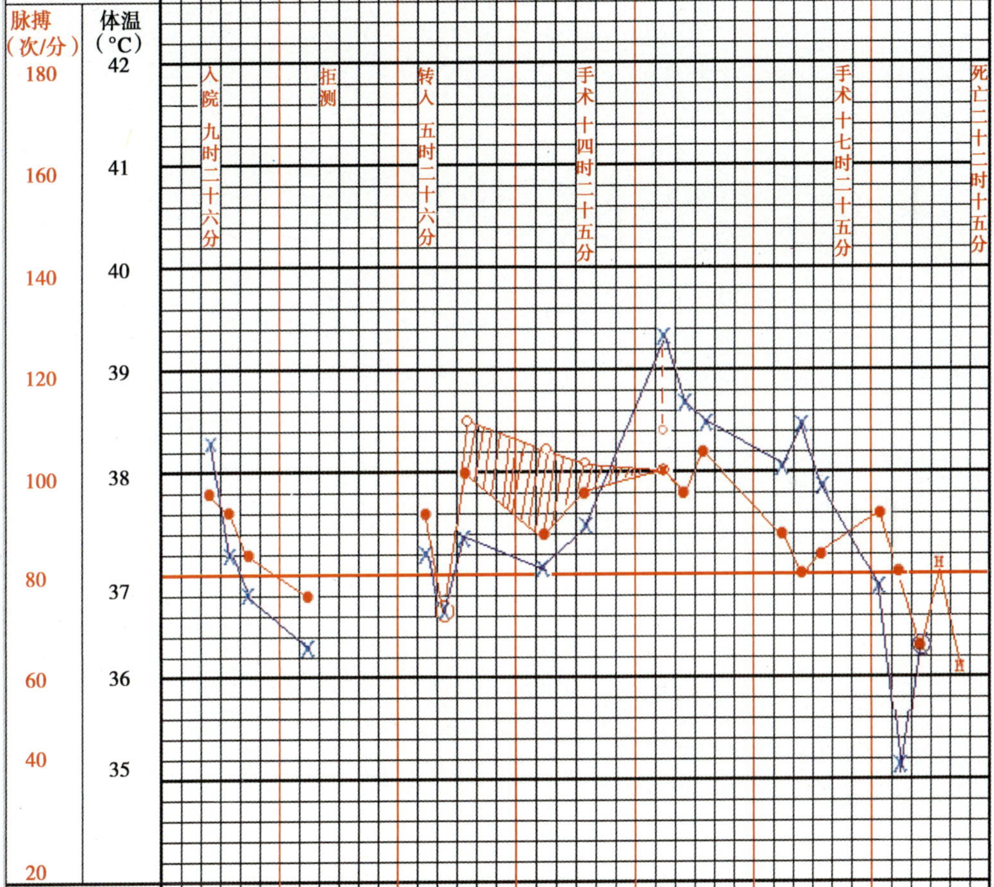


| | | | | | | | |
|---|---|---|---|---|---|---|---|
| 呼吸（次/分） | | | | | | | |
| 大便（次） | 1 | 1 | 1 | 1/E | 0 | ※ | 2 |
| 尿量（ml） | 1000 | 1200 | 1000 | 1300 | 1500 | 1200 | 1300 |
| 入量（ml） | 3000 | 2775 | 3400 | 3250 | 3000 | 2250 | 1400 |
| 血压（mmHg） | 158/90 | | | | | | |
| 体重（kg） | 64 | | | | | | |
| 腹围（cm） | | | | | | | |
| 药物过敏 | 青霉素（阳性） | | | | | | |
| 其他 | | | | | | | |

口表 ●
腋表 X
脉搏 ●
心率 ○
起搏器 H

附录 2

# 长期医嘱单（范例）

姓名__________ 科别__________ 病房__________ 床号__________ 住院号__________

| 起始 | | 长 期 医 嘱 | 医生签字 | 护士签字 | 停止 | | 医生签字 | 护士签字 |
|---|---|---|---|---|---|---|---|---|
| 日期 | 时间 | | | | 日期 | 时间 | | |
| | | | | | | | | |
| | | | | | | | | |
| | | | | | | | | |
| | | | | | | | | |
| | | | | | | | | |
| | | | | | | | | |
| | | | | | | | | |
| | | | | | | | | |
| | | | | | | | | |
| | | | | | | | | |
| | | | | | | | | |
| | | | | | | | | |
| | | | | | | | | |
| | | | | | | | | |
| | | | | | | | | |
| | | | | | | | | |
| | | | | | | | | |
| | | | | | | | | |
| | | | | | | | | |
| | | | | | | | | |
| | | | | | | | | |
| | | | | | | | | |
| | | | | | | | | |
| | | | | | | | | |

**附录 3**

# 长期医嘱执行单（范例）

____________________医院

**长期医嘱执行单**

| 药名 | 日期 |
| --- | --- |
| | 时间 |
| | 执行人签名 |

姓名__________ 床号__________ 科别__________ 病房__________ 住院号__________

| | | | | | | | | | | | |
| --- | --- | --- | --- | --- | --- | --- | --- | --- | --- | --- | --- |
| | | | | | | | | | | | |
| | | | | | | | | | | | |
| | | | | | | | | | | | |
| | | | | | | | | | | | |
| | | | | | | | | | | | |
| | | | | | | | | | | | |
| | | | | | | | | | | | |
| | | | | | | | | | | | |
| | | | | | | | | | | | |
| | | | | | | | | | | | |
| | | | | | | | | | | | |
| | | | | | | | | | | | |
| | | | | | | | | | | | |
| | | | | | | | | | | | |
| | | | | | | | | | | | |
| | | | | | | | | | | | |
| | | | | | | | | | | | |
| | | | | | | | | | | | |
| | | | | | | | | | | | |
| | | | | | | | | | | | |
| | | | | | | | | | | | |
| | | | | | | | | | | | |
| | | | | | | | | | | | |
| | | | | | | | | | | | |

**附录 4**

# 临时医嘱单（范例）

姓名__________ 科别__________ 病房__________ 床号__________ 住院号__________

| 起始 | | 临时医嘱 | 医生签字 | 执行 | | 护士签字 |
|---|---|---|---|---|---|---|
| 日期 | 时间 | | | 日期 | 时间 | |
| | | | | | | |
| | | | | | | |
| | | | | | | |
| | | | | | | |
| | | | | | | |
| | | | | | | |
| | | | | | | |
| | | | | | | |
| | | | | | | |
| | | | | | | |
| | | | | | | |
| | | | | | | |
| | | | | | | |
| | | | | | | |
| | | | | | | |
| | | | | | | |
| | | | | | | |
| | | | | | | |
| | | | | | | |
| | | | | | | |
| | | | | | | |
| | | | | | | |
| | | | | | | |
| | | | | | | |

**附录** 5

# 重症护理记录单

姓名＿＿＿＿＿ 科别＿＿＿＿＿ 病房＿＿＿＿＿ 床号＿＿＿＿＿ 住院号＿＿＿＿＿

| 日期 | 时间 | 体温℃ | 脉搏次/分 | 呼吸次/分 | 血压mmHg | 入量 | | 出量 | | 病史处理记录 | 签名 |
|---|---|---|---|---|---|---|---|---|---|---|---|
| | | | | | | 项目 | 实入量ml | 项目 | 实出量ml | | |
| | | | | | | | | | | | |
| | | | | | | | | | | | |
| | | | | | | | | | | | |
| | | | | | | | | | | | |
| | | | | | | | | | | | |
| | | | | | | | | | | | |
| | | | | | | | | | | | |
| | | | | | | | | | | | |
| | | | | | | | | | | | |
| | | | | | | | | | | | |
| | | | | | | | | | | | |
| | | | | | | | | | | | |
| | | | | | | | | | | | |
| | | | | | | | | | | | |
| | | | | | | | | | | | |
| | | | | | | | | | | | |
| | | | | | | | | | | | |
| | | | | | | | | | | | |
| | | | | | | | | | | | |
| | | | | | | | | | | | |
| | | | | | | | | | | | |
| | | | | | | | | | | | |
| | | | | | | | | | | | |
| | | | | | | | | | | | |

附录 6

# 出入水量记录单

姓名__________ 性别__________ 年龄__________ 科别__________ 病室__________
床号__________ 病历号__________

| 日期 | | 摄入物 | 含水量（毫升） | 排出物 | 含水量（毫升） | 签名 |
|---|---|---|---|---|---|---|
| 月/日 | 时间 | | | | | |
| | | | | | | |
| | | | | | | |
| | | | | | | |
| | | | | | | |
| | | | | | | |
| | | | | | | |
| | | | | | | |
| | | | | | | |
| | | | | | | |
| | | | | | | |
| | | | | | | |
| | | | | | | |
| | | | | | | |
| | | | | | | |
| | | | | | | |
| | | | | | | |
| | | | | | | |
| | | | | | | |
| | | | | | | |
| | | | | | | |
| | | | | | | |
| | | | | | | |
| | | | | | | |

# 中英文专业词汇索引

## E



## F



## G



## H

## J



## K



## L



## M



## N

## O



## P



## Q



## R



## S

## T



## W



## X

## Y



## Z